三得技术的特点就是利用仿生低频电磁生物传导技术作为治疗的作用机理，用创新的中医医技作为治疗手段，这也是三得技术与其他疗法不同之处。

——刘义海

广州医科大学原副校长

广东中西医结合学会原副会长

《三得技术临床实用技能实训教程》编委会

主办单位：广东省生物医学工程学会

广东省传统医学与运动伤害康复研究所

广东省网络医院

广东省中医院

广东省生物医学工程学会骨科远程医学分会

霍英东鹤年堂中医城

广东三得生物医疗技术研究院

主　　编：王一飞　吴国宪

主　　审：田军章　黎　程　周其如

特别顾问：俞梦孙院士

医学顾问：刘义海　翁宗奕　孙鸿涛　杨仁轩　肖春生　潘俊辉

涂腊根　王家骥　王心旺　任妮娜　叶德宣　张德喜

胡丹丹　宋成宪　任　哲　黄晓青　聂玲辉　陈　高

陈泽林　李　然

技术提供：广州三得医疗科技有限公司

编　　辑：高海飏　谢贵军　侯宏伟　何家勇　陈　霞　彭　斌

装帧设计：许　炜

插图绘制：李孟香

中医医技与大健康丛书

Skills of traditional Chinese medicine & Health

现代生命科学+中医医技的创新应用

三得技术临床实用技能实训教程

主编　王一飞　吴国宪◎

主审　田军章　黎　程　周其如◎

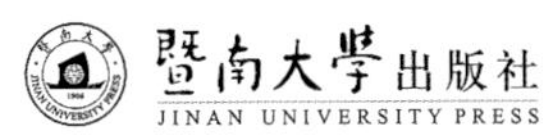

暨南大学出版社

JINAN UNIVERSITY PRESS

中国·广州

图书在版编目（CIP）数据

三得技术临床实用技能实训教程/王一飞，吴国宪主编；田军章，黎程，周其如主审．—广州：暨南大学出版社，2018.11
（中医医技与大健康丛书）
ISBN 978－7－5668－2525－4

Ⅰ.①三…　Ⅱ.①王…②吴…③田…④黎…⑤周…　Ⅲ.①中西医结合疗法—教材
Ⅳ.①R45

中国版本图书馆CIP数据核字（2018）第259508号

三得技术临床实用技能实训教程
SANDE JISHU LINCHUANG SHIYONG JINENG SHIXUN JIAOCHENG
主编：王一飞　吴国宪　主审：田军章　黎　程　周其如

出 版 人：徐义雄
策划编辑：黄圣英
责任编辑：詹建林　黄佳娜
责任校对：何　力
责任印制：汤慧君　周一丹

出版发行：暨南大学出版社（510630）
电　　话：总编室（8620）85221601
　　　　　营销部（8620）85225284　85228291　85228292（邮购）
传　　真：（8620）85221583（办公室）　85223774（营销部）
网　　址：http://www.jnupress.com
排　　版：广州市天河星辰文化发展部照排中心
印　　刷：广州市快美印务有限公司
开　　本：787mm×1092mm　1/16
印　　张：20
字　　数：442千
版　　次：2018年11月第1版
印　　次：2018年11月第1次
定　　价：119.00元

俞梦孙院士

广东三得生物医疗技术研究院名誉院长，中国科学院、中国工程院双院士，中国航空航天生物医学奠基人。现任空军航空医学研究所航空医学工程研究中心主任、北京大学工学院教授，兼任中国人民解放军医学科学委员会常务委员，国家发明奖、科技进步奖评审委员会委员，第四军医大学教授、博士生导师，北京航空航天大学教授，中国生物医学工程学会名誉理事长。

致力于航空生物医学工程研究 50 余年，为我国航空生物医学工程事业的开拓、创新和发展做出了突出贡献。多项成果填补了国内空白，部分成果在国际上处于领先地位。

近年来，俞院士的研究课题从航空生物医学工程领域扩展到人类健康生物工程领域。于 2016 年 11 月 21 日受聘为广东三得生物医疗技术研究院名誉院长，参与三得技术科研方向及技术应用指导工作。

助力氣血

俞梦孙 2018.10.30

俞院士对三得技术寄予厚望，欣然为本书题字

热烈祝贺俞梦孙院士受聘
“广东三得医疗技术研究院”
名誉院长

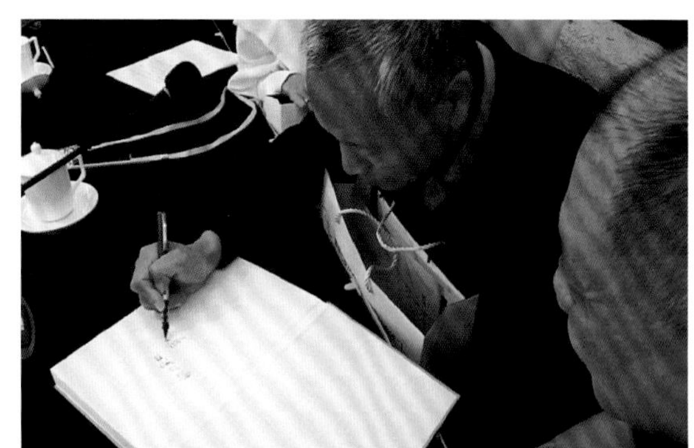

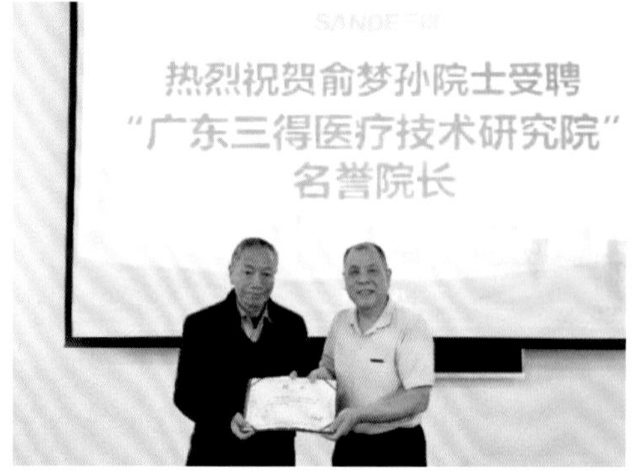

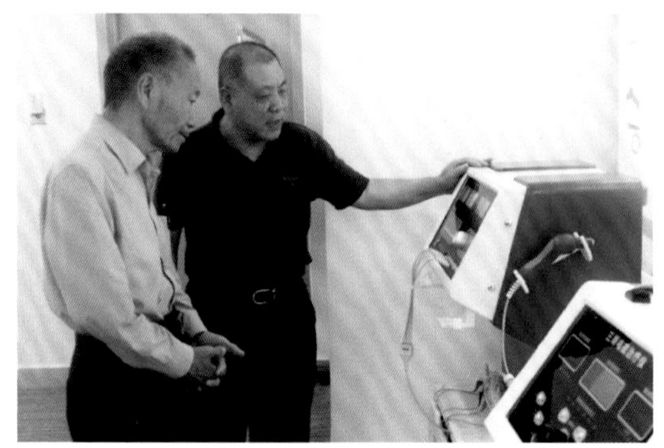

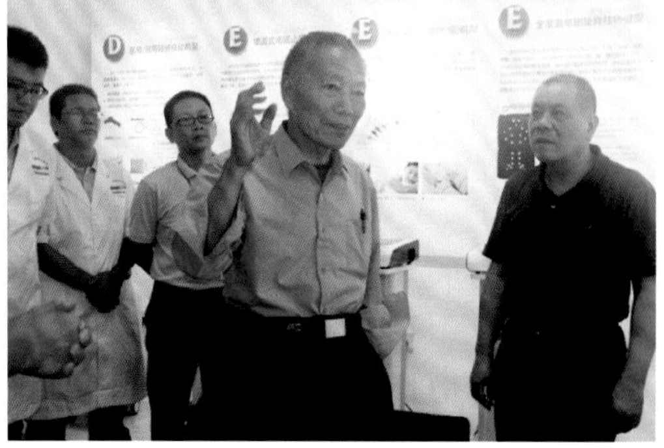

2016—2017 年，俞院士先后多次莅临三得企业总部考察，并对三得技术中医创新项目给予指导

王一飞

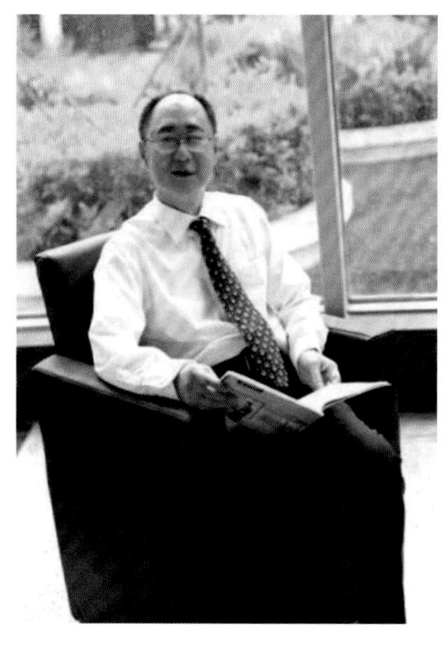

暨南大学教授、博士研究生导师，生物医药研究院副院长，广州暨南生物医药研究开发基地主任，“新世纪百千万人才工程”国家级人选，广东省高校“千百十工程”计划人选，国务院政府特殊津贴专家，中国生物医学工程学会常务理事，广东省生物医学工程学会理事长。主要从事抗肿瘤创新药物的发现及药理学研究、抗病毒创新药物的发现及药理学研究、基因工程创新药物研究等。

主持、完成国家“十二五”科技支撑计划、国家“863”计划、国家自然科学基金、2011国家重大新药创制项目、广东省国际合作项目等20余项。获国家新药临床批件3项（盐酸千金藤原料药、盐酸千金藤注射剂及虎贞痛风胶囊）。曾获得国际PCT专利授权2项，申请专利216项，授权专利33项。获得中国专利优秀奖3项，省级科技进步奖二等奖1项，三等奖1项和广州市科技进步奖二等奖1项。主编著作2部，SCI、EI收录其学术论文100余篇。

吴国宪

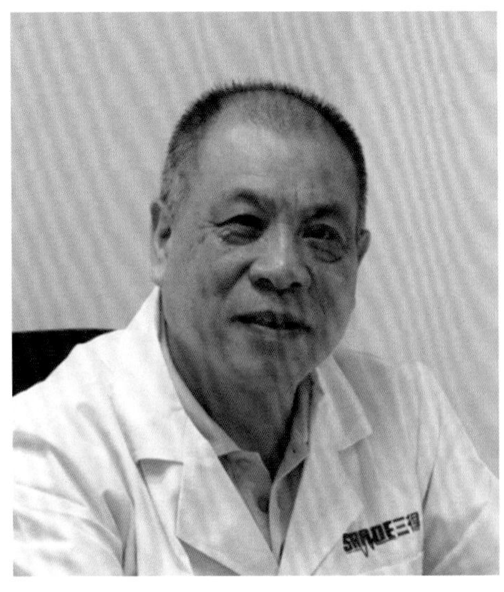

1955年10月出生于中医世家。广东三得生物医疗技术研究院执行院长，暨南大学生物工程研究所实践导师，广东省生物医学工程学会理事，广东省生物医学工程学会理事骨科远程医学分会副主任委员，广东食品药品学院特聘教授，广东健康促进会医学专业专家委员会医学专家，广州医科大学健康教学基地社区医疗全科医学医生继续教育项目广东省适宜卫生技术推广项目及广东省传统医学与运动伤害康复研究所脊椎相关疾病康复科研课题项目负责人。参与广东省全科医学培训中心社区全科医生转岗适宜技术培训教学工作。

三得技术低频电磁生物传导技术申请发明104项，其中发明专利27项、实用新型专利32项、外观专利设计27项、软件著作权7项，与暨南大学王一飞教授合著《低频电磁生物传导技术与疼痛治疗》（中医医技与大健康丛书）。

田军章

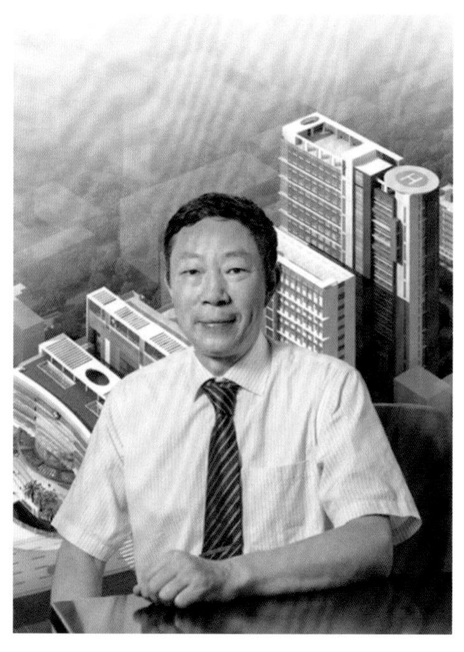

1966 年 3 月生于湖北。广东省第二人民医院院长、党委书记，主任医师，影像医学与核医学博士，博士研究生导师。现任中国国际应急医疗队（广东）总队长，国家卫健委突发事件卫生应急专家咨询委员会（医疗救援组）委员，广东省突发公共事件应急管理专家组（公共卫生事件类）委员，中华医学会灾难医学分会副主任委员，广东省医学会应急（灾难）医学分会主任委员。担任《中国医院》《中国临床药学》《现代医院》等杂志编委。

从事教学工作近四十年，在应急管理、互联网医疗健康、影像医学与核医学带教、科研工作等方面有突出的贡献。曾主持国家、省部委科研课题 6 项，获得多项省、市科技进步二等奖、三等奖。在核心期刊发表学术论文 70 余篇，其中以第一作者或通讯作者在 SCI 收录学术刊物上发表论文 11 篇。近年来编撰教材、专著 10 余部。

黎　程

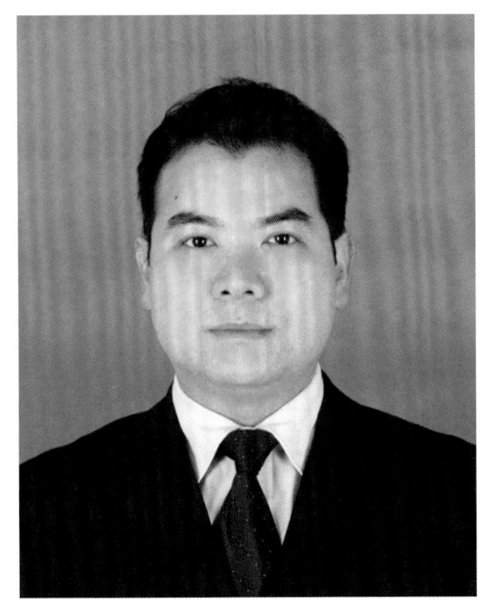

主任医师、医学博士、硕士研究生导师，广东省第二人民医院珠海医院院长，广东省传统医学与运动伤害康复研究所所长。中国研究型医院学会数字医学临床外科专委会委员，中国民族医药学会康复分会常务理事，广东省医院协会医院行政管理专业委员会第四届委员会副主任委员，广东省医学会数字医学分会常务委员，广东省生物医学工程学会常务理事，应急医学技术与装备专委会常务副主任委员，广东省中医药学会理事。

长期从事肝脏、肾脏移植外科临床、科研和教学工作。任广东省传统医学与运动伤害康复研究所所长以来，主要开展颈肩腰腿痛及各种运动损伤疾病的临床治疗及研究，主持省级课题《基于多模态磁共振技术探索原发性失眠脑功能和结构改变的影像学证据》《SCI 颈型颈椎病分筋矫正术治疗前后静息态脑功能磁共振成像研究》及《探寻颈型颈椎病脑内早期疼痛回路改变：基于 Multibend - EPI 与 3D - ASL 技术的纵向研究》。在急、慢性运动损伤的传统医学治疗技术，电生理、人体功能检查，以及人工智能康复等领域有深入的研究。

近年来主持省级课题 7 项，在 SCI 收录期刊及国内学术期刊上发表论文 50 多篇，参与编撰专著 2 部。曾获 2017 年广东省科技进步奖三等奖、2018 年广东省科技进步奖二等奖、第八届上海中医药科技奖二等奖等。

周其如

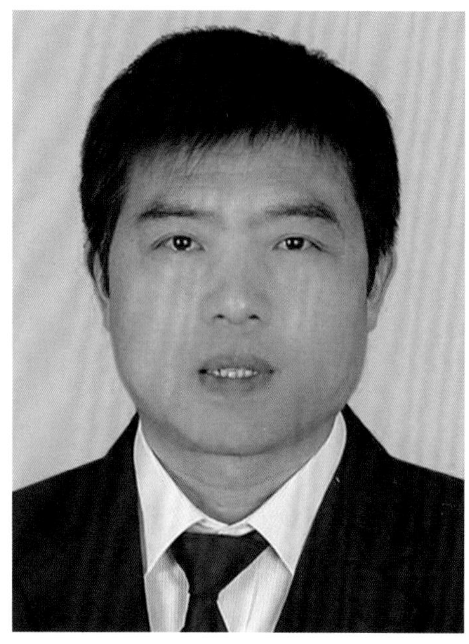

主任医师，广东省网络医院院长，广东省第二人民医院增城分院院长，中国研究型医院学会移动医疗专业委员会常委，广东省临床医学学会移动专业委员会主任委员，广东省健康管理协会副理事长，全球医生组织特聘“远程医疗资深战略专家”。

曾主持编写互联网（网络）医院、分院、接诊点建设标准、考核管理办法、疾病诊疗指南等，在国家级医学刊物发表论文20余篇，有专著3部、专利1项。参与互联网+医疗健康、远程医疗课题的研究，是农村合作医疗、医联体、医养融合的先行者、互联网医疗发起人与践行者之一。

序

古人云，行合趋同，千里相从。对于朋友来说，志同道合或许正是缘分的源头。

我与吴国宪先生相识已久。犹记第一次见面，我慕名拜访。当时听说吴先生以独具睿智的跨界思维，将传统中医康复手法与现代科技高度融合，创造了一套全新的人体干预与物理治疗方法——三得技术，为传统中医康复技术的简化、标准化、高效能和可复制，提出了一种新的思路和方法，我颇感兴趣，遂直接登门拜访。

所谓百闻不如一见。早听说吴先生是纯做技术的，但在他简单、狭小的工作室里，才真正感受到一个纯技术人士的世界里有什么：满屋子里都是吴先生三得技术的实践成果，有成品，也有半成品。尽管当时这些作品看起来略显粗糙，但与墙上挂满的穴位、经络图搭配起来，也算相得益彰。我们相见恨晚，相谈甚欢。我能够感受到吴先生对三得技术满满的信心，以及努力应用该技术介入社区常见病和慢性病的治疗和康复，补足社区全科医疗短板的愿景；同时，改变目前社区医疗在设备和技术手段上乏善可陈的现状，切实扩展社区医疗的治疗范围与能力，给广大百姓带去福音那种执着的信念。

自此以后，我关注到吴国宪先生和他带领的团队继续在此领域从未间断的理论与实践的研究和探索，他对事业的执着追求令人钦佩。唯坚韧者始能遂其志。今天，我们欣喜地看到三得技术结出了硕果。这本面向广大基层医务人员的《三得技术临床实用技能实训教程》以及以三得技术为核心开发出来的系列成熟产品终于面世了。

三得技术首创了现代生物传导技术与中医经络理论的对接，开创了一种传统医学整体观与西医局部治疗结合的全新医学模式；同时，使得传统医学医技简化、标准量化、高效能、可复制，并开启传统医学物理治疗的“处方模式”。得益于它的特点，我们完全可以通过适当的培训、教学和示范，使未来基层医生和社区全科医生在为患者诊治时，可以开具一张针对患者个人的三得技术对症治疗处方。

康复治疗技术虽脱胎于古今中外传统医学，但在数次技术革命的背景下得到了快速发展。此“简、便、易、廉”的康复理论与技术方法，必将为社区广大疼痛患者和慢性病康复患者带来福音。这种新技术为传统中医康复技术带来了春天，更重要的是它还是智慧康复的一个全新的探索。

钱学森先生说过："中医的现代化可能引起医学的革命，而医学的革命可能要引起整个科学的革命。"秉持科技创新精神，吴国宪先生带领他的团队，坚持了逾 13 年的创新之梦。正是有了千千万万个有着和吴国宪一样梦想的人的共同努力，"健康中国"战略目标才能够实现。

田军章

2018 年 8 月于广东省第二人民医院

前　言

《三得技术临床实用技能实训教程》是以培养具备扎实中医基础理论及一般临床技能的医学生为目的的三得技术全科医疗技能培训教材。

本教程是以三得技术医学科研专家组十多年来行之有效的临床科研实践为依据，通过对各种典型病症的诊治，以病理联系实际为基本原则而编写的。与此同时，以中医学整体观和辨证论治为理论依据，邀请相关专业医疗机构的部分医疗专家，根据其临床运用三得技术的经验、案例进行相关中医医技创新的传授与指导，帮助大家深入理解三得技术并在较短时间内掌握更多治疗技能，从而切实发挥三得技术对提高医学生实践能力及综合素质的作用，并在投身医疗事业后尽快掌握一门为广大群众解除病痛的真本领，这也是本教程的核心目的。

本教程将外科调理、内科调理、妇科调理、亚健康调理、中医美容调理、电磁罐诊疗技术应用等内容，按照三得技术的独特应用手法进行了重新组合。对个人来说，注重加强动手操作能力的培训，加强临床技能的基本功训练，有助于临床综合思维能力的培养；对行业来说，亦有利于当前大健康产业的发展和医学实操教学的实施。

本教程内容独特新颖，实用性强，图文并茂，文字阐释层次分明，便于记忆和掌握，对于医学本科生、专科生毕业实习及从事临床工作的医师、护师、治疗师，尤其对社区医疗体系的全科医生等，都有很强的指导作用，也适用于民营医疗机构作为应用三得技术执业技师上岗规范培训，是一本实用的指导教材。

愿三得技术成为您最可信赖的医疗助手。

王一飞

2018 年 8 月于暨南大学

目录
Contents

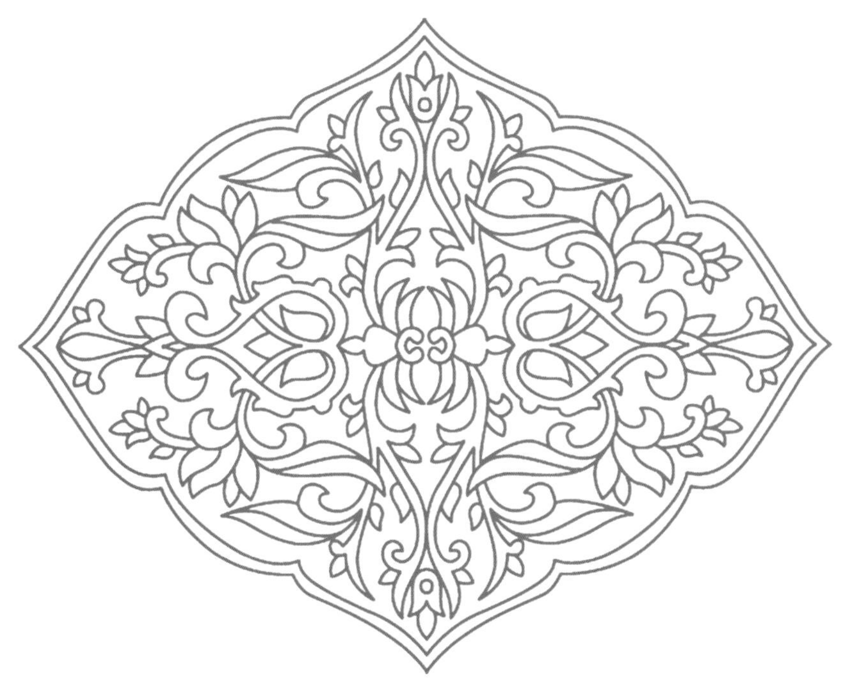

第一章 中医术语简释

中医术语简释

【子肿】病名。以妊娠期间，肢体、面目甚至全身肿胀为主要表现的妇科病症。又称妊娠肿胀。

【子痫】病名。妇女怀孕期、分娩期或分娩后突然出现昏厥、四肢抽搐等症状。

【水肿】指由于种种原因，引起体内水液潴留，局部或全身浮肿的现象，又称“水气”。

【五心烦热】指因手足心、心前区感到热而烦闷难受。

【风湿】由风、寒、湿同时侵犯人体引起的病症，又称为痹症。主要症状为关节疼痛。

【风热】有两种含义。

①指风热感冒：头痛，发热恶风，脉浮缓，微出汗。

②指在热性病极期，由于高热而引起的抽风现象。

【风寒】一般感冒无热象者，称外感风寒或风寒感冒。症见恶寒重，发热轻，头痛，身痛，无汗，脉浮紧。

【心悸】指病人自觉心跳悸动不安的病症。时跳时止，有时突然而来，骤然而去。这种症状往往自己不能控制，属于阵发性。每因情绪激动或过度劳累、惊恐等因素而诱发。心脏神经官能症、各种器质性心脏病、癫痫发作前均可见到这种症状。

【心神不安】症见心悸，善惊易怒，坐卧不安，多梦易醒，饮食少思，脉滑数。

【脑卒中（中风）】可从两方面理解：

①人体被风邪（致病因子）中伤后出现发热头痛，汗出恶风，脉浮缓等感冒证候。

②突然昏倒，不省人事，半身不遂，口眼歪斜，甚至抽搐。

【中暑】多由于在烈日或高温下工作，受辐射热或高温影响，体温调节不能适应而引起。一般表现为精神困倦，发热，出汗或无汗，烦渴，头晕，恶心，呕吐，脉虚数等。

【气虚】为机体脏腑功能活动减退的一类病理现象。如脾气虚时表现为消化不良等。

【气逆】肺和胃的生理功能是主降的，当两者的功能发生病理变化时，则其表现为升多降少。临床表现见咳嗽、气喘、呃逆、呕恶等肺胃功能反常的气逆现象。

【开胃】应用一些芳香、理气、健脾的药物，以增加食欲、帮助消化者，称为“开胃”。

【反胃】症见朝食暮吐，暮食朝吐，吐出之物多是未消化的食物。

【发表】应用发汗药物，解除伤风或感冒之表证者，称为“发表”或“解表”。

【发热】一般指体温升高。中医理论讲发热，体温数值不一定有升高，若出现口渴、大便秘结、小便短赤、苔黄等症状，亦称“发热”或“热象”。

【去瘀生新】除去瘀血之后则新血自生，意即局部有瘀血肿胀时，应用一些药物使血液循环旺盛，促进瘀血肿胀吸收消退，从而恢复正常。

【生津】患热性病或慢性消耗性的疾病，由于体液的消耗，出现口渴咽干、尿短赤、大便干等症状时，投以具有清热生津作用的药物，通过滋养和清热，使体内水分消耗减少，恢复营养状态，增加抗病能力。

【平肝】指肝在病因的作用下出现亢进或紧张状态时，使之平静安定的一种治疗方法。

【壮阳】壮即强壮之意，阳指肾阳，因此壮阳性质与温阳相同。在习惯用法上，温肾范围较广，如机体抵抗力不足或机能活动低下时，用温热药物使机能活动旺盛起来。壮阳范围较小，一般指性机能活动低下时，用壮阳药物来兴奋性机能。

【血虚眩晕】见于各种原因引起贫血的病人，如功能性子宫出血、溃疡病出血等。劳累时加重，症见面色㿠白、精神不振、疲乏无力、唇舌淡红、脉细弱等。

【血热】在热性病时，由于热邪（致病因子）侵入机体的血液循环系统（相当于感染性疾病的极期和晚期或败血症期），症见皮肤出现斑疹、吐衄、溺血、便血等并发症。

【血虚】血量不足或质不正常，因而对脏腑或全身供应不足，以致功能低下或紊乱，甚至全身虚弱，表现为贫血状况，如头晕、眼花、失眠、闭经、消瘦、面色苍白等，多由久病或失血，或缺乏某种造血物质等引起。

【血枯】在大失血及慢性消耗性疾病后，机体状态未能恢复，仍见皮肤干燥、营养不良、贫血等衰弱的症状。

【阴虚】指阴液不足。病理实质可能与人体各系统器官的功能亢进、能量代谢增高、交感神经兴奋占优势等有关。临床表现为自觉发热，手足心热，兴奋，情绪激动等症状。

【阴虚阳亢】多因肾阴不足导致肝阴不足，肝阴不足则导致肝阳上亢。临床表现为头昏眩晕，头痛，烦躁易怒，手足心热，耳鸣耳聋，麻木，震颤，眼干，口燥咽干，腰酸腿酸，少眠多梦，舌质红，脉弦细数等。在高血压病、神经衰弱、眼科疾病中，均可见到此证候。

【阴虚发热】由于不同因素，人体丧失或耗损了体液，表现为口渴咽干，唇舌干燥，大便有时秘结，烦渴欲饮，尿少而黄等，但体温并不升高。这就是所谓“阴虚生内热”。

【阴虚火旺】症见心悸，性情急躁、忧郁、恐惧，头晕，失眠，口干、舌红，手足心热，脉细数等。

【阳痿】指性功能衰退，阴茎不能勃起。

【安神】应用具有安神镇静的药物，来增强大脑皮质的抑制功能，从而使皮质及皮质下中枢的兴奋性相对减弱，而达到镇静作用。

【安胎】妇女怀孕后由于种种原因而出现小腹阵痛或阴道流血情况（有先兆流产的可能）时，用安定胎气的药物来防止流产。

【自汗】白天不因疲劳或无明显诱因而时时出汗，动辄益甚的症状，多是阳虚。

【吐血】呕而出血谓吐血。因血自胃中来，故色暗红，并有食物残渣。多见于溃疡病出血。

【补阴（滋阴、养阴）】运用补阴的药物治疗各种阴虚证的方法。此类药物，主要是通过调节体液的代谢，从而达到利尿清热、润燥化痰、增液通便、生津解渴、镇静安神、止血补血、滋养强壮的效果。有的补阴药还具有降低血压、降低胆固醇、抗动脉硬化、泻下等作用。

【补阳】运用补阳的药物调整人体功能，促进人体新陈代谢。临床常应用于阳虚的病症，如慢性肾炎，神经衰弱等。

【补肾】凡在治疗上，肾气、肾阴并补者，称为补肾。

【尿血（血尿）】指小便不痛而带血的现象。

【利水】应用具有利尿作用的药物清除水肿的一种治疗方法。

【肝肾阴虚】表现为眩晕眼花，耳鸣目涩，颧红咽干，五心烦热，盗汗，腰膝酸软，男子遗精，女子月经不调，苔少质红，脉细弦数。见于高血压及神经官能症等。

【肝阳上亢】肝阴不足或肝血不足所引起，表现为头痛，眩晕，烦躁易怒，头重脚轻，手臂麻木，手震颤，耳鸣，眼花，口干，便秘等症，多伴有血压增高。这种病人有发生肝风内动的倾向，多见于高血压并脑动脉硬化者。

【肝火】在疾病发展变化过程中，表现为目赤肿痛，口苦咽干，头胀面热，狂躁易怒，夜卧不安。

【呃逆】连续不断或阵发性打呃，见于慢性胃炎、膈肌痉挛、癔症等。

【肠痈】指肠道发生痈肿而出现少腹疼痛的疾病，如阑尾炎、阑尾脓肿、肠穿孔所致的腹膜炎。

【肾阴眩晕】症见头昏眩晕，精神不振，腰酸腿困，疲乏无力，记忆力减退，耳鸣，五心烦热，有时四肢发凉，舌质时红时淡，脉弦细等。

【疝气】通常指腹腔内脏（一般是小肠肠曲）突出而肓，故“疝”俗称“小肠气”。

【怔忡】指心跳不安的感觉。

【和胃】调节胃肠之消化功能。

【软坚】治法之一。使肿块消散或缩小。

【性味】指药气和药味。

【肺痈】表现为胸痛胀满，咳嗽，有时吐腥臭脓痰。相当于肺脓肿。

【辟热】表现为发烧，咳嗽，气短，吐痰，有时胸痛，口渴，脉浮数等症，相当于肺炎或急性支气管炎。

【祛瘀】应用具有活血通经即促进血液循环作用、改变组织通透性的药物，使瘀血肿痛吸收、消散的一种方法。

【祛风】应用辛温或辛凉解表的药物，消除各种外感表证的方法。

【祛痰】运用具有化痰、逐痰作用的药物以治疗呼吸系统和神经系统疾病的方法。

【骨蒸】慢性消耗性疾病的发展，往往表现午后低热，自觉热从骨内蒸发而出，多伴盗汗，脉沉细而数，也叫“虚热”或“骨蒸劳热”。

【室女】指未结婚的女子。

【带下】通称白带，女子阴道内流出的大量黏性分泌物。多见于子宫颈糜烂、阴道炎等。

【除湿】用药物除去湿邪的疗法。从外解或从内渗，都叫除湿。

【胃火（胃热）】症见口渴喜冷饮，口臭，口腔糜烂，牙龈肿痛，容易饥饿，肠鸣增强，小便短少，大便燥结等，统称为胃热。

【胃虚（胃气不足）】指胃的生理功能减弱。

【胃寒】胃的生理功能减弱时，表现为上腹胀满疼痛，吐清水，或便溏，腹部畏冷喜热，按之则舒服等症。

【便溏】指大便稀烂现象。

【胎动不安】妇女怀孕两三个月后，自觉胎动，腰腹胀痛而坠，或阴道出血等。相当于先兆流产。

【胎衣不下】产后胎盘不能娩出。

【衄血】指鼻、齿龈、耳、舌及皮肤等不因外伤而出血的病症。因出血的部位不同，而有鼻衄、齿衄、舌衄、肌衄等名称。

【积聚（癥瘕、痞块、痃癖）】指腹内结块，或胀或痛的一种病症。一般来说“积”是有形，固定不移，痛有定处，病情较重，属于晚期；“聚”是无形，聚散无常，痛无定处，病情较轻，属早期。相当于腹腔内各种性质不同的肿瘤。

【哮喘】包括广义和狭义两种。广义的哮喘，包括心肺多种疾病；狭义的哮喘，仅指支气管哮喘。

【恶阻】指妇女怀孕初期，出现恶食，择食，喜食酸辣物，恶心呕吐等症。

【恶露】指孕妇生产后，经阴道排出的含有血液的分泌物。

【恶寒】指怕冷的病象。

【眩晕】眩是眼睛发黑，晕是头脑昏旋。眩晕是头昏眼花的一种症状。轻者仅觉头晕眼花，闭目休息即止，重者则觉周围事物及自身旋转不定，以致不能站立，或伴恶心、呕吐、耳鸣、出汗等症，有时可导致晕厥。

【烧存性】是制炭剂的一种要求。即烧到外部焦黑，内部焦黄为度，使药物有一半炭化，一半仍能保持固有的气味，这就是存性的意义。

【烦渴】指心烦口渴，是温热病过程中出现的一种症状。属于细胞内脱水，即虽饮水而不能止渴。

【痄腮】相当于流行性腮腺炎。

【健胃】促进胃液分泌，加强消化功能。

【健脾化湿】脾胃虚弱引起消化不良，上腹胀满，食欲减少以及泄泻等症状时，应滋养调中，利水利湿，减少肠道水分，使稀薄的大便变稠。

【盗汗】睡眠中出汗，醒后汗止。多见于阴虚的病人。

【惊悸】病人自觉心悸不安，不能自己控制的一种症状。

【惊痫】属癫痫。多因受惊或精神刺激而诱发，小儿多见于受惊后发作。

【清热】指应用具有寒凉性能的药物来治疗疾病。

【虚寒】症见面白，畏寒，下利清谷，手足冷，脉沉迟无力。

【虚热】症见骨蒸潮热或热无定日时，盗汗，虚烦，咽干痛，舌绛红，脉细数无力。

【虚羸】指身体虚弱、瘦弱。

【脾胃虚弱】症见面色萎黄，疲乏无力，饮食减少，上腹满闷，嗳气吐酸，胃痛喜按，食后痛减，腹胀便溏，舌淡苔白，脉濡弱或见呕吐浮肿。

【脾胃虚寒】症见上腹隐痛不止，喜热喜按，口泛清水，呃逆呕吐，食欲不振，食后胀满，久泻不止，肢冷无力，或尿少浮肿，舌淡白或白腻，脉沉细无力。

【遗尿】指小便不能控制而自行排出的病症。表现为小便频数，或点滴不断、不能自禁者，叫小便失禁；睡眠后做梦或不做梦而排尿在床上的，叫遗尿。

【遗精】有梦遗和滑精之分，做梦而遗的叫遗精，无梦而遗的叫滑精。

【瘰疬】主要为颈部慢性淋巴结核、颈淋巴腺炎。

【瘿瘤】多指单纯性甲状腺肿瘤。

【癃闭】是以排尿困难，小腹胀痛，甚则小便闭塞不通为主的疾病。亦有以小便不畅，点滴而出，病势缓者为癃，以欲解不得解，胀急难通，病势较急者为闭。

【臁疮】指生于小腿部之慢性溃疡。

辨证名词解释

【风寒感冒】发热轻，恶寒重，无汗，头昏头痛，鼻塞，流清涕，打喷嚏或咳嗽，口不渴，吐稀痰，四肢酸疼。舌苔薄白，脉浮缓。

【风热感冒】发热重，恶寒轻，少汗，头胀痛，咽喉痛或充血，咳嗽，口干思饮或兼有口苦，吐黄痰或浓痰。舌红绛，苔薄黄，脉浮数。

【风寒咳嗽】咳嗽频频，早晚气温下降或遇寒时咳嗽尤甚，痰稀少，恶寒或怕风，咽喉痒，呼吸寒气时更为显著，鼻塞流清涕。舌苔薄白，舌质淡，脉浮紧。

【风热咳嗽】咳嗽黄痰或黄白痰，不易咯出，鼻塞头痛或咽痛、胸痛。舌尖边红，舌苔薄黄，脉浮数。

【肺热咳嗽】痰稠黏而色黄，难于咯出，或胸中闷痛，甚至痰中带血，口鼻气热，口干苦或咽痛。舌红，舌苔黄，脉洪数。

【肺燥咳嗽】干咳无痰，气冲咽喉，口干舌燥，声音嘶哑的肺燥咳嗽，咳引胸痛，鼻燥咽干，津液不足。舌质红，舌苔薄白而干，脉浮数。

【痰湿咳嗽】痰多色白，胸脘胀闷，饮食减少，或恶心呕吐，舌苔白滑腻，脉沉滑。

【肺热哮喘】胸膈烦闷，心胸烦躁，怕热，唇红，面红，气粗痰鸣，咯吐黏稠而黄浓或白色的痰，自汗，口渴，尿少，脉滑数。

【肾阴阳虚哮喘】咳喘反复发作日久，面色晄白，心慌气短，手足心发烧，口干咽燥，头晕，耳鸣，形瘦神疲。舌质淡红，舌少苔，脉细数。

【热性疟疾】高热时间长，寒战较轻，汗出，全身疼痛，面红。每日正午发疟，先微寒，继以高热，烦躁不安，口渴喜饮凉水，甚至谵妄昏迷或狂躁，大便秘结，小便黄赤、量少。舌质红，苔黄，脉数。

【寒性疟疾】寒战时间长，发热不高，体疲神倦，纳差食少，怕冷。每日午后发疟，肢冷如冰，不渴，口淡，汗少，头项强痛。舌质淡，苔白薄，脉缓。

【湿热痢疾】急性暴痢，突然出现阵发性腹痛、腹泻，大便次数增加，开始时排出少量粪便，以后转为泄下白色黏液或沾有血丝，甚至血红色黏液，里急后重，或有恶寒、发烧，头痛，胸脘痞闷。口干苦，小便短少黄赤色。舌苔黄腻，脉滑数。

【湿热腹泻】腹部阵发性绞痛，痛时即泻，泄下黄褐色臭秽或带黏液之稀便，多泡沫或带有血液，肛门有灼热感，口渴心烦，小便黄赤而短少，脘闷或伴有发烧。舌质红，苔黄腻，脉滑数。

【食滞腹泻】腹痛时即泻，泻后痛减，大便稀而臭秽，脘腹饱胀，嗳气且有腐臭味，不思饮食。舌苔腻浊，脉滑。

【脾虚腹泻】长期大便稀烂，亦带有不消化的食物残渣，或长期大便出血，体力疲乏，食欲减退，食后则觉胃腹部不舒适，面色萎黄，甚至面浮足肿。舌质淡白，苔白，脉迟弱。

【气虚腹泻】大便长期稀薄，腹部坠胀，滑泄不禁或出现脱肛，气短，神疲乏力，饮食减少，面色苍白。舌质淡白，苔薄白，脉虚弱。

【中寒腹泻】饮食生冷食物或腹部受凉后，突然出现腹痛泄泻，大便清稀水样，口淡无味，脘闷，腹胀痛喜按，口渴喜热饮，或有恶寒、发热、头痛、身痛。舌苔白或薄白，脉濡。

【虚寒腹痛】因长期大便不正常或腹泻引起的症状，起病较缓，多为持续性隐痛而喜按，大便稀烂，大便后腹痛没有减轻，腹痛日久，时发时止，腹胀，口淡，饮食减少。舌质淡，苔白，脉沉细。

【胃寒痛】胃脘疼痛，喜按，胃部觉冷感，喜食温热食物，若饮食生冷食物便感胃不适或疼痛，天气寒冷时，胃痛更重，怕冷，恶心，口淡无味，多清口水，舌质淡白，苔薄白，脉沉细。

【肝火胃痛】胃脘刺痛，口干口苦，泛酸，胸闷，若吃辛辣热燥食物或热药更觉不适或疼痛加重，偶亦有刺痛感觉。小便黄或有烦躁不安。舌边红，舌苔微黄，脉弦细。

【食滞胃痛】胃脘疼痛，胀满拒按，嗳气腐臭，恶心呕吐，不思食，胃痛时欲解大便，大便干燥，便后痛稍减轻。舌苔腻浊，脉沉滑。

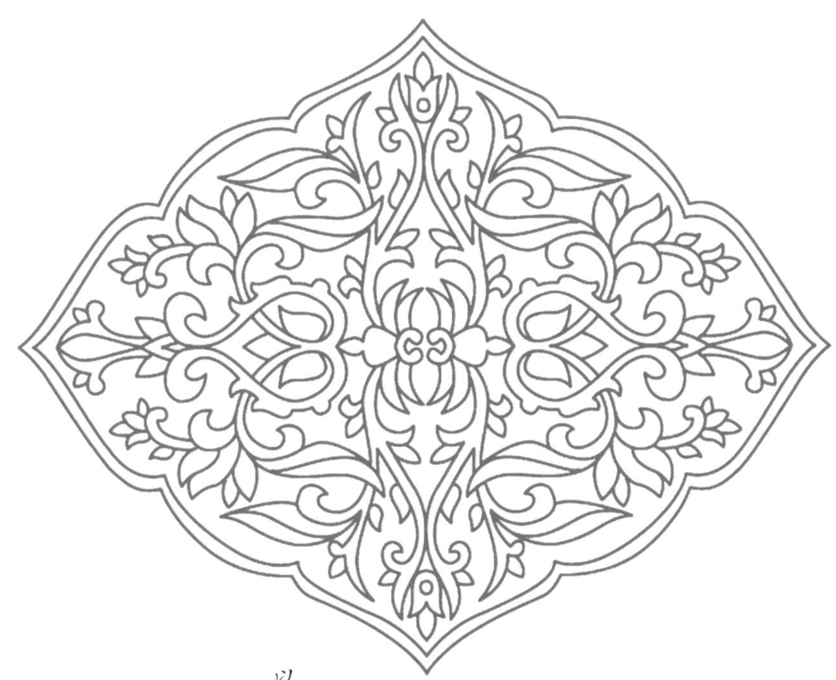

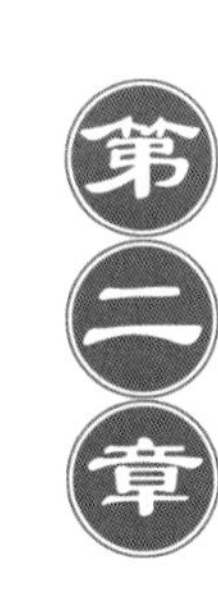

经络图解说明

经脉者，人之所以生，病之所以成，人之所以治，病之所以起。

——《黄帝内经》

第一节 经 脉

一、督脉

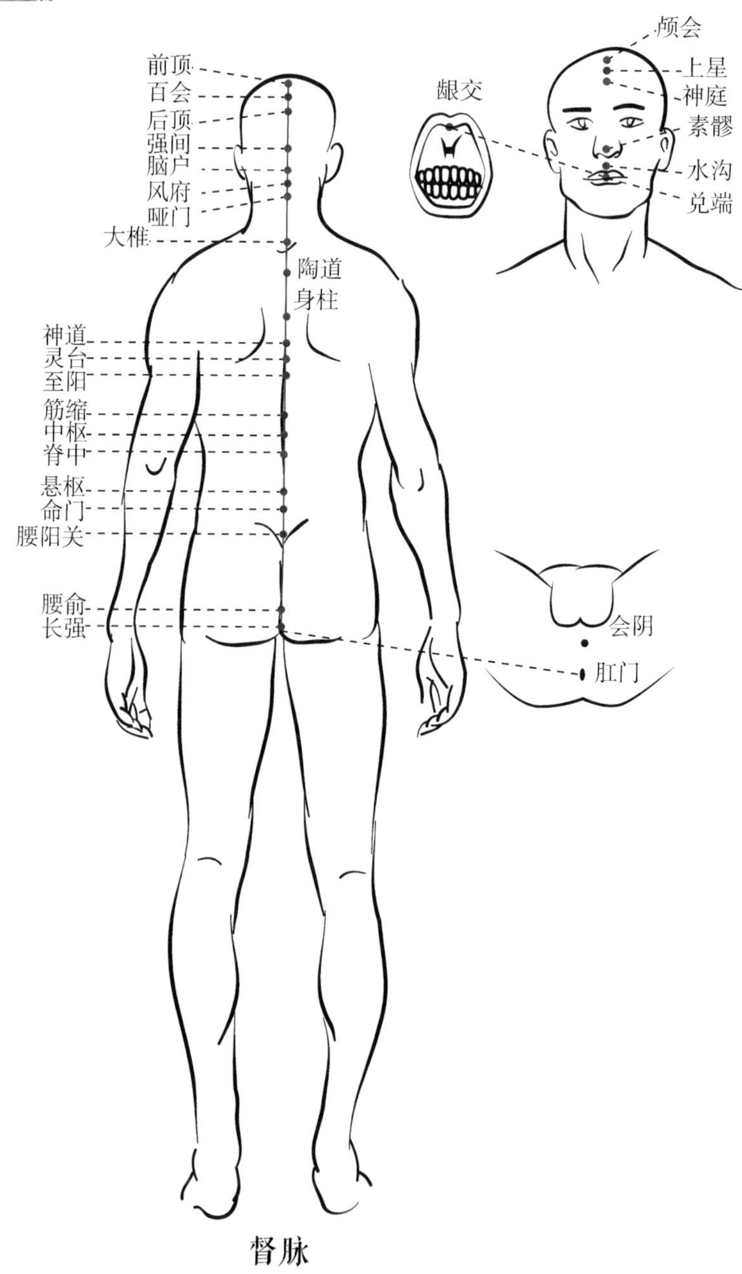

前顶
百会
后顶
强间
脑户
风府
哑门
大椎
陶道
身柱
神道
灵台
至阳
筋缩
中枢
脊中
悬枢
命门
腰阳关
腰俞
长强
龈交
囟会
上星
神庭
素髎
水沟
兑端
会阴
肛门

督脉

循行

督脉起于小腹内胞宫，下出会阴部（也有说起于长强穴），向后行于腰背正中至尾骶部的长强穴，沿脊柱上行，经项后部至风府穴，进入脑内，沿头部正中线，上行至巅顶百会穴，经前额下行鼻柱至鼻尖的素髎穴，过人中穴，至上齿正中的龈交穴。

作用

督脉为人体奇经八脉之一，总督一身之阳经，六条阳经都与督脉交会于大椎穴。督脉有调节阳经气血的作用，故称为“阳脉之海”。主生殖机能，特别是男性生殖机能。

病候

督脉起于会阴，并于脊里，上风府，入脑，上巅，循额。邪犯督脉，则角弓反张，项背强直，牙关紧闭，头痛，四肢抽搐，甚则神志昏迷，发热，苔白或黄，脉弦或数。督脉上行属脑，与足厥阴肝经会于巅顶，与肝肾关系密切，督脉之海空虚不能上荣于充脑，髓海不足，则头昏头重，眩晕，健忘；两耳通于脑，脑髓不足则耳鸣耳聋；督脉沿脊上行，督脉虚衰经脉失养，则腰脊酸软，佝偻形俯；舌淡，脉细弱为虚衰之象。督脉主司生殖，为“阳脉之海”，督脉阳气虚衰，推动温煦固摄作用减弱，则背脊畏寒。男子阳事不举、精冷薄清、遗精，女子小腹坠胀冷痛、宫寒不孕，腰膝酸软，舌淡，脉虚弱亦为虚象。

主治

神志病，热病，腰骶、背、头项局部病症及相应的内脏疾病，如颈项强痛、角弓反张等症。督脉督一身之阳气，只要是阳气衰弱，都可以在督脉上找到合适的穴位进行治疗。

二、任脉

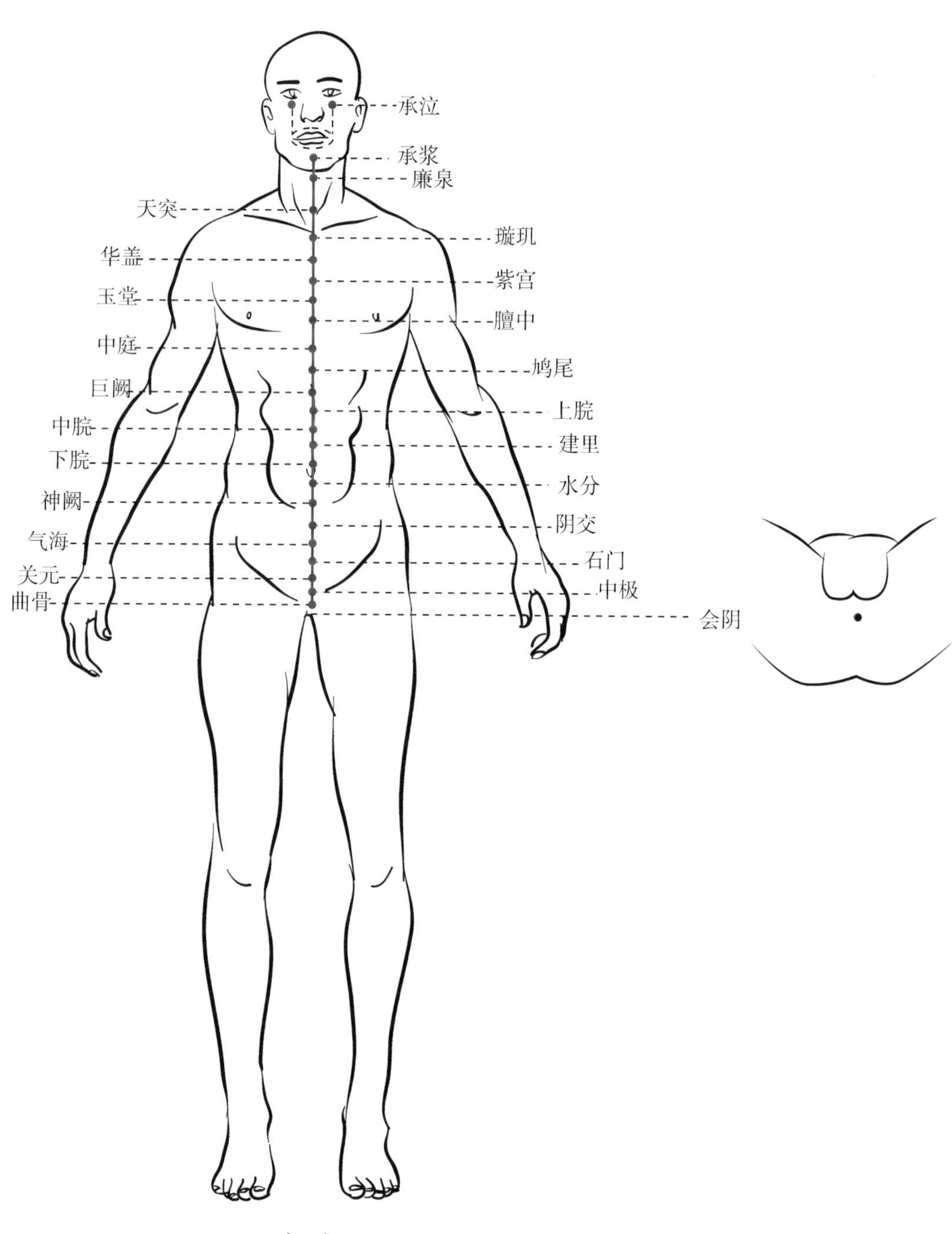

承泣
承浆
廉泉
天突
璇玑
华盖
紫宫
玉堂
膻中
中庭
鸠尾
巨阙
上脘
中脘
建里
下脘
水分
神阙
阴交
气海
石门
关元
中极
曲骨
会阴

任脉

循行

任脉起于小腹内胞宫，下出会阴部，经阴阜，沿腹部正中线向上经过关元等穴，到达咽喉部（天突穴），再上行到达下唇内，环绕口唇，交会于督脉之龈交穴，再分别通过鼻翼两旁，上至眼眶下（承泣穴），交于足阳明经。

作用

任脉为奇经八脉之一，主要有调节阴经气血、调节月经的作用，为“阴脉之海”：任脉循行于腹部正中，腹为阴，说明其对一身阴经脉气具有总揽、总任的作用。另外，足三阴经在小腹与任脉相交，手三阴经借足三阴经与任脉相通，因此任脉对阴经气血有调节作用，故有“总任诸阴”之说。

任脉起于胞中，具有调节月经、促进女子生殖功能的作用，故有“任主胞胎”之说。

病候

疝气、带下、腹中结块等症。

主治

此经俞穴主要配合治疗少腹、脐腹、胃脘、胸、颈、咽喉、头面等局部病症和相应的内脏病症。部分俞穴有强壮作用，可治疗神志病症。

三、足少阳胆经（子时：23～次日1时）

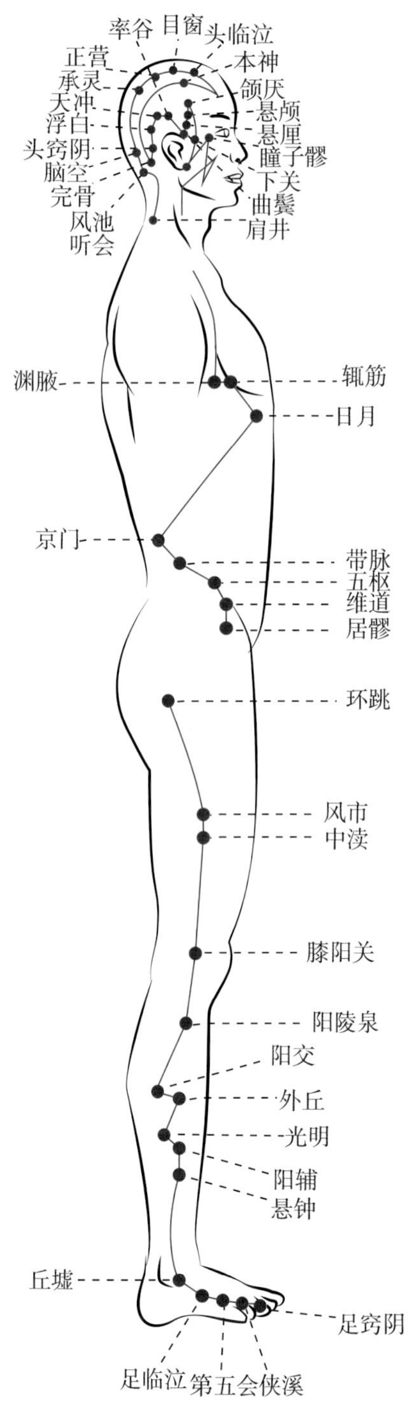

足少阳胆经

循行

①起于眼外眦角的瞳子髎穴。

②上行至额角，环绕侧头部，向下循行于耳后，至肩入缺盆，下至腋窝，过胸部到季肋，下行至髂关节环跳穴，再沿下肢外侧中间，经膝外侧腓骨前缘，外踝前方到足背。

③止于第四趾外侧端的足窍阴穴。（见图）

作用

疏泄一切胃肠滞积，帮助食物消化，修复胃肠疾病。

病候

经络症——口苦口干，偏头痛，白发，脱发，怕冷怕热，沿经脉所过的缺盆和腋下肿痛，膝、踝关节痛，坐骨神经痛。

脏腑症——胸胁苦满，胆怯易惊，不欲饮食，善叹息，失眠，易怒，皮肤萎黄，便秘等。胆绝则眉倾毛落。

主治

①肝胆疾病。②头面五官疾病。③经脉所过疾病。

四、足厥阴肝经（丑时：1～3 时）

循行

①起于足大趾外侧甲角旁 1 分大敦穴。

②经足背，在下肢内踝上 8 寸之前行于下肢内侧前缘，内踝 8 寸以上行于下肢内侧中线，绕阴器，抵小腹，行于侧腹胸部。

③止于乳下两肋的期门穴。（见图）

生理功能

疏泄：一切情志抑郁，人体一切废物积滞。

藏血：温暖血液保证人体正常代谢温度，调节人体血量的正常运行。

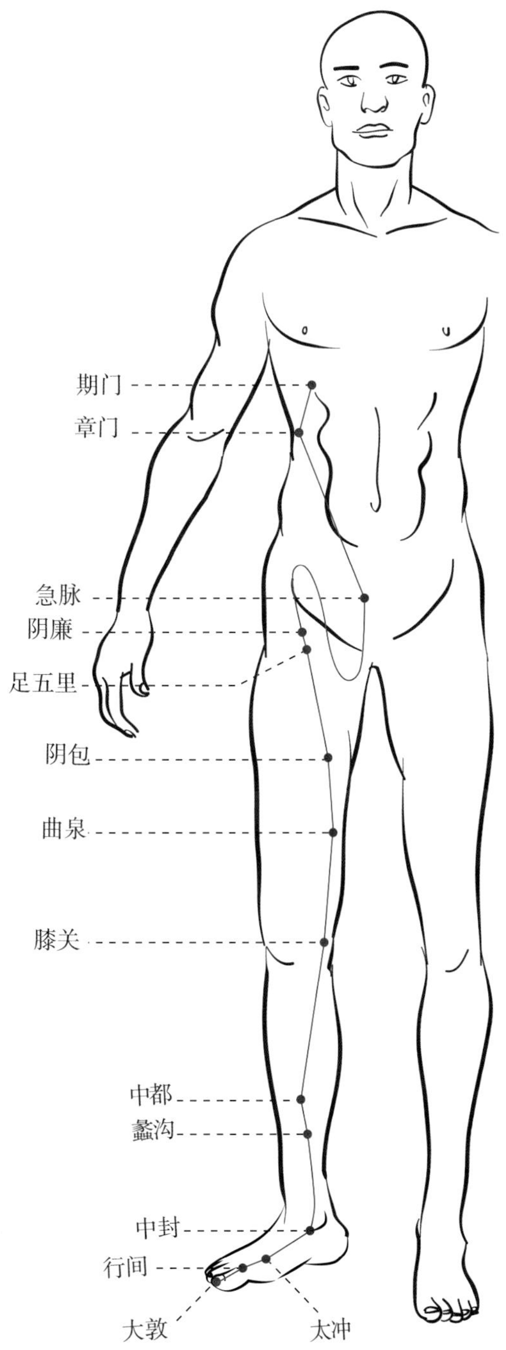

足厥阴肝经

五、手太阴肺经（寅时：3～5时）

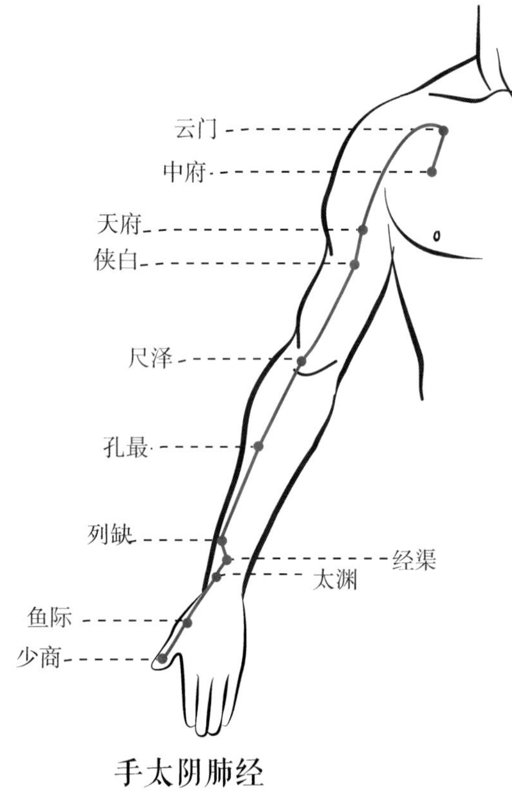

手太阴肺经

循行

①起于胸部的中府穴。

②从胸走手，行于上肢内侧前缘。

③止于大拇指桡侧的少商穴。（见图）

作用

肺主气、司呼吸、外合皮毛。开窍于鼻。太阴之气有润泽皮毛肌肤、抵御外邪的作用。

病候

经络症——①伤风、怕风、自汗。②肩臂内侧前缘肿痛。③麻痹。④厥冷。

脏腑症——①咳嗽。②短气上气。③胸闷喘气。④肺绝则皮毛干枯、毛发脱落。

主治

①呼吸系统疾病。②头面五官疾病。③经脉所过疾病。

生理功能

宣发：输布氧气、营养，助心行血，营养全身。

皮毛：润养肌肤、抗御外邪。

肃降：废物经过大肠而成大便，水分经过肾而成小便。

六、手阳明大肠经（卯时：5~7时）

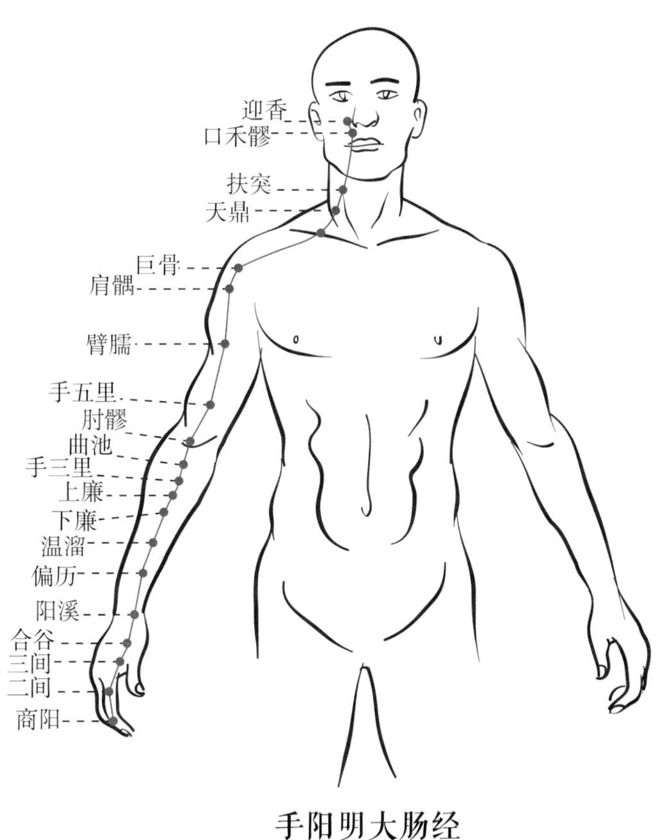

手阳明大肠经

循行

①起于食指桡侧甲角旁的商阳穴。

②从手走头，沿食指赤白肉线，经合谷走手外侧前缘。

③经缺盆穴、大椎穴，止于鼻旁的迎香穴。（见图）

作用

大肠司传送，主吸收津液，排除糟粕。

病候

经络症——牙痛、头痛、咽痛、肩周痛及沿经脉所过的痛症。

脏腑症——大便不利、肠鸣、便秘、便溏，大肠绝则泄泻无度。

主治

①呼吸系统的疾病。②消化系统的疾病。③头面五官的疾病。④过敏性疾病。

生理功能

吸收津液：肾、膀胱，气化、汗、小便。

排泄废物：肛门，大便。

七、足阳明胃经（辰时：7～9时）

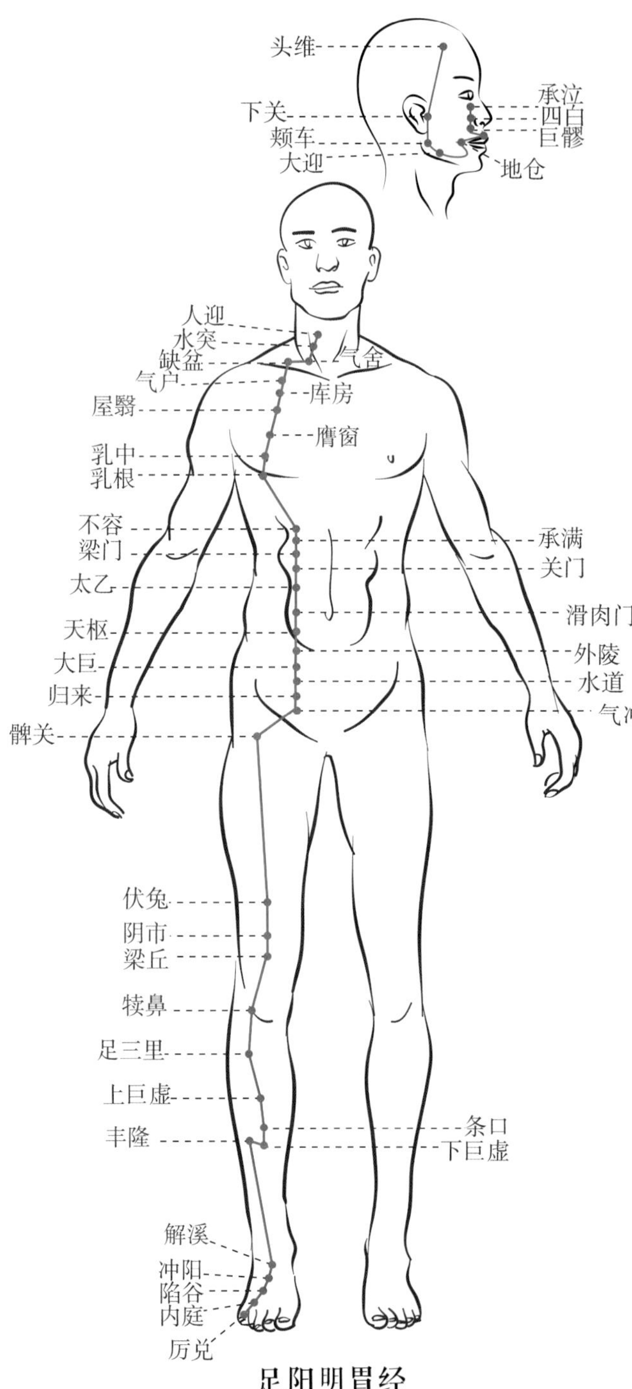

足阳明胃经

循行

①起于眼眶下的承泣穴。

②从头走足，在胸部距正中线4寸，在腹部距正中线2寸，沿大腿外侧前沿直下。

③止于足二趾外侧甲角旁的厉兑穴。（见图）

作用

胃主受纳、腐熟、消化水谷，司升清降浊，为后天之本，化生气血之源。

病候

经络症——热病发狂、咽痛颈肿、口唇生疮及循胃经所过之肿痛、麻痹、厥冷、风湿关节痛。

脏腑症——胃痛、呕吐吞酸、食难消化，胃气竭绝，则不能纳谷。

主治

①消化系统的疾病。②头面五官的疾病。③沿经脉所过的痛症。

八、足太阴脾经（巳时：9～11 时）

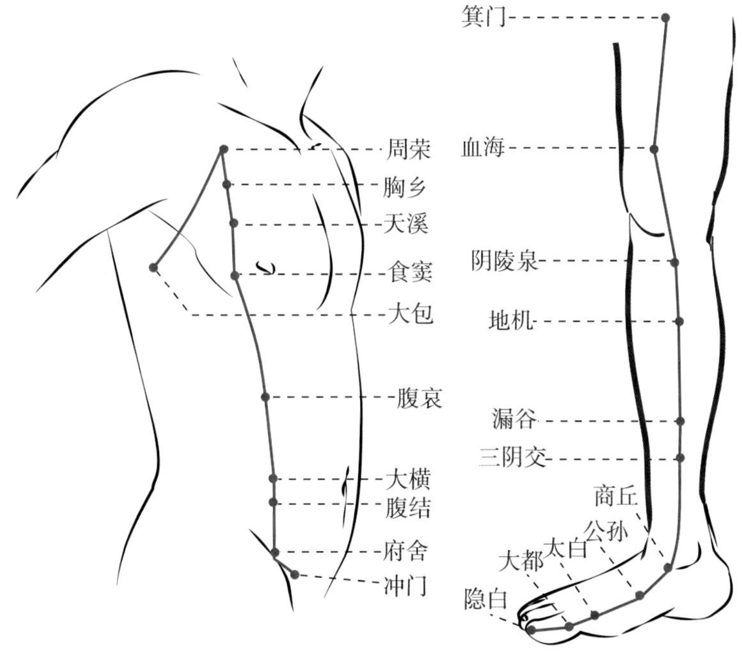

足太阴脾经

循行

①起于足趾内侧甲角旁的隐白穴。

②从足走胸，经足内侧内踝前方，行于下肢内侧前缘。

③在腹部行于脐旁 4 寸上行至胸，在胸部行于任脉旁 6 寸。

④止于腋旁大包穴。（见图）

作用

脾主肌肉，司运化，为后天气血生化之源。其功能在于运化精微物质和协助肾转化水湿。

病候

经络症——脾经不畅，容易湿重疲倦，全身困重，四肢无力，并沿经脉所过大腿、膝、足趾肿胀，麻痹，怕冷。

脏腑症——脾经功能下降，脘腹胀满，不思饮食，呕吐嗳气，便溏，食难消化。脾绝则肌肉松软消瘦萎缩。

主治

①消化系统疾病。②泌尿生殖系统。③经脉所过疾病。

生理功能

脾主运化。

助心肺转化：营养、气血、全身、水湿、肾、小便。

九、手少阴心经（午时：11～13时）

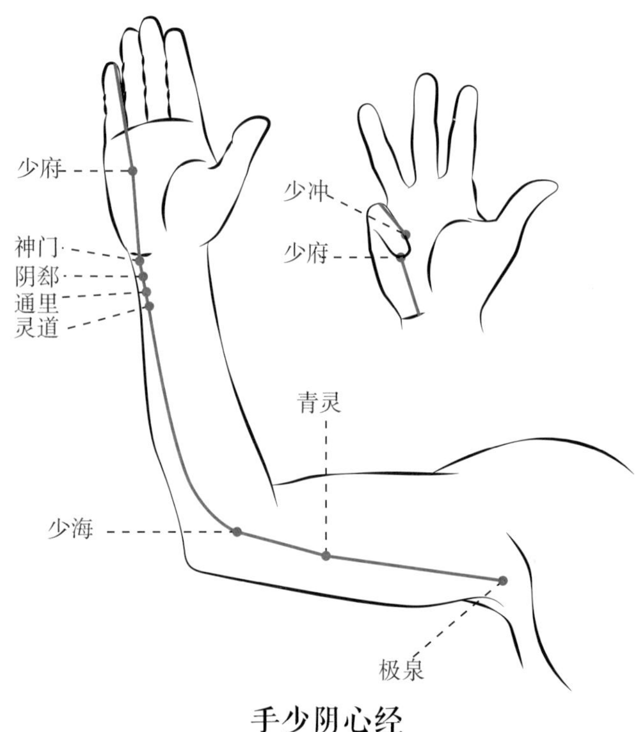

手少阴心经

循行

①起于腋窝下的极泉穴。

②从胸走手，沿上肢内侧后缘，下行至肘窝内侧。抵达于手掌后，进入手掌内侧后缘，至小指末端。

③止于小指桡侧指甲旁少冲穴。（见图）

作用

心藏神，主血脉。开窍于舌。有主持精神意识活动和维持血液的正常运行功能。

病候

经络症——失眠，多梦，易醒，难入睡，健忘，痴呆，并沿心经所过的疼痛，麻痹，厥冷，血压不稳。

脏腑症——心烦，心悸，心翳，心闷，心痛。心绝则头发不泽，人瘦面色晦暗。

生理功能

心主神志，主血脉。

精神意识活动承受，外界各种反应变化；血液的正常运行，供应养分，运转废物。

十、手太阳小肠经（未时：13～15时）

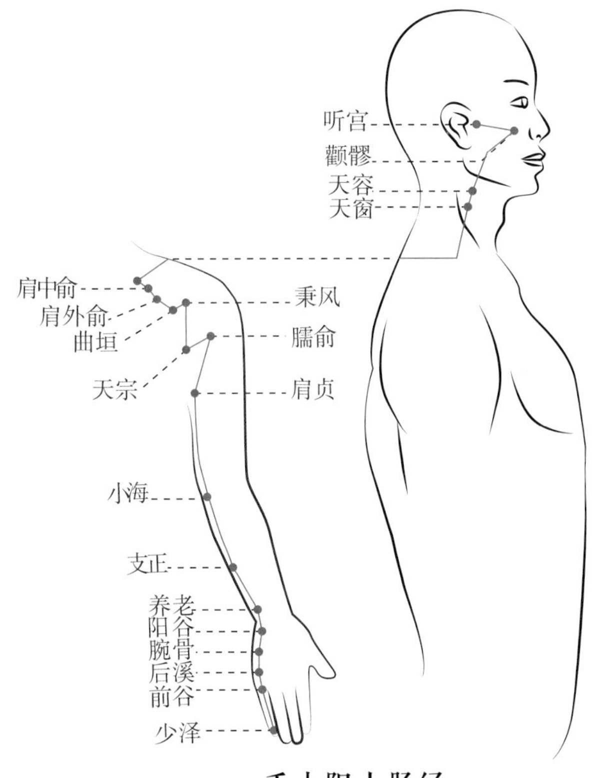

手太阳小肠经

循行

①起于小手指甲尺侧甲角旁少泽穴。

②从手走头，行于上肢外侧后缘，经肘内两骨之间，上绕肩胛，经面颊。

③止于耳屏前方的听宫穴。（见图）

作用

小肠受盛化物，泌别清浊。

病候

经络症——耳聋，目黄，口疮，咽痛，下颌和颈部肿痛，以及沿经脉所过的手肩疼痛。

脏腑症——绕脐而痛，心烦心闷，腰脊痛引睾丸疝气，小便赤涩，尿闭血尿，小肠绝则自汗不止。

主治

①头面五官的疾病。②经脉所过疾病。

生理功能

食物：小肠受盛，泌清，食物营养、脾，气血。

别浊：食物的废物，大肠。

十一、足太阳膀胱经（申时：15～17时）

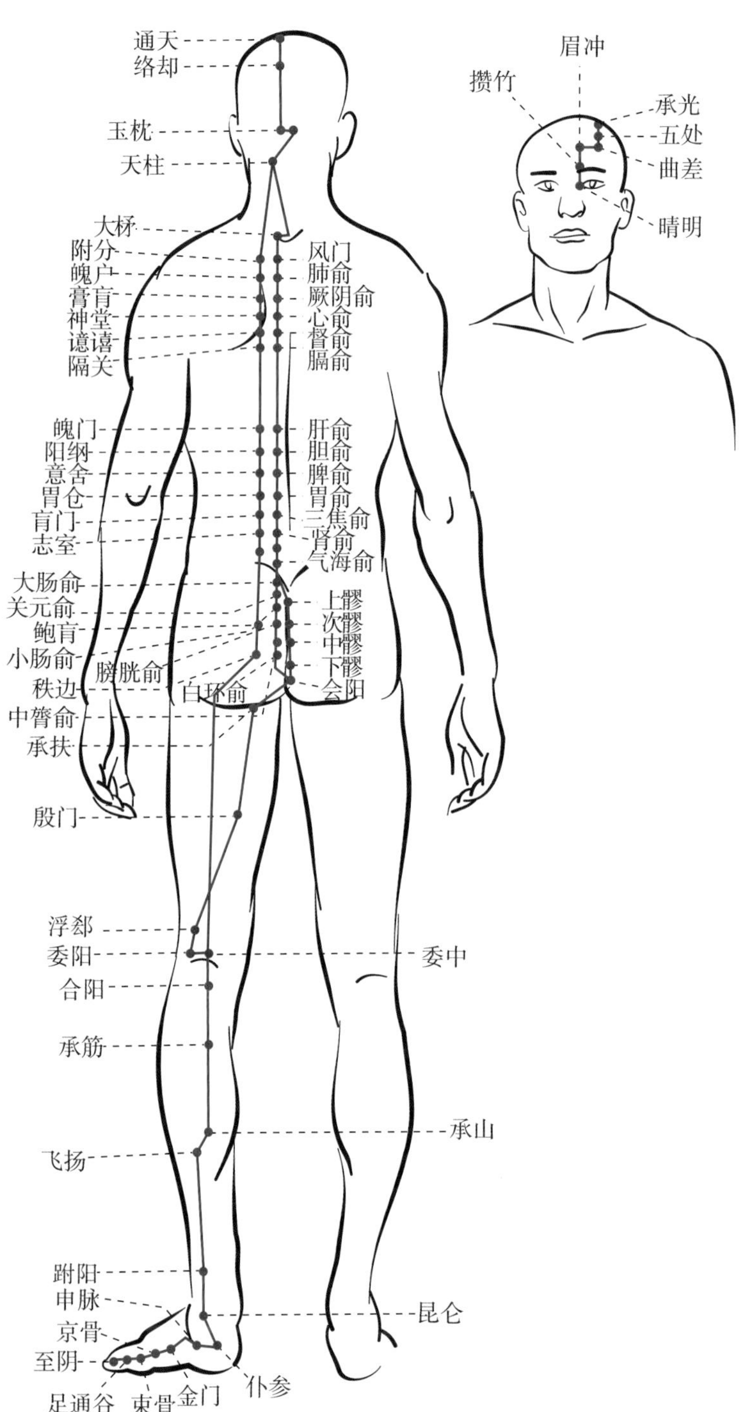

足太阳膀胱经

循行

①起于目内眦的睛明穴。

②行于头项，后项背部，在背部分为两行下行，第一行行于距督脉1.5寸，第二行行于距督脉3寸，至下肢，行下肢后侧正中线，经外踝后至足外侧。

③止于足小趾外侧甲角旁的至阴穴（见图）。

主治

①感冒、发烧、各种急慢性支气管炎、哮喘、肺炎。②消化系统的疾病。③泌尿系统的疾病。④腰背痛、坐骨神经痛、关节痛等经脉所经过的部位的肌肉痛。

生理功能

气化、肾：津液，主汗、排尿。

对应的器官：脊椎，泌尿、生殖系统，关节。

十二、足少阴肾经（酉时：17～19时）

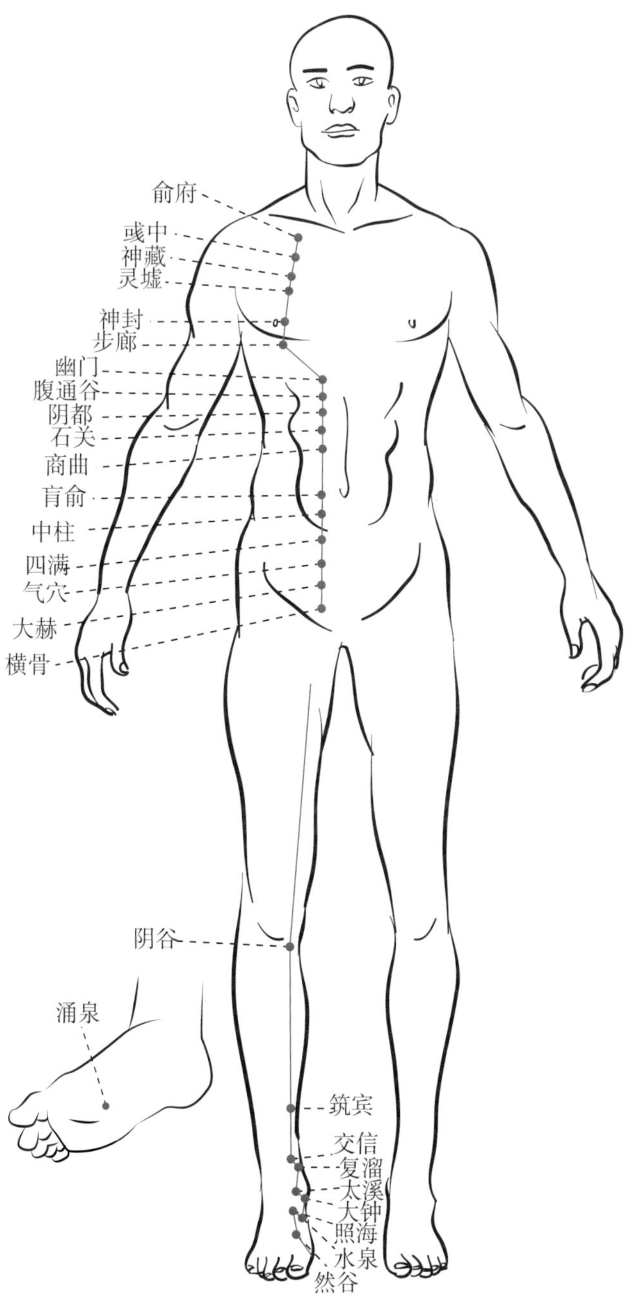

足少阴肾经

循行

①起于足底涌泉穴。

②绕过足跟，在下肢行于内侧后缘上行至腹。在腹部行于任脉旁0.5寸，在胸部行任脉旁2寸。

③止于锁骨下的俞府穴。(见图)

生理功能

藏精、气化、元气：濡养五脏六腑，推动气血正常运行，抗御外邪、健康长寿。

十三、手厥阴心包经（戌时：19～21时）

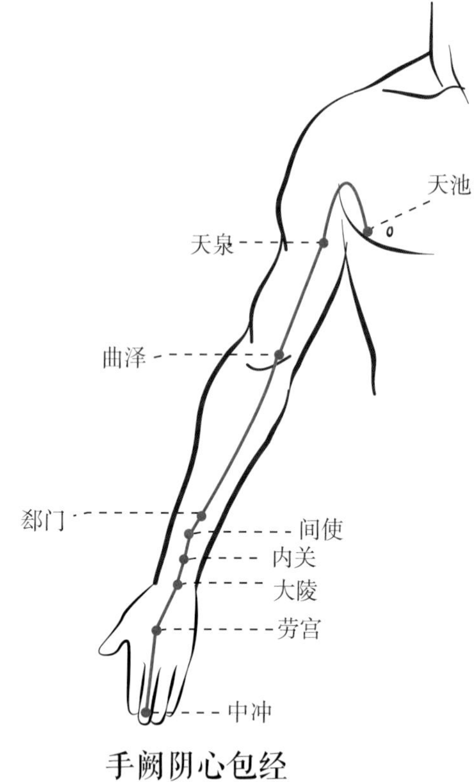

手厥阴心包经

循行

①起于乳头外开1寸天池穴。

②行于上肢内侧正中线。

③止于中指尖端的中冲穴。（见图）

作用

心包是心的外围，有保护心脏、“代心行令”的功能，病理上有“代心受邪”的作用。

病候

经络症——失眠，多梦，易醒难入睡，健忘，口疮口臭，全身痛痒等。

脏腑症——心烦、心悸、心痛、心闷、面赤、神志失常等。心包绝则眼大无神直视，形体萎黄如烟熏。

主治

①心脑血管疾病。②精神、神经精神疾病。③经脉所过疾病。

心理功能

代心行令：主持精神意识活动，护卫心脏，代心受过。

十四、手少阳三焦经（亥时：21～23时）

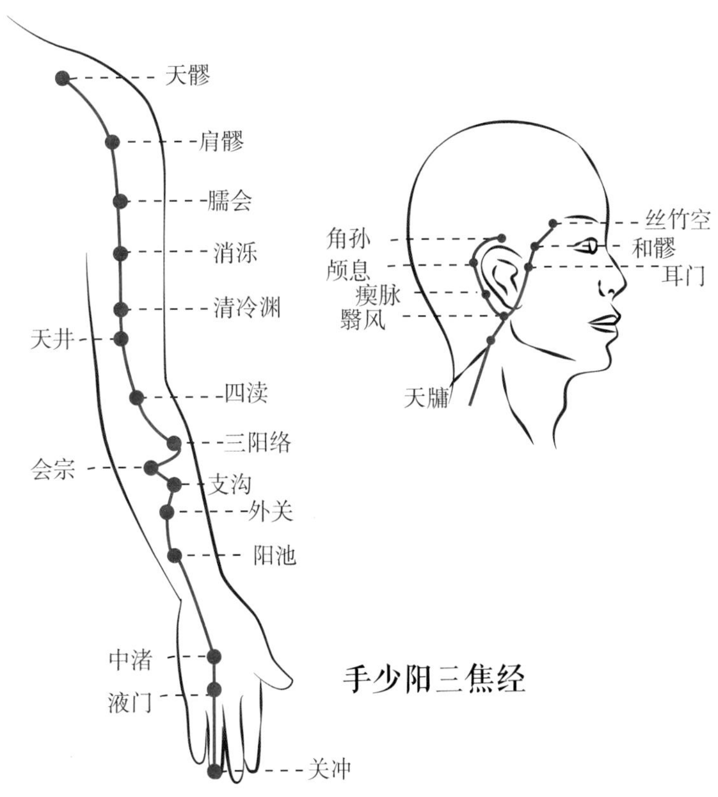

手少阳三焦经

循行

①起于无名指尺侧指甲角旁的关冲穴。

②经上肢外侧正中线，经颈项绕耳后。

③止于眉梢的丝竹空穴。(见图)

作用

通调上、中、下三焦。

病候

经络症——偏头痛、耳鸣耳聋、咽喉肿痛、眼痛等头面五官症疾以及沿经络所过的颈项痛、肩背痛、肘臂痛等运动障碍。

脏腑症——偏头痛、耳鸣耳聋、咽喉肿痛、眼痛等头面五官症疾，以及沿经络所过的颈项痛、肩背痛、肘臂痛等运动障碍。

主治

①头面五官的疾病。②经脉所过疾病。

生理功能

通调水道。

上焦：心、肺。

中焦：脾、胃、肝、胆。

下焦：肠、肾、膀胱。

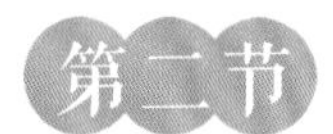

第二节 常用穴位

一、承泣

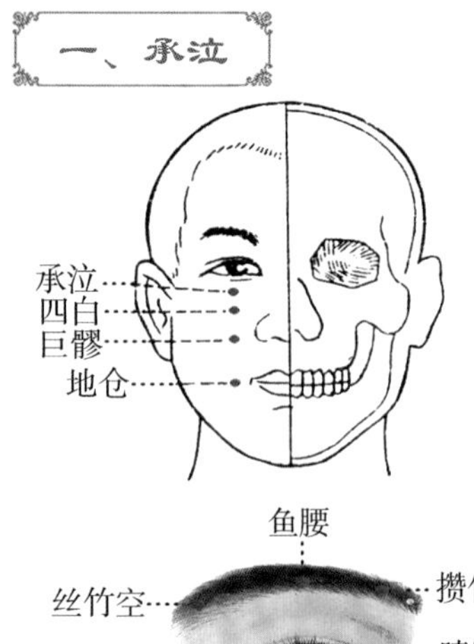

作用：疏风清热、通络明目。

主治：眼底病变、视力模糊、目痛、流泪、夜盲。

部位：瞳孔直下，眼眶下缘凹陷处取穴。歌诀“承泣眼眶边缘下”。(见图)

拓展

治眼六穴：主治一切眼疾。

①承泣穴。②睛明穴。③攒竹穴。④鱼腰穴。⑤丝竹空穴。⑥瞳子髎穴。

二、颊车

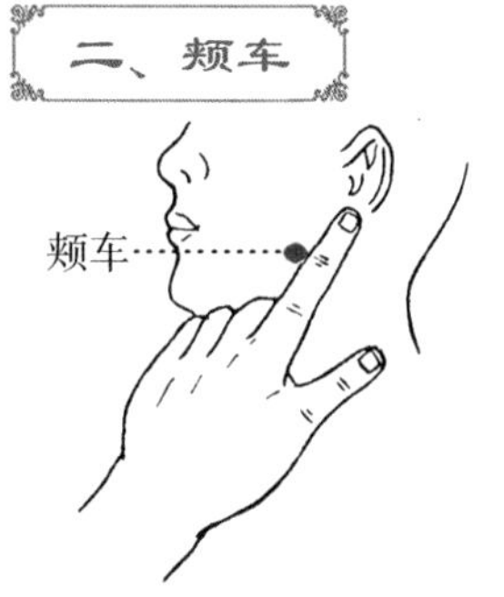

作用：祛风活络，清热止痛。阳明经筋急则口目为僻，本穴可治面神经瘫痪。

主治：口眼斜、牙关紧闭、下牙痛、三叉神经痛。（下牙痛，颊车松）

部位：在下颌角前上5分取穴。若用力咬合时则该凹陷闭合突起。歌诀“颊车耳下曲颊监”。(见图)

三、下关

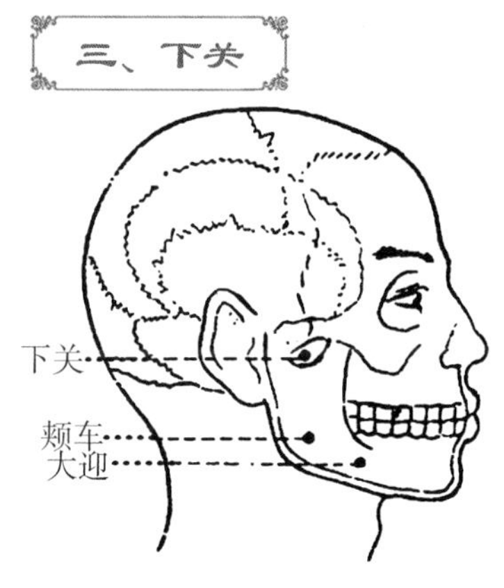

作用：疏风活络，清热止痛，是治疗面神经瘫痪很有效的处方。

主治：上牙痛、牙关不利、三叉神经痛、耳鸣、耳聋等。(上牙痛，下关通)

部位：由耳屏向前一横指处有一凹陷，即是本穴。或顺颧骨弓后下方凹陷中取穴。若用力咬合时则该凹陷闭合突起。歌诀“下关耳前扪动脉”。(见图)

四、缺盆

作用：化痰利咽，宽胸理气。

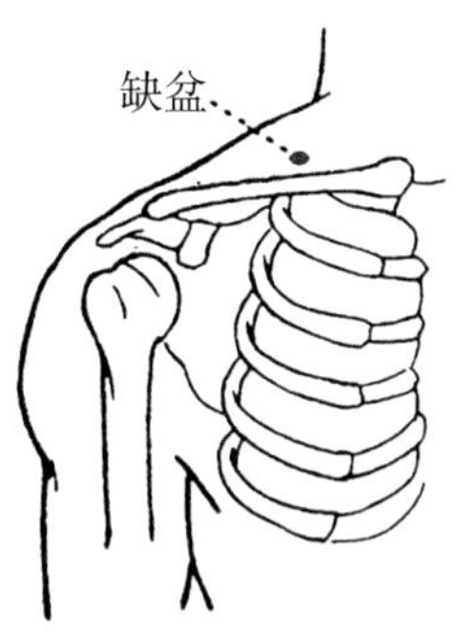

主治：顽固性头痛、顽固性咽喉炎、胸闷气喘、乳房胀痛、咳嗽上气、颈肿、咽喉肿痛等。（咽喉肿痛找缺盆）

部位：在锁骨上缘，锁骨上窝中点凹陷处。歌诀“缺盆锁骨上窝中”。（见图）

五、天枢（大肠募穴）

作用：通调脏腑，止痛止泻。

主治：便秘、便溏、消化不良、肠鸣、腹胀、腹痛、过敏性结肠炎。（大便不好找天枢）

部位：肚脐横线旁开 2 寸。歌诀“天枢脐旁二寸平”。（见图）

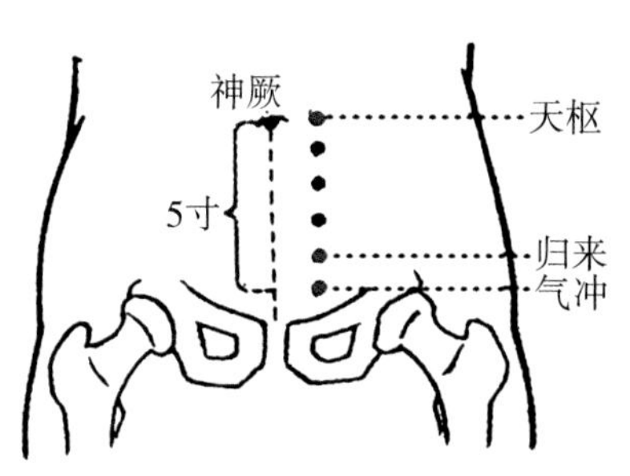

六、气冲、归来

作用：气冲穴为足阳明经与冲脉之会。具有调经种子功能，使妇人月经通调，故与生殖系统疾病有密切关系。

主治：腹痛、疝痛、遗精、阳痿、月经不调、不孕、阴挺、带下等。气冲穴上可治顽固性胃肠疾病（胃痛、胃胀）；中可治妇科、男科疾病；下可治一切下肢疾病。（归来与气冲，妇科下肢一齐通）

部位：简易取穴法：归来穴位于天枢下 4 寸，任脉旁开 2 寸。气冲穴位于天枢下 5 寸，任脉旁开 2 寸，或于脐下 5 寸，任脉旁开 2 寸，在腹股沟位置上取穴。歌诀“归来气冲曲骨邻”。（见图）

七、梁丘（郄穴）

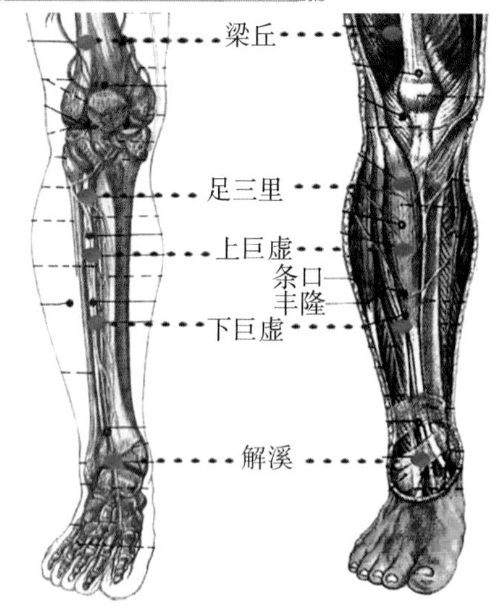

作用：胃经的郄穴，能缓解急性胃脘痛。

主治：膝胫痹痛、胃脘痛、乳痛。（顽固胃痛取梁丘）

部位：在膝上 2 寸两筋间。当下肢用力蹬直时，髌骨外上缘上方可见一凹陷（股外直肌与肌直肌之间结合部），该凹陷正中，即是本穴。歌诀“梁丘膝上二寸寻”。（见图）

八、足三里（胃的下合穴）

作用：有调理脾胃，调补气血，疏通经络，扶正培元的功效，为人身四大强壮穴之一。

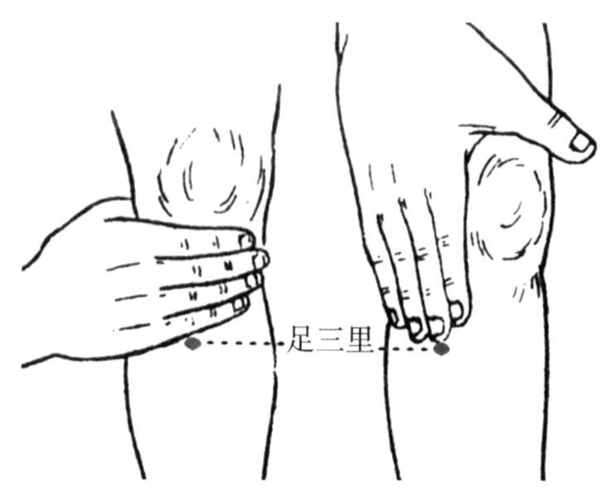

主治：①一切急慢性肠胃炎，胃痛，腹胀，便秘，泄泻。②一切下肢肿痛，水肿、风湿关节痛。③一切身体虚弱、气血不足。（若要人平安，三里经常按）

部位：屈膝成 90 度，由外膝眼（犊鼻）往下四横指，小腿两骨之间（胫、腓骨），距胫骨约一横指处，即是本穴。歌诀“膝下三寸三里迎”。（见图）

拓展

膝痛五穴：主治一切膝关节疾病。

①梁丘穴。②血海穴。③膝眼穴。④鹤顶穴。⑤足三里穴。

九、上巨虚（大肠的下合穴）

作用：调理大肠专用穴，治疗上腹主穴。

主治：腹痛、腹胀、便秘、泄泻、消化不良、结肠炎、下肢肿痛等。（大肠疾患专用穴）

部位：歌诀“膝下六寸上巨虚”。（见图）

十、下巨虚（小肠的合穴）

作用：调理小肠专用穴，治疗下腹主穴。

主治：腹痛，泄泻，急慢性肠炎，绕脐而痛，下肢痿痹等。（小肠疾患专用穴）

部位：歌诀“膝下九寸下巨虚”。（见图）

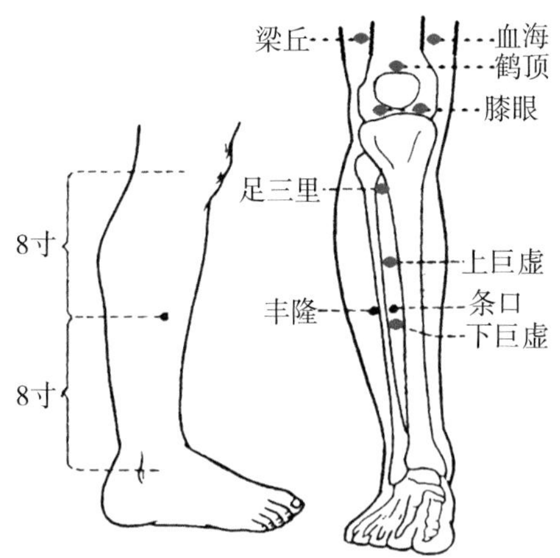

十一、隐白（井穴）

作用：益脾理气，宁神定志。

主治：一切出血症、疲劳乏力、神志不清、记忆力减退、妇科病。（止血第一穴）

部位：歌诀“隐白大趾内侧夹角旁”。（见图）

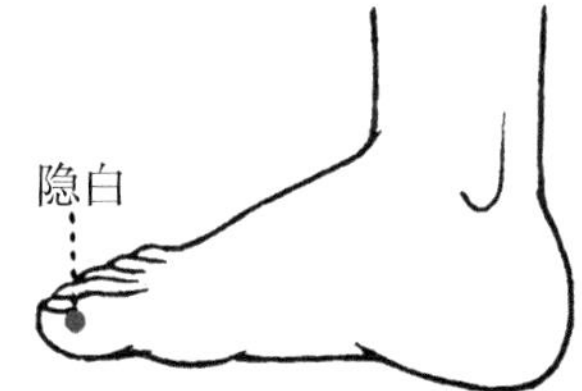

十二、太白（原穴）

作用：健脾化湿，理气和胃。

主治：一切消化不良，脾虚湿引起的疲劳乏力。（健脾化湿取太白）

部位：足大指内侧，第一跖指关节后方凹陷中。歌诀“太白核骨白肉际”。（见图）

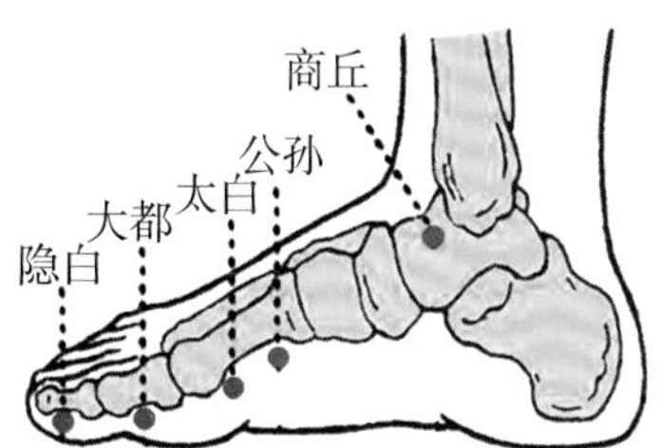

十三、公孙（络穴）

作用：健脾化湿，理气和胃。

主治：一切消化不良、胃痛、腹胀、恶心呕吐。（心胃气痛找公孙）

部位：足内侧第一跖骨基底前缘，赤白肉际中。歌诀“节后一寸公孙明”。（见图）

十四、三阴交

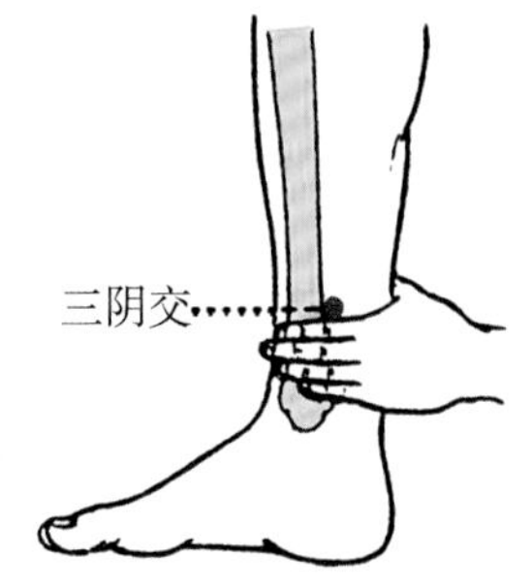

作用：健脾益气，清利湿热，调补肝胃。

主治：泌尿生殖系统疾病，消化系统疾病，风湿关节痛。（妇科要穴）

部位：内脚踝尖上四个手指。歌诀“踝上三寸三阴交”。（见图）

十五、地机（郄穴）

作用：健脾和胃，行气止痛止血。

主治：小便不利、月经不调、痛经、下肢运动障碍、水肿。（糖尿关键按地机）

部位：阴陵泉下 3 寸，胫骨后缘。歌诀“膝下五寸地朝”。（见图）

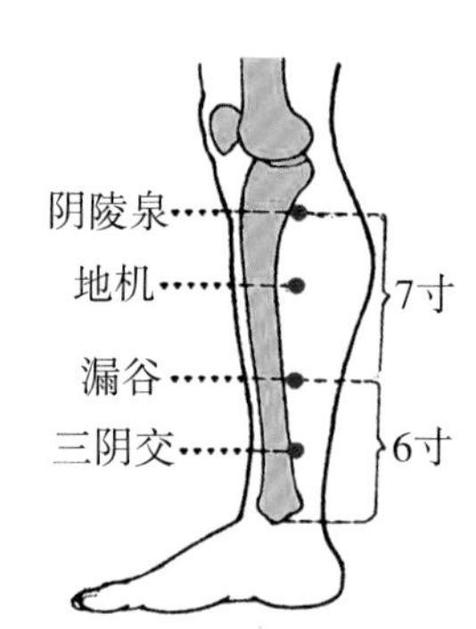

十六、阴陵泉（合穴）

作用：健脾胃，化湿滞，利下焦，调肝肾。

主治：小便不利、失禁，膝关肿、痛，遗精。

部位：膝内侧，胫骨踝下缘凹陷中。歌诀“膝内辅下阴陵泉”。（见图）

十七、血海

作用：调理营血，清热利湿。

主治：皮肤瘙痒、湿疹，一切月经问题。（皮肤瘙痒找血海）

部位：髌骨内远缘直上膝上 2 寸。歌诀“血海膝膑上内廉”。（见图）

十八、大包（络穴）

作用：调理经脉，通络止痛。

主治：全身疼痛，四肢无力。（一身尽痛揉大包）

部位：腋窝中线上，于第六肋间隙处。歌诀“大包腋下六寸”。（见图）

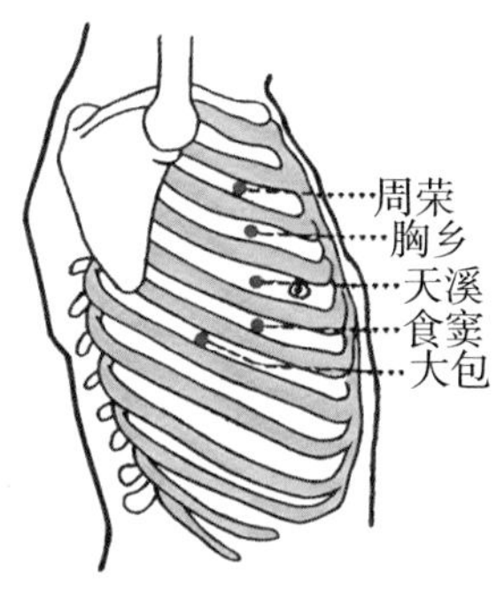

十九、风池

主治：一切头痛、视力模糊、颈椎病、失眠。（一切头痛风池通）

部位：低头，以拇、食两指从项后发际枕骨隆起两侧向下推按，枕骨下缘凹陷处，用力按有酸胀麻感处，即是本穴。歌诀“风池耳后发际陷颅底筋外有凹陷”。（见图）

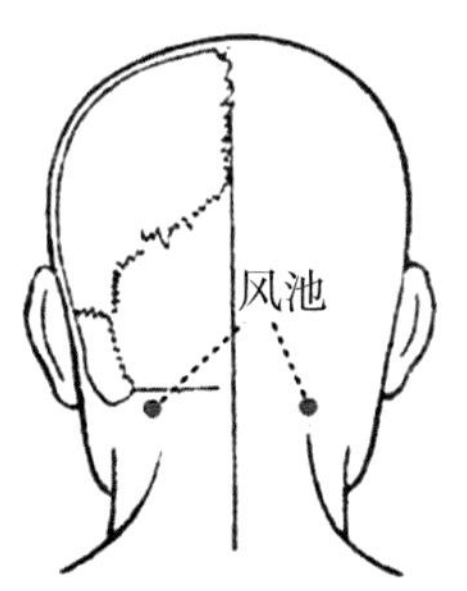

二十、肩井

主治：情志忧郁，乳房疾病，肩周炎。（乳房胀痛肩井松）

部位：①大椎穴与肩峰最高点连线之中点即是本穴。②从缺盆穴往上推寸半即是本穴。歌诀“肩井缺盆上寸半”。（见图）

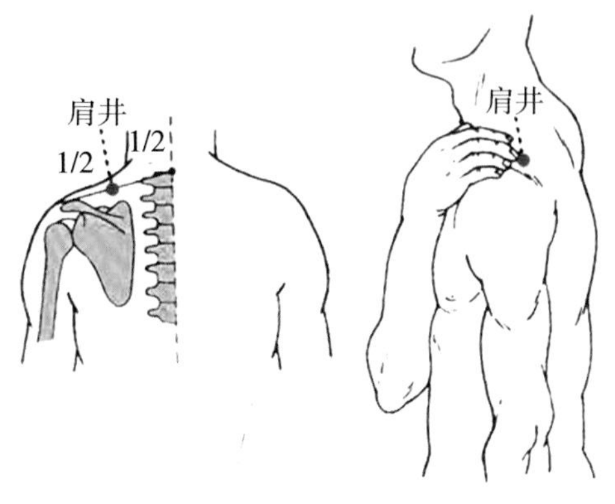

二十一、日月（募穴）

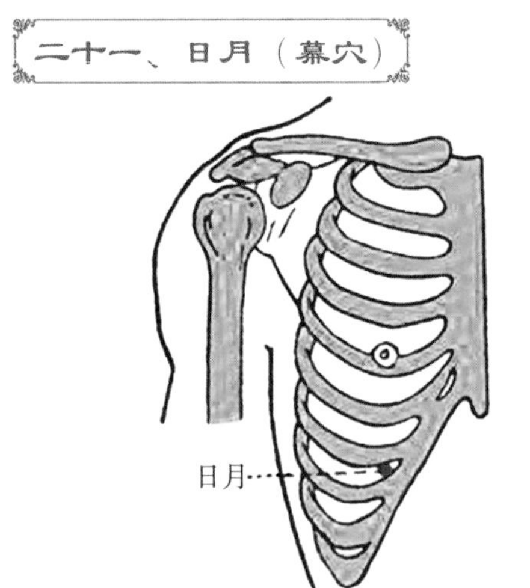

主治：一切肝胆疾病，胸胁苦满、肋间神经痛、胆囊炎、胆结石。（日月主治胆疾病）

部位：乳头直下第三肋间隙中与肋弓上缘之交点。歌诀“日月乳下三肋逢”。（见图）

二十二、环跳

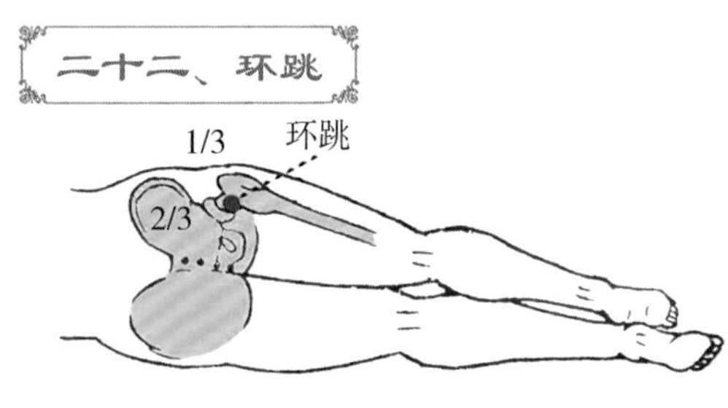

主治：腰腿痛、坐骨神经痛、半身不遂、遍身痒疹、风湿关节痛。（坐骨神经环跳通）

部位：侧卧位，以右手拇指屈成 90 度，食指伸直，其余手指屈曲，以右手拇指关节抵病人尾骨下，食指指向大转子最高点，食指尖所到达处，即是本穴。歌诀“环跳髀枢陷中间”。（见图）

二十三、风市

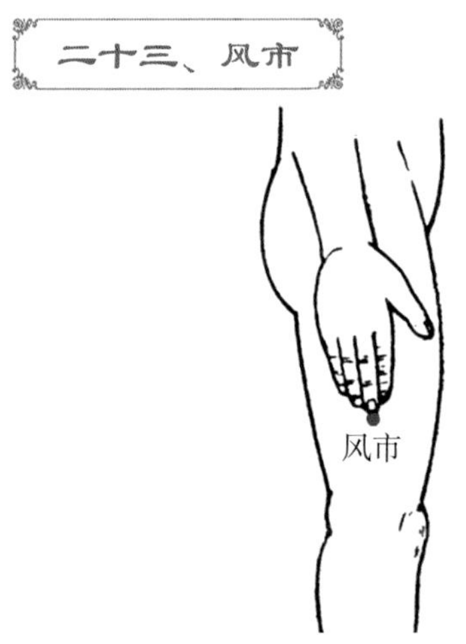

主治：半身不遂、脚气、风疹、头晕头痛、两鬓白发。（防治脑卒中拍风市）

部位：直立，两手下垂，大腿外侧正中线上，当中指尖端所到之处，即是本穴。歌诀“风市垂手中指导”。（见图）

二十四、阳陵泉（合穴）

主治：口苦口干、胆囊疾病。（口苦口干阳陵泉）

部位：屈膝成 90 度，膝关节外下方，腓骨小头前缘与下缘交叉处有一凹陷，即是本穴。歌诀“腓骨头前阳陵泉”。（见图）

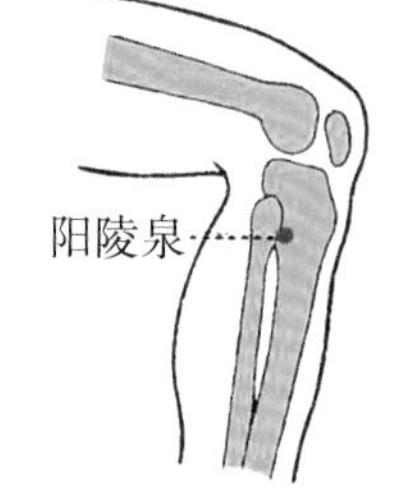

二十五、光明（络穴）

主治：眼痛、视力模糊、夜盲。（眼部疾病找光明）

部位：外踝上 5 寸，腓骨前缘。歌诀“光明踝五阳辅四”。（见图）

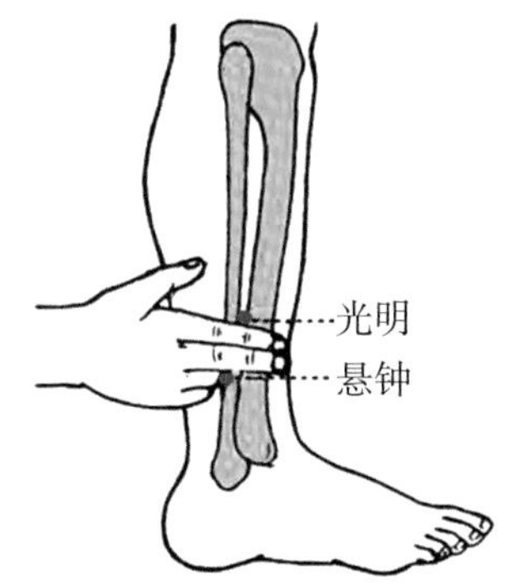

二十六、悬钟（髓之会）

主治：耳聋、耳鸣、眼蒙。（长寿、抗衰老之穴，耳聋眼朦找悬钟）

部位：由外踝尖直上量四横指，当腓骨前缘处，即是本穴。歌诀“踝上三寸悬钟寻”。（见图）

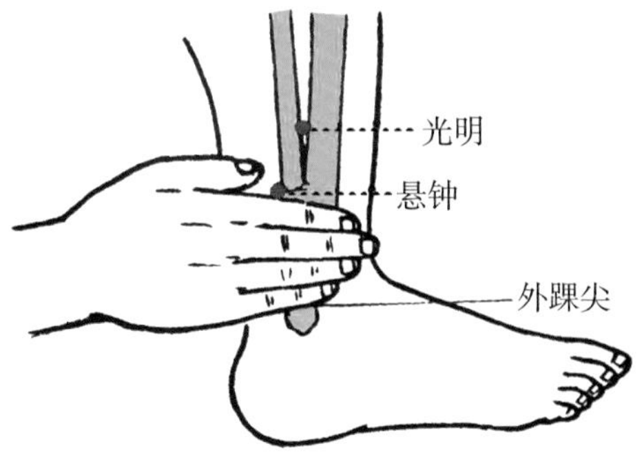

二十七、丘虚（原穴）

主治：肝胆一切疾病，胆经是主骨所生病，故可治疗足踝关节疾病。

部位：外踝前下方陷中。歌诀“踝前陷中丘虚间”。

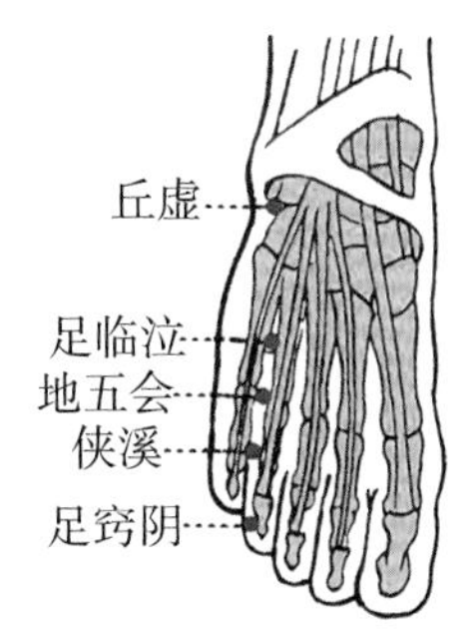

二十八、足临泣（八脉交会穴通带脉）

主治：白带多、疲劳湿重、腰膝腿软。（腰倦带下足临泣）

部位：脚背第四、五趾纹头后方量1.5寸，即为本穴。歌诀“临泣四趾本节扪”。（见上图）

二十九、足窍阴（井穴）

主治：目赤痛、偏头痛、肋痛。

部位：足第四趾外侧，趾甲脚旁开一分。歌诀“四趾外端是窍阴”。（见上图）

三十、大敦

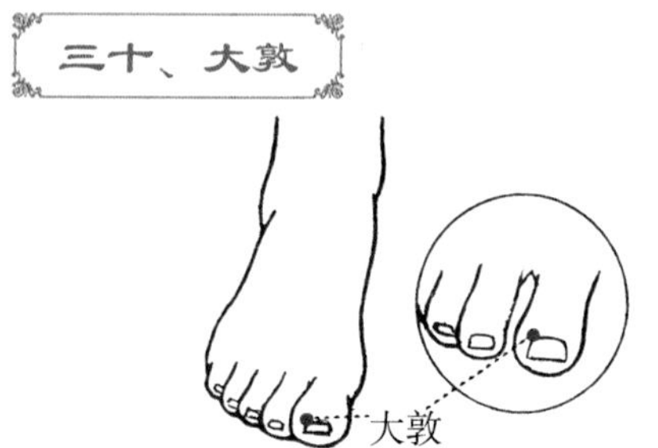

主治：清肝泻火。（阴器疾病大敦医）

部位：足大趾外侧，趾甲角旁开一分取穴。歌诀“大敦拇指三毛处”。（见图）

三十一、太冲（原穴）

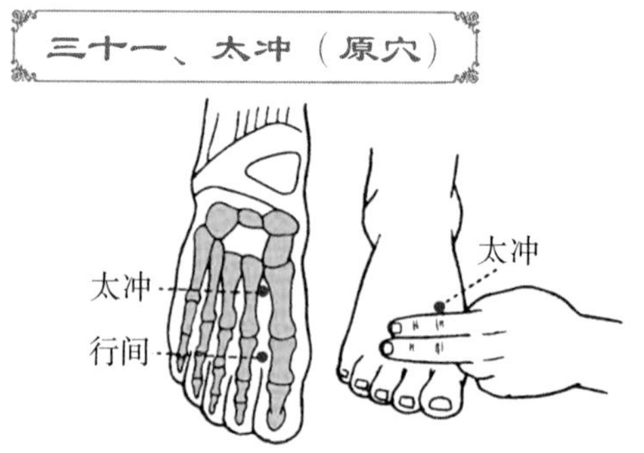

主治：太冲是肝经的原穴，有疏肝解郁、平熄肝风、调和经血、降压稳压的功效。（降压稳压找太冲）

部位：足背，由第一、二趾间缝纹头向足背上推，至其两骨联合前缘凹陷中（约缝纹头上二横指）处，即是本穴。歌诀“太冲本节后寸半”。（见图）

三十二、章门（脾之募穴）

主治：气血滞瘀、不思饮食、食难消化、肝脾肿大和糖尿病等，是治疗糖尿病的三穴之一。（拔章门疏肝健脾）

部位：①由腋前线往下循摸肋弓下之第一游离肋之前下缘处即是本穴。②直立，上臂紧贴胸廓侧面，屈肘，中指按压同侧缺盆处，肘尖所指处即是本穴。歌诀“十一肋端章门是”。（见下图）

三十三、期门（募穴）

作用：疏肝理气。

主治：治疗一切肝胆疾病的主要穴位。（拔期门疏肝解郁）

部位：乳头下二肋，第六肋间隙中。歌诀“乳下二肋寻期门”。（见图）

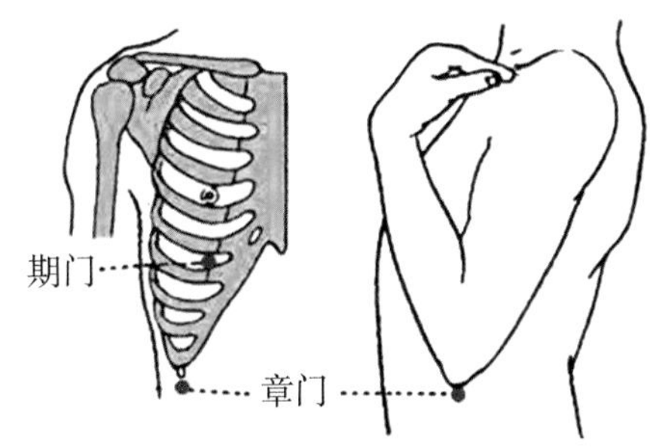

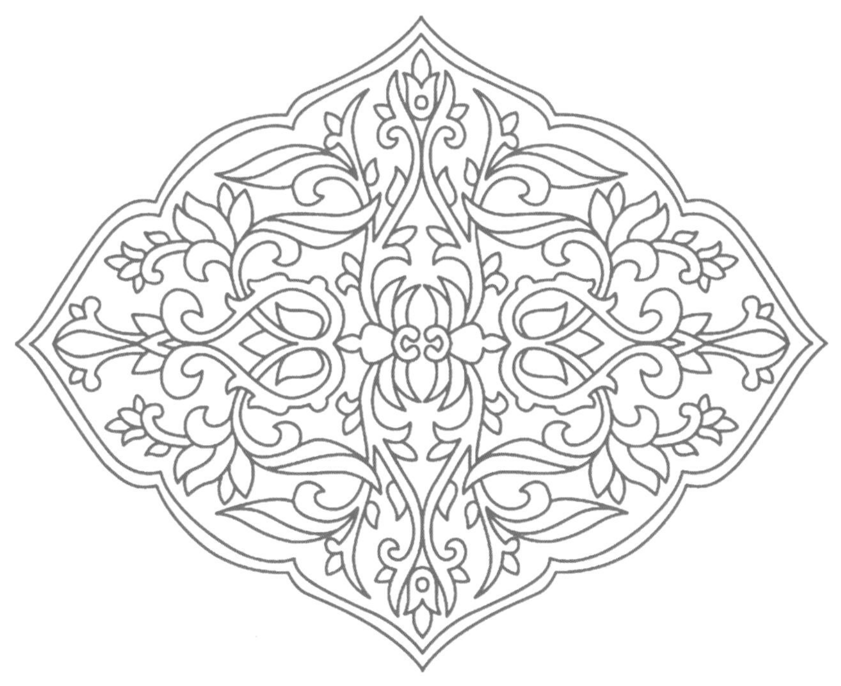

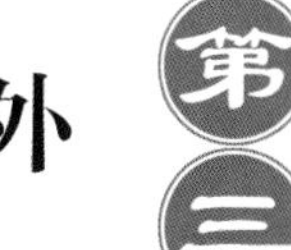
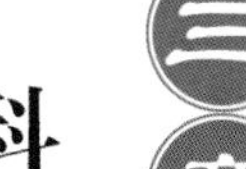
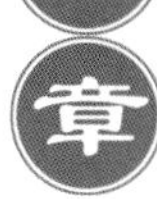

第三章 外科

外科者，以其痈疽疮疡皆见于外，故以外科名之，然外科必本于内，知乎内，以求乎外，其如视诸掌乎。

——汪机《外科理例》

第一节 颈椎病

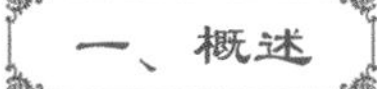

一、概述

1. 定义

颈椎病又称颈椎综合征，是颈椎骨关节炎、增生性颈椎炎、颈神经根综合征、颈椎间盘脱出症的总称，是一种以退行性病理改变为基础的疾患。

2. 危害和临床症状

颈椎病会造成高血压，病人多伴有头昏或眩晕、颈部僵硬感，肩背部沉重不适。颈椎多关节错位，可伴胸闷、气短或心律不齐。多数颈椎病患者常会有头痛、头晕、失眠、记忆力下降、全身乏力、倦怠、心悸、胸闷、耳鸣、眼花及性情急躁等。有些颈椎病甚至会引起吞咽不畅、腹胀便秘。

3. 发病原因

主要是颈椎长期劳损、骨质增生，或椎间盘突出、韧带增厚，致使颈椎脊髓、神经根或椎动脉受压，从而出现一系列功能障碍。表现为椎节失稳、松动，髓核突出或脱出，骨刺形成，韧带肥厚和继发的椎管狭窄等，刺激或压迫了邻近的神经根、脊髓、椎动脉及颈部交感神经等组织，引起一系列症状和体征。

4. 中医病因病机

①外伤：是指跌仆、闪挫等对筋、骨、皮肉的损伤。外伤所致的颈肩痛，即所谓的骨挫缝、筋出槽症状。人体是一个整体，当颈肩等部位受外力影响而遭受损伤时，也能导致脏腑、经络、气血失调。

②肝肾亏虚、气血不足：也是常见的颈椎病病因。久病体弱，肝血不足，肾精亏虚，经脉失去濡养，可致肢体筋膜弛缓、手足痿软无力，不能随意运动。

③风寒湿痹、经络受阻：风、寒、湿三种外邪侵入身体，流注经络，导致气血运行不畅而引起肢体与关节疼痛、酸麻、重着及屈伸不利等。

5. 辨证分型

（1）现代医学分型。

①颈型颈椎病：颈型颈椎病也称局部型颈椎病，是指具有头、肩、颈、臂部位的疼痛及相应的压痛点，X线片上没有椎间隙狭窄等明显的退行性改变，但可以有颈椎生理曲线的改变，椎体间不稳定及轻度骨质增生等变化。

②神经根型颈椎病：具有较典型的根性症状（麻木、疼痛），且范围与颈脊神经所支

配的区域相一致；压头试验或臂丛牵拉试验阳性。

③脊髓型颈椎病：临床上出现颈脊髓损害的表现。

④椎动脉型颈椎病：曾有猝倒发作，并伴有颈性眩晕，旋颈试验阳性，多伴有交感神经症状。

⑤交感神经型颈椎病：临床表现为头晕、眼花、耳鸣、手麻、心动过速、心前区疼痛等一系列交感神经症状。

⑥食管压迫型颈椎病：颈椎椎体前鸟嘴样增生压迫食管引起吞咽困难（食管钡剂检查证实）。

（2）中医分型。

①风寒湿痹型颈椎病：多为夜卧当风或雨淋等外感风寒湿邪，由风寒湿邪凝滞经络，气血瘀滞不得行所致。症见：颈项、肩背定位性疼痛，僵直，难于侧转，屈伸功能明显受限，常有强迫性斜颈位，或伴有头痛头沉、恶寒拘急、四肢欠温。

②气滞血瘀型颈椎病：多因颈部反复疲劳形成慢性劳损，由气血凝滞，经络阻塞所致。症见：颈肩部、上肢疼痛，痛处固定，并伴有肢体麻木。

③肝阳上亢型颈椎病：多因长期过度紧张地工作和劳累，由肝肾阴虚，水不涵木，肝阳亢逆无所制，气火上扰所致。症见：肢体麻木，眩晕耳鸣，失眠，夜寐不安，梦多。

④气血亏虚型颈椎病：由素体气血不足或思虑、饮食损伤脾胃，生化不足所致。症见：肢体麻木，头晕目眩，心悸气短，四肢无力。

6. 治疗方案

主要有药物治疗、运动疗法、牵引治疗、手法按摩推拿疗法、理疗、温热敷、手术治疗几种。

二、三得技术治疗方案

1. 治疗原理

本病发病主要是由于外邪侵袭机体而引起经络瘀阻，治以舒筋活络为主，佐以祛风止痛。病在脏腑失调、气血亏虚，治以调气血，通经络，佐以强筋壮骨。三得技术首创的现代仿生电磁生物传导技术与中医经络理论的完美对接，开创了中医整体观与西医局部治疗观相结合的崭新医学模式。在多种物理因子的作用下，局部机体和细胞组织产生强烈振荡，血液循环加速，达至舒经活血、调节肌体状态、镇痛行痹、祛瘀消肿等目的。这种安全、舒适、高效的治疗方式为广大颈椎病患者带来健康。

2. 适宜证

颈型颈椎病、神经根型颈椎病、脊髓型颈椎病（脊髓损伤严重的除外）、椎动脉型颈椎病、交感神经型颈椎病、食管压迫型颈椎病（无法吞咽的除外）急性损伤24小时后。

3. **治疗疗程**

①颈椎病专项治疗：10 次为一疗程，前 3 次每天 1 次，最后 7 次隔天治疗，病情轻微者一个疗程，病情严重者三个疗程。

②每治疗 1 个月做相关辅助检查（如拍 X 片），对比治疗效果。

4. **治疗流程**

导联位置：双足涌泉穴。

（1）第一步。

用电磁能探头，选择电磁刺激（无创针灸术），常规剂量，导联部位为风府穴（后发际正中直上 1 寸）、风池穴（在后脑勺、后枕部两侧入发际 1 寸的凹陷中），每个穴位 2 分钟，合计 6 分钟。

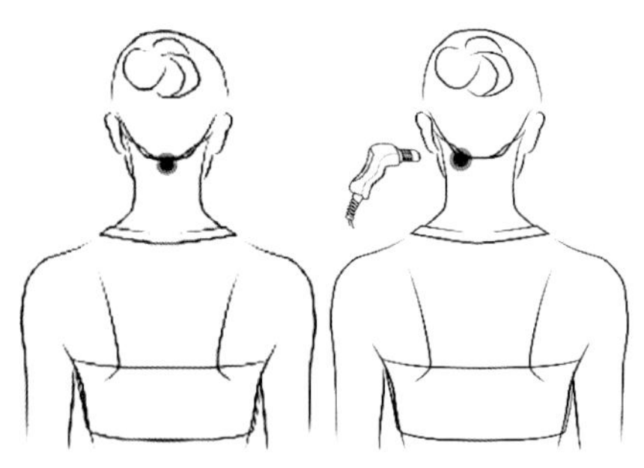

（2）第二步。

用电磁吸附罐调理部位为督脉（脊椎）：大椎穴 C7、陶道穴 T1、身柱穴 T3、神道穴 T5、灵台穴 T6、至阳穴 T7，由上向下密集布罐进行治疗，剂量以传感到内膀胱经为宜，时长 5 分钟。

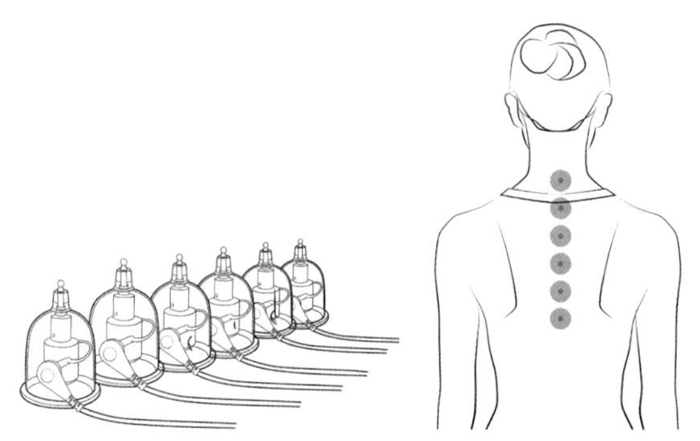

（3）第三步。

用电磁吸附罐调理部位为两侧斜方肌刺痛点，由上向下每侧布罐3个进行治疗，常规剂量，以肌肉有颤动为宜，时长5分钟。

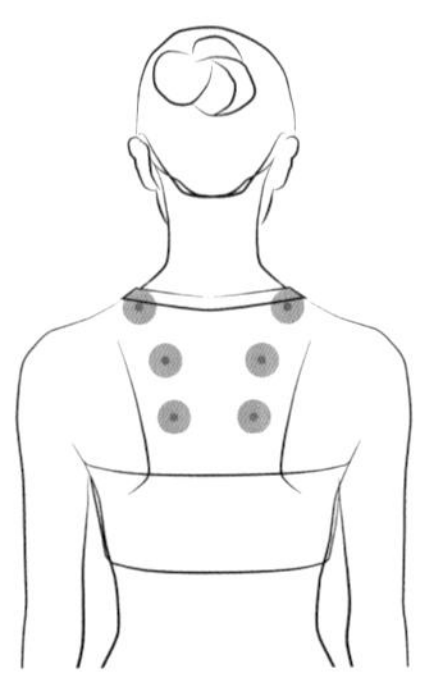

（4）第四步。

用电磁吸附罐调理部位为：背部天宗穴（肩胛冈中点与肩胛骨下角连线上1/3与下2/3交点凹陷中）或肩胛骨面，三角形布罐，每边各3个罐，对称顺序分配，时长5分钟。

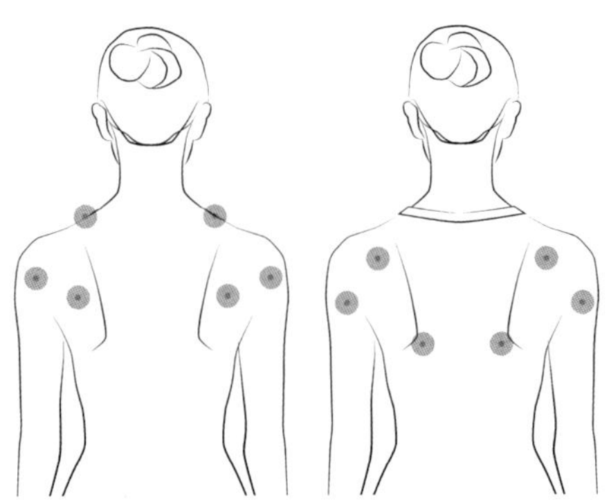

（5）第五步。

用电磁能药物导入：常规剂量，按流动治疗键的颈肩同治项（针对枕下肌群、颈夹肌、斜方肌、肩胛提肌），合计时长20分钟。

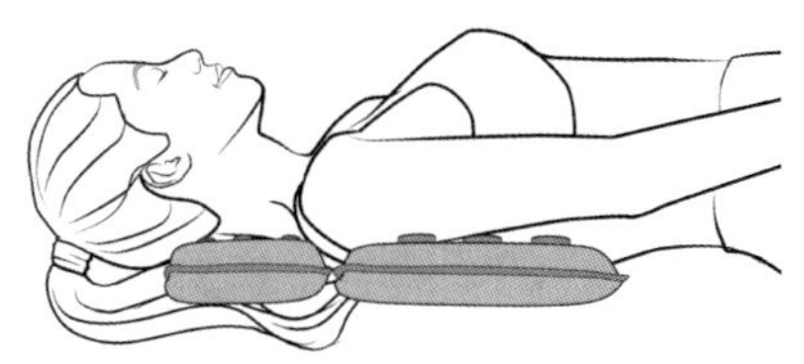

(6) 第六步。

对症加穴位：

①风寒湿痹型颈椎病：加无创针灸，颈夹脊穴（颈后正中线颈椎旁开0.5寸）、曲池穴（曲肘，肘横纹尽头与肱骨外尚可连线的中点）。

②气滞血瘀型颈椎病：加无创针灸，合谷穴（手背第一、二掌骨间，当第二掌骨桡侧的中点处）、后溪穴（微握拳，第五指掌关节后尺侧的近端掌横纹头赤白肉际）。

③肝阳上亢型颈椎病：加无创针灸，三阴交穴（小腿内侧，踝关节上3寸）、足三里穴（在小腿前外侧，当犊鼻下3寸，距胫骨前缘一横指，即一中指）。

④气血亏虚型颈椎病：加无创针灸，印堂穴（两眉头连线中点）、内关穴（腕横纹上2寸，掌长肌腱与桡侧腕屈肌腱之间），每个穴位2~3分钟。

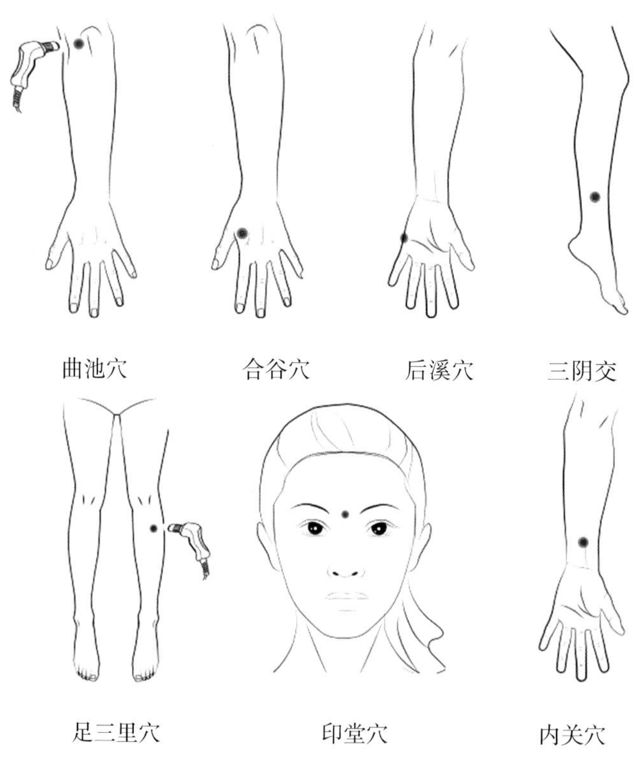

5. 牛活预防

颈椎病的预防可以分为三方面：①生活中避免长时间低头工作或使用手机，避免引起颈部肌肉的疲劳以致脊髓和神经的受压；②睡觉时避免因使用过高的枕头而使颈部处于仰伸或过屈的状态；③建议患者适当进行颈部的仰伸侧屈运动，如蛙泳和放风筝等，可以明显缓解颈部的疲劳不适。

第二节 肩关节疼痛

一、概述

1. 定义

肩关节及其周围的肌肉筋骨疼痛称肩痛。肩后部疼痛往往连及胛背，称肩背痛；因肩痛而影响上臂甚至肘手部位的，称肩臂痛。因其均以肩痛为主要临床表现，其他部位的疼痛是由于肩痛而引起，故可统称为肩痛。

2. 危害和临床症状

疼痛的范围或局限于肩部，或影响肩后部而牵掣胛背，或在肩前部而影响上臂，往往项背或上臂有拘急，经久不愈可造成肩关节活动障碍，严重影响日常工作和生活。常见一侧或双侧肩周围肌肉筋骨疼痛等不同程度的功能活动障碍。

3. 发病原因

肩关节内滑膜、纤维层及周围韧带因反复持久的无菌性炎症造成肩关节周围组织粘连，从而导致肩关节部疼痛、活动障碍等。

外伤劳损、感受风寒湿邪以及气血亏虚、内分泌紊乱。因关节囊及肌腱的粘连、失用性肌力降低、喙肱韧带挛缩等因素而导致肩关节功能受限。

4. 中医病因病机

本病内因是肝肾已亏、气滞血瘀、筋骨失去濡养，外因是劳伤筋脉，气血闭阻瘀滞或外患风寒湿邪，客于经络、阻滞不通。

5. 辨证分型

（1）现代医学分型。

现代医学中的颈椎间盘突出症、项痹、风湿性关节炎、肩周炎、冠心病、肺癌等都可能引起肩关节疼痛。因此老年人发生肩痛，应及时到医院查清原因。

（2）中医分型。

①风寒型肩关节疼痛：肩部疼痛，痛牵扯肩胛、背部、上臂、颈项，并有拘急感，天冷或受凉加重，得热减轻，肩部活动受限，压痛明显。舌淡，苔薄白，脉浮或紧或沉细。多由汗出当风、贪凉着寒、久受风寒所致。

②气血虚弱型肩关节疼痛：肩部疼痛，痛势不重，隐隐作痛，劳累后加重，休息减轻。身倦乏力，面白头晕，手足发冷，四肢麻木，心慌气短。舌淡，苔薄白，脉细无力。多由自身气血虚弱，或劳累过度、耗伤气血，或失血过多，致气血不足、筋脉失养。

③气滞血瘀型肩关节疼痛：肩部疼痛，呈胀痛或刺痛，痛势剧烈，入夜更甚，甚至夜间难眠，痛处不移，拒按，多牵扯上肢、颈背部，情志刺激加重，肩部可有肿胀。舌质紫暗或有瘀斑瘀点，脉细涩。多由情志不遂、气滞血瘀或外伤劳损致肩部血瘀气滞、经脉瘀阻。

④肾虚型：肩部酸痛隐痛，举动无力，劳累加重，休息减轻。头晕目眩，腰膝酸软，五心烦热或面色㿠白，手足不温。舌淡，苔薄白，脉沉细无力。由肾气虚、精血亏损，不能濡养筋脉所致。

⑤痰湿型肩关节疼痛：肩痛绵绵难愈，筋肉疼痛，有沉重感，痛处拒按，活动受限，阴雨天或遇冷疼痛加重，得热则舒。舌淡，苔白腻，脉细濡。由素体湿盛或湿邪入侵、聚湿成痰，留滞肩部所致。

6. **治疗方案**

病变早期肩部理疗（针灸、推拿、敷药、热敷、物理治疗等），疼痛难忍则口服消炎止痛类药物。急性发病时可用三角巾悬吊患肢制动，但注意要在无痛情况下活动肩关节，防止炎性组织粘连。应避免可引起肩部撞击的动作，如提举重物等。对肩关节活动范围受限者，应注意肩关节功能练习，防止继发喙肱韧带挛缩而导致冻结肩。

二、三得技术治疗方案

1. **治疗原理**

本病发病原因主要是外伤、感受风寒湿邪、气血亏虚，以及内分泌紊乱，治疗上以补益气血，温经通络、活血化瘀为主，佐以健脾化湿止痛。三得技术首创的仿生电磁生物传导技术将传统中医医技进行创新、突破，实现治疗功效倍增，形成精确复制、精准量化的创新中医医技；在“高效、安全、舒适”的治疗原则上作用于患处，促进患处组织代谢加快，改善局部微循环，加速炎性因子的吸收和致痛物质排出，达到消肿、消炎、镇痛、镇静的治疗目的。

2. **适宜证**

肩袖损伤、肩峰撞击症、肩周炎、颈肩综合征、急慢性肩部损伤疾病。

3. **治疗疗程**

①10 次为一疗程，前 3 次每天 1 次，最后 7 次隔天治疗，病情轻微者一个疗程，病情严重者三个疗程。

②半个疗程进行一次疼痛指数对比，必要时需进行相关辅助检查。

4. **治疗流程**

导联位置：双足涌泉穴。

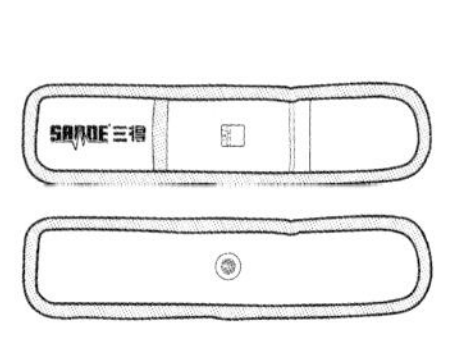

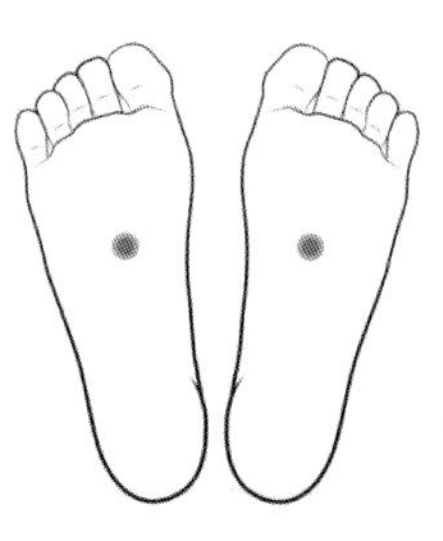

（1）第一步。

用电磁能探头，选择电磁刺激（无创针灸技

术），常规剂量，部位为风府穴（后发际正中直上 1 寸）、风池穴（在后脑勺、后枕部两侧入发际 1 寸的凹陷中），每个穴位 2 分钟，合计 6 分钟。

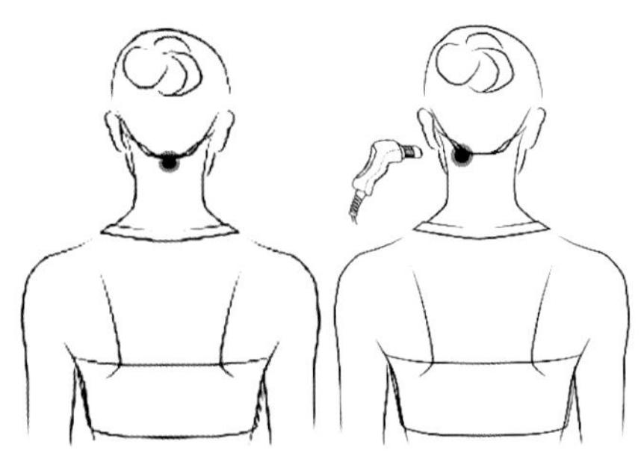

（2）第二步。

用电磁能探头，选择间隔键（弹道冲击键），常规剂量，弹道冲击分别刺激肩部刺痛点，每个刺痛点刺激 2 分钟。

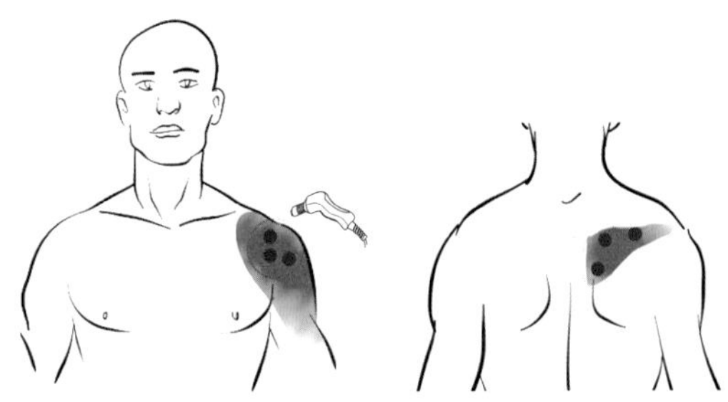

（3）第三步。

用电磁吸附罐调理部位为肩关节相关疼痛点，采取围绕或内外对称密集布罐的方式，常规剂量，每组罐时长 5 分钟，共计 10 分钟。

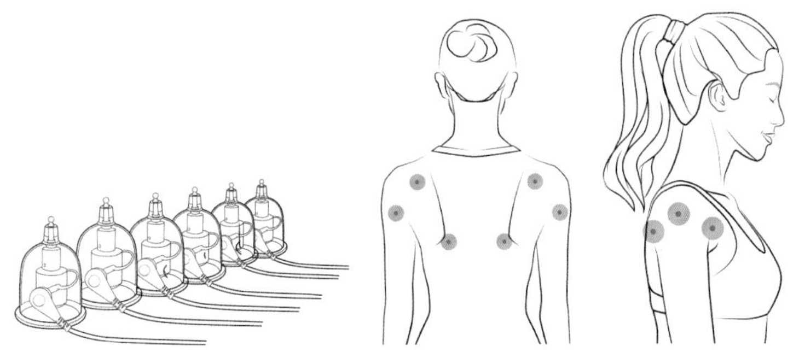

（4）第四步。

用电磁能药物导入：用小关节垫包裹相关疼痛部位（内外或上下包裹疼痛部位），常规剂量，治疗时长 20 分钟。

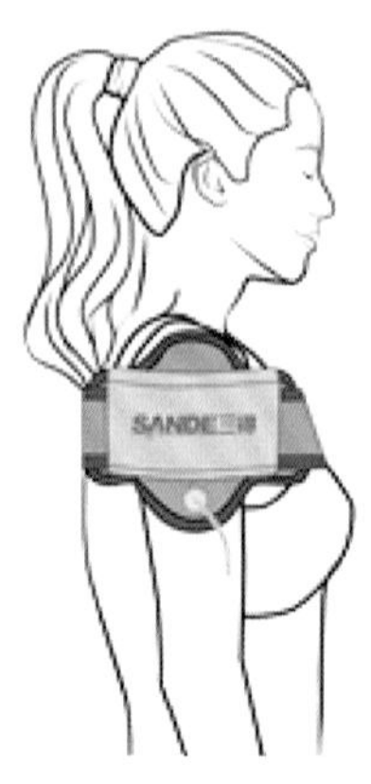

5. **生活预防**

加强锻炼，注意保暖，劳逸结合，保持正常心态，预防感染，提高免疫力，积极治疗，避免诱因，注意饮食。

第三节 腰 痛

一、概述

1. 定义

腰痛是一种常见症状，引起腰痛的原因很多。除运动系统疾病与外伤以外，其他器官的疾病也可引起腰痛。如泌尿系炎症或结石、肾小球肾炎、某些妇女疾病、妊娠、腰部神经根炎和某些腹部疾病皆可出现腰痛。

2. 危害和临床症状

临床以腰部一侧或两侧发生疼痛为主要症状。腰痛常可放射到腿部，常伴有外感或内伤症状。腰痛会对患者的生活和工作造成较大的影响，引起腰痛的原因是比较复杂的，所以出现持续且不明原因的腰痛，不要掉以轻心，应尽快到医院确诊，避免某些严重疾病的发展。

3. 发病原因

引起腰痛的原因很多，腰背部是人体用力最多的部位，为人体提供支持并保护脊柱。长期在办公室久坐而缺少运动的人，或是因为工作需要而久站的人，长时间维持一个体位或姿势太久，骨筋膜间隔内压升高导致腰背筋膜下间隙消失，肌肉血流量下降，疏松脂肪组织变性。由于这种损害，患者无论是多走、多坐还是多卧，都会腰疼，即长时间保持一种姿势就容易腰疼。

4. 中医病因病机

腰痛多由肾阳不足，寒凝带脉，或肝经湿热侵及带脉，经行之际，阳虚气弱，以致带脉气结不通而出现疼痛；或冲任气血充盛，以致带脉壅滞、湿热滞留而疼痛。

5. 辨证分型

（1）现代医学分型。

①炎症性疾病：包括泌尿系统感染、生殖系统感染这类型疾病，通过积极消炎治疗即可取得痊愈。

②物理机械性损伤：这类疾病包括我们常见的腰肌劳损，急慢性腰扭伤，风湿类风湿，肾虚，椎间盘突出，腰椎骨质增生等。

（2）中医分型。

①急性闪挫、气血瘀滞型腰痛：这类腰痛常因外力的击扑闪挫、跌打损伤引起。外伤导致经络损伤、气滞血瘀，从而使得腰部疼痛如锥，痛有定处。气血阻于腰间，不能输送下肢，而见下肢麻痛相间，日久筋失所养，见肢软无力、肉萎不红等症状，多常见痛。

②外感风寒湿邪、经络痹阻型腰痛：这类腰痛是因为风寒湿邪客于膀胱经及督脉后，造成气血凝滞、脉络不通所致。患者可因不同的诱发因素表现为腰膝冷痛、下肢重着、走串麻痛等多种症状。

③久病劳损、肾虚型腰痛：这类腰痛患者多为年龄较大、病程较久、体质较差。中医学认为："腰者肾之府。""凡腹痛悠悠戚戚，屡发不已者，肾之虚也。"这种腰痛常因七情内伤、房事不节，或年老体衰、肾气亏损，气血不运行、筋脉失养所致。

6. 医学治疗方案

一般有保守、介入、手术等治疗方法。建议首先保守治疗，手术是最后的治疗方法。一般保守治疗建议采取按摩、牵引、针灸、冷热敷、理疗、服中药、戴腰封、练功等方式。必要时介入、手术治疗。

二、三得技术治疗方案

1. 治疗原理

从治疗原则的角度来讲，本病的治疗以活血化瘀、温经活络为主。对于因扭伤、久坐、寒冷等原因导致血液循环不畅、瘀血、水肿等引起的腰痛，三得技术首创的仿生电磁生物传导技术的"共振"可以改善微循环和组织代谢，促进血脉通畅从而达到止痛的目的。对于因腰部炎症、腰椎退行性改变引起的腰痛，三得技术的仿生低频能量可以提高致痛物质水解酶的活性，使缓激肽、组织胺、5－羟色胺等致痛物质水解或转化，达到止痛的作用。对于肾虚腰痛、牵扯性腰痛等，三得技术的仿生电磁能作用于人体，通过经络穴位增强生物电磁能，可推动经气的运行，疏通经络，达到通经止痛的效果。

2. 适宜证

物理机械性损伤：这类疾病包括我们常见的腰肌劳损，急慢性腰扭伤，风湿类风湿，肾虚，椎间盘突出，腰椎骨质增生等。这些疾病可引起腰部肌肉缺血，缺钙，受凉，腰肌韧带纤维过度拉伸。或者椎间盘突出或者骨质增生引发腰部神经压迫，从而导致腰部肌肉无力、疼痛。

3. 治疗疗程

①10 次为一疗程，前 3 次每天 1 次，最后 7 次隔天治疗，病情轻微者一个疗程，病情严重者三个疗程。

②半个疗程进行一次疼痛指数对比，必要时需进行相关辅助检查。

4. 治疗流程

导联位置：双足涌泉穴。

（1）第一步。

用电磁能探头，选择间隔键（弹道冲击键），常规剂量，弹道冲击分别刺激最长肌激痛点，每个激痛点刺激 2 分钟。

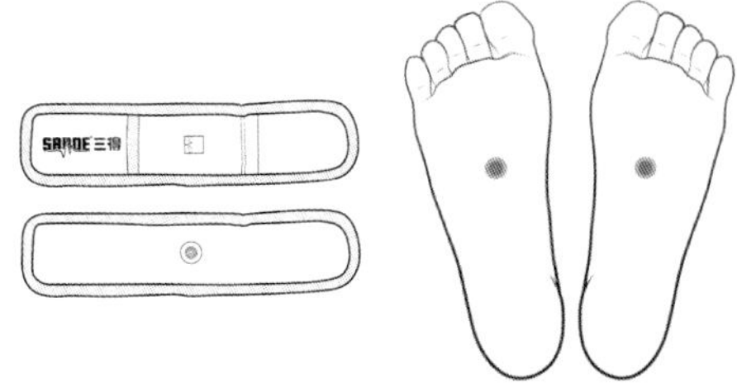

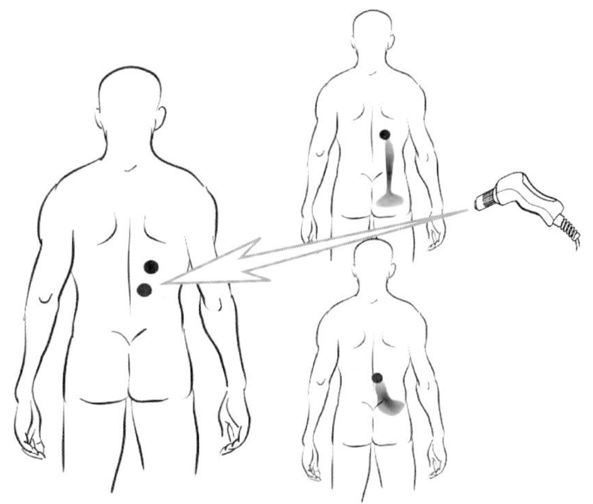

背部最长肌激痛点

（2）第二步。

用电磁能探头，选择间隔键（弹道冲击键）分别刺激髂肋肌的激痛点，常规剂量，每个激痛点刺激 2 分钟，使腰部肌肉放松。

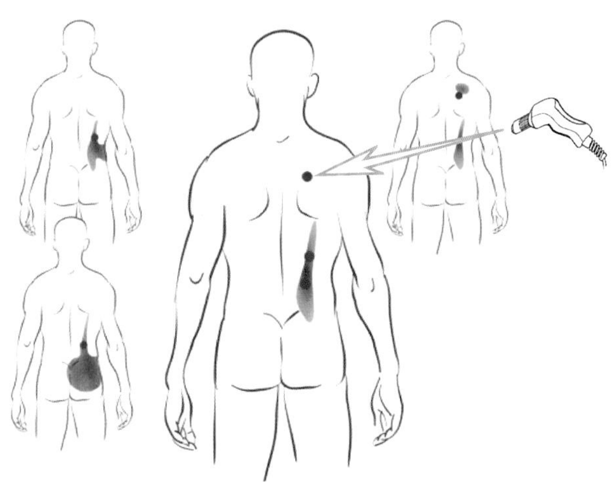

背部髂肋肌激痛点

（3）第三步。

用电磁吸附罐调理部位为督脉：筋缩穴 T9、脊中穴 T11、命门穴 L2、腰阳关穴 L4、八髎穴（骶后孔中），由上向下密集布罐 6 个，常规剂量，时长为 7 分钟。

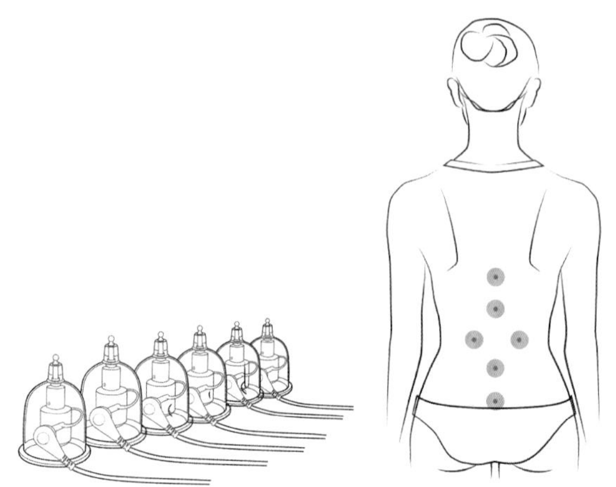

（4）第四步。

用电磁吸附罐调理部位为膀胱经：电磁罐疗两侧肝俞穴（T9 棘突下，旁开 1.5 寸）或脾俞穴（T11 棘突下、旁开 1.5 寸）、肾俞穴（L2 棘突下，旁开 1.5 寸）、大肠俞穴（L4 棘突下，旁开 1.5 寸），由上向下，对称顺序分配布罐，常规剂量，时长为 7 分钟。

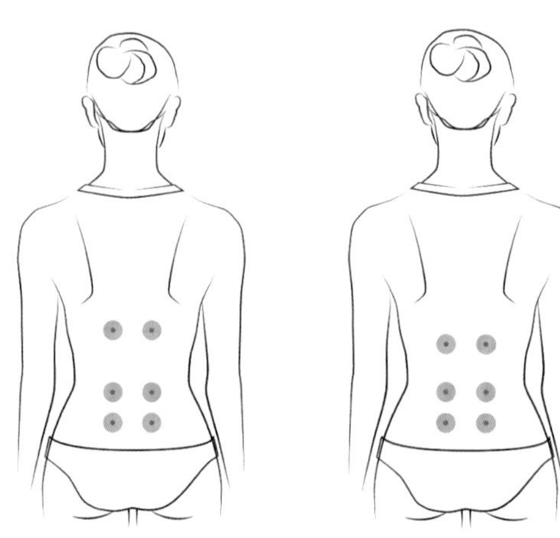

肝俞穴、肾俞穴、大肠俞穴布罐　　脾俞穴、肾俞穴、大肠俞穴布罐

（5）第五步。

用电磁吸附罐调理部位为下肢膀胱经：殷门穴（股后区臀沟下 6 寸，股二头肌与半腱肌

之间）、委中穴（腘横纹中点，当股二头肌腱与半腱肌肌腱的中间）、承山穴（当伸直小腿或足跟上提时，腓肠肌肌腹下出现的尖角凹陷处），由上向下，对称顺序分配布罐，常规剂量，时长为6分钟。

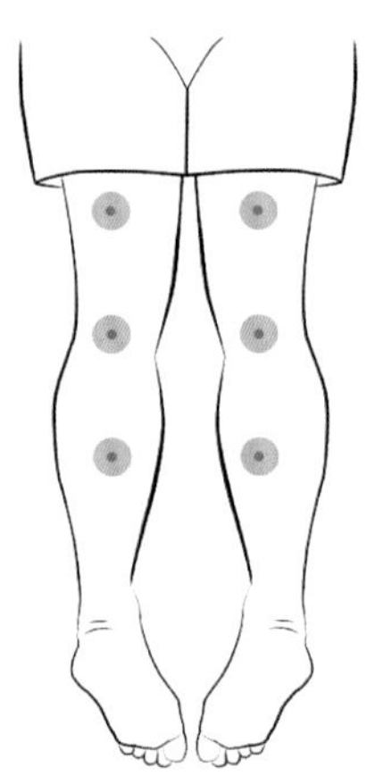

（6）第六步。

用电磁能药物导入：选择使用腰椎垫、胸椎垫，常规剂量，针对腰背部肌肉，进行药物导入30分钟。

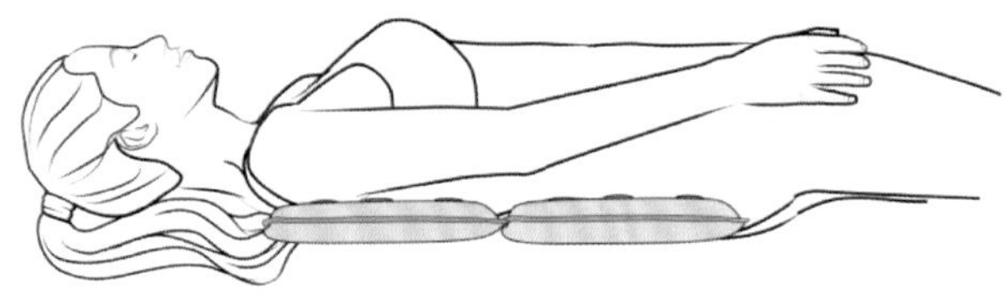

5. 生活预防

（1）保持良好的生活习惯，防止腰腿受凉，防止过度劳累。

（2）站或坐姿势要正确。脊柱不正，会造成椎间盘受力不均匀，是造成椎间盘突出的隐伏根源。正确的姿势应该“站如松，坐如钟”，胸部挺起，腰部平直。同一姿势不应保持太久，适当进行原地活动或腰背部活动，可以解除腰背肌肉疲劳。

（3）锻炼时压腿弯腰的幅度不要太大，否则不但达不到预期目的，还会造成椎间盘突出。

（4）提重物时不要弯腰，应该先蹲下拿到重物，然后慢慢起身，尽量做到不弯腰。从生物力学的角度上看，L4/L5及L5/S1椎间盘所承受的压力最大，其活动度也最大，而位于这两个节段的后纵韧带却相对较窄（只有上部宽度的1/2），因而L4/L5及L5/S1椎间盘是最容易受损的部位，临床上也是以L4/L5及L5/S1椎间盘突出最为常见。

（5）饮食均衡，蛋白质、维生素含量宜高，脂肪、胆固醇宜低，防止肥胖，戒烟控酒。

（6）工作中注意劳逸结合，姿势正确，不宜久坐久站，剧烈体力活动前先做准备活动。

（7）卧床休息，宜选用硬板床，保持脊柱生理弯曲。

（8）避寒保暖。

（9）腰椎间盘突出是运动系统疾病，预防原则要求减少运动，多放松休息。

（10）平时应加强腰背肌锻炼。

第四节 膝关节疼痛

一、概述

1. 定义

膝关节疼痛的原因包括运动损伤和自身关节炎，可由膝关节或膝周围组织疾患引起。

2. 危害和临床症状

由于外因或内因所致膝关节疼痛的损伤，疼痛的范围或局限于膝关节，或影响下肢，往往经久不愈可造成膝关节活动障碍，严重影响日常工作和生活。常见一侧或双侧膝关节不同程度的功能活动障碍，如跛行，关节表现出肿胀和滑落感，畸形并伴有内侧疼痛，僵硬等。

3. 发病原因

膝关节疼痛，除关节本身的老化外，也与血液循环差、过度劳累、天气变化等原因有关。尤其是在秋天，冷暖交替之际，低温或巨大的温差会导致肌肉和血管收缩，引起关节疼痛。疼痛的发生与体质因素、气候因素、生活环境等都有密切关系。

4. 中医病因病机

膝关节疼痛是由于正气不足，腠理不密，卫外不固，风寒湿热之邪侵袭肢体经络，引起气血运行不畅，或痰浊瘀血，阻于经隧，深入关节筋脉，皆可发病。风寒湿热之邪痹阻经络，若迁延日久，势必影响气血津液的运行输布，血滞为瘀，津停成痰，痰浊瘀血，出现皮肤瘀斑、关节周围结节、屈伸不利或疼痛游走不定等。痰瘀交结与外邪相合深入骨骱，出现关节肿大、强硬、变形，功能障碍等。

5. 辨证分型

（1）现代医学分型。

膝盖损伤、膝关节结核、骨髓炎、急性化脓性膝关节炎、骨肿瘤、风湿性关节炎、胫骨结节骨骺炎、膝关节滑膜炎。

（2）中医分型。

以气滞血瘀、风寒湿痹、风湿热痹、痰瘀痹阻、久痹正虚五型多见。

①气滞血瘀型膝关节疼痛：由外伤引起离经之血阻滞经脉，以致气机郁滞，瘀血内停，不通则痛。痛有定处，按之则痛甚。

②风寒湿痹型膝关节疼痛：风寒湿邪侵袭人体，留滞经络，气血运行不畅，不通则痛；风湿相搏，经络失和，风邪束表，营卫失和，故疼痛游走不定。

③风湿热痹型膝关节疼痛：郁而化热，壅滞经络，流注肢节，气血郁滞不通，则关节

疼痛。

④痰瘀痹阻型膝关节疼痛：痹病日久，邪痹经络，气血津液运行不畅，致痰浊瘀血互结，留滞经络、关节、肌肉，瘀阻于络，经脉肌肤失去气血荣养，为瘀阻血瘀之象。

⑤久痹正虚型膝关节疼痛：久痹伤正，肝肾不足，气血亏虚。余邪未尽，风寒湿邪，痹阻经络，气血运行不利，故膝痛日久不愈。

6. 医学检查

（1）影像学检查。

X 线平片：最基本和首选的影像诊断方法。具有较高的空间分辨力，能显示骨与骨关节的骨质结构，并清楚地显示出骨皮质、松质和骨髓腔。不仅可对损伤部位进行定性诊断，而且还能显示损伤的范围和程度。

CT：在膝关节检查中弥补了普通 X 线平片影像重叠及软组织结构分辨不清的缺点，能明确显示骨与软组织各种组织结构层次，极大地提高了病变检出率和诊断准确性。

MRI：能提供更多的软组织细节，如关节、肌腱和韧带。当需要分辨不同类型软组织之间细微的差别时，通常会使用 MRI 检查。

（2）体格检查。

压痛检查：压痛部位往往是病变部位。

浮髌试验：检查膝关节损伤时查看是否出现关节积液。

轴移试验：检查前交叉韧带是否断裂。

分离试验（侧板实验）：检查内、外侧副韧带是否有松弛或断裂。

抽屉试验（前后）：检查前、后交叉韧带是否部分或完全断裂。

单足半蹲试验（全蹲试验）：检查膝关节是否存在病变、半月板后角是否损伤。

直腿抬高试验：检查髌骨是否骨折、髌腱是否断裂。

挤压试验（回旋、侧方加压）：检查膝关节半月板有无裂伤，内、外侧副韧带是否损伤。

侧方应力试验（内、外翻试验）：检查内、外侧副韧带是否损伤。

研磨试验：检查半月板是否有损伤。

过伸试验：检查半月板前角、髌下脂肪垫是否有损伤。

二、三得技术治疗方案

1. 治疗原理

三得技术采用低频交变频率的电磁刺激、电磁药物导入等多种物理因子作用于人体，刺激神经纤维和肌肉，产生规律性的收缩，达到活血祛瘀、改善循环、祛瘀生新、促进炎症消散的作用，强化膝关节及周边组织的新陈代谢，促进膝关节血液循环和松解粘连，达到镇痛、镇静、消炎、消肿的治疗目的。

2. **适宜证**

膝关节骨性关节炎，膝关节退行性关节炎，股骨下段骨折术后康复，内、外侧副韧带部分撕裂，胫、腓骨上段骨折术后康复，关节腔积液，半月板撕裂，前/后交叉韧带部分撕裂，滑膜炎，筋膜炎，滑囊炎，肌腱炎，类风湿性关节炎。

3. **治疗疗程**

①每次治疗时间为 1 小时，10 次为一疗程，前 3 次每天 1 次，后 7 次隔天 1 次治疗，病情急性者一个疗程，慢性病情严重者三个疗程。

②第一次治疗前做影像学检查及体查，治疗一个月后再做一次影像学检查及体查，对比效果。

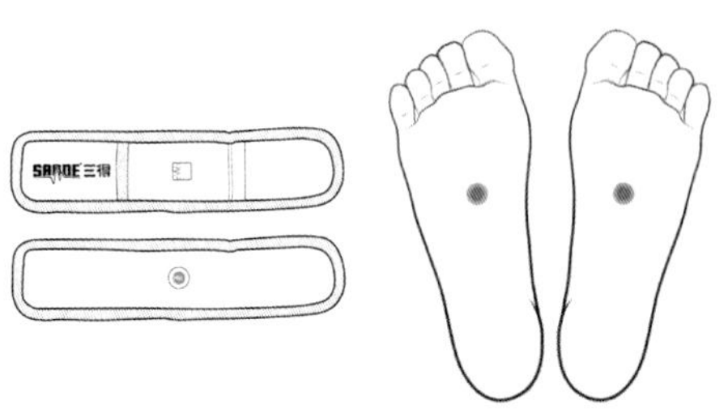

4. **治疗流程**

导联位置：双足涌泉穴。

（1）第一步。

用电磁吸附罐调理部位为腰两旁膀胱经（背阔肌），由上向下，对称顺序分配，时长 7 分钟。作用：调理、提升肾脏功能。

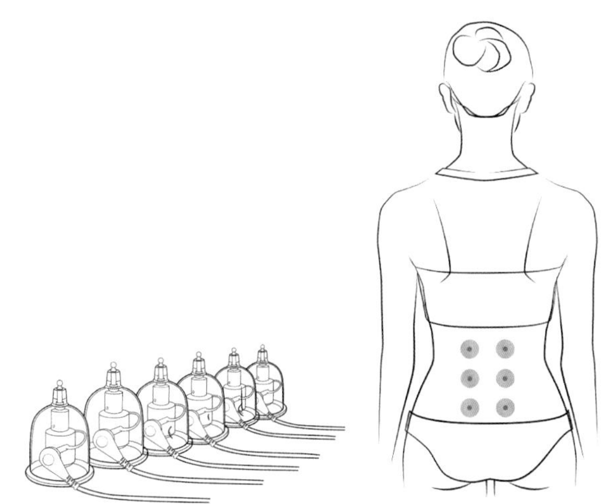

（2）第二步。

用电磁吸附罐调理部位为殷门穴（大腿后方中点）、委中穴（腘横纹中点）、承山穴（小腿后方腓肠肌肌腹下出现的尖角凹陷处），对称顺序分配，时长 7 分钟。作用：改善下肢血液循环，疏通膀胱经。

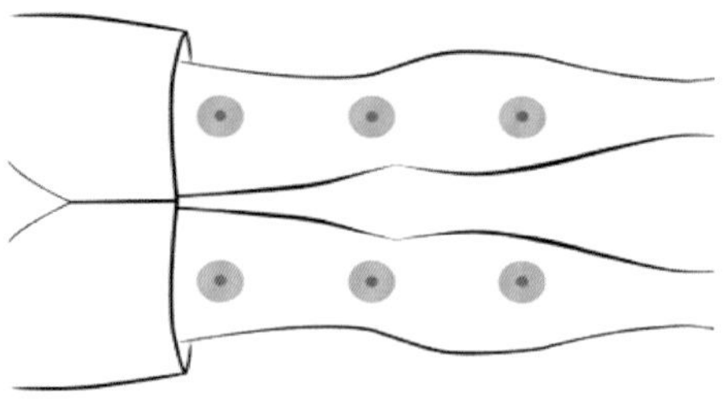

（3）第三步。

用电磁吸附罐调理部位为膝关节相关疼痛点（围绕或内外对称布罐），对称顺序分配，时长 7 分钟，合计 14 分钟。

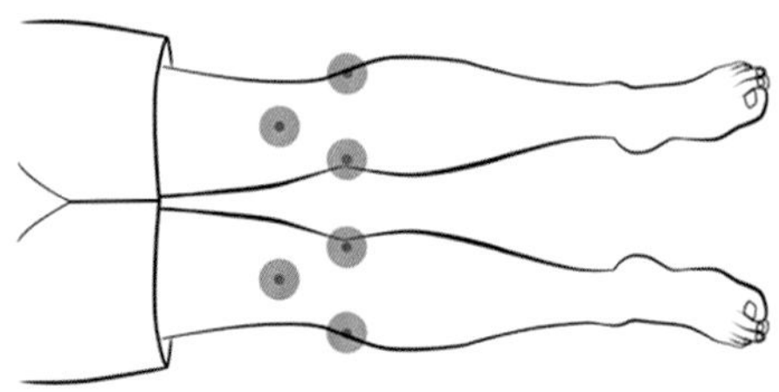

（4）第四步。

用电磁能探头，合理选择间隔键/电磁刺激键（弹道冲击键/无创针灸技术），常规剂量。部位：用手点按并与患者确认疼痛点位置，剂量达到穿透膝关节中间以上为佳，每个部位刺激 2 分钟，合计时长 20 分钟。

注：膝关节附近的穴位，如内外膝眼（膝盖下的内外侧凹陷处）、曲泉穴（屈膝，在膝内侧横纹上方凹陷中）、阴谷穴（腘窝内侧，屈膝时，当半腱肌肌腱与半膜肌肌腱之间）、委中穴（腘横纹中点）。

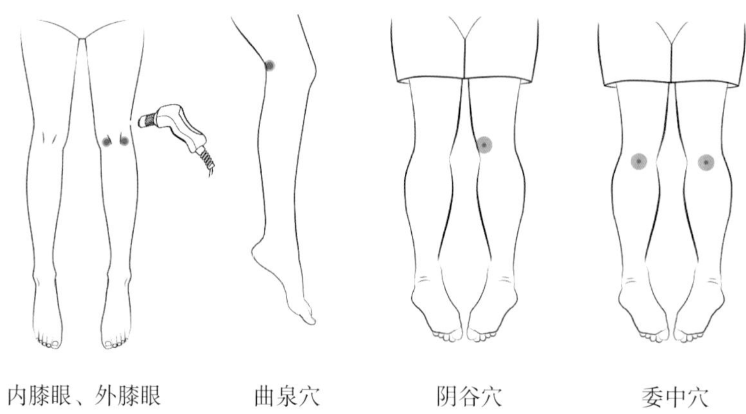

内膝眼、外膝眼　　曲泉穴　　阴谷穴　　委中穴

（5）第五步。

用电磁能药物导入：用关节电磁理疗垫包裹（内外或上下绑带）疼痛部位，常规剂量，治疗时长20分钟。

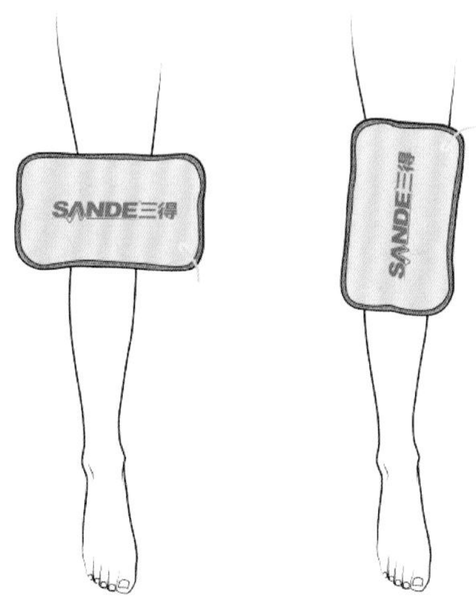

5. **生活预防**

注意饮食，控制体重；选择舒适的鞋子；参与户外运动前需做好准备活动；天气寒冷时应注意保暖，戴护膝；选择正确的走姿；避免长时间下蹲；避免长时间保持同种姿势；进行适当的功能锻炼，如游泳、散步。

患关节炎病的患者，尽量注意减少上下楼梯、远足、登山、久站、负重等运动，避免膝关节的负荷过大。

6. **饮食注意**

多吃含蛋白质、钙质、胶原蛋白、异黄酮的食物，如奶及奶制品、豆及豆制品、鱼虾、海带、黑木耳、鸡爪、猪蹄、羊腿、蹄筋等。

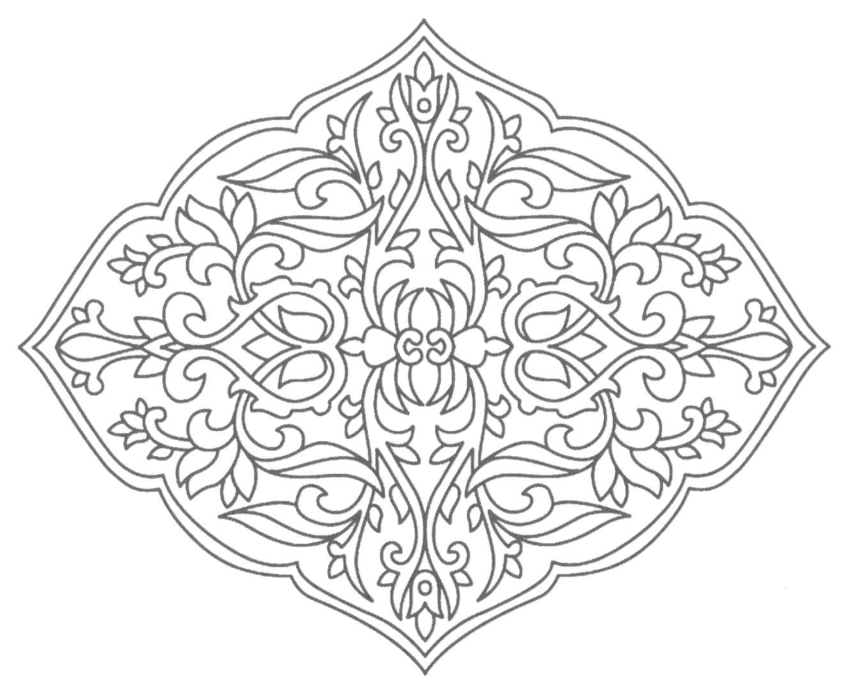

第四章 内科

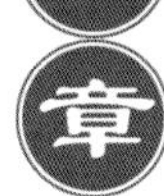

无邪而不寐者，宜以养营气为主治，即有微痰微火皆不必顾，只宜培养气血，血气复则诸症自退，若兼顾而杂治之，则十曝一寒，病必难愈，渐至元神俱竭而不可救者有矣……有邪而不寐者，去其邪而神自安也。

——张景岳《景岳全书·不寐·论治》

第一节 失眠

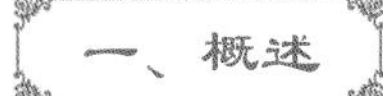

一、概述

1. 定义

失眠通常指患者对睡眠时间或质量不满足并影响白天社会功能的一种主观体验，包括入睡困难、入睡过程中时常觉醒及（或）晨醒过早。可引起人的疲劳感，不安、全身不适、无精打采，反应迟缓、头痛，记忆力不集中等症状，它最大的影响是精神方面的，严重一点会导致精神分裂。

2. 临床症状

常见临床类型有原发性失眠、继发性失眠。

（1）原发性失眠。

通常缺少明确病因，或在排除可能引起失眠的病因后仍遗留失眠症状，主要包括心理生理性失眠、特发性失眠和主观性失眠 3 种类型。原发性失眠的诊断缺乏特异性指标，主要采用的是一种排除性诊断。当可能引起失眠的病因被排除或治愈以后，仍遗留失眠症状时即可考虑为原发性失眠。心理生理性失眠在临床上发现其病因都可以溯源为某一个或长期事件对患者大脑边缘系统功能稳定性的影响，边缘系统功能的稳定性失衡最终导致了大脑睡眠功能的紊乱，从而失眠。

（2）继发性失眠。

包括由于躯体疾病、精神障碍、药物滥用等引起的失眠，以及与睡眠呼吸紊乱、睡眠运动障碍等相关的失眠。失眠常与其他疾病同时发生，有时很难确定这些疾病与失眠之间的因果关系，故近年来医学界提出了共病性失眠（comorbid insomnia）的概念，用以描述那些同时伴随其他疾病的失眠。

失眠患者的临床表现主要有以下四个方面：

①睡眠过程的障碍：入睡困难、睡眠质量下降和睡眠时间减少。

②日间认知功能障碍：记忆功能下降、注意功能下降、计划功能下降从而导致白天困倦、工作能力下降，在停止工作时容易出现日间嗜睡现象。

③大脑边缘系统及其周围的自主神经功能紊乱：心血管系统表现为胸闷、心悸、血压不稳定，周围血管收缩扩展障碍；消化系统表现为便秘或腹泻、胃部闷胀；运动系统表现为颈肩部肌肉紧张、头痛和腰痛。情绪控制能力降低，容易生气或者不开心；男性容易出现阳痿，女性常出现性功能降低等表现。

④其他系统症状：容易出现短期内体重下降，免疫功能降低和内分泌功能紊乱。

3. **中医分型**

失眠属中医的“不寐”范畴，从中医角度来说，人的五脏是一个动态的平衡系统，任何疾病的产生都是五脏失衡导致的。因此，要改善失眠，重在调和脏腑阴阳。五脏功能正常，机体阴阳平衡，失眠问题也就迎刃而解了。中医认为失眠病位主要在心脑，并涉及肝、脾（胃）、肾、肺诸脏。机体诸脏腑功能的运行正常且协调，人体阴阳之气的运行也正常，人的睡眠则正常。反之，就会出现睡眠障碍——失眠。事实上，若能通过不同表现，将失眠正确归因于五脏，就能有效缓解。

失眠在中医中分最常见的三种证型进行治疗。一，阴虚火旺：多因身体肾精亏虚，纵欲过度，遗精，使肾阴耗竭，心火独亢，表现为心烦不寐，五心烦热，耳鸣健忘，舌红，脉细数。中医治则：清热滋阴、交通心肾。二，心脾两虚：由于年迈体虚、劳心伤神或久病大病之后，引起气虚血亏，表现为多梦易醒，头晕目眩，神疲乏力，面黄色少华，舌淡苔薄，脉细弱。中医治则：健脾补气血安神。三，痰热内扰：常由饮食不节，暴饮暴食、恣食肥甘生冷或嗜酒成癖，导致肠胃受热，痰热上扰，表现为不寐、头重、胸闷、心烦、嗳气、吞酸、不思饮食，苔黄腻，脉滑数。中医治则：清热化痰、健脾安神，调五脏，安心神。

4. **医学检查**

《中国成人失眠诊断与治疗指南》制定了中国成年人失眠的诊断标准：①入睡困难，入睡时间超过 30 分钟；②睡眠质量下降，睡眠维持障碍，整夜觉醒次数≥2 次，早醒；③总睡眠时间减少，通常少于 6 小时。

在上述症状基础上同时伴有日间功能障碍。睡眠相关的日间功能损害包括：①疲劳或全身不适；②注意力、注意维持能力或记忆力减退；③学习、工作和（或）社交能力下降；④情绪波动或易激惹；⑤日间思睡；⑥兴趣、精力减退；⑦工作或驾驶过程中错误倾向增加；⑧紧张、头痛、头晕，或与睡眠缺失有关的其他躯体症状；⑨对睡眠过度关注。

诊断失眠的标准流程与临床路径如下：

（1）病史采集。

临床医师须仔细询问患者病史，包括具体的睡眠情况、用药史以及可能存在的物质依赖情况，进行体格检查和精神心理状态评估。睡眠状况资料获取的具体内容包括失眠表现形式、作息规律与睡眠相关的症状以及失眠对日间功能的影响等。可以通过自评量表工具、家庭睡眠记录、症状筛查表、精神筛查测试以及家庭成员陈述等多种手段收集病史资料。推荐的病史收集过程（①~⑦为必要评估项目，⑧为建议评估项目）如下：

①通过系统回顾明确是否存在神经系统、心血管系统、呼吸系统、消化系统和内分泌系统等疾病，还要排查是否存在其他各种类型的躯体疾病，如皮肤瘙痒和慢性疼痛等。

②通过问诊明确患者是否存在心境障碍、焦虑障碍、记忆障碍，以及其他精神障碍。

③回顾药物或物质应用史，特别是抗抑郁药、中枢兴奋性药物、镇痛药、镇静药、茶

碱类药、类固醇以及酒精等精神活性物质滥用史。

④回顾过去 2 ~4 周内总体睡眠状况，包括入睡潜伏期（上床开始睡觉到入睡的时间），睡眠中觉醒次数、持续时间和总睡眠时间。需要注意在询问上述参数时应取用平均估计值，不宜将单夜的睡眠状况和体验作为诊断依据；推荐使用体动睡眠检测仪进行一个周期 7 天的睡眠评估。

⑤进行睡眠质量评估，可借助于匹兹堡睡眠质量指数（PSQJ）问卷等量表工具，推荐使用体动睡眠检测仪进行一个周期 7 天的睡眠评估，用指脉血氧监测仪监测夜间血氧。

⑥通过问诊或借助于量表工具对日间功能进行评估，排除其他损害日间功能的疾病。

⑦针对日间思睡患者进行评估，结合问诊筛查睡眠呼吸紊乱及其他睡眠障碍。

⑧在首次系统评估前最好由患者和家人协助完成为期 2 周的睡眠日记，记录每日上床时间，估计睡眠潜伏期，记录夜间觉醒次数以及每次觉醒的时间，记录从上床开始到起床之间的总卧床时间，根据早晨觉醒时间估计实际睡眠时间，计算睡眠效率（即实际睡眠时间/卧床时间 ×100%），记录夜间异常症状（异常呼吸、行为和运动等），日间精力与社会功能受影响的程度，午休情况以及日间用药情况和自我体验。

（2）量表测评。

①病史的系统回顾：推荐使用康奈尔健康指数进行半定量的病史及现状回顾，获得相关躯体和情绪方面的基本数据。

②睡眠质量量表评估：失眠严重程度指数；匹茨堡睡眠指数；疲劳严重程度量表；生活质量问卷；睡眠信念和态度问卷，Epworth 思睡量表评估。

③情绪包括自评与他评失眠相关测评量表：Beck 抑郁自评量表（BDI）；抑郁自评量表（SDS）；状态—特质焦虑问卷（STAI）。

（3）认知功能评估。

注意功能评估推荐使用视听连续执行测试（IVA－CPT）；记忆功能推荐使用韦氏记忆量表。

客观评估：失眠患者对睡眠状况的自我评估更容易出现偏差，必要时须采取客观评估手段进行甄别。

①睡眠监测整夜多导睡眠图（PSG）主要用于睡眠障碍的评估和鉴别诊断。对慢性失眠患者鉴别诊断时可以进行 PSG 评估。多次睡眠潜伏期试验用于发作性睡病和日间睡眠过度等疾病的诊断与鉴别诊断。体动记录仪可以在无 PSG 监测条件时作为替代手段评估患者夜间总睡眠时间和睡眠模式。指脉血氧监测可以了解睡眠过程中血氧情况，在治疗前后都应该进行监测，治疗前主要用于诊断是否存在睡眠过程中缺氧，治疗中主要判断药物对睡眠过程中呼吸的影响。

②边缘系统稳定性检查事件相关诱发电位检查，可以为情绪和认知功能障碍诊断提供客观指标。神经功能影像学为失眠的诊断和鉴别诊断开拓了崭新的领域，囿于设备昂贵，在临床实践中尚无法推广。

③病因学排除检查是由于睡眠疾病的发生常常和内分泌功能、肿瘤、糖尿病和心血管病相关，所以建议进行甲状腺功能检查、性激素水平检查、肿瘤标记物检查、血糖检查、动态心电图夜间心率变异性分析。部分患者需要进行头部影像学检查。

二、三得技术治疗方案

1. 治疗原理

三得仿生电磁生物传导技术采用低频交变频率的电磁刺激、电磁药物导入等多种物理因子作用于人体脊椎与对应穴位，调节脑、脊神经，达到了调节五脏的功能，平衡交感与副交感神经，可以治疗失眠及相关症状。

2. 适宜证

单纯性失眠、非器质性病变引发的失眠。

3. 治疗疗程

①10 次为一疗程，前 3 次每天 1 次，最后 7 次，隔天 1 次，病情轻微者一个疗程，病情严重者 3 个疗程。

②失眠专项治疗，每次治疗时间为 80 分钟。

4. 治疗流程

电磁导联点：双足涌泉穴。

（1）第一步。

用电磁吸附罐调理部位为督脉：由上向下，大椎穴 C7、天柱穴 T3、神道穴 T5、筋缩穴 T9、脊中穴 T11、命门穴 L2 布罐，速度显示 300ms，剂量以传感到内膀胱经为宜，时长 7 分钟。作用：调理脊神经、清虚热，平衡脏腑。

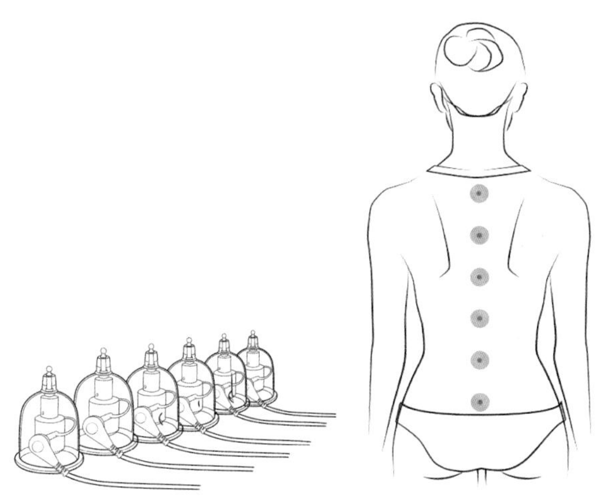

督脉布罐

（2）第二步。

用电磁吸附罐调理部位为膀胱经：由上向下，剂量以达到肌肉蠕动为宜，左右对称顺序分配，时长 7 分钟。作用：调理、提升脏腑功能。

注：同时手法，点按百会穴（头顶正中线与两耳尖连线的交点处）、四神聪穴（在百会前、后、左、右各旁开 1 寸）、率谷穴（耳尖直上入发际 1.5 寸），每个穴位 2 分钟。

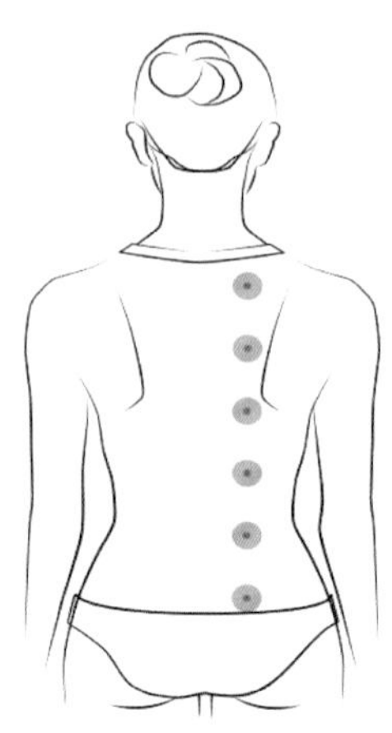

（3）第三步。

用电磁探头，选择电磁刺激（无创针灸技术），常规剂量，部位：风池穴（在后脑勺、后枕部两侧入发际 1 寸的凹陷中）、风府穴（后发际正中直上 1 寸）、安眠穴（耳垂后的凹陷与枕骨下的凹陷连线）、印堂穴（两眉头连线中点）、太阳穴（在耳郭前面，前额两侧，外眼角延长线的上方）、内关穴（前臂掌侧，腕横纹上 2 寸，掌长肌腱与桡侧腕屈肌腱之间），每个穴位 2 分钟，合计 20 分钟。

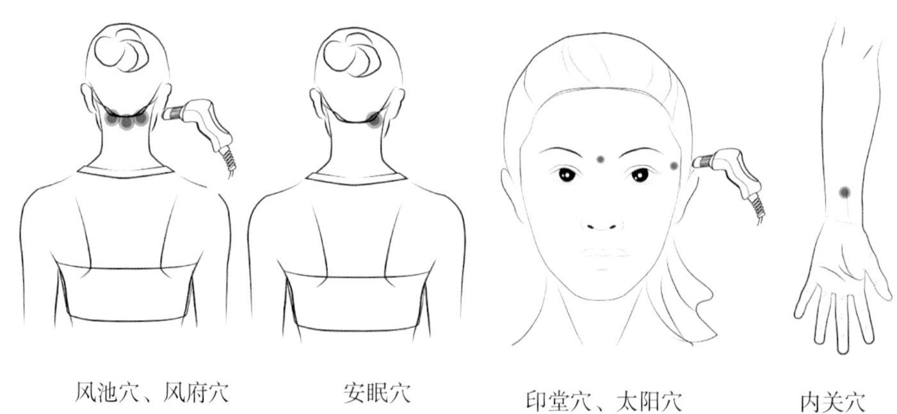

风池穴、风府穴　　安眠穴　　印堂穴、太阳穴　　内关穴

（4）第四步。

辨证加穴位：

①阴虚火旺：无创针灸：照海穴（内踝尖下方凹陷处）、太溪穴（内踝后方与脚跟骨筋腱之间的凹陷处），每个穴位 2 分钟。

②心脾两虚：温灸：神阙穴（即肚脐，脐中），时长 15 分钟。

③痰热内扰：电磁罐疗：上脘穴（上腹部，前正中线上，脐上 5 寸）、下脘穴（上腹部，前正中线上，脐中上 2 寸）、天枢穴（腹中部，距脐中 2 寸）、丰隆穴［小腿前外侧，外踝尖上 8 寸，胫骨前缘外二横指（中指）处］，每个穴位 2 分钟，时长 12 分钟。

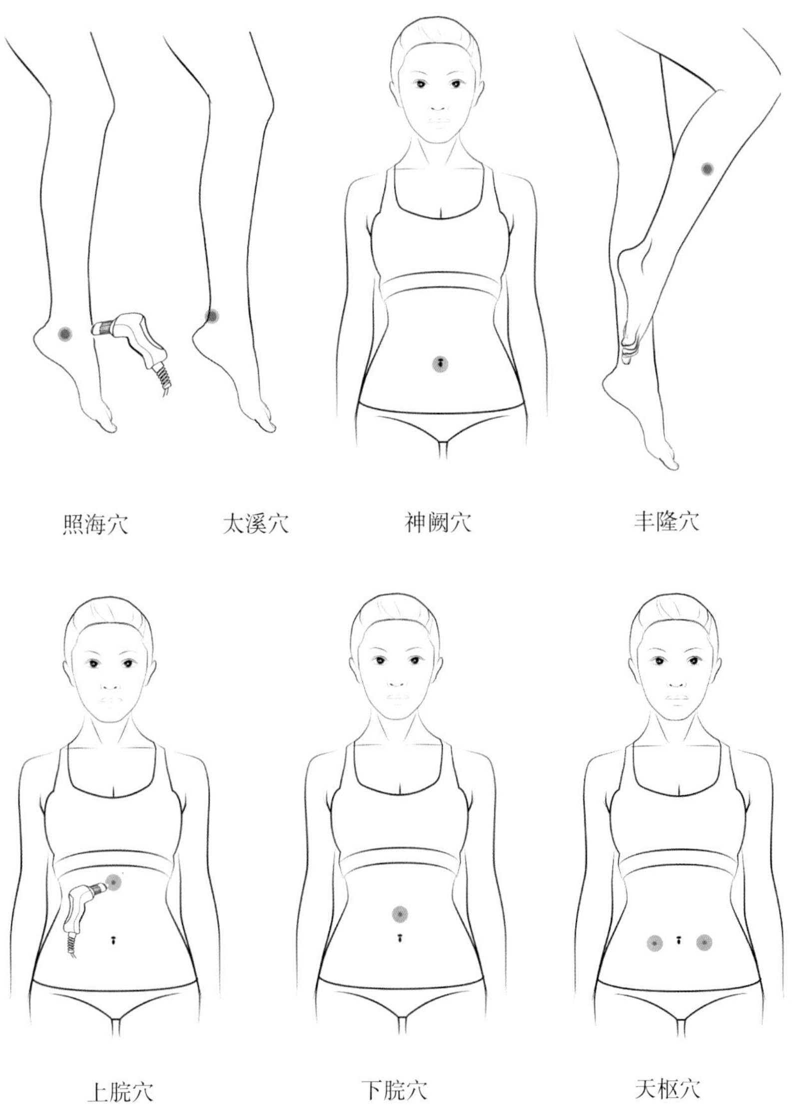

第二节 痛风

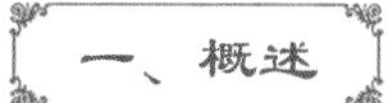

一、概述

1. 定义

痛风是由单钠尿酸盐（MSU）沉积所致的晶体相关性关节病，与嘌呤代谢紊乱和（或）尿酸排泄减少所致的高尿酸血症直接相关，特指急性特征性关节炎和慢性痛风石疾病，主要包括急性发作性关节炎、痛风石形成、痛风石性慢性关节炎、尿酸盐肾病和尿酸性尿路结石，重者可出现关节残疾和肾功能不全。痛风常伴腹型肥胖、高脂血症、高血压、Ⅱ型糖尿病及心血管病等病。

2. 病因

痛风最重要的生化基础是高尿酸血症。正常成人每日约产生尿酸 750mg，其中 80% 为内源性，20% 为外源性，这些尿酸进入尿酸代谢池（约为 1 200mg），每日代谢池中的尿酸约 60% 进行代谢，其中 1/3 约 200mg 经肠道分解代谢，2/3 约 400mg 经肾脏排泄，从而维持体内尿酸水平的稳定，其中任何环节出现问题均可导致高尿酸血症。痛风可分为原发性痛风和继发性痛风。

①原发性痛风。多有遗传性，但临床有痛风家族史者仅占 10% ~20% 。尿酸生成过多在原发性高尿酸血症的病因中占 10% 。其原因主要是嘌呤代谢酶缺陷，次黄嘌呤鸟嘌呤磷酸核糖转移酶（HGPRT）缺乏和磷酸核糖焦磷酸盐（PRPP）合成酶活性亢进。原发性肾脏尿酸排泄减少约占原发性高尿酸血症的 90% ，具体发病机制不清，可能为多基因遗传性疾病，但应排除肾脏器质性疾病。

②继发性痛风。指继发于其他疾病过程中的一种临床表现，也可因某些药物所致。骨髓增生性疾病如白血病、淋巴瘤、多发性骨髓瘤、红细胞计数增多症、溶血性贫血和癌症等可导致细胞的增殖加速，使核酸转换增加，造成尿酸增多。恶性肿瘤在肿瘤的放化疗后引起细胞大量破坏，核酸转换增加，导致尿酸增多。肾脏疾病包括慢性肾小球肾炎、肾盂肾炎、多囊肾、铅中毒和高血压晚期等引起的肾小球滤过功能减退，可使尿酸排泄减少，导致血尿酸浓度升高。药物如噻嗪类利尿药、呋塞米、乙胺丁醇、吡嗪酰胺、小剂量阿司匹林和烟酸等，可竞争性抑制肾小管排泄尿酸而引起高尿酸血症。另外，肾移植患者长期服用免疫抑制剂也可引发高尿酸血症，可能与免疫抑制剂抑制肾小管排泄尿酸有关。

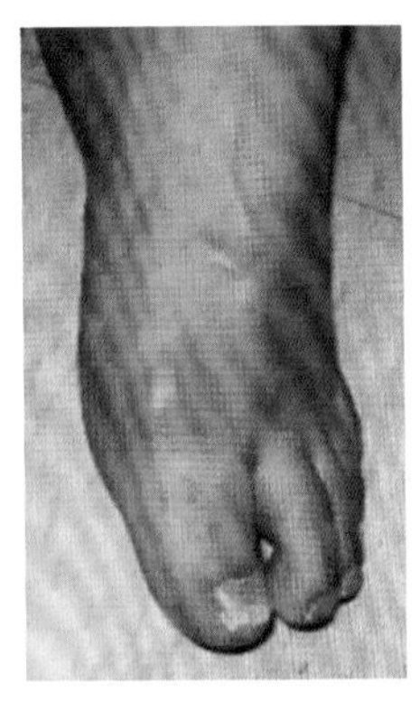
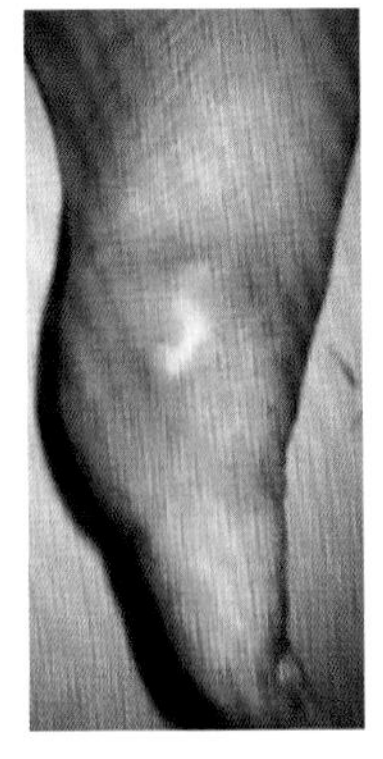
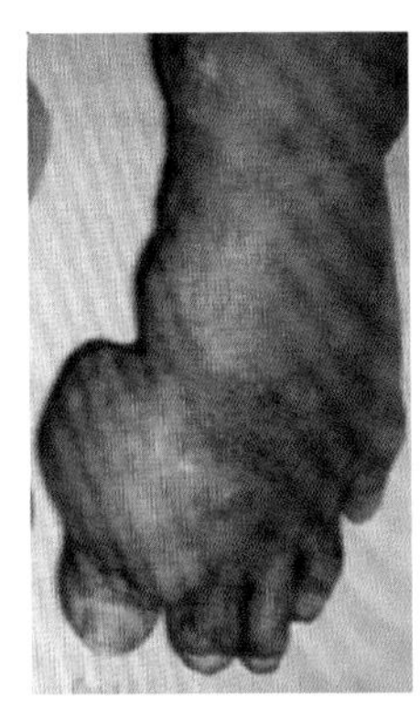

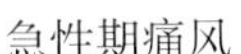

急性期痛风　　慢性期痛风　　晚期痛风

痛风症状类型分期

3. **临床症状**

急性痛风性关节炎：多数患者发作前无明显征兆，或仅有疲乏、全身不适和关节刺痛等。典型发作常于深夜因关节痛而惊醒，疼痛进行性加剧，在 12 小时左右达高峰，呈撕裂样、刀割样或咬噬样，难以忍受。受累关节及周围组织红、肿、热、痛和功能受限。多于数天或 2 周内自行缓解。首次发作多侵犯单关节，部分以上发生在第一跖趾关节，在以后的病程中，部分患者累及该部位。其次为足背、足跟、踝、膝、腕和肘等关节，肩、髋、脊柱和颞颌等关节少受累，可同时累及多个关节，表现为多关节炎。部分患者有发热、寒战、头痛、心悸和恶心等全身症状，可伴白细胞计数升高、红细胞沉降率增快和 C 反应蛋白增高等。

间歇发作期：痛风发作持续数天至数周后可自行缓解，一般无明显后遗症状，或遗留局部皮肤色素沉着、脱屑及刺痒等，以后进入无症状的间歇期，历时数月、数年或十余年后复发，多数患者 1 年内复发，越发越频，受累关节越来越多，症状持续时间越来越长。受累关节一般从下肢向上肢、从远端小关节向大关节发展，出现指、腕和肘等关节受累，少数患者可影响到肩、髋、骶髂、胸锁或脊柱关节，也可累及关节周围滑囊、肌腱和腱鞘等部位，症状趋于不典型。少数患者无间歇期，初次发病后呈慢性关节炎表现。

慢性痛风石病变期：皮下痛风石和慢性痛风石性关节炎是长期显著的高尿酸血症，是大量单钠尿酸盐晶体沉积于皮下、关节滑膜、软骨、骨质及关节周围软组织的结果。皮下痛风石发生的典型部位是耳郭，也常见于反复发作的关节周围及鹰嘴、跟腱和髌骨滑囊等部位。外观为皮下隆起大小不一的黄白色赘生物，皮肤表面菲薄，破溃后排出白色粉状或糊状物，经久不愈。皮下痛风石常与慢性痛风石性关节炎并存。关节内大量沉积的痛风石可造成关节骨质破坏、关节周围组织纤维化和继发退行性改变等。临床表现为持续关节肿痛、压痛、畸形及功能障碍。慢性期症状相对缓和，但也有急性发作者。

肾脏病变：①慢性尿酸盐肾病：尿酸盐晶体沉积于肾间质，导致慢性肾小管—间质性肾炎。临床表现为尿浓缩功能下降，出现夜尿增多、低比重尿、小分子蛋白尿、白细胞尿、轻度血尿及管型尿等。晚期可致肾小球滤过功能下降，出现肾功能不全。

②尿酸性尿路结石：尿中尿酸浓度增高呈过饱和状态，在泌尿系统沉积并形成结石。痛风患者的发生率在20%以上，且可能出现于痛风关节炎发生之前。结石较小者呈沙砾状随尿排出，可无症状；较大者可阻塞尿路，引起肾绞痛、血尿、排尿困难、泌尿系统感染、肾盂扩张和积水等。

③急性尿酸性肾病：血及尿中尿酸水平急骤升高，大量尿酸结晶沉积于肾小管、集合管等处，造成急性尿路梗阻。临床表现为少尿、无尿，急性肾功能衰竭；尿中可见大量尿酸晶体。多由恶性肿瘤及其放化疗（肿瘤溶解综合征）等继发原因引起。

4. 中医病因与治则

中医学根据痛风的临床表现，将其归属于痹症、历节风等范畴。病因病机为：患者平素喜食厚味、嗜酒肥甘，湿热内蕴，多是湿热体质、兼感外邪，侵袭经络，气血失畅或反复发作，气血失和，湿热凝痰，瘀血阻滞，痰瘀流窜肢节，络道闭塞而发病。

中医治则：清热化温、通经活络；若久病累及肾脏，则须扶正祛邪并用。

5. 医学检查

（1）血尿酸测定。

血尿酸值男性超过7mg/dL，女性超过6mg/dL为高尿酸血症。

（2）尿尿酸测定。

低嘌呤饮食5天后，24小时尿酸排泄量大于600mg为尿酸生成过多型（约占10%）；小于300mg为尿酸排泄减少型（约占90%）。在正常饮食情况下，24小时尿尿酸排泄量以800mg进行区分，超过上述水平为尿酸生成增多。这项检查对有痛风家族史、年龄较轻、血尿酸水平明显升高、伴肾结石的患者更为必要。通过检测，可初步判定高尿酸血症的生化分型，有助于降尿酸药选择及判断尿路结石性质。

（3）尿酸盐检查。

偏振光显微镜下表现为负性双折光的针状或杆状的单钠尿酸盐晶体。急性发作期，可见于关节滑液中白细胞内、外；也可见于在痛风石的抽吸物中；在发作间歇期，也可见于曾受累关节的滑液中。

（4）影像学检查。

急性发作期仅见受累关节周围非对称性软组织肿胀；反复发作的间歇期可出现一些不典型的放射学改变；慢性痛风石病变期可见单钠尿酸盐晶体沉积造成关节软骨下骨质破坏，出现偏心性圆形或卵圆形囊性变，甚至呈虫噬样、穿凿样缺损，边界较清，相邻的骨皮质可膨起或骨刺样翘起。重者可使关节面破坏，造成关节半脱位或脱位，甚至病理性骨折；也可破坏软骨，出现关节间隙狭窄及继发退行性改变和局部骨质疏松等。

（5）超声检查。

受累关节的超声检查可发现关节积液、滑膜增生、关节软骨及骨质破坏、关节内或周围软组织的痛风石及钙质沉积等。超声下出现肾髓质特别是锥体乳头部散在强回声光点，则提示尿酸盐肾病，也可发现 X 线下不显影的尿酸性尿路结石。

（6）其他实验室检查。

尿酸盐肾病可有尿蛋白浓缩功能不良，尿比重 1.008 以下，最终可进展为氮质血症和尿毒症等。

中老年男性肥胖者，突然反复发作的单个跖趾、跗跖、踝等关节红肿剧痛，可自行缓解及间歇期无症状者，应首先考虑到痛风；同时合并高尿酸血症及对秋水仙碱治疗有效者可诊断为痛风；滑液或滑膜活检发现尿酸盐结晶者即可确诊。

二、三得技术治疗方案

1. 治疗原理

三得仿生电磁生物传导技术采用低频交变频率的电磁刺激、电磁药物导入等多种物理因子作用于人体，是一种无创理疗，尤其对于小关节和肾部位置，达到了活血祛瘀、改善循环、祛瘀生新、清热利湿的目的。在肌肉的收缩效应及神经、体液共同调节作用下，促使脏腑、组织的新陈代谢，加快血液循环速度，从而起到清热利湿、活血通脉、化痰散结等作用。

2. 适宜证

急性痛风性关节炎、间歇发作期、慢性痛风石病变非溃疡期、慢性尿酸盐肾病、尿酸性尿路结石。

3. 治疗疗程

治疗方案：痛风治疗方案和居家自助治疗方案。

①15 次为一疗程，隔天治疗 1 次，居家自助治疗每天操作，1 个月的治疗为一疗程；

②每月检查尿酸 1 次，记录对比效果；

③严重者配合服用对应药品和中药内调。

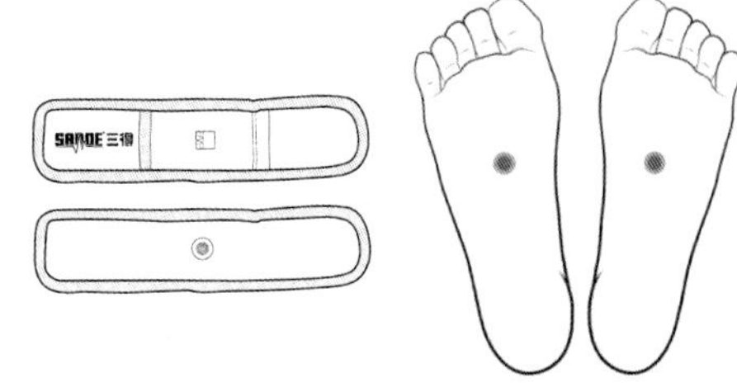

4. 治疗流程

导联位置：双足涌泉穴。

（1）第一步。

用电磁吸附罐调理部位为内膀胱经：由上向下，胃俞穴（T12 棘突旁开 1.5 寸）、肾俞穴（L2 棘突旁开 1.5 寸）、大肠俞穴（L4 棘突旁开 1.5 寸），速度显示 300ms，对称顺序分配，剂量达到肌肉蠕动为宜，时长 7 分钟。作用：提升肾脏代谢功能。

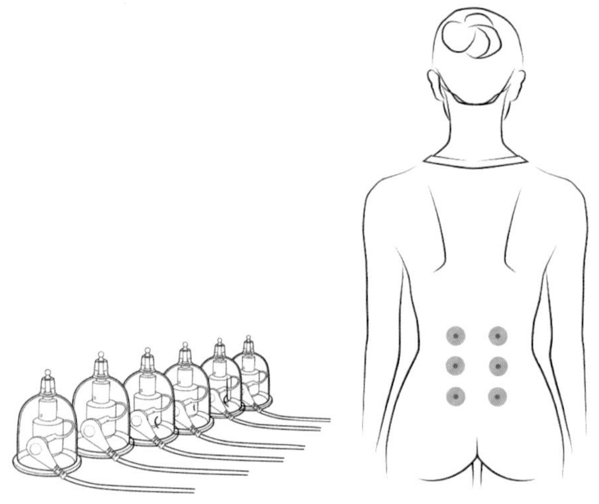

（2）第二步。

用电磁吸附罐调理部位为下肢：由上向下，委中穴（腘横纹中点处）、委阳穴（腘横纹外侧端，股二头肌腱内侧）、阴陵泉穴（小腿内侧，膝下胫骨内侧凹陷中），速度显示300ms，对称顺序分配，剂量达到肌肉蠕动，传导到脚踝部为宜，时长7分钟。作用：清热利湿。

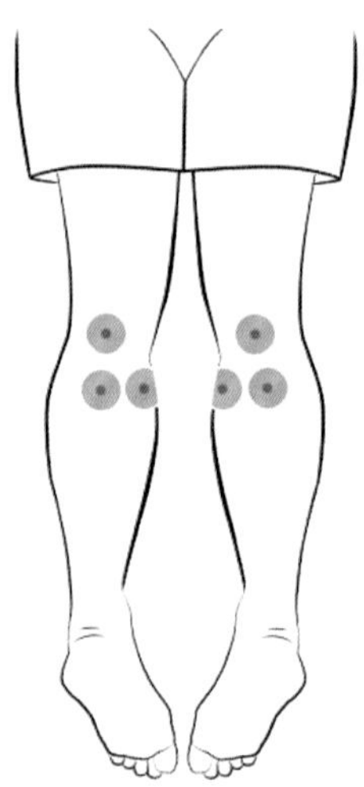

（3）第三步。

用电磁能药物导入（痛风病专制导入药液）：用腰椎垫、腹部垫夹住腹部进行药物导入30分钟，剂量传感达到腰部发热为宜。作用：提升肾脏代谢功能。

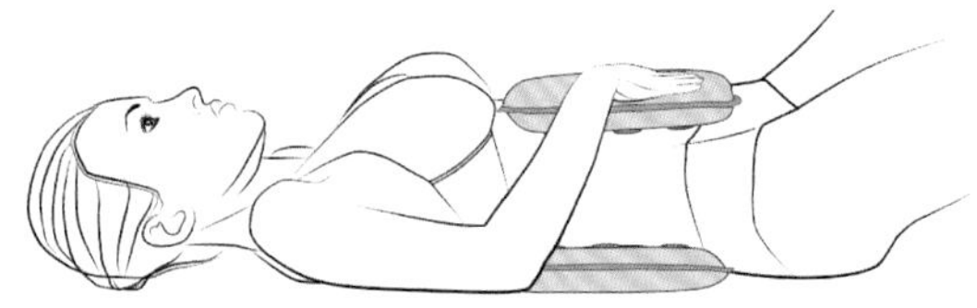

（4）第四步。

用电磁能探头，选择电磁刺激（无创针灸技术），常规剂量。部位为手脚关节红肿痛点、僵化点。每个部位治疗时长 2～10 分钟。

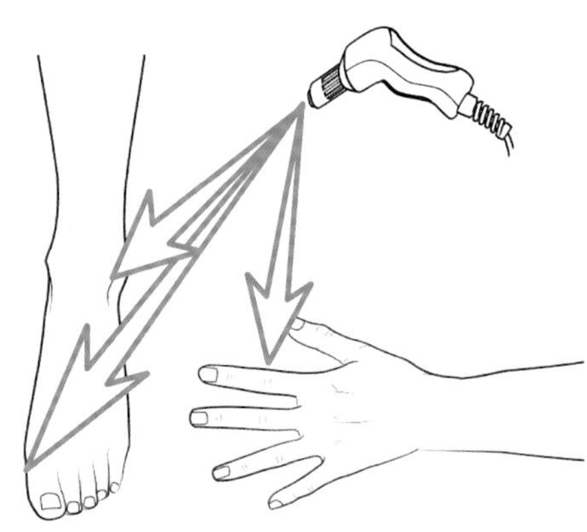

5. 居家自助治疗流程

（1）第一步。

个人易用穿戴（自助）机型，针对腰腹部进行 20～40 分钟电磁垫治疗，剂量以舒适为宜。如果脚部有痛风，另加腿部电磁垫疏通。

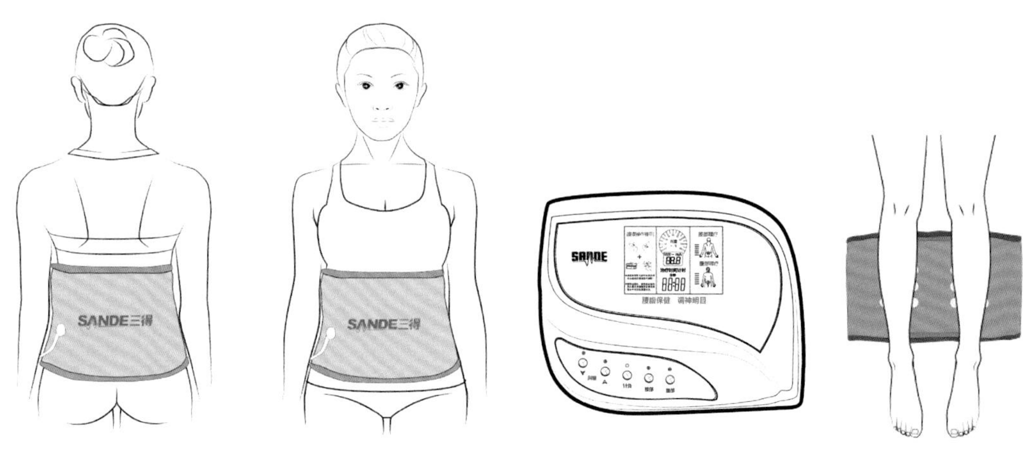

（2）第二步。

用电磁能探头，选择电磁刺激（无创针灸技术），常规剂量，针对手脚部肿痛点、僵化点疏通，剂量以舒适为准。

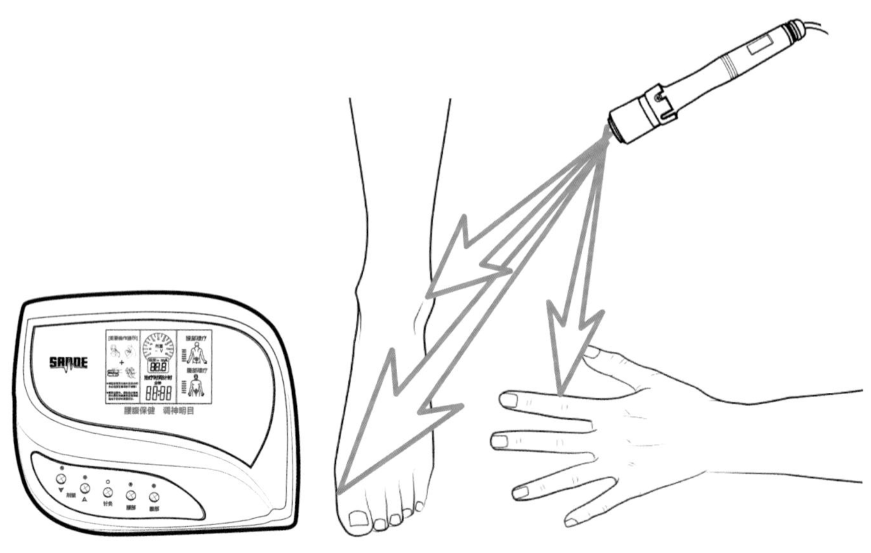

6. **饮食注意**

禁忌：高嘌呤食物（每 100 克中含嘌呤 100 ~ 1 000 毫克，对痛风病人均属禁食食品），如下：

①豆类及蔬菜类等：黄豆、香菇、扁豆、紫菜等。

②肉类：家禽及家畜的肝、肠、心、肚、胃、肾、肺、脑等内脏，肉脯、浓肉汁等。

③水产类：鱼类（鱼皮、鱼卵、鱼干以及沙丁鱼、凤尾鱼等海鱼）、贝壳类、虾类、海参。

④其他：啤酒等各类酒。

第三节 Ⅱ型糖尿病

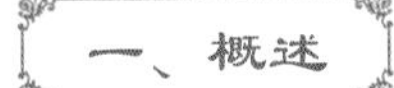

一、概述

1. 定义

糖尿病是一种最常见的内分泌代谢疾病，具有遗传易感性，多在环境因素的触发下发病。Ⅱ型糖尿病，又名非胰岛素依赖型糖尿病（NIDDM）。特点是人体自身能够产生胰岛素，但细胞无法对其做出反应，使胰岛素的效果大打折扣。因此患者体内的胰岛素相对缺乏，可以通过某些口服药物刺激体内胰岛素的分泌。但到后期仍有一些病人需要进行胰岛素治疗，多在35～40岁之后发病，占糖尿病患者的90%以上。糖尿病的发病率在全球范围内呈逐年增高趋势，现已成为继心血管病和肿瘤之后，第三位威胁人们健康和生命的非传染性疾病。

2. 病因

①遗传因素：与Ⅰ型糖尿病一样，Ⅱ型糖尿病有较为明显的家族史，其中某些致病的基因已被确定，有些尚处于研究阶段。

②环境因素：流行病学研究表明，肥胖、高热量饮食、体力活动不足及增龄是Ⅱ型糖尿病最主要的病发环境因素，高血压、血脂异常等因素也会增加患病风险。

③年龄因素：大多数Ⅱ型糖尿病患者于30岁以后发病，在半数新诊断的Ⅱ型糖尿病患者中，发病年龄为55岁以上。

④种族因素：与白种人及亚洲人比较，Ⅱ型糖尿病更容易在土著美洲人、非洲—美洲人及西班牙人群中发生。

⑤生活方式：摄入高热量食物及膳食结构不合理（高脂肪、高蛋白、低碳水化合物）会导致肥胖，随着体重的增加及缺乏体育运动，胰岛素抵抗会产生进行性加重，进而导致胰岛素分泌缺陷和Ⅱ型糖尿病的发生。

导致Ⅱ型糖尿病的主要诱因包括肥胖、体力活动过少和应激。应激包括紧张、劳累、精神刺激、外伤、手术、分娩和其他重大疾病，以及使用升高血糖的激素，等等。由于上述诱因，患者的胰岛素分泌能力及身体对胰岛素的敏感性逐渐降低、血糖升高，导致糖尿病。

3. 临床症状

Ⅱ型糖尿病中一部分病人以胰岛素抵抗为主，病人多肥胖，因胰岛素抵抗，胰岛素敏感性下降，血中胰岛素增高以补偿其胰岛素抵抗，但相对病人的高血糖而言，胰岛素分泌仍相对不足。此类病人早期症状不明显，仅有轻度乏力、口渴，常在明确诊断之前就可发生大血管和微血管并发症。饮食治疗和口服降糖药多有效。另一部分病人以胰岛素分泌缺陷为主，临床上需要补充外源性胰岛素。

4. **并发症**

（1）糖尿病肾病。

糖尿病肾病是糖尿病微血管并发症之一。我国的糖尿病肾病发病率近年来呈上升趋势，目前已成为终末期肾脏病的第二位原因，仅次于各种肾小球肾炎。由于其存在复杂的代谢紊乱，一旦发展到终末期肾脏病，往往比其他肾脏疾病的治疗更加棘手。但积极适当的干预措施能明显减少和延缓糖尿病肾病的发生，尤其在病程早期进行干预治疗效果更佳。

（2）糖尿病眼部并发症。

①糖尿病性视网膜病变是糖尿病性微血管病变中最重要的表现，是一种具有特异性改变的眼底病变，是糖尿病的严重并发症之一。临床上根据是否出现视网膜新生血管为标志，将没有视网膜新生血管形成的糖尿病性视网膜病变称为非增殖性糖尿病性视网膜病变（或称单纯型或背景型），而将有视网膜新生血管形成的糖尿病性视网膜病变称为增殖性糖尿病性视网膜病变。

②与糖尿病相关的葡萄膜炎大致上有以下 4 种情况：与糖尿病本身相关的葡萄膜炎；感染性葡萄膜炎，糖尿病患者发生内源性感染性眼内炎的机会较正常人明显增加；伴有一些特定的葡萄膜炎类型，但二者是偶然的巧合，抑或是有内在的联系；内眼手术后的感染性眼内炎或无菌性眼内炎，多发生于中年人和老年人糖尿病患者中。

③糖尿病性白内障发生在血糖没有得到很好控制的青少年糖尿病患者中。多为双眼发病，发展迅速，甚至可于数天、数周或数月内发展为完全混浊。

（3）糖尿病足。

足部是糖尿病这个多系统疾病的一个复杂的靶器官。糖尿病患者因周围神经病变与外周血管疾病合并过高的机械压力，可引起足部软组织及骨关节系统的破坏与畸形形成，进而引发一系列足部问题，从轻度的神经症状到严重的溃疡、感染、血管疾病、Charcot 关节病和神经病变性骨折。实际上类似的病理改变也可以发生在上肢、面部和躯干上，不过糖尿病足的发生率明显高于其他部位。

（4）糖尿病心血管并发症。

包括心脏和大血管上的微血管病变、心肌病变、心脏自主神经病变，是引起糖尿病患者死亡的首要病因。冠心病是糖尿病的主要大血管并发症，研究显示，糖尿病患者冠心病的死亡风险比非糖尿病患者群高 3 ~5 倍。其病理机制是动脉粥样硬化，高血糖、高收缩压、高胆固醇、低密度脂蛋白增高、高密度脂蛋白下降，以及年龄、性别、吸烟、家族史均是其发病的危险因素。

（5）糖尿病性脑血管病。

是指由糖尿病所引起的颅内大血管和微血管病变。据统计，Ⅱ型糖尿病患者有 20% ~

40%会发生脑血管病，主要表现为脑动脉硬化、缺血性脑血管病、脑出血、脑萎缩等，是糖尿病患者主要的死亡原因之一。

（6）糖尿病神经病变。

糖尿病神经病变最常见的类型是慢性远端对称性感觉运动性多发神经病变，即糖尿病周围神经病变。它的发病率很高，部分患者在新诊断为糖尿病时就已经存在周围神经病变的症状了。遗憾的是在治疗上，尤其是在根治糖尿病神经病变方面相当困难，所以治疗重点在于预防其发生和控制其发展。

5. **中医病因与治则**

中医称糖尿病为消渴，以多饮、多食、多尿、身体消瘦，或尿浊、尿有甜味为特点，素体阴虚、饮食不节、情志失调、劳欲过度为其主要病因。本病有上、中、下三消之分，肺燥、胃热、肾虚之别。笔者认为阴虚燥热为糖尿病的根本病机，真阴亏损之下，虚火独亢于上，水火不济终成阴虚燥热。热伤肺津，则烦渴多饮、口舌干燥；胃热炽盛，则多食易饥、形体消瘦；热伤肾阴，精气亏虚，固摄失权，则出现尿量频多、混浊如膏或有甜味等症状。消渴虽以阴虚为本，燥热为标，而气阴两虚兼夹瘀血是临床上常见的证型，这种证型的临床常见症状有：形体消瘦、神疲乏力，不耐烦劳，心慌气短，懒言少动，头昏目眩，心烦少寐，多汗口干，肢体发麻疼痛，腰膝酸软，脉多沉细、细弦、细涩。舌质暗淡、暗紫或有瘀斑。久病入络，中晚期糖尿病会并发血管硬化性疾病，如高血压、脑卒中、心脏病、血管瘤、肝囊肿、肾囊肿、静脉曲张、眼底动脉硬化、肌肉酸痛等。

中医治则：治本：益气养阴、健脾补肾；治标：通经活络，活血化瘀。

6. **医学检查**

Ⅱ型糖尿病是胰岛素不能有效发挥作用（与受体结合含量少）所致，因此不仅要检查空腹血糖，而且要观察餐后2小时的血糖情况，特别应做胰岛功能检查。具体数值如下：正常人空腹血糖在3.9～6.1毫摩尔/升；餐后2小时血糖在7.8毫摩尔/升以下。如空腹血糖≥7.0毫摩尔/升，餐后2小时血糖≥11.1毫摩尔/升，就可诊断为糖尿病。如空腹血糖在6.1～7.0毫摩尔/升，餐后2小时血糖在7.8～11.1毫摩尔/升之间，则为糖调节受损，是早期糖尿病的表现。而尿糖检查仅供参考，不能作为诊断糖尿病及用药的依据。

胰岛功能检查：实验者口服75克葡萄糖水300毫升后观察其血糖、胰岛素、C肽变化。

二、三得技术治疗方案

1. **治疗原理**

三得仿生电磁生物传导技术采用低频交变频率的电磁刺激、电磁药物导入等多种物理因子作用于人体，尤其对经络穴位和腹部胰脏部位，达到了活血祛瘀、改善循环、祛瘀生新、平衡脏腑功能的目的。在肌肉的收缩效应及神经、体液共同调节作用下，促使脏腑、组织的血管通透性增加，血液循环速度加快，脏腑功能提升，从而起到益气养阴、活血通脉等作用。

2. 适宜证

非酮症酸性中毒期、糖尿病足非溃疡期、非胰岛素依赖、糖尿病性视网膜病变、糖尿病并发肾病、糖尿病并发高血压、糖尿病并发心脑血管病。

3. 治疗疗程

治疗方案：糖尿病治疗方案，并发症治疗方案，居家自助治疗方案。

①15 次为一疗程，隔天治疗 1 次，每次都做糖尿病治疗方案，并发症治疗方案选择性交替治疗，居家自助治疗每天操作，1 个月的治疗为一疗程。

②每月进行空腹血糖检查 3 次，对比记录，每 3 个月做 1 次全面及并发症检查，对比效果。

③严重者配合服用对应药品和中药内调。

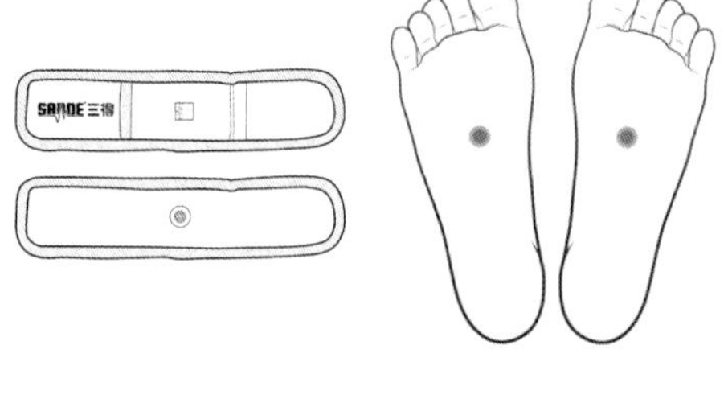

4. 治疗流程

导联位置：足底胰脏区。

（1）第一步。

用电磁吸附罐调理部位为督脉：由上向下，大椎穴 C7、天柱穴 T3、神道穴 T5、筋缩穴 T9、脊中穴 T11、命门穴 L2 布罐，速度显示 300ms，剂量以传感到内膀胱经为宜，调理时间为 7 分钟。作用：调理脊神经，清虚热，平衡脏腑，疏肝和胃，益气补肾。

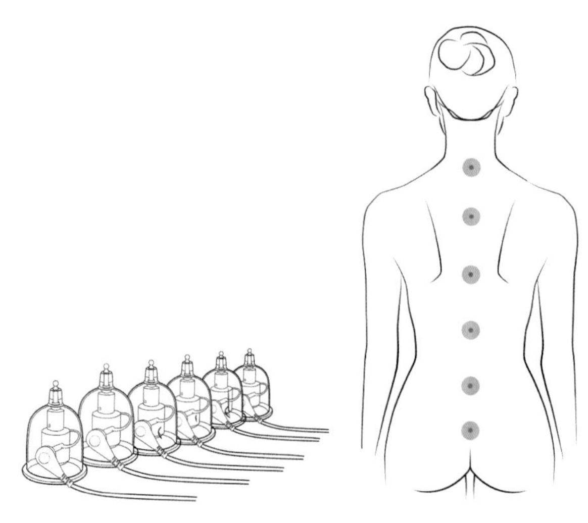

（2）第二步。

用电磁吸附罐调理部位为内膀胱经：由上向下，肺俞穴（T3 旁开 1.5 寸）、心俞穴（T5 旁开 1.5 寸）、膈俞穴（T7 旁开 1.5 寸）、肝俞穴（T9 旁开 1.5 寸）、脾俞穴（T11 旁开 1.5 寸）、肾俞穴（L2 旁开 1.5 寸）。速度显示 300ms，剂量以达到肌肉蠕动为宜，对称顺序分配调理，每边各 7 分钟。作用：调理、提升脏腑功能，疏肝和胃、益气补肾。

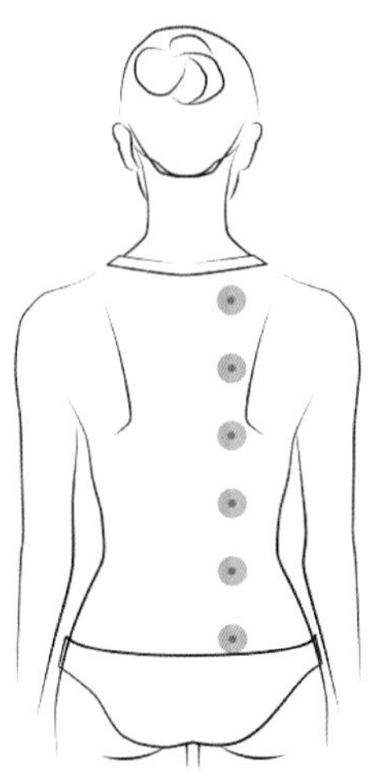

（3）第三步。

用电磁吸附罐调理部位为：右期门穴（乳头直下，第 6 肋间隙，前正中线旁开 4 寸）、中脘穴（上腹部，前正中线上，当脐中上 4 寸）、左梁门穴（脐中上 4 寸，前正中线旁开 2 寸）、双天枢穴（在腹中部，距脐中 2 寸）、关元穴（脐下 3 寸），顺时针布线，速度显示 500ms，剂量以达到腹部肌肉蠕动为宜，时长为 7 分钟。作用：疏肝和胃、益气补肾。

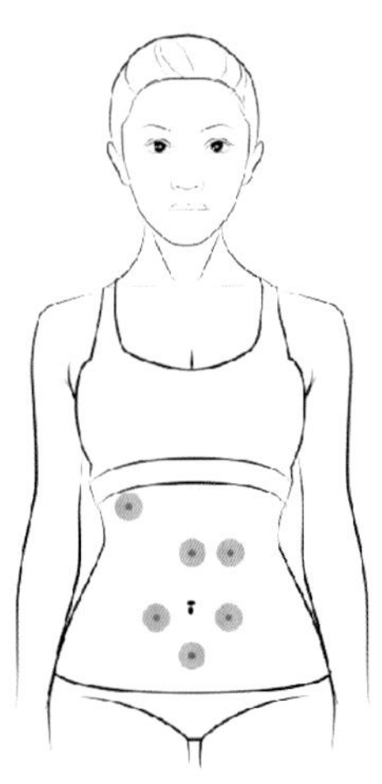

（4）第四步。

用电磁吸附罐调理部位为：阴陵泉穴（胫骨内侧侧髁后下方凹陷处）、足三里穴（小腿前外侧，犊鼻下 3 寸，距胫骨前缘一横指）、地机穴（小腿内侧，内踝尖与阴陵泉穴的连线上，阴陵泉穴下 3 寸），速度显示 500ms，剂量以传感达到足面为宜，对称顺序，调理时间为 7 分钟。作用：健脾和胃、补益气血。

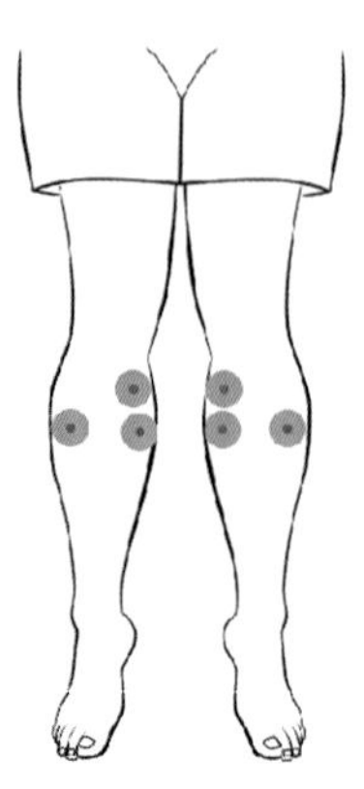

（5）第五步。

用电磁能探头，选择电磁刺激（无创针灸技术），常规剂量。穴位：曲池穴（屈肘成直角，位于肘弯横纹尽头处、肘弯横纹尽头处与肱骨外上髁连线的中点）、支沟穴（前臂背侧腕背横纹上 3 寸）、三阴交穴（在小腿内侧，足内踝尖上 3 寸，胫骨内侧缘后方）、太溪穴（足内踝后方与脚跟骨筋腱之间的凹陷处）、太冲穴（足背侧第一、第二跖骨结合部之前凹陷处），每穴 2 分钟，剂量以传感达到手掌、足底为宜。

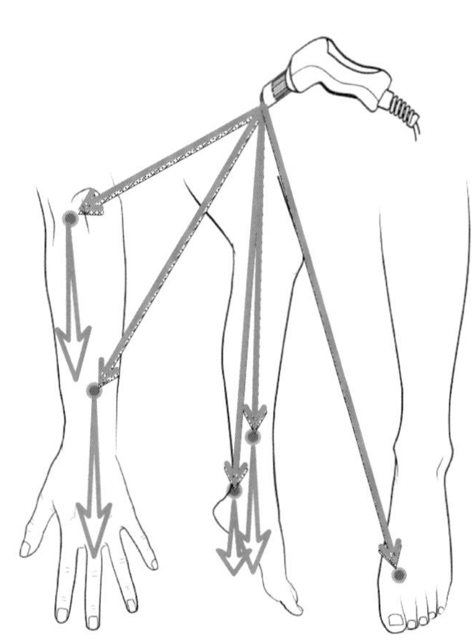

支沟穴、曲池穴　三阴交穴、太溪穴　太冲穴

（6）第六步。

用电磁能探头，选择间隔键（弹道冲击键），常规剂量，弹道冲击刺激位置分别为：右梁门穴（脐中上4寸，前正中线旁开2寸），解剖位置（胆总管、胰脏管与十二指肠联结处），5~8分钟，速度显示50~100ms，剂量以传感达到腹部发热为宜。作用：激活胰脏功能，改善胰脏微循环。

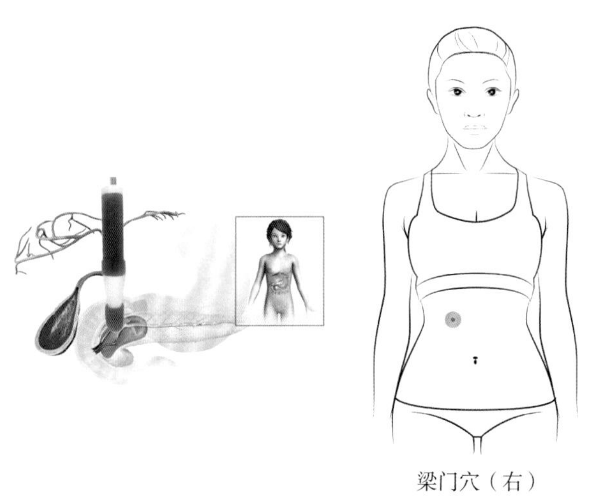

梁门穴（右）

（7）第七步。

用电磁药物导入（糖尿病专制导入药液）：选择使用胸腹键，用腰椎垫、腹部垫夹住腹部进行药物导入30分钟，速度显示500ms，剂量以传感达到腰腹部发热为宜。作用：滋阴补肾，健脾和胃。

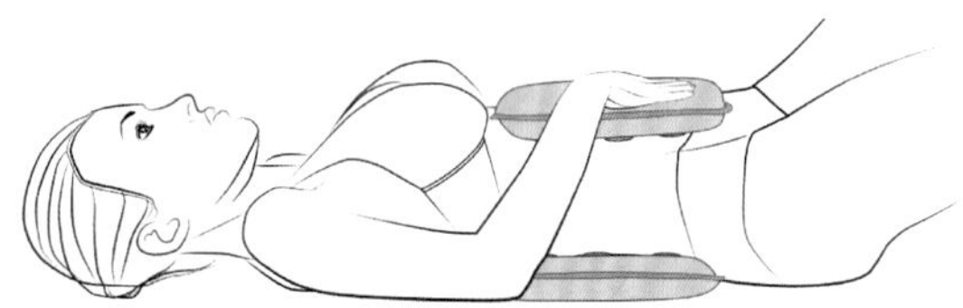

5. **并发症治疗流程**

（1）高血压。

公共导联部位可选择绑在两脚的太冲穴上。

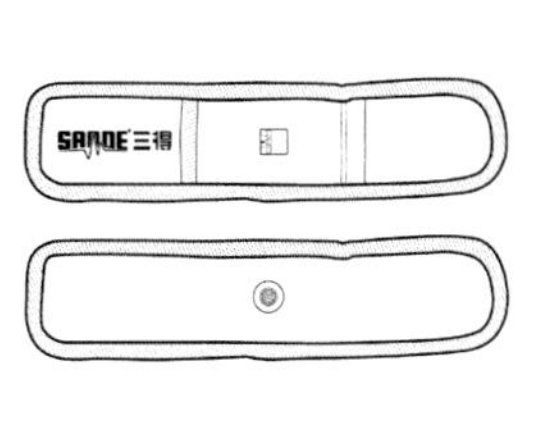

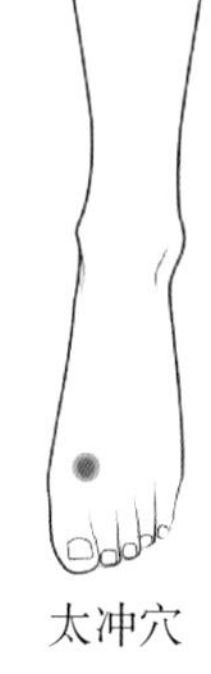

太冲穴

①无创针灸：用电磁探头，常规剂量，疏通风府穴（后发际正中直上1寸）（电磁传感至后顶穴）、风池穴（在头额后面大筋的两旁与耳垂平行处）（电磁

传感至率谷穴）、率谷穴（耳尖直上入发际 1.5 寸）（电磁传感至太阳穴）、太阳穴（耳郭前面，前额两侧，外眼角延长线的上方）（电磁传感至眉峰）、印堂穴（两眉头连线中点）（电磁传感重压，闭眼有白光），每穴治疗 2 分钟。

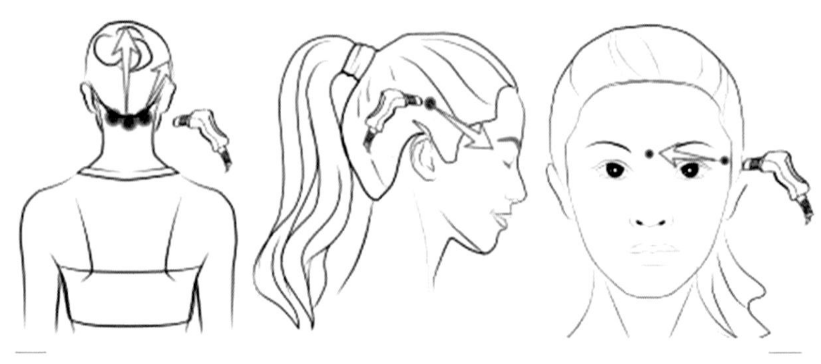

②用电磁理疗垫：按摩模式，部位为小腿（电磁传感至足底）、足底（电磁传感至膝部），时间为 20 分钟。

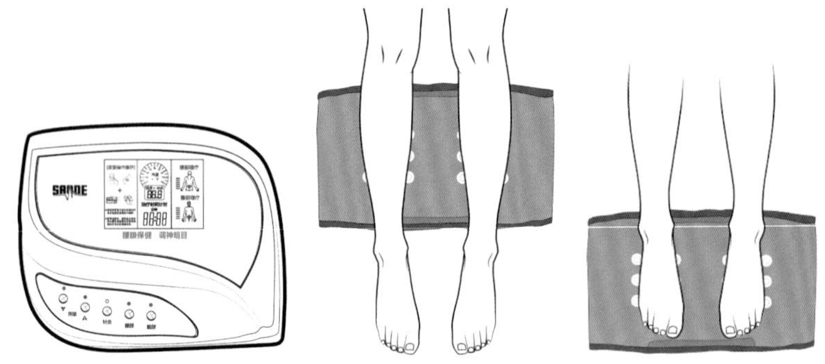

（2）眼部。

公共导联部位可选择绑在两脚的光明穴上。

①无创针灸：用电磁探头，用常规剂量，疏通风池穴（在头额后面大筋的两旁与耳垂平行处）（电磁传感至率谷穴）、太阳穴（耳郭前面，前额两侧，外眼角延长线的上方）（电磁传感至眉峰）、印堂穴（两眉头连线中点）（电磁传感重压，闭眼有白光）、攒竹穴（眉毛内侧边缘凹陷处）（电磁传感至额头眉冲穴）、睛明穴（目内眦角稍上方凹陷处）（电磁传感眼底有蚂蚁爬感），每穴治疗 2 分钟。

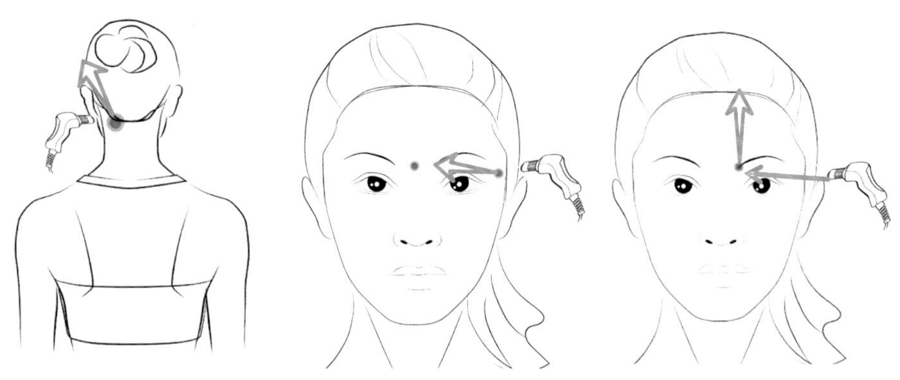

②用电磁理疗垫：按摩模式，部位为颈部，时间为 10～20 分钟。

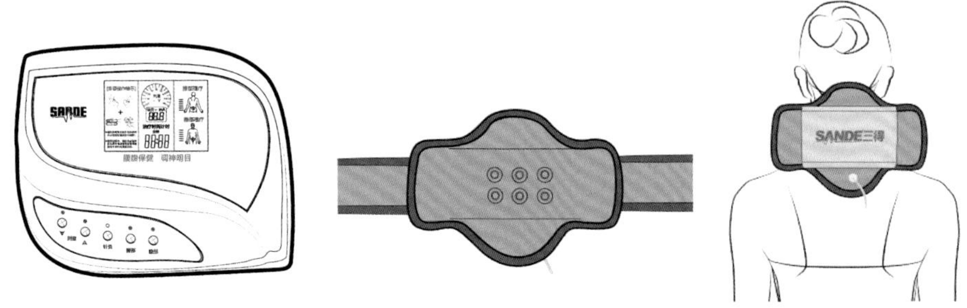

（3）心脏病。

公共导联部位可选择绑在两脚的三阴交穴上。

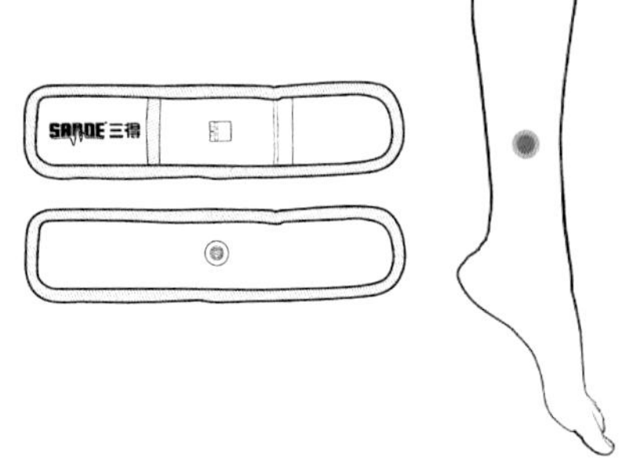

①无创针灸：用电磁探头，常规剂量，疏通内关穴（腕横纹上 2 寸，掌长肌腱与桡侧腕屈肌腱之间）（电磁传感至中指）、神门穴（腕掌侧横纹尺侧端，尺侧腕屈肌腱的桡侧凹陷处）（电磁传感至小手指）、膻中穴（前正中线上，两乳头连线的中点）（电磁传感放射状，舒适为宜）、巨阙穴（上腹部，前正中线上，脐中上 6 寸）（电磁传感腹肌有跳动感），每穴治疗 2 分钟。

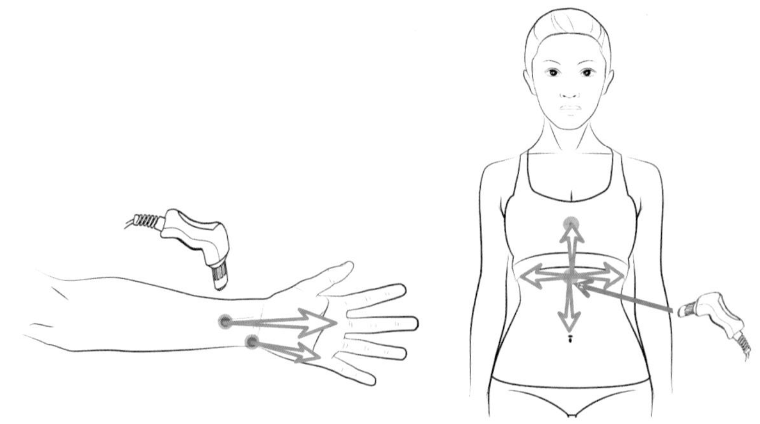

②用电磁理疗垫：按摩模式，背部心反射区，对应穴位：心俞穴、厥阴俞、神道穴。时间为 20 分钟。

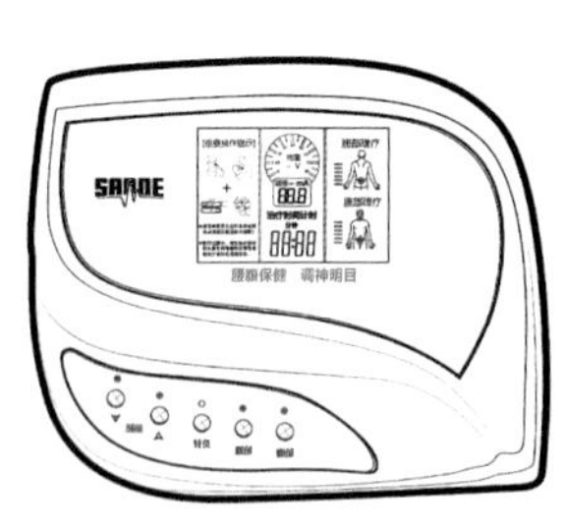

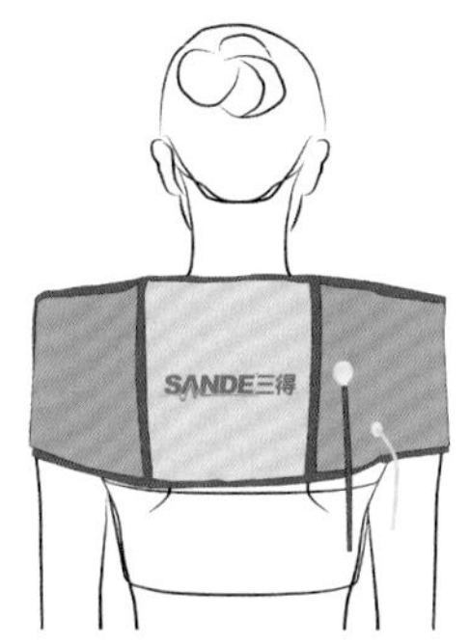

（4）糖尿病足。

公共导联部位可选择绑在两脚的涌泉穴上。

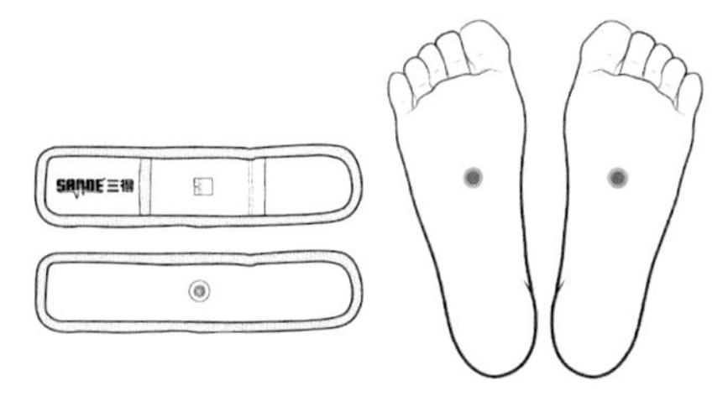

①无创针灸：用电磁探头，常规剂量，疏通血海穴（屈膝在大腿内侧，髌底内侧端上 2 寸）（电磁传感至肌肉跳动）、足三里穴（外膝眼下四横指、胫骨边缘）（电磁传感至足背）、地机穴（内踝尖与阴陵泉穴的连线上，阴陵泉穴下 3 寸）（电磁传感至膝部）、阴陵泉穴（小腿内侧，胫骨内侧下缘与胫骨内侧缘之间的凹陷中）（电磁传感肌肉有跳动感）、三阴交穴（小腿三阴交内侧，踝关节上 3 寸）（电磁传感至足底）、太溪穴（足踝区，内踝尖与跟腱之间的凹陷处）（电磁传感至足底），每穴治疗 2 分钟。

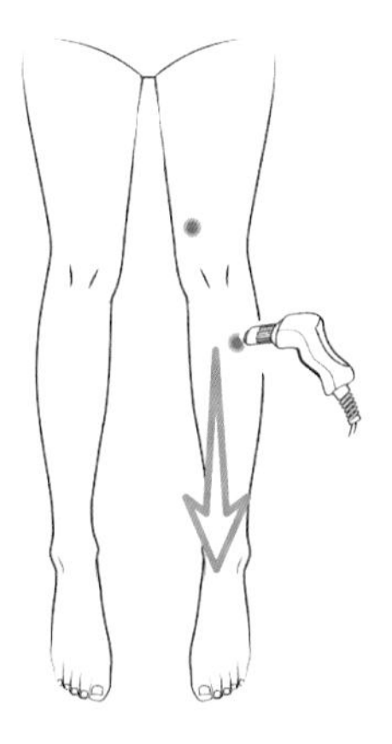
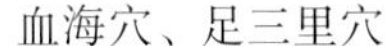
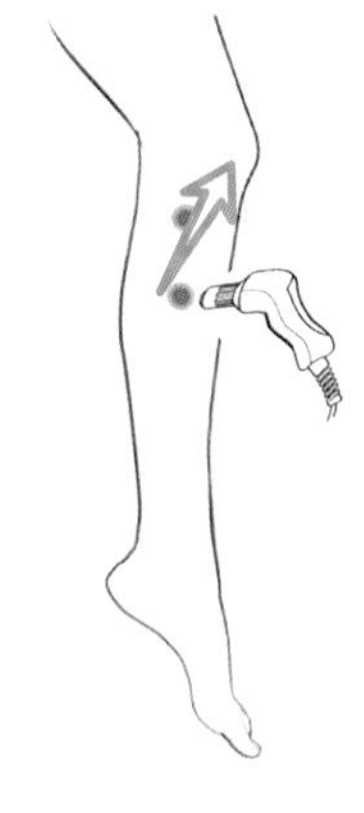
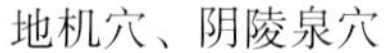
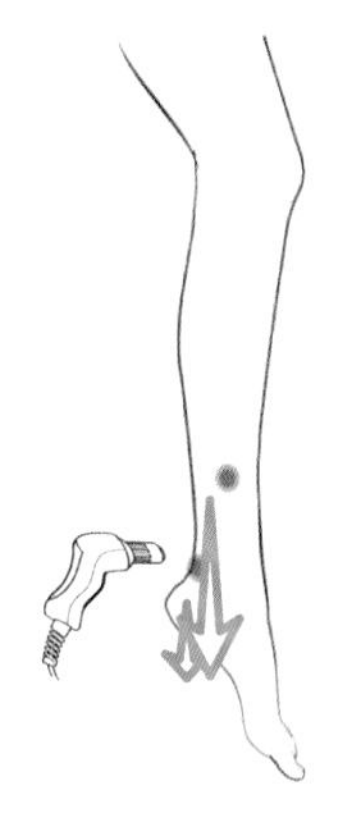

血海穴、足三里穴　　地机穴、阴陵泉穴　　三阴交穴、太溪穴

②用电磁理疗垫：按摩模式，部位为小腿后侧与足底。时间为 20 分钟。

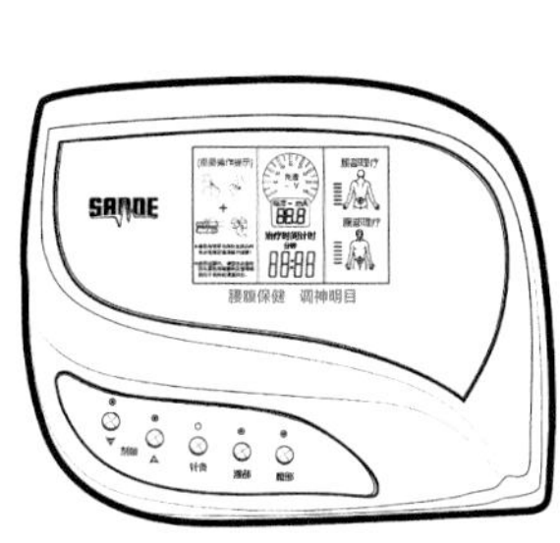
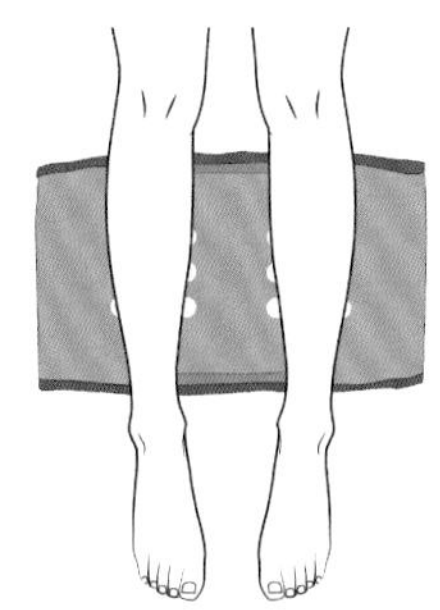
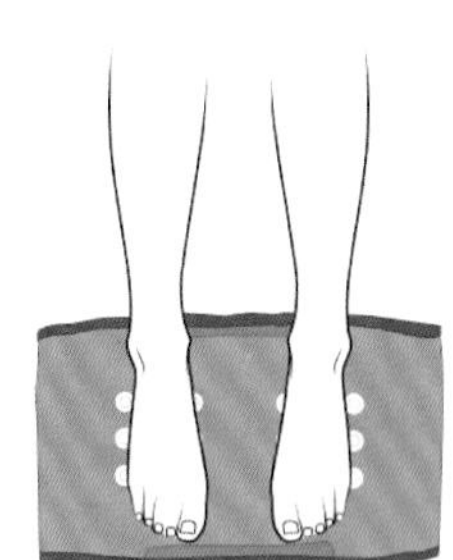

6. **居家自助治疗流程**

（1）E6 个人易用穿戴（自助）机型，针对腰部、腹部、小腿部、足底部进行电磁垫治疗 20～40 分钟，剂量以舒适为宜。

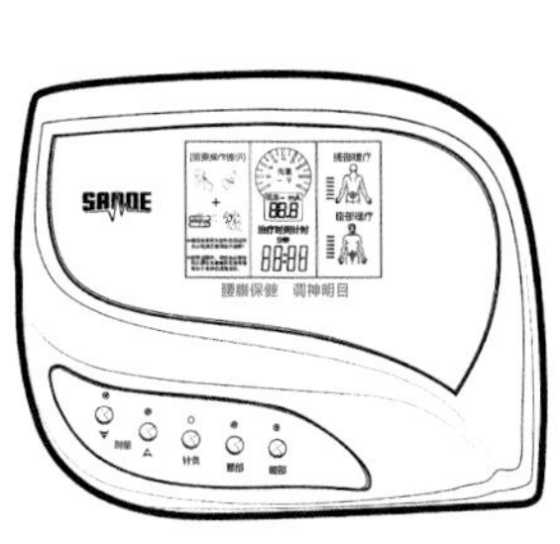
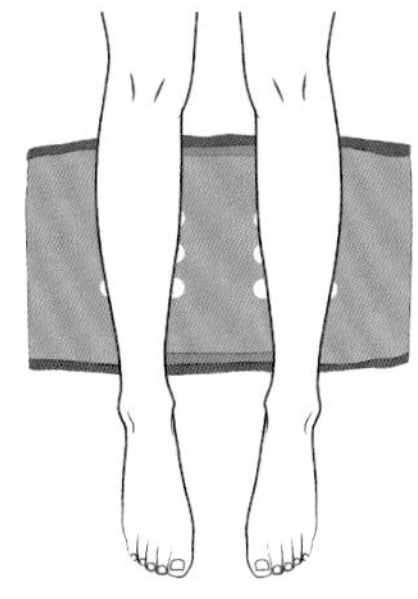
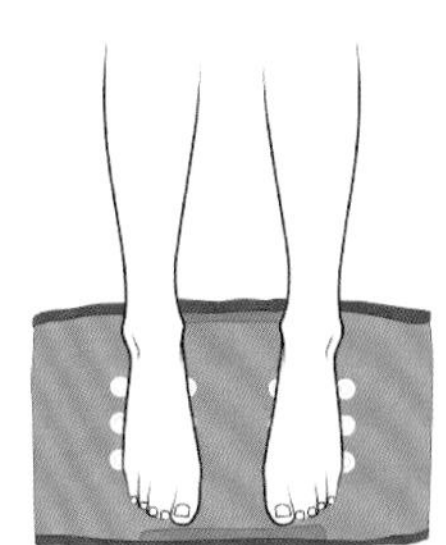

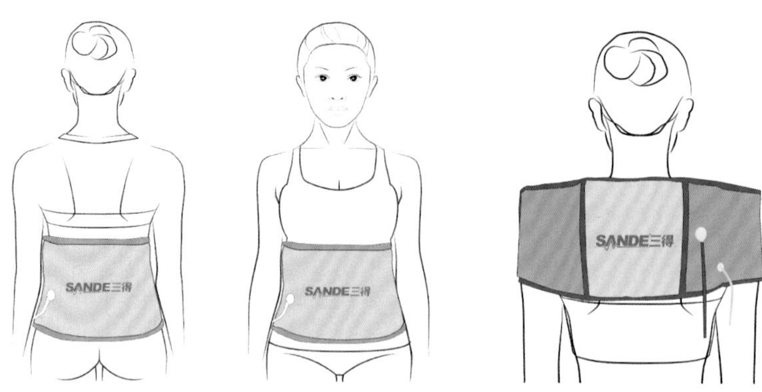

（2）E6 个人易用穿戴（自助）机型，针对眼部、手脚部穴位进行电磁探头治疗，剂量以舒适为宜。

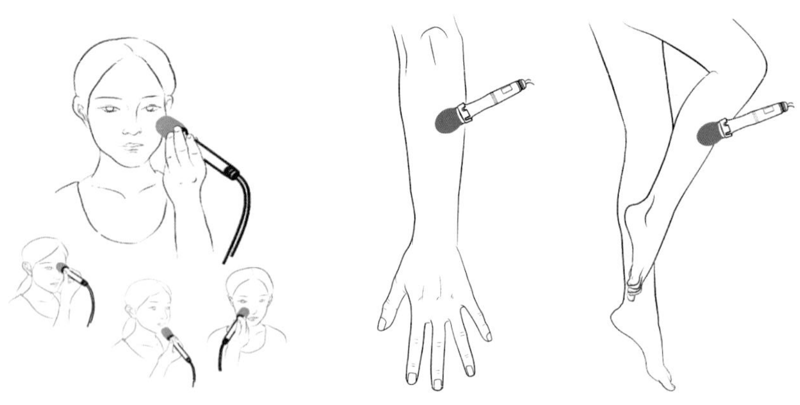

第四节 脑卒中后遗症

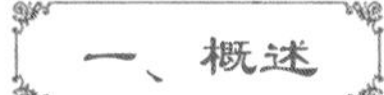

一、概述

1. 定义

脑卒中后遗症是指在脑卒中发病半年后，还存在半身不遂或者语言障碍或口眼歪斜等症状。由于脑血管本身的病变（如高血压、高血脂、动脉硬化、脑血管异常、心脏病、糖尿病等）或其他诱因（如过度劳累、剧烈情绪波动、超量运动等）引起的血管痉挛、闭塞、破裂，急性发展的脑局部循环障碍和偏瘫为主的肢体功能障碍，称为脑卒中。脑卒中可分为出血型和缺血型。脑卒中临床上最主要的表现，是神志障碍和运动、感觉以及语言障碍。经过一段时间的治疗，除神志清醒外，其余症状依然会不同程度地存在。脑卒中后遗症的轻重，因病人的体质和并发症而异。

2. 中医分型

中医认为脑卒中的形成，是在气血内虚的基础上，遇有劳倦内伤，忧思恼怒，嗜食厚味、烟酒等，进而引起脏腑阴阳失调，气血逆乱，直冲犯脑，脑脉痹阻或血溢脑脉之外所致。本病病位在脑，但和肝、脾、肾、心等脏器密切相关。论其病性，多为本虚标实，其本为肝肾阴虚，气血衰少；其标为风火相煽，痰湿壅盛，瘀血阻滞，气血逆乱。以气虚血瘀、肝肾阴虚、风痰阻络三型多见：

①气虚血瘀型：半身不遂，口舌歪斜，言语謇涩或不语，感觉减退或消失，面色㿠白，气短乏力，自汗出，心悸便溏，手足肿胀，舌质暗淡，舌苔白腻，有齿痕，脉沉细。

②肝肾阴虚型：半身不遂，口舌歪斜，舌强言謇或不语，感觉减退或消失，眩晕耳鸣，腰酸腿软，健忘失眠，咽干口燥，舌质红，少苔或无苔，脉弦细数。

③风痰阻络型：以实为主，表现为半身不遂，口舌歪斜，舌强言謇或不语，偏身麻木，头晕目眩，舌质暗淡，舌苔薄白或白腻，脉弦滑。

3. 医学检查

（1）影像学及实验室检查。

脑血管造影：明确脑血管有无狭窄、闭塞或扭曲。

脑部 CT、核磁共振：明确脑血管有无破裂及破裂程度、部位、阻塞程度等。

心电图检查：脑血管病患者因为脑心综合征或心脏本身就有疾病，可有心脏功能和血管功能的改变。

实验室检查：①血糖、尿糖测定。脑卒中病人的治疗和预后，与其有无糖尿病关系很大；②血脂。与脑卒中有关的血脂主要是甘油三酯、胆固醇、β 脂蛋白等；③肝肾功能；④血电解质；⑤凝血功能；⑥经颅多普勒，等等。

（2）体格检查。

身高、体重及血压；全面神经科系统检查，包括意识水平和智能水平测试；病变部位；肌力大小；语言运动系统；听觉系统，等等。

二、三得技术治疗方案

1. 治疗原理

三得仿生电磁生物传导技术采用低频交变频率的电磁刺激、电磁药物导入等多种物理因子作用于人体，刺激神经纤维和肌肉，产生规律性的收缩，活血祛瘀、改善循环、强化新陈代谢，促进血液循环，具有镇痛、镇静、消炎、消肿的作用。

2. 适宜证

偏瘫、口眼歪斜、半身麻木、腰膝酸软、语言不利、中枢性面瘫、耳鸣、头痛健忘、肩手综合征、肌张力低下、肢体活动不利。

3. 治疗疗程

①10 次为一疗程，前 3 次每天 1 次，后 7 次隔天 1 次治疗，每次调理时间为 1 小时，急性病情者一个疗程，慢性病情严重者三个疗程；

②第一次治疗前做影像学检查及体查，治疗 1 个月后做一次影像学检查及体查，对比效果。

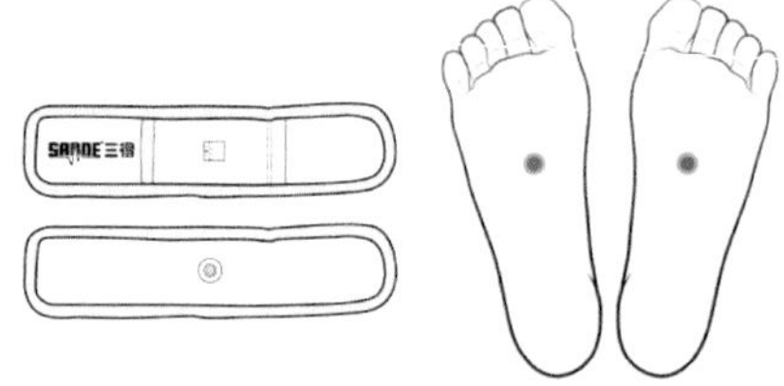

4. 治疗流程

导联位置：双足涌泉穴。

（1）第一步。

用电磁吸附罐调理部位为督脉：由下向上，腰阳关穴 L4、命门穴 L2、脊中穴 T11、至阳穴 T7、身柱穴 T3、大椎穴 C7 均匀布罐，时长 7 分钟。作用：调理脊神经、提升阳气，强化整体体质及新陈代谢。

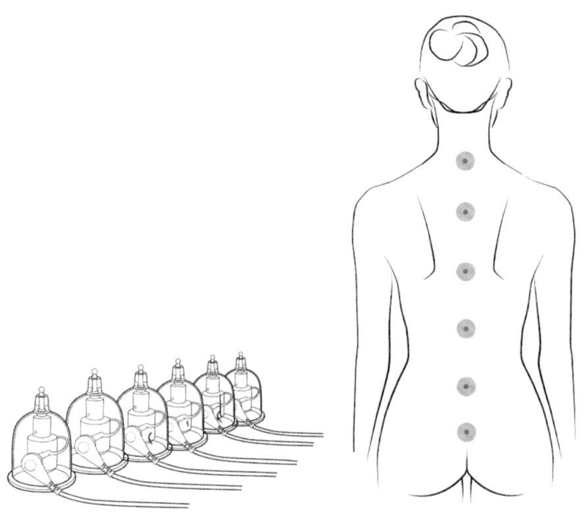

（2）第二步。

用电磁吸附罐调理部位为膀胱经：由上向下，肺俞穴（T3 棘突旁开 1.5 寸）、心俞穴（T5 棘突旁开 1.5 寸）、膈俞穴（T7 棘突旁开 1.5 寸）、肝俞穴（T9 棘突旁开 1.5 寸）、脾俞穴（T11 旁开 1.5 寸）、肾俞穴（L2 棘突旁开 1.5 寸），左右对称顺序分配，时长各 7 分钟。作用：调理、提升脏腑功能。

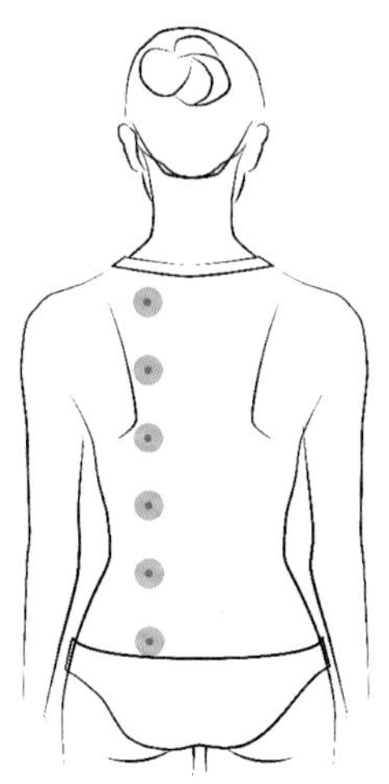

（3）第三步。

用电磁吸附罐调理部位为下肢膀胱经：殷门穴（大腿后方中点）、委中穴（腘横纹中点）、承山穴（小腿后方腓肠肌肌腹下出现的尖角凹陷处），对称顺序分配，时长 7 分钟。作用：改善下肢血液循环，疏通膀胱经，调理脾胃经。

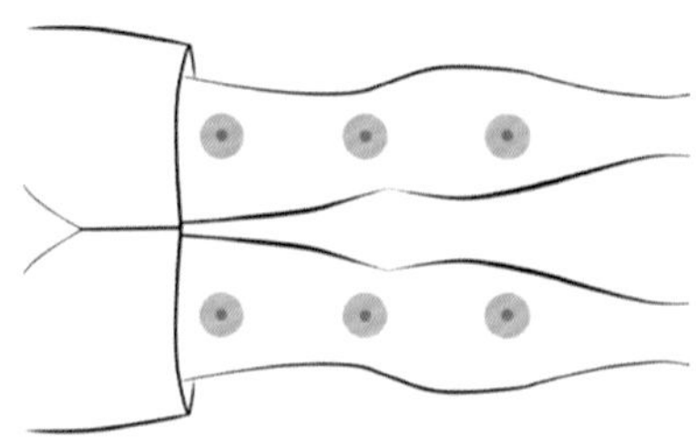

同步手法：在做电磁罐疗的空余时间用手法点按、揉法疏通头部百会穴（头顶正中线与两耳尖连线的交点处）、四神聪穴（百会前、后、左、右各旁开 1 寸）、患侧率谷穴（耳尖直上入发际约 1.5 寸）。

（4）第四步。

用电磁能探头，选择电磁刺激（无创针灸技术），常规剂量，部位：风池穴（胸锁乳突肌与斜方肌上端之间的凹陷处）、风府穴（在后发际正中直上 1 寸），剂量以传感达到耳尖、头顶上为宜，每个穴位 2 分钟，合计 6 分钟。作用：活血行气，改善头部循环。

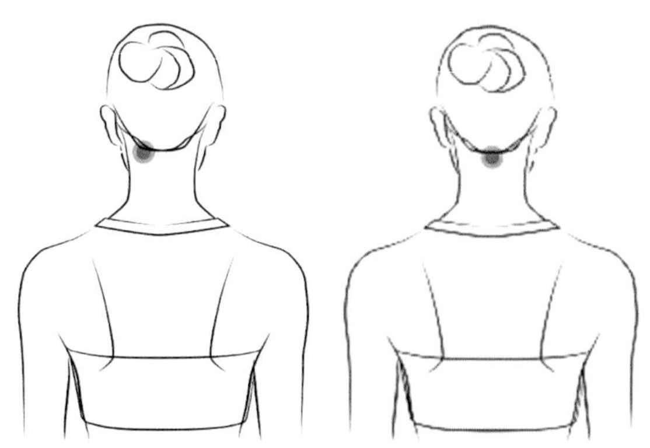

（5）第五步。

用电磁吸附罐调理部位为腹部任脉：中脘穴（在上腹部，前正中线上，当脐中上 4 寸）、下脘穴（前正中线上，脐上 2 寸）、天枢穴（横平脐中，前正中线旁开 2 寸）、气海穴（脐下前正中线 1.5 寸）、中极穴（脐下前正中线 4 寸），对称顺序分配，时长 7 分钟。作用：调节阴经气血。

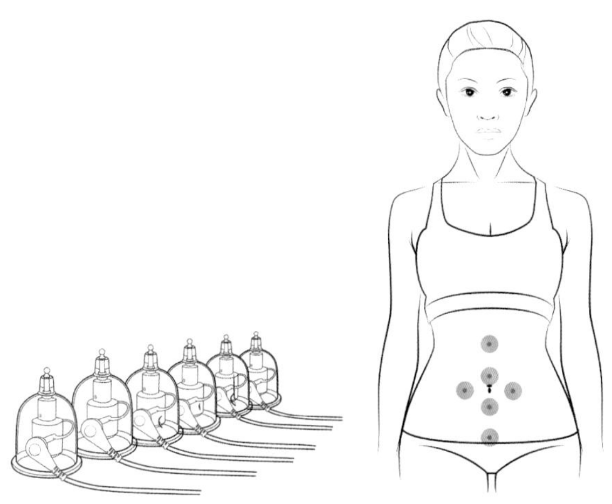

（6）第六步。

用电磁能探头，选择电磁刺激（无创针灸技术），常规剂量，部位：印堂穴（两眉头连线中点）、太阳穴（耳郭前面，前额两侧，外眼角延长线的上方）、百会穴（头顶正中线与两耳尖连线的交点处）、睛明穴（目内眦角稍上方凹陷处）、曲池穴（屈肘，肘横纹尽头与肱骨外上髁连线的中点）、合谷穴（在手背，第一、第二掌骨间，当第二掌骨桡侧的中点处）、太冲穴（足背侧，第一、第二跖骨结合部之前凹陷处）、丰隆穴（小腿前外侧，外踝尖上 8 寸）、三阴交穴（在小腿内侧，当足内踝尖上 3 寸，胫骨内侧缘后方），每个穴位 2 ~3 分钟，合计约 20 分钟。

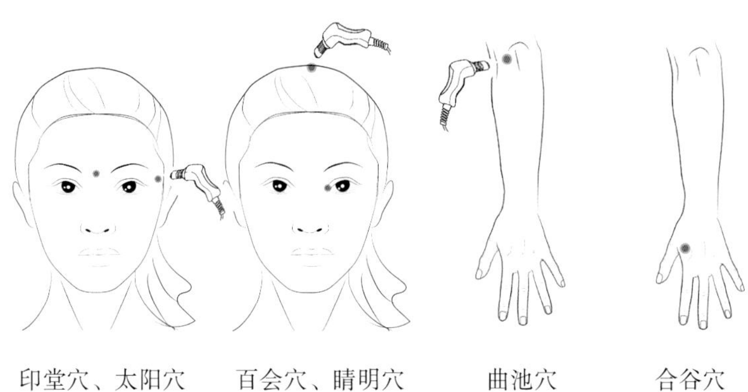

印堂穴、太阳穴　　百会穴、睛明穴　　曲池穴　　合谷穴

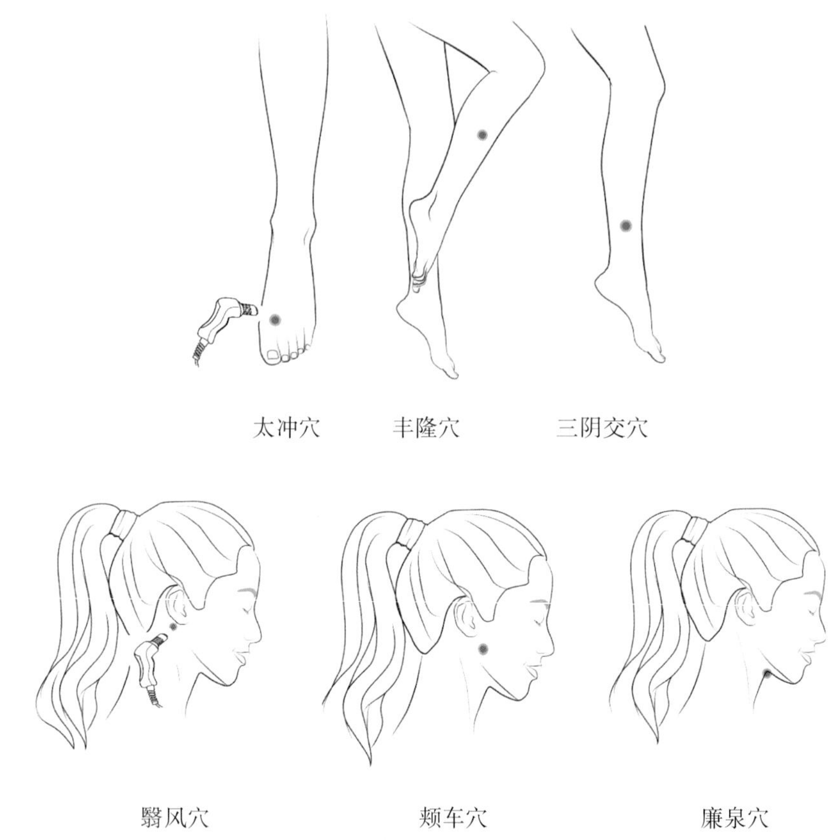

太冲穴　　丰隆穴　　三阴交穴

翳风穴　　颊车穴　　廉泉穴

注：上面的穴位可根据临床辨证进行加减：耳鸣可选翳风穴（在耳垂后耳根部，颞骨乳突与下颌骨下颌支后缘间凹陷处）；口眼歪斜可选颊车穴（在面颊部，下颌角前上方，耳下大约一横指处）；语言不利可选廉泉穴（人体的颈部，当前正中线上，喉结上方，舌骨上缘凹陷处）。

5. **生活预防**

日常生活须知：

①避免压疮，由于身体的某个部位受压迫过久，骨头突出处易发生压疮；

②避免关节挛缩，患者肢体瘫痪后，若忽略了被动式的关节运动，时间一久就会产生关节僵硬、挛缩等并发症；

③预防吸入性肺炎，脑卒中患者常伴有神经性吞咽异常；临床上，患者进食时易呛，从而有患吸入性肺炎的可能性。

科学的运动功能训练包括肢体的被动运动、主动运动和抗阻运动，康复训练需要注意：

①让病人练习床上左右翻身，这是最基本的躯干功能训练之一；

②在病人能独立坐稳后开始站位训练，患者能独自站稳后，让患者将重心逐渐移向患

腿，训练患腿的持重能力；

③在患者能独立坐稳后开始作业治疗，内容包括日常生活能力训练，如吃饭、个人卫生、穿衣、洗澡、做家务、参与工艺活动等。

6. **饮食注意**

以低盐、低脂肪、低胆固醇饮食为宜，适当多食豆制品、蔬菜和水果。戒除吸烟、酗酒等不良习惯（必要时配合中药内调）。

第五节 原发性头痛

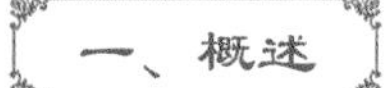

一、概述

1. 定义

一般没有明确病因引起的头痛称为原发性头痛。

2. 危害和临床症状

①影响生活、工作，最直接的就是影响睡眠。没有几个头痛患者拥有好睡眠，轻者入睡困难，重者整宿难眠。睡眠不足，白天没精神，工作也大受影响。有部分患者偏偏一工作就发作，十分影响工作状态。

②影响心理健康。这是因为久患头痛疾病的人，往往性情变得暴躁。又因为久治不愈，生活受到极大影响，心理脆弱，丧失信心。

③最为严重的就是影响人体健康。人不会无缘无故出现头痛，正常人在疲劳、紧张、感冒时也会头痛，但这只是一时的，应该很快恢复正常；如果不但没有恢复，还频繁发作、疼痛难忍，就是一种病。时间长了必然对心脑血管产生不利影响，如头痛后发作的脑血栓。

3. 发病原因

遗传因素，内分泌因素，饮食因素，头、颈、肩胛带坐姿不良，情绪因素。

4. 中医病因病机

头为神明之府、诸阳之会，“脑为髓海”，五脏精华之血、六腑清阳之气皆能上注于头，即头与五脏六腑之阴精、阳气密切相关，凡能影响脏腑之精血、阳气的因素皆可成为头痛的病因，归纳起来不外外感与内伤两类。病位虽在头，但与肝脾肾密切相关。风、火、痰、瘀、虚为致病主要因素。邪阻脉络，清窍不利；精血不足，脑失所养，为头痛之基本病机。

5. 辨证分型

（1）现代医学分型。

偏头痛，紧张性头痛，丛集性头痛及其他三叉自主神经性头痛，其他原发性头痛。

（2）中医分型。

①风寒头痛：由风寒之邪外袭、肺气失宣所致；痛连项背，恶风寒，舌质淡红，苔薄白。

②风热头痛：由风热之邪犯表、肺气失和所致；头痛而胀，甚则如裂，发热恶风，舌质淡红，苔薄黄。

③风湿头痛：由风夹湿气使代谢不畅，留滞体内，形成湿邪而致；头痛如裹，肢体困

重，舌质淡红，苔薄腻。

④肝阳头痛：多因肝肾阴虚，水不涵木，肝阳亢逆无所制，气火上扰于头所致；头胀痛或抽痛，伴头晕目眩，舌质红，苔薄黄或少苔。

⑤气虚头痛：由元气不足引起；头痛隐隐，遇劳加重，神疲乏力，舌质淡红，边有齿痕，苔薄白。

⑥血虚头痛：由体内阴血亏损所致；头痛隐隐，缠绵不休，头晕，面色少华，舌质淡，苔薄白。

⑦肾虚头痛：因肾脏精气阴阳不足所致；头痛如空，眩晕耳鸣，健忘，腰膝酸软，舌质淡体胖，苔薄白，苔少或剥苔。

⑧痰浊头痛：具有湿浊黏滞特性，阻滞气机，影响经脉气血运行所致；头痛昏蒙重坠，胸脘痞闷，纳呆呕恶，舌质淡红，苔白腻。

⑨瘀血头痛：由于离经之血积存体内，致血行不畅，阻滞于经脉及脏腑；头刺痛，痛处固定不移，舌暗红，舌边有瘀斑、瘀点，苔薄白。

6. 治疗方案

①积极处理和治疗原发病；②适当使用解热止痛剂；③对焦虑烦躁者可酌情加用安定剂或镇静剂。对抑郁表现者加用抗抑郁剂；④针对发病机理进行治疗。

二、三得技术治疗方案

1. 治疗原理

由于寒、热、湿等外邪侵袭机体，引起气血不和、代谢不畅，本病的治疗以疏风解表止痛为主，佐以舒经活络。病在脏腑亏虚、瘀血阻络，治以滋养脏腑，活血通络，佐以止痛。三得技术首创的现代仿生电磁生物传导技术与中医经络理论的完美对接，开创了中医整体观与西医局部治疗相结合的崭新医学模式。在多种物理因子的作用下，局部机体和细胞组织产生强烈振荡，血液循环加速，达到活血化瘀、调节脏腑功能、镇痛除痹、祛瘀消肿等效果。这种安全、舒适、高效的治疗为广大头痛患者带来健康。

2. 适宜证

偏头痛、紧张性头痛、丛集性头痛及其他三叉自主神经性头痛。

3. 治疗疗程

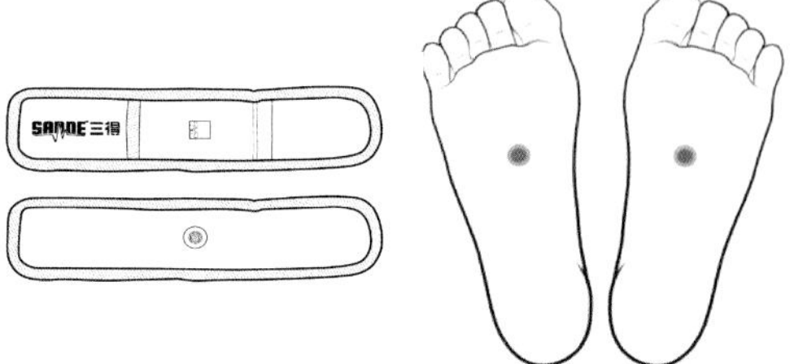

①10 次为一疗程，前 3 次每天 1 次，最后 7 次隔天治疗，病情轻微者一个疗程，病情严重者三个疗程。

②半个疗程进行 1 次疼痛指数对比。

4. **治疗流程**

导联位置：双足涌泉穴。

（1）第一步。

用电磁能探头，选择电磁刺激（无创针灸技术），常规剂量，部位为：风池穴（在后脑勺、后枕部两侧入发际 1 寸的凹陷中）、风府穴（当后发际正中直上 1 寸）、合谷穴（手背第一、第二掌骨之间，第二掌骨桡侧的中点处），每个穴位 2 分钟，合计 8 分钟。

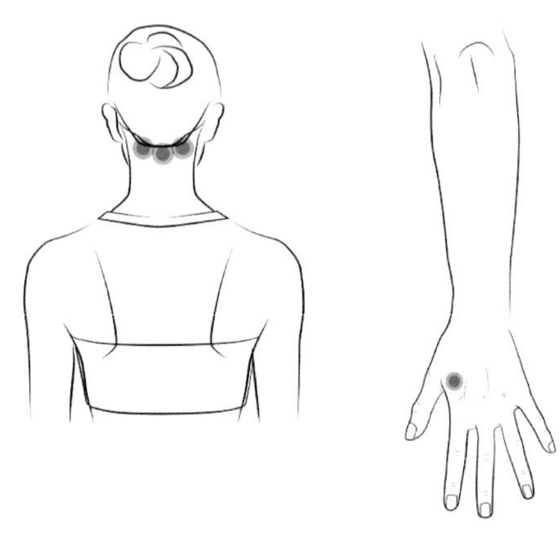

风池穴、风府穴　　合谷穴

（2）第二步。

用电磁能探头，选择电磁刺激（无创针灸技术），常规剂量，部位为：印堂穴（两眉头连线中点）、太阳穴（耳郭前面，前额两侧，外眼角延长线上方）、患侧率谷穴（耳尖直上入发际 1.5 寸），每个穴位 2 分钟，合计 8 分钟。

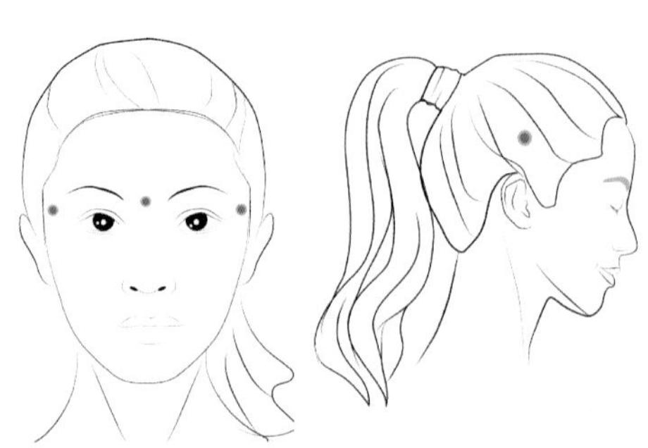

印堂穴、太阳穴　　率谷穴

（3）第三步。

用电磁能探头，选择电磁刺激（无创针灸技术），常规剂量，部位为：后溪穴（微握拳，第五指掌关节后尺侧的近端掌横纹头赤白肉际处）、阳陵泉穴（在小腿外侧，当腓骨头前下方凹陷处）、昆仑穴（外踝尖与跟腱之间的凹陷处）、太冲穴（足背侧第一、第二跖骨结合部之前凹陷处），每个穴位 2 分钟，合计 16 分钟。

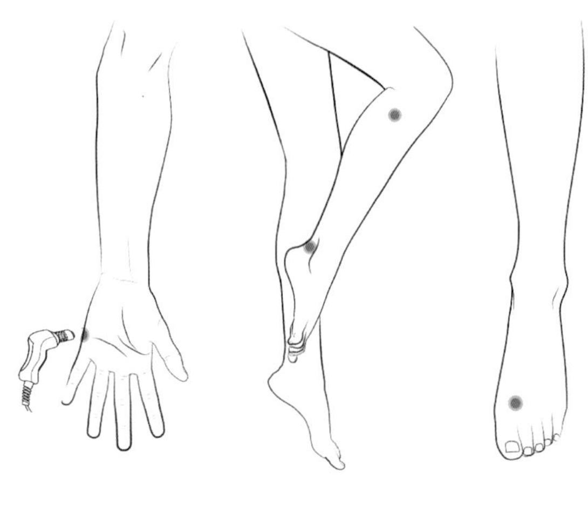

后溪穴　　阳陵泉穴、昆仑穴　　太冲穴

（4）第四步。

用电磁吸附罐调理部位为督脉：从大椎穴至腰阳关穴均衡布罐，顺序分配，时长 5 分钟。

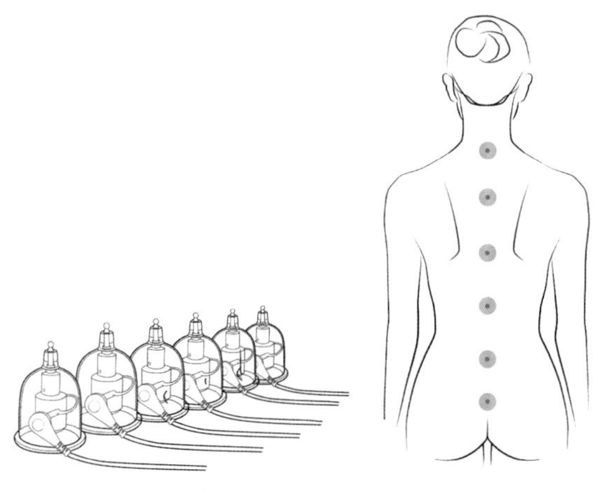

督脉布罐

（5）第五步。

用电磁能药物导入：用颈椎垫、胸椎垫进行药物导入20分钟，常规剂量。

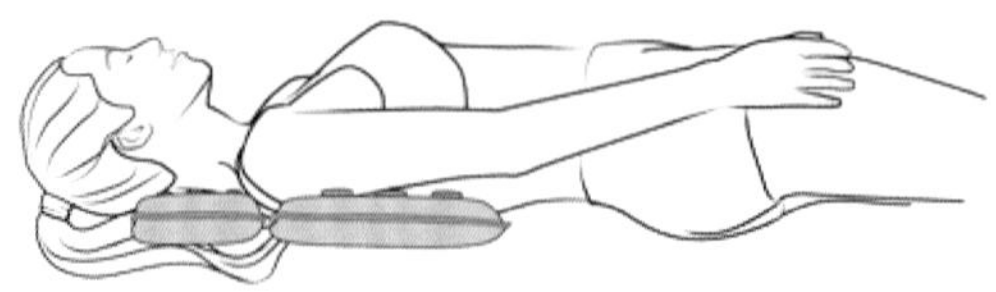

5. **生活预防**

慎用止痛类药物，保证放松时间和充足睡眠，均衡膳食，纠正不良姿势，适当运动，自我按摩与梳头。

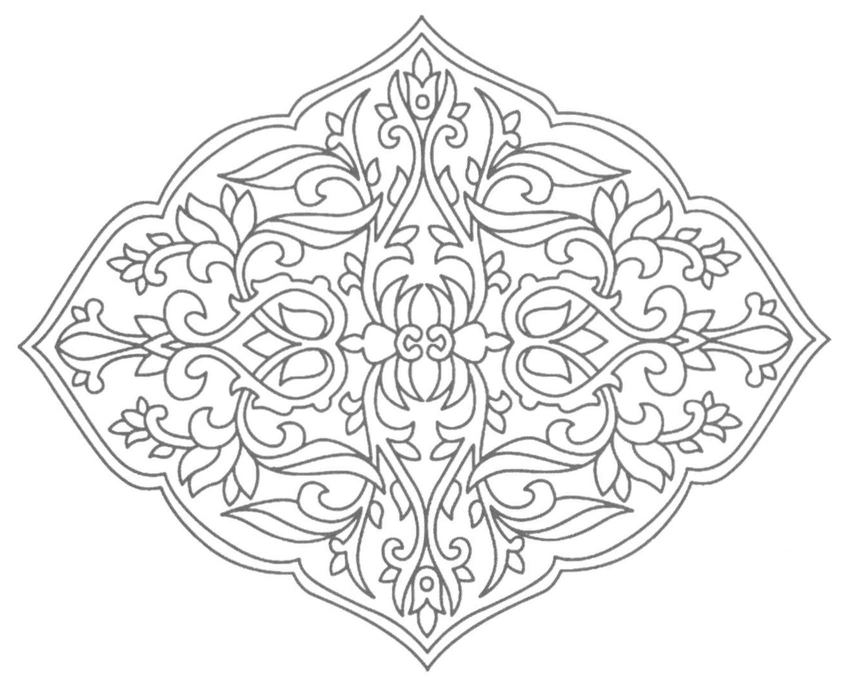

第五章 妇科

妇人童幼天癸未行之间，皆属少阴；天癸既行，皆从厥阴论之；天癸已绝，乃属太阴经也。

——刘完素《素问病机气宜保命集》

第一节　乳腺增生

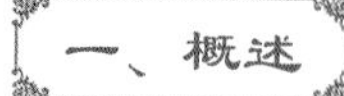

一、概述

1. 定义

乳腺增生是指乳腺上皮和纤维组织增生，乳腺组织导管和乳小叶在结构上的退行性病变及进行性结缔组织的生长，是女性最常见的乳房疾病。一般认为其发病与卵巢内分泌失调有关，即由于黄体素减少而雌激素分泌过多，刺激乳腺组织过度增生所致。是乳腺的良性增生，少数患者有恶变。

病理性的乳腺增生，以小叶腺泡、末梢导管和结缔组织均发生不同程度的增生为特征（分小叶增生型、纤维腺病型、纤维化型）以及小叶末梢导管和腺泡高度扩张成囊为特征（乳房囊性增生病）。

2. 发病原因与临床症状

（1）发病原因。

乳腺增生真正的发病原因还不明确，目前多认为与内分泌失调及精神、环境因素等有关。

①内分泌失调：黄体素分泌减少，雌激素相对增多是乳腺增生发病的重要原因。如卵巢发育不健全、月经不调、甲状腺疾病及肝功能障碍等。

②情绪等精神因素的影响：精神紧张、情绪激动等不良精神因素容易形成乳腺增生，经常熬夜、睡眠不足等也会造成乳腺增生，而且这些不良因素还会加重已有的乳腺增生症状。

③人为因素或不良生活习惯：女性高龄不育、性生活失调、人工流产、夫妻不和、不哺乳等原因，造成乳腺不能有正常的、周期性的生理活动。穿过紧的胸罩或内衣等也可导致。

④饮食结构不合理：如高脂、高能量饮食导致脂肪摄入过多，饮酒和吸烟等不良生活习惯也可能诱发。此外，患有高血压、高血糖的女性容易出现内分泌失调，导致乳腺增生。

⑤长期服用含雌激素的保健品、避孕药：人体长期过量摄入雌激素，将导致内分泌失调。现在一些速生食品、人工饲养的水产及家禽使用的饲料中也多含有激素成分，长期食用也会导致乳腺疾病的发生。

（2）临床症状。

①乳房疼痛：常为胀痛或刺痛，可累及一侧或两侧乳房，以一侧偏重多见，疼痛严重者甚至不可触碰，影响日常生活及工作。疼痛可向同侧腋窝或肩背部放射；部分可表现为乳头疼痛或瘙痒。乳房疼痛常于月经前数天出现或加重，行经后疼痛明显减轻或消失；疼

痛程度亦可随情绪变化、劳累、天气变化而波动。这种与月经周期及情绪变化有关的疼痛是乳腺增生病临床表现的主要特点。

②乳房肿块：肿块可发于单侧或双侧乳房内，单个或多个，一般好发于乳房外上象限。表现为大小不一的片状、结节状、条索状等，其中以片状为多见。边界不明显，质地中等或稍硬，与周围组织无粘连，常有触痛。大部分乳房肿块也有随月经周期而变化的特点，月经前肿块增大变硬，月经来潮后肿块缩小变软。

③乳头溢液：少数患者可出现乳头溢液，为自发溢液，多为淡黄色或淡乳白色；也有少数经挤压乳头可见溢出溢液。如果出现血性或咖啡色溢液，需要谨慎对待。

3. 中医分型

乳腺增生属中医的“瘕症”范畴，中医认为此病与由肝胃脾冲任的关系密切，多因情志郁结、肝脾功能失调引起，肝藏血，主疏泄，脾统血，主运化，肝脾功能正常，则气血调和，乳络通畅；若郁怒伤肝，肝失条达，思虑伤脾，脾失健运，致气血运行不畅，冲任失调，乳络气滞血瘀或痰浊凝结于乳，发为乳癖。根据临床症状及体质将本病分为三种类型：

①肝气郁结型：肝主疏泄，宜舒畅调达。如长期情志不畅，郁久则会伤肝。气机郁滞、蕴结于乳房经络，导致经络阻塞不通，不通则痛；郁久则会化热，灼津为痰，加之肝郁气血运行失常，气滞、痰凝、血瘀结聚成块，出现乳腺增生病。

②痰凝血瘀型：忧思伤脾，或郁怒伤肝，致脾不健运，水湿不运，聚而为痰，导致痰凝。气滞则血瘀，瘀血内停，与痰浊互结阻于乳络亦可出现乳腺增生。

③冲任失调型：冲脉为十二经之海，任脉为“阴脉之海”，具有调节全身诸阴经经气的作用。二者起于胞中，上连乳房，如冲任不调可致乳腺增生。

中医治则：疏肝解郁，软坚散结。

4. 医学检查

①自我检查：自我检查对乳腺疾病的发现起着决定作用，女性朋友了解一些乳房自我检查的知识尤为重要，自我检查应在月经之后的一至两周进行。乳腺增生自我检查方法如下：

视：站在镜子前双手下垂或双手叉腰，仔细观察双侧乳腺是否大小对称，皮肤及乳头是否有凹陷或湿疹，有无红肿，有无不正常突起等。

触：左手上举或叉腰，用右手检查左乳，以指腹轻压乳房，触摸是否有硬块，由乳头开始做环状顺时针方向检查，触摸时手掌要平伸，四指并拢，用食指、中指、无名指的末端指腹按顺序轻扪乳房的外上、外下、内下、内上区域，最后是乳房中间的乳头及乳晕区。检查时不可用手指抓捏乳腺组织，否则可能会把抓捏到的乳腺组织误认为肿块。如发现乳腺内存在肿物或出现乳头溢液等情况须及时就医，避免耽误病情。

②专业乳腺检查：应每年定期请乳腺专科医生进行检查。检查时间也尽可能避开月经前期和月经期。

③B 超检查：因其便捷、经济、无创、无痛等优点成为临床上较常用的检查手段。随着超声影像的发展，高频超声的应用，大大提高了超声的分辨率，能够发现乳腺内的微小病灶，尤其对囊性和实性肿瘤的鉴别，是其他影像检查难以取代的。

④乳腺 X 线检查：乳腺 X 线检查是发现早期癌和微小癌的重要手段，但不必要在短时间内反复检查，尤其是青春期、妊娠期、哺乳期的乳腺对 X 线敏感，过度暴露会增加乳腺癌的发病率。一般在 30 岁之前至少应该做一次钼靶检查，30 ~40 岁每 2 ~3 年检查一次，40 岁以后 1 ~2 年检查一次。对于微钙化的检查是别的影像检查不能比拟的。

⑤乳腺核磁检查：乳腺核磁检查敏感性很高，特异性中等。因其价格相对较高，检查时间长，空间相对狭小密闭，所以目前没有普及。其在乳腺 X 线 + 超声检查阴性的微小乳腺癌、术后的复查、假体植入或注射丰胸乳腺的检查、乳头溢液、高危人群的筛查等方面有很大的优势。

目前临床上对于乳腺疾病的检查，乳腺 X 线 + 超声检查是黄金组合，当联合应用乳腺 X 线检查和超声检查均呈阴性时，其恶性的可能性小于 3% 。

二、三得技术——乳腺增生治疗方案

1. 治疗原理

三得仿生电磁生物传导技术采用低频交变频率的电磁刺激、电磁药物导入等多种物理因子作用于人体，刺激纤维、腺体和肌肉，产生规律性的收缩，舒肝解郁，软坚散结，改善循环，祛瘀生新，强化乳腺及周边淋巴血管组织的新陈代谢，松解粘连，可以治疗乳腺增生及并发的疼痛。

2. 适宜证与并发症

乳腺纤维瘤、单发或多发型乳腺增生、乳腺小叶增生、乳腺脂肪瘤、乳房胀痛。

3. 治疗疗程设定

（1）10 次为一疗程，月经干净 3 天后开始治疗，隔天 1 次，1 个月的治疗为一疗程，病情轻微者一个疗程，病情严重者三个疗程。

（2）乳腺增生专项治疗，每次治疗时间为 80 分钟。

（3）第一次治疗前做一次 X 线、B 超检查，治疗一个疗程后第二次月经结束后 5 天内做一次 X 线、B 超检查，对比效果。

4. 治疗流程

电磁导联点：双足太冲穴（第一、第二跖骨结合部之前凹陷处）。

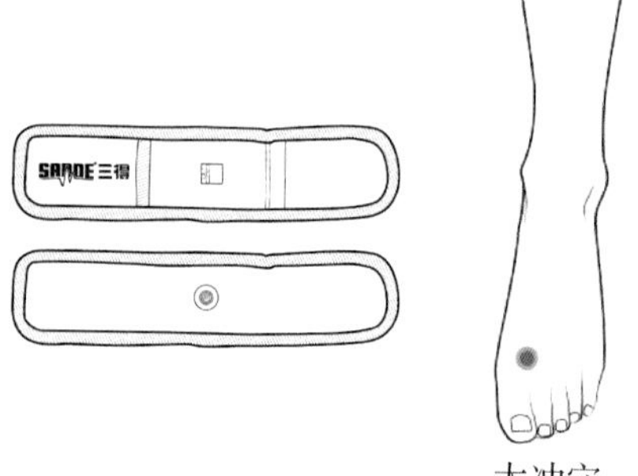

太冲穴

（1）第一步。

用电磁吸附罐调理部位为肩背部：肩井穴（在肩上，前直乳中，下大椎穴与肩峰端连线的中点）、天宗穴（在肩胛区，肩胛冈中点与肩胛骨下角连线上 1/3 与下 2/3 交点凹陷处）、肝俞穴（在背部，T9 棘突下，旁开 1.5 寸），常规剂量，对称顺序分配，时长 10 分钟。

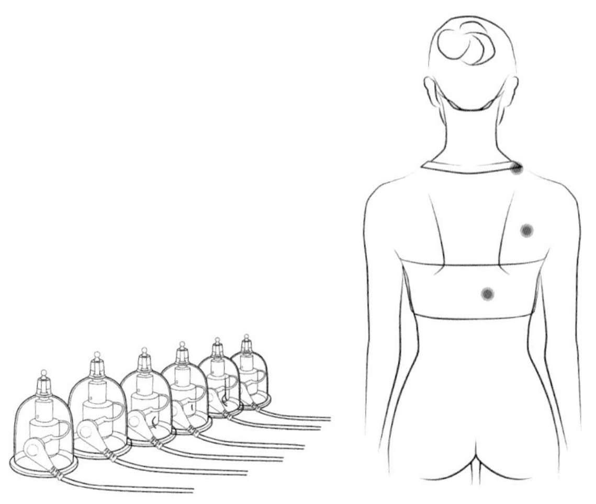

（2）第二步。

用电磁吸附罐调理部位为胸胁部：期门穴（乳头直下，第六肋间隙，前正中线旁开 4 寸）、天池穴（胸部第四肋间隙，乳头外 1 寸，前正中线旁开 5 寸）、增生点（相关辅助检查得知），常规剂量，对称顺序分配，时长 10 分钟。

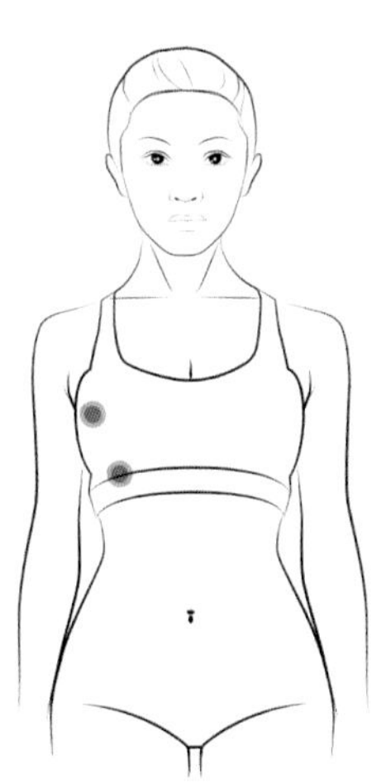

（3）第三步。

用电磁能探头，选择电磁刺激（无创针灸技术），常规剂量，部位为：支沟穴（前臂背侧腕背横纹上 3 寸）、乳腺增生部位（相关辅助检查得知），每个部位 3 ~5 分钟，合计时长约 20 分钟。

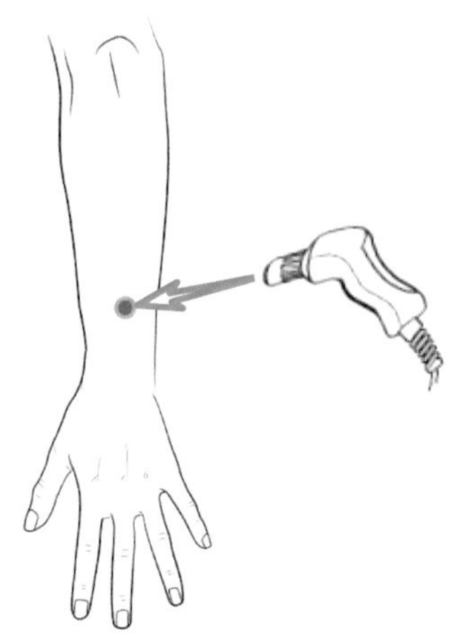

支沟穴

（4）第四步。

用电磁能药物导入：选择使用胸腹键，用关节垫压于乳腺增生部位进行药物导入，时长 20 分钟。

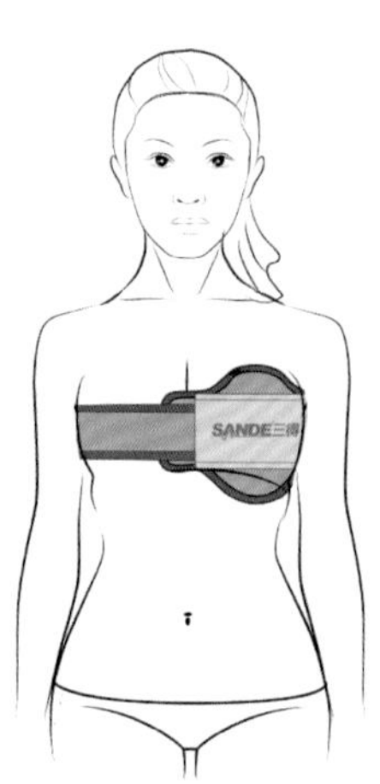

（5）第五步。

居家自助治疗：使用个人易用穿戴（自助）机型针对乳腺增生部位电磁治疗 20 分钟，剂量以舒适为准。

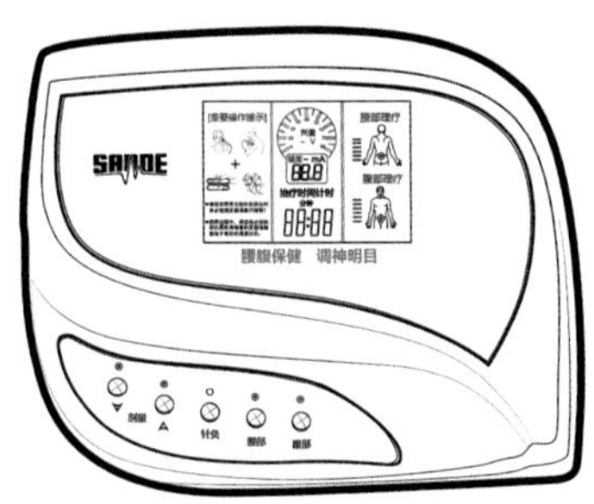

第二节 痛 经

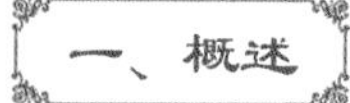

一、概述

1. 现代医学分型

根据其与子宫内膜的关系可大致分为两类：原发性痛经和继发性痛经。

2. 中医分型

妇科痛经是月经期出现的子宫痉挛性疼痛，可伴腰酸、下腹坠痛或其他不适，严重者可影响工作和生活，病因多样，是妇科常见病。病机多因脏腑失调，冲任失调，瘀血阻滞或寒凝经脉，气血不和，胞宫经血受阻，以致不通则痛，或致冲任胞宫失于濡养而不荣则痛。证候以肝气不舒、寒湿凝滞、气血虚弱、肝肾亏损等四型多见：

①肝气不舒型：气机不利，使气不能运血以畅行，血不能随气而流通，以致冲任经脉不利，经血滞于胞中而作痛。

②寒湿凝滞型：久居阴湿之地，或经期涉水感寒，寒湿伤于下焦，客于胞宫，经血为寒湿所凝，运行不畅而作痛。

③气血虚弱型：平素气血不足，行经以后，血海空虚，胞脉失养，引起痛经；或体虚阳气不振，不能运血，经行滞而不畅；或大病、久病之后，气血两亏，冲任气虚，运行无力，亦可导致痛经。

④肝肾亏损型：禀赋素弱，肝肾本虚，或房事不节，肝肾亏虚，以致精亏血少，冲任不足。经行之后，血海空虚，更不能滋养胞脉，以致小腹虚痛。

常见诊断和治则：原发性痛经，病在气者以亏损为主，血运不畅，行之不利；病在血者以下腹坠痛为主，冲任两虚，气血两亏。本病的治疗，病在气者，以理气为主，佐以行血；病在血者，以补血养肝为主，佐以理气；病在寒凝者，又当温经利湿。新病体质较强者，宜攻宜破；久病体质较弱者，宜攻补兼施，或先攻后补，或先补后攻，随症施治。

二、三得技术——痛经治疗方案

1. 治疗疗程设定

（1）12 次为一疗程，月经干净 3 天后开始治疗，前 10 次隔天 1 次，最后 2 次连续治疗，直到来月经停止治疗，病情轻微者一个疗程，病情严重者三个疗程；

（2）第 1、4、7、10 次整体体质调理 + 痛经专项治疗，每次治疗时间为 120 分钟；第

2、3、5、6、8、9、11、12 次只做痛经专项治疗，每次治疗时间为 80 分钟；

（3）第一次治疗前做体查和四诊，治疗 1 个月后第二次月经结束后再做体查和四诊，对比效果。

2. **整体体质调理流程**

公共导联：双足太冲穴（第一、第二跖骨结合部之前凹陷处）。

太冲穴

（1）第一步。

用电磁吸附罐调理部位为督脉：由下向上，腰阳关穴 L4、命门穴 L2、脊中穴 T11、筋缩穴 T9、至阳关穴 T7、大椎穴 C7 布罐，时长 7 分钟。作用：调理脊神经、提升阳气、强化整体体质及新陈代谢。

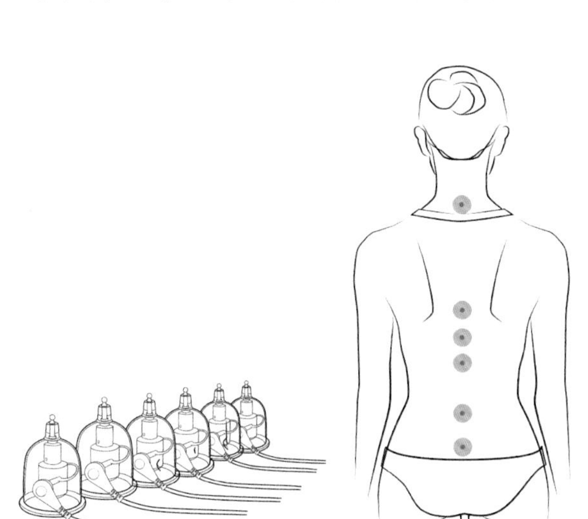

（2）第二步。

用电磁吸附罐调理部位为膀胱经：由上向下，肺俞穴（T3 棘突旁开 1.5 寸）、心俞穴（T5 棘突旁开 1.5 寸）、膈俞穴（T7 棘突旁开 1.5 寸）、肝俞穴（T9 棘突旁开 1.5 寸）、脾俞穴（T11 棘突旁开 1.5 寸）、肾俞穴（L2 棘突旁开 1.5 寸），左右对称顺序分配，各时长 7 分钟。作用：调理、提升脏腑功能。

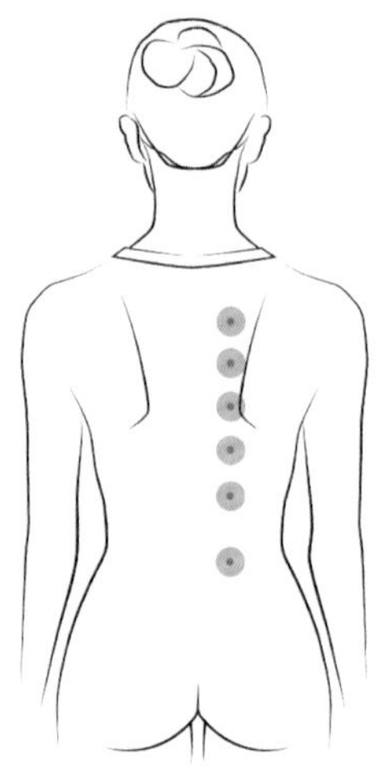

（3）第三步。

用电磁吸附罐调理部位为：下肢膀胱经，从上到下，殷门穴（股后区臀沟下 6 寸，股二头肌与半腱肌之间）、委中穴（腘横纹中点，当股二头肌腱与半腱肌肌腱的中间）、承山穴（当伸直小腿或足跟上提时，腓肠肌肌腹下出现的尖角凹陷处），对称顺序分配，时长 7 分钟。作用：改善下肢血液循环，疏通膀胱经。

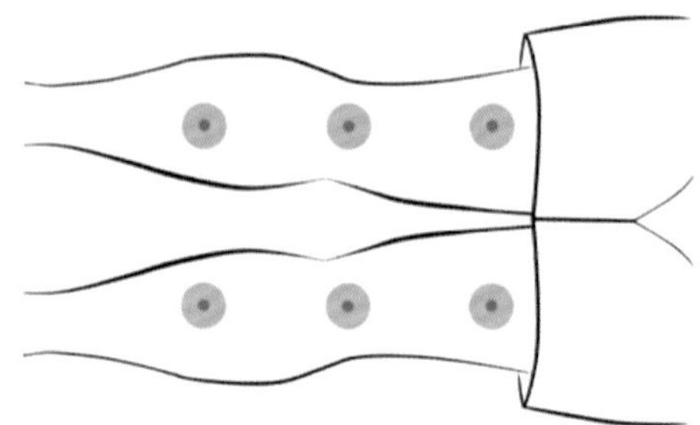

（4）第四步。

用电磁吸附罐调理部位为：中脘穴（前正中线上，胸骨下端和肚脐连接线中点）、右期门穴（乳头直下，第六肋间隙，前正中线旁开 4 寸）、天枢穴（脐中旁开 2 寸）、大横穴（横平及早中，腰与脐之间的中点处），对称顺序分配，时长 7 分钟。

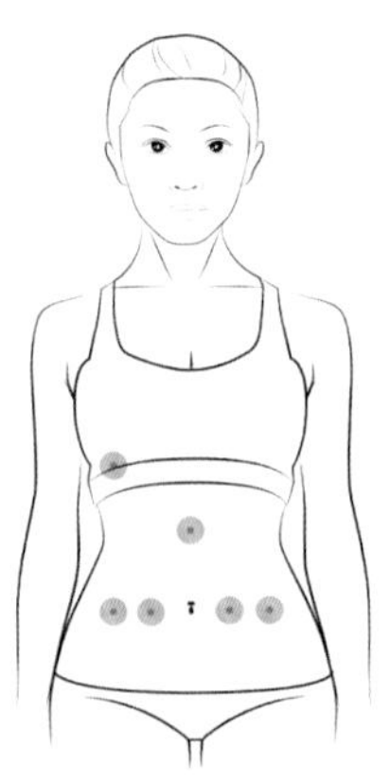

（5）第五步。

用电磁吸附罐调理部位为：血海穴（屈膝时位于大腿内侧，髌底内侧上 2 寸，股四头肌内侧的隆起处）、阴陵泉穴（小腿内侧，胫骨内侧下缘与胫骨内侧缘之间的凹陷中）、足三里穴（小腿前外侧，距胫骨前缘一横指，即一中指处），对称顺序分配，时长 7 分钟。

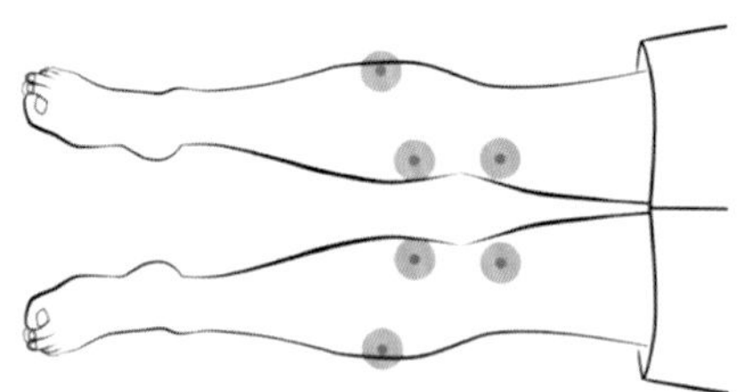

3. **治疗流程**

（1）第一步。

用电磁吸附罐调理部位为腰部膀胱经：由上向下，对称顺序分配，时长 7 分钟。

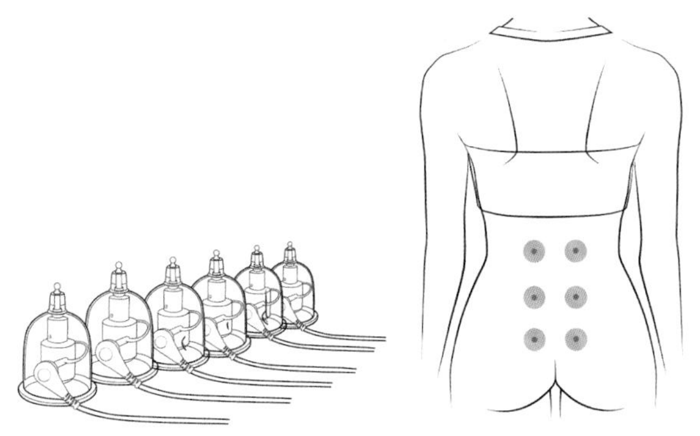

（2）第二步。

用电磁吸附罐调理部位为腹部：天枢穴（脐中旁开 2 寸）、归来穴（当脐中下 4 寸，距前正中线 2 寸）、气海穴（腹正中线脐下 1.5 寸）、中极穴（前正中线，脐下 4 寸），对称顺序分配，时长 7 分钟。

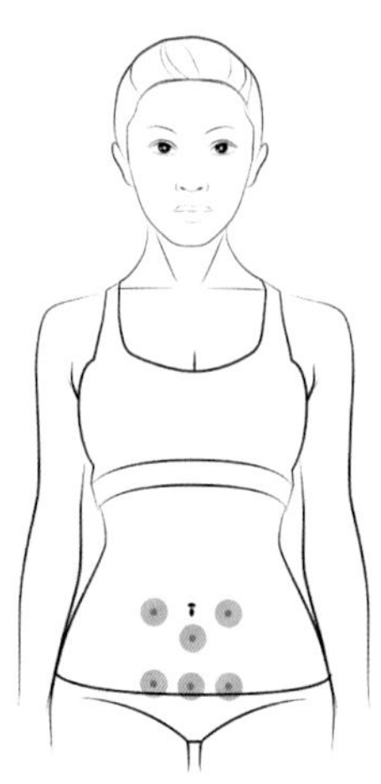

（3）第三步。

用电磁吸附罐调理部位为：三阴交穴（在小腿内侧，当足内踝尖上 3 寸，胫骨内侧缘后方处）、足三里穴（小腿前外侧，距胫骨前缘一横指，即一中指处）、血海穴（屈膝时位于大腿内侧，髌底内侧上 2 寸，股四头肌内侧头的隆起处），对称顺序分配，时长 7 分钟。

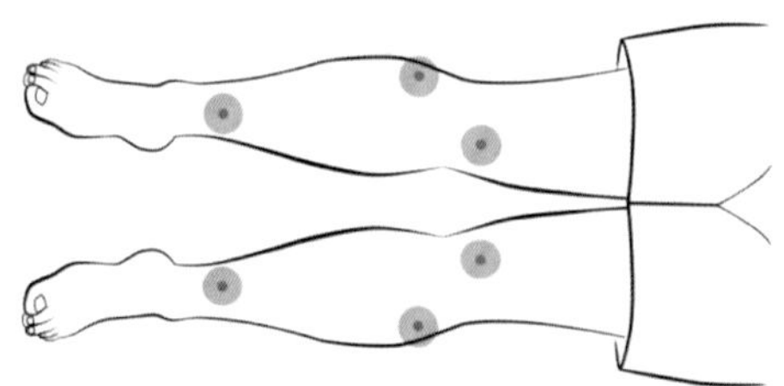

（4）第四步。

用电磁能药物导入：选择使用胸腹键，用腰部垫、腹部垫夹住腹部进行药物导入，时长 20 分钟。

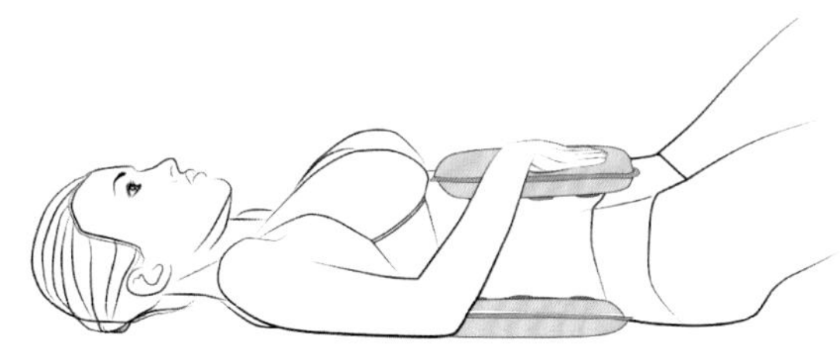

第三节 产后盆底肌松弛症

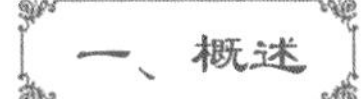

一、概述

1. 定义

盆底肌肉是指封闭骨盆底的肌肉群，将耻骨、尾椎等连接在一起。这一肌肉群犹如一张“吊网”，围绕在尿道、阴道和直肠开口的周围，支撑着盆腔和腹腔器官，尿道、膀胱、阴道、子宫、直肠等脏器被这张“网”紧紧吊住，从而维持正常位置以便行使其功能。它还协同作用于膀胱、肠和性功能。一旦盆底肌肉这张“网”弹性变差，“吊力”不足，便会导致“网”内的器官无法维持在正常位置，从而出现相应功能障碍，近期影响主要是性生活质量下降，这在产后妇女中尤为多见。盆底肌薄弱的远期影响，有大小便失禁、盆底脏器脱垂等。因生产后盆底肌松弛引起的一系列症状，叫产后盆底肌松弛症。

2. 病因与症状

除了年龄，感染、炎症或外伤才是让盆底肌肉组织发生变化且越来越“松”的关键。生育后的女性不及时锻炼、男性接受了前列腺手术，都会使盆底肌肉松懈。气虚肥胖肉松者，喜欢提重物或是站姿不好的人，也会过度牵扯盆底肌肉，使其不再紧致、有力。

盆底肌的损伤在妊娠期就有影响（慢性损伤），随着妊娠期子宫增大，胎儿及附属物重量增加，盆底肌持续受重力压迫致慢性损伤，因此无论是阴道分娩还是剖宫产均不可避免地造成对盆底肌的损伤。当然，阴道分娩的产妇因加上产时的急性损伤，在产后 42 天复查时，盆底功能较剖宫产者会相对差一些。

产后盆底肌肉及其筋膜由于扩张而失去弹力，而且常有部分肌纤维断裂。若发现自己咳嗽漏尿、尿频尿急、性生活不满意、阴道异常等现象，均属于盆底肌出现问题，需要进行盆底肌康复训练。产后如果能及时治疗，盆底肌肉可以恢复至接近孕前状态。

3. 中医治则

中医认为本症因临盆过早，难产，产程过长、临产时用力过猛或产后劳动过早等以致脾气虚弱、中气下陷，失于固摄，肌肉松弛无力，或因素体虚弱，房劳多产等以致肾气不足，胞络损伤，子宫虚冷，摄纳无力而致。三得技术认为本病之本在于脾肾气虚，本病之大忌是便秘，必须防中有治，防治结合。

中医治则：益气固脱，修复筋膜。

4. 检查与评估

①妇科检查——会阴检查主要检查会阴有无伤口，伤口愈合情况，会阴体弹性，阴道口能否闭合，最大屏气向下用力时会阴平面下移度及同坐骨结节平面的关系。

②盆底肌力评估——盆底肌力主要评估肌肉收缩强度、能否对抗阻力，肌肉收缩持续时间及疲劳度、对称性，重复收缩能力及快速收缩次数。

分级	说明	建议
0 级	检测时手指未感觉到阴道肌肉收缩	必须治疗
Ⅰ级	感觉到阴道肌肉颤动	必须治疗
Ⅱ级	感觉到阴道肌肉不完全收缩，持续 2 秒，重复 2 次	必须治疗
Ⅲ级	感觉到阴道肌肉完全收缩，持续 3 秒，重复 3 次，无对抗	建议治疗
Ⅳ级	感觉到阴道肌肉完全收缩，持续 4 秒，重复 4 次，有轻微对抗	建议治疗
Ⅴ级	感觉到阴道肌肉完全收缩，持续 5 秒，重复 5 次，有持续对抗	保持

③B 超——B 超检查子宫的位置情况，评估是否有子宫下垂的情况。

5. 治疗方案

①加强锻炼——盆底肌肉松弛在Ⅴ级，运动锻炼：提肛、瑜伽等。

②保守治疗——盆底肌肉松弛在Ⅲ ~ Ⅳ级，保守治疗：仿生物电磁疗法，推拿正骨、中药补气固脱。

③手术——盆底肌肉松弛在 0 ~ Ⅱ级，子宫下垂严重，只能手术治疗以保效果。

二、三得技术——产后盆底肌松弛修复治疗方案

1. 原理

三得仿生电磁生物传导技术采用低频交变频率的电磁刺激、电磁药物导入等多种物理因子作用于人体，刺激神经纤维和肌肉，产生规律性的收缩，活血祛瘀，改善循环，祛瘀生新，修复损伤肌肉组织，增强盆底肌肉群收缩锻炼，可以预防和治疗子宫下垂、性冷淡、遗尿、妇科炎症、臀部变形等一系列问题。

2. 适宜证

产后阴道松弛、尿失禁、子宫脱垂、臀部变形、虚证便秘、反复阴道炎。

3. 治疗疗程设定

（1）10 次为一疗程，月经干净 3 天后开始治疗，隔天 1 次，直到来月经停止治疗，1 个月的治疗为一疗程，病情轻微者一个疗程，病情严重者三个疗程；

（2）盆底肌修复专项治疗，每次治疗时间为 70 分钟；另外每天居家艾灸 20 分钟；

（3）第一次治疗前做 B 超及体查，治疗 1 个月后第二次月经结束后做一次 B 超及体查，对比效果。

4. **调理流程**

公共导联：双足太冲穴（第一、第二跖骨结合部之前凹陷处）。

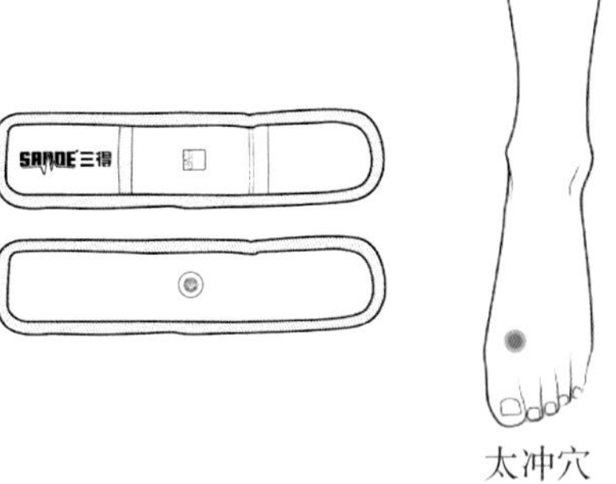

太冲穴

（1）第一步。

用电磁调理吸附罐部位为腰椎、骶骨，常规剂量，对称顺序分配，治疗时长 8 分钟；腰骶部、臀部，常规剂量，对称顺序分配，治疗时长 8 分钟。

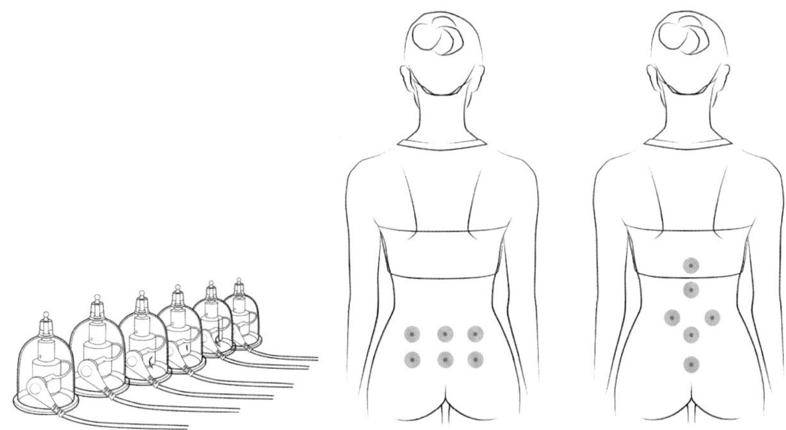

（2）第二步。

用电磁吸附罐调理部位为腹部：天枢穴（横平脐中，前正中线旁开 2 寸）、归来穴（脐下前正中线 3 寸，旁开 2 寸）、气海穴（脐下前正中线 1.5 寸）、中极穴（脐下前正中线 4 寸），常规剂量，对称顺序分配，时长 7 分钟。

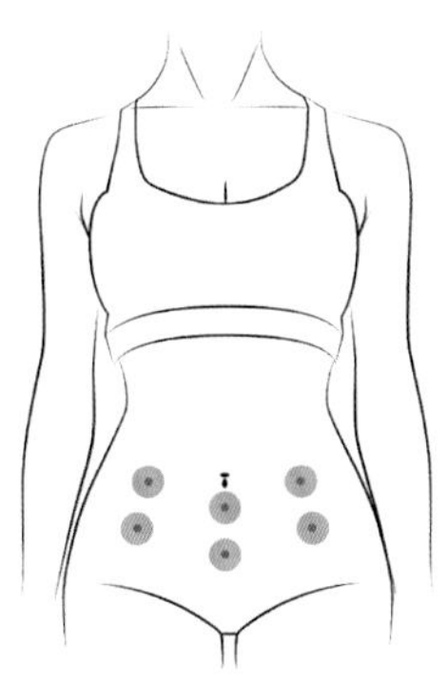

（3）第三步。

用电磁吸附罐调理部位为：下肢，三阴交穴（内踝骨尖上 3 寸，胫骨后缘）、足三里穴（小腿外侧，外膝眼下 3 寸）、血海穴（髌底内侧端上 2 寸，股内侧肌隆起处），常规剂量，对称顺序分配，时长 7 分钟。

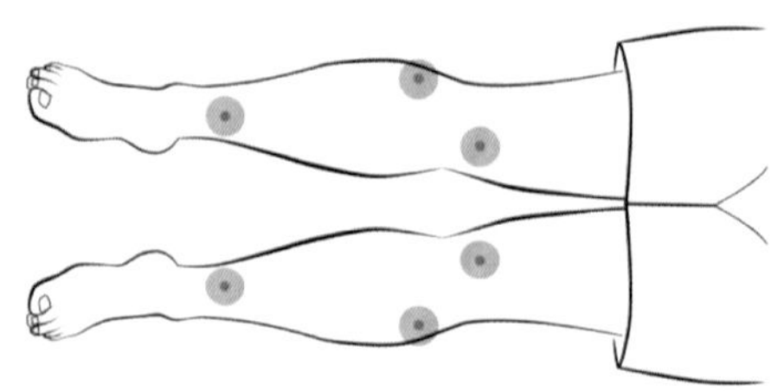

（4）第四步。

电磁能探头，选择间隔键（弹道冲击键），常规剂量，弹道冲击疏通以下穴位：长强穴（尾骨端）、环跳穴（股骨大转子最凸点与骶管裂孔连线的外 1/3 与中 1/3 交点）

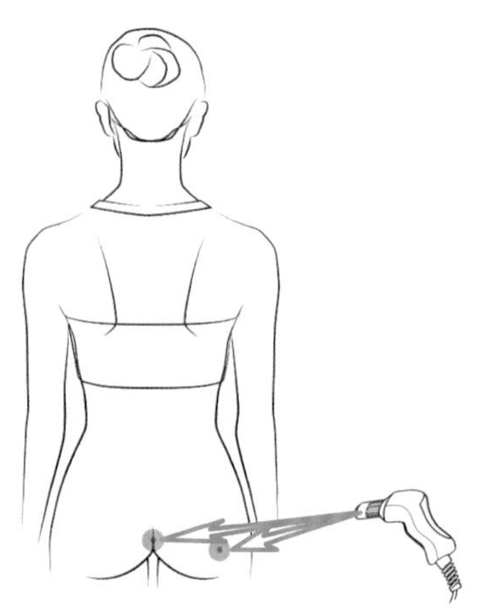

长强穴、环跳穴

（5）第五步。

电磁能探头，选择电磁刺激（无创针灸技术），常规剂量，疏通以下穴位：气冲穴（在腹股沟稍上方，当脐中下 5 寸，距前正中线 2 寸）、会阴穴（肛门和生殖器的中间凹陷处）及旁开 2 寸的部位各 3 分钟。

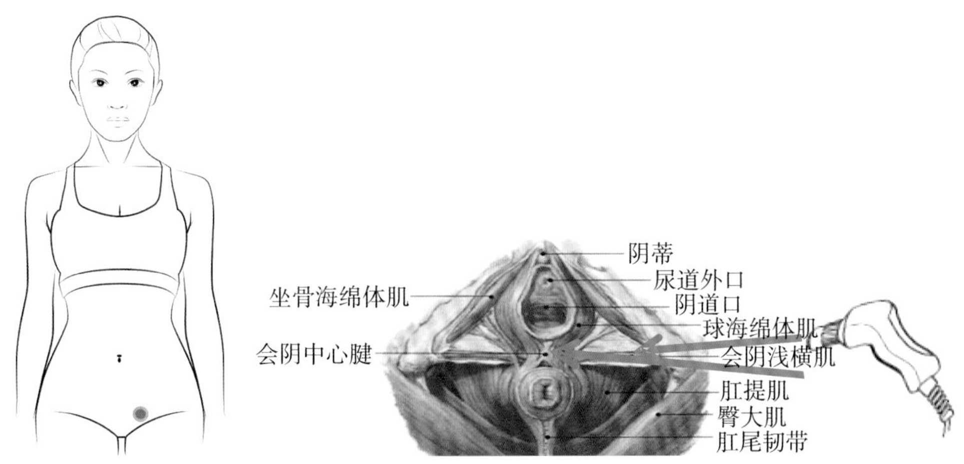

（6）第六步。

用电磁能药物导入：选择使用胸腹键，用腰椎垫、腹部垫夹住腹部进行药物导入，时长30分钟。

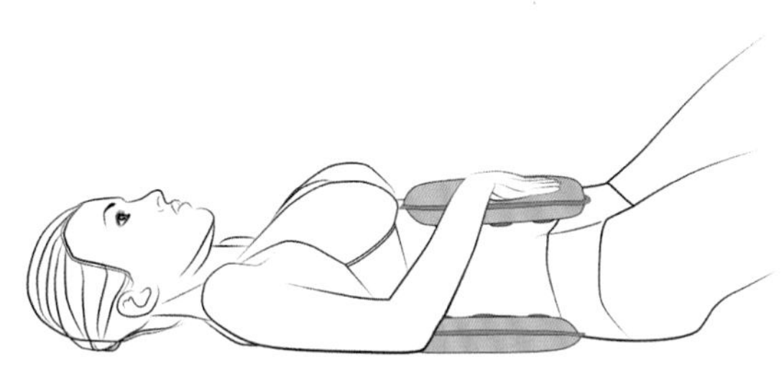

居家自助调理：嘱咐患者自己在家加做艾灸调理，穴位：神阙穴（肚脐）或关元穴（脐下3寸），每天上午20分钟。

第四节 慢性盆腔痛

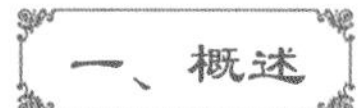

一、概述

1. 定义

慢性盆腔疼痛（CPP）指非周期性、持续达6个月以上（也有认为达3个月以上）、对非阿片类药物治疗无效的盆腔疼痛。慢性盆腔疼痛是妇女最常见的症状之一。慢性盆腔疼痛的特点是病因复杂，有时即使做了腹腔镜检查或开腹探查也找不到明显原因，且疼痛程度与病变程度不一定成正比。

慢性盆腔疼痛包括腹腔镜检查容易发现的妇科疾病，如子宫内膜异位症、盆腔炎性疾病、盆腔粘连和盆腔静脉瘀血综合征等，也包括一些隐匿性的躯体疾病（通常是妇科以外疾病），如肠激惹综合征，还包括非躯体性（精神源性）疾病。

2. 病因

引起女性慢性盆腔痛的病因复杂，可能来源于一个或多个器官系统，从目前的研究来看，涉及以下致病因素：

（1）子宫内膜异位症。

疼痛的典型症状包括周期性的盆腔痛、痛经及性交痛，疼痛多以痛经开始，一般在青春期或壮年期即有经痛，而且这种经期腹痛具有进行性加重的特点。

（2）盆腔瘀血综合征。

盆腔瘀血综合征是因为盆腔静脉曲张或瘀血所造成的疼痛，疼痛多为钝痛和隐痛，持久站立时疼痛加重，卧位休息时可缓解，早晨起床时明显减轻，疼痛涉及整个盆腔部位。

（3）慢性盆腔炎。

慢性盆腔炎是继发于急性盆腔感染而引起的长久的组织炎性损伤，疾病的进展很可能是反复感染发作所引起。疼痛多为单侧或双侧的盆腔痛和性交困难。

（4）盆腔粘连。

盆腔粘连是盆腔器官结缔组织的异常粘连，其引起的盆腔牵拉疼痛，一般在突然活动、性交或某些体育活动后加剧。

另外，骨盆内的肌肉骨骼系统痉挛或损伤、疝、肠激惹综合征、尿道病变、过度体力劳动、精神创伤等，都有可能是引起慢性盆腔痛的原因，一些研究者认为，慢性盆腔痛的病因是多方面的，可能是身体、社会、心理的因素共同导致了这一症状，还有一些可能没有明显的病理学改变，如心理性盆腔痛等。

3. 中医分型

慢性盆腔痛是盆腔里有关疾病出现的疼痛，可伴腰酸、下腹坠痛或其他不适，严重者可影响工作和生活，病因多样，是妇科常见病。是多种妇科疾病的并发症，如子宫肌瘤、痛经、卵巢囊肿、子宫内膜异位、盆腔炎等。病机多因脏腑失调，冲任失调，瘀血阻滞或寒凝经脉，气血不和，胞宫经血受阻，以致不通则痛，或致冲任胞宫失于濡养而不荣则痛。证候以肝气不舒、寒湿凝滞、气血虚弱、肝肾亏损等四型多见：

（1）肝气不舒型：气机不利，使气不能运血以畅行，血不能随气而流通，以致冲任经脉不利，经血滞于胞中而作痛。

（2）寒湿凝滞型：久居阴湿之地，或经期涉水感寒，寒湿伤于下焦，客于胞宫，经血为寒湿所凝，运行不畅而作痛。

（3）气血虚弱型：平素气血不足，行经以后，血海空虚，胞脉失养，引起慢性盆腔痛；或体虚阳气不振，不能运血，经行滞而不畅；或大病、久病之后，气血两亏，冲任气虚，运行无力，亦可导致慢性盆腔痛。

（4）肝肾亏损型：禀赋素弱，肝肾本虚，或房事不节，肝肾亏虚，以致精亏血少，冲任不足。经行之后，血海空虚，更不能滋养胞脉，以致小腹虚痛。

常见诊断和治则：原发性慢性盆腔痛，病在气者以亏损为主，血运不畅，行之不利；病在血者以下腹坠痛为主，冲任两虚，气血两亏。本病的治疗，病在气者，以理气为主，佐以行血；病在血者，以补血养肝为主，佐以理气。病在寒凝者，又当温经利湿。新病体质较强者，宜攻宜破；久病体质较弱者，宜攻补兼施，或先攻后补，或先补后攻，随症施治。

4. 慢性盆腔痛与子宫肌瘤的关系

子宫肌瘤一般不会引起慢性盆腔痛，但这两种疾病的发病原因有共同之处，大部分都是气滞血瘀造成的，是同一病因病机的两种表现形式，所以在康复治疗方法上大同小异，如果并发可以考虑一起治疗。

5. 检查与评估

检查：包括阴道分泌物检查、激素水平检测、肿瘤标记物检查、组织病理学检查、影像学检查、内镜检查和腹腔镜检查。

（1）影像学检查。

超声波：作为妇科最常用的无创性影像学检测手段，超声波可发现盆腔的异常解剖，区分包块的性质（囊性或实性），还可通过彩色多普勒辨别血管特征。经腹部或阴道超声，可初步排除盆腔器质性病变，有利于解除患者的思想疑虑。对腹壁紧张，不能配合或不接受盆腔检查的患者，则具有重要的诊断意义。

（2）内镜检查。

①膀胱镜：当考虑症状来源于下泌尿道，在排除感染的情况下，做膀胱镜检查是必

要的。

②结肠镜。当考虑症状来源于消化道，做结肠镜检查可以至更深处检查大肠及结肠内部病变。

（3）腹腔镜。作为微创的直视诊断工具，被妇科医生视为用于评估 CPP 不可缺少的重要手段。评估：

①如果经医学检查有器质性病变者为继发性慢性盆腔痛，按原病种治疗。

②如果经医学检查没有器质性病变者为原发性慢性盆腔痛，按本病种治疗。

③慢性盆腔痛的疼痛评估按世界卫生组织（WHO）将疼痛程度划分为：

0 度：不痛；

Ⅰ度：轻度痛，为间歇痛，可不用药；

Ⅱ度：中度痛，为持续痛，影响休息，需用止痛药；

Ⅲ度：重度痛，为持续痛，不用药不能缓解疼痛；

Ⅳ度：严重痛，为持续剧痛伴血压、脉搏等变化。

二、三得技术——慢性盆腔痛治疗方案

1. 治疗原理

三得仿生电磁生物传导技术采用低频交变频率的电磁刺激、电磁药物导入等多种物理因子作用于人体，刺激神经纤维和肌肉，产生规律性的收缩，活血祛瘀，改善循环，修复损伤肌肉组织，促进盆腔血液循环和松解粘连，可以治疗原发性和继发性慢性盆腔痛。

2. 适宜证与并发症

痛经、子宫肌瘤、慢性盆腔炎、卵巢囊肿、子宫内膜异位、盆腔粘连。

3. 治疗疗程设定

（1）10 次为一疗程，月经干净 3 天后开始治疗，隔天 1 次，直到来月经停止治疗，1 个月的治疗为一疗程，病情轻微者一个疗程，病情严重者三个疗程；

（2）慢性盆腔痛专项治疗，每次治疗时间为 80 分钟；

（3）第一次治疗前做一次 ODI 问卷和血尿常规、B 超，治疗一个疗程后，第二次月经结束 5 天内做一次 ODI 问卷和血尿常规、B 超，对比效果。

4. 治疗流程

（1）第一步。

用电磁吸附罐调理部位为腰部膀胱经（腰部脊柱两旁肌肉），由上向下，常规剂量，对称顺序分配，时长 7 分钟。

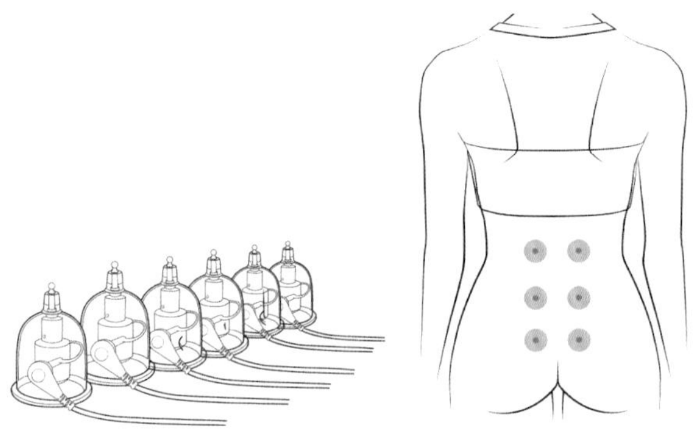

（2）第二步。

用电磁吸附罐调理部位为腰臀部定点，常规剂量，对称顺序分配，时长 7 分钟。

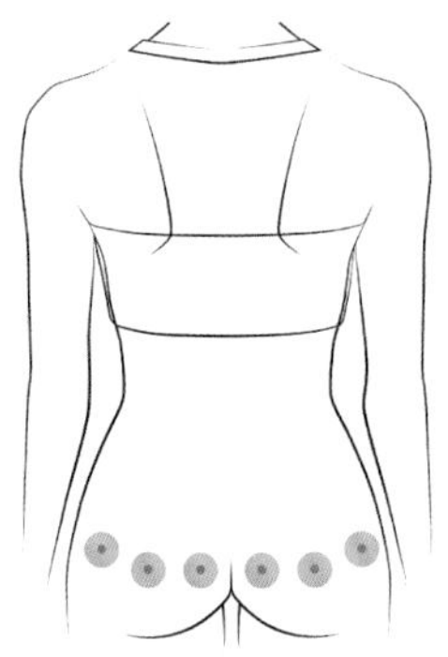

（3）第三步。

用电磁吸附罐调理部位为腹部，天枢穴（横平脐中，前正中线旁开 2 寸）、归来穴（脐下前正中线 3 寸，旁开 2 寸）、气海穴（脐下前正中线 1.5 寸）、中极穴（脐下前正中线 4 寸），对称顺序分配，时长 7 分钟。

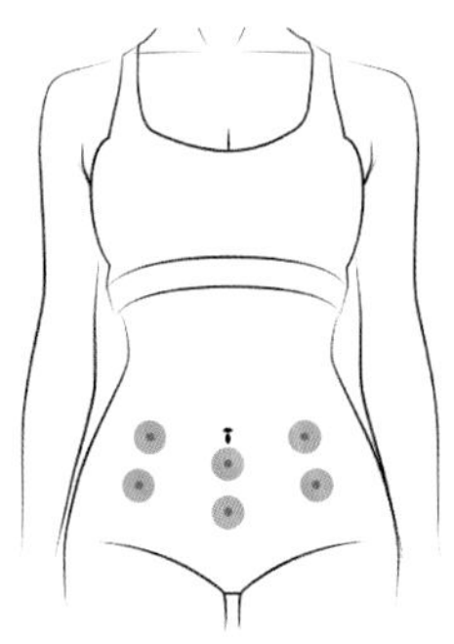

（4）第四步。

用电磁吸附罐调理部位为下肢，三阴交穴（内踝骨尖上 3 寸，胫骨后缘）、阴陵泉穴（小腿内侧，当胫骨内侧侧髁后下方凹陷处）、血海穴（髌底内侧端上 2 寸，股内侧肌隆起处），对称顺序分配，时长 7 分钟。

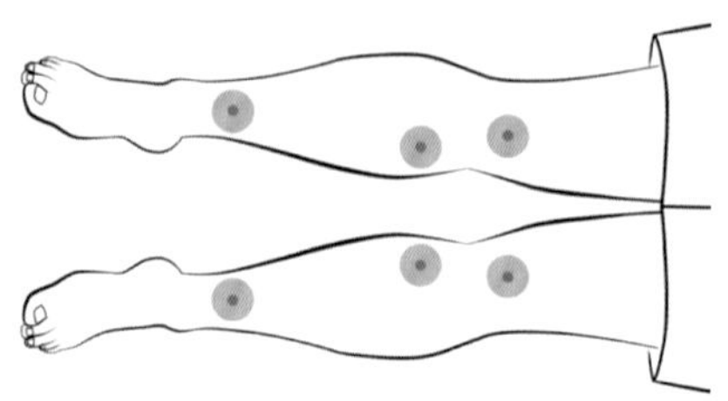

（5）第五步。

用电磁能探头，选择间隔键（弹道冲击键），常规剂量，弹道冲击位置：腹部或臀部压痛点，5～8 分钟，速度显示 50～100ms，剂量传感以达到腹部发热为宜。作用：松解粘连、活血化瘀。电磁能探头，选择电磁刺激（无创针灸技术），常规剂量，位置：合谷穴（手背，第一、第二掌骨间，当第二掌骨桡侧的中点处）、太冲穴（足背侧，第一、第二跖骨结合部之前凹陷处）、三阴交穴（内踝骨尖上 3 寸，胫骨后缘）。

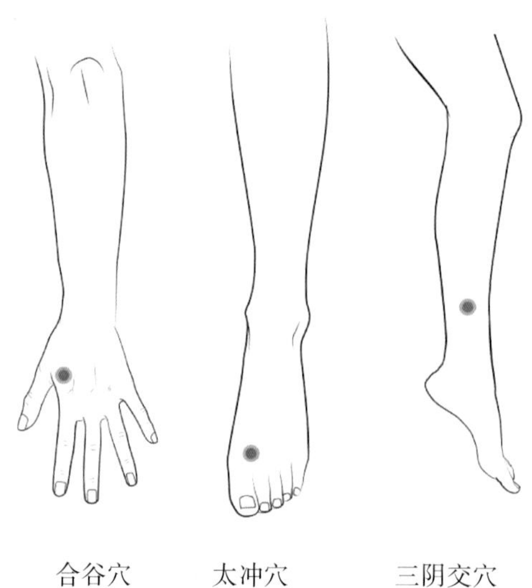

合谷穴　　太冲穴　　三阴交穴

居家自助调理：电磁能药物导入，选择使用胸腹键，用腰椎垫、腹部垫夹住腹部进行药物导入30分钟。

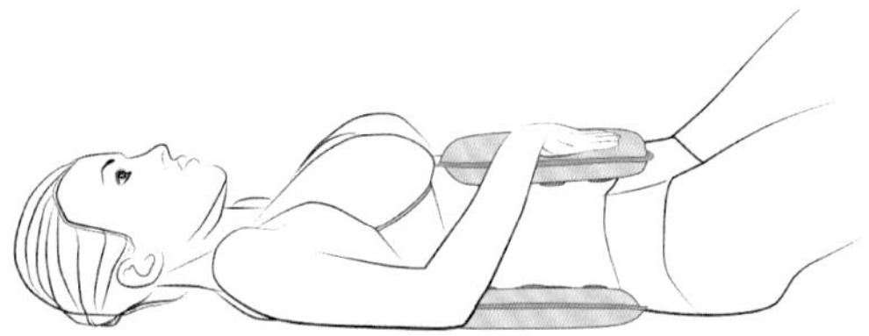

第五节 子宫肌瘤

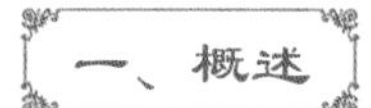
一、概述

1. 定义

子宫肌瘤是女性生殖器官中最常见的一种良性肿瘤，也是人体中最常见的肿瘤之一，又称为纤维肌瘤、子宫纤维瘤。由于子宫肌瘤主要是由子宫平滑肌细胞增生而成，其中有少量纤维结缔组织作为一种支持组织而存在，故称为子宫平滑肌瘤较为确切，简称子宫肌瘤。

2. 临床症状

多数患者无症状，仅在盆腔检查或超声检查时偶被发现。如有症状则与肌瘤生长部位、速度、有无变性及有无并发症关系密切，而与肌瘤大小、数目多少关系相对较小。患有多个浆膜下肌瘤者未必有症状，而一个较小的黏膜下肌瘤常可引起不规则阴道流血或月经过多。临床上常见的症状有：

①子宫出血：为子宫肌瘤最主要的症状，出现于半数以上的患者。其中以周期性出血为多，可表现为月经量增多、经期延长或周期缩短。亦可表现为不具有月经周期性的不规则阴道流血。子宫出血以黏膜下肌瘤及肌壁间肌瘤较多见，而浆膜下肌瘤很少引起子宫出血。

②腹部包块及压迫症状：肌瘤逐渐生长，当其使子宫增大超过妊娠3个月子宫大小或为位于宫底部的较大浆膜下肌瘤时，常能在腹部扪到包块，清晨膀胱充盈时更为明显。包块呈实性，可活动，无压痛。肌瘤长到一定大小时可引起周围器官压迫症状，子宫前壁肌瘤贴近膀胱者可产生尿频、尿急；巨大宫颈肌瘤压迫膀胱可引起排尿不畅甚至尿潴留；子宫后壁肌瘤特别是峡部或宫颈后唇肌瘤可压迫直肠，引起大便不畅、排便后不适感；巨大阔韧带肌瘤可压迫输尿管，甚至引起肾盂积水。

③疼痛：一般情况下子宫肌瘤不引起疼痛，但不少患者诉有下腹坠胀感、腰背酸痛。当浆膜下肌瘤发生蒂扭转或子宫肌瘤发生红色变性时可产生急性腹痛，肌瘤合并子宫内膜异位症或子宫腺肌症者亦不少见，则可有痛经。

④白带增多：子宫腔增大，子宫内膜腺体增多，加之盆腔充血，可使白带增加。子宫或宫颈的黏膜下肌瘤发生溃疡、感染、坏死时，则产生血性或脓性白带。

⑤不孕与流产：有些子宫肌瘤患者伴有不孕或易发生流产，对受孕及妊娠结局的影响可能与肌瘤的生长部位、大小及数目有关。巨大子宫肌瘤可引起宫腔变形，妨碍孕囊着床及胚胎生长发育；肌瘤压迫输卵管可导致管腔不通畅；黏膜下肌瘤可阻碍孕囊着床或影响精子进入宫腔。肌瘤患者自然流产率高于正常人群，其比约为4：1。

⑥贫血：长期月经过多或不规则阴道流血可引起失血性贫血，较严重的贫血多见于黏膜

下肌瘤患者。

⑦其他：极少数子宫肌瘤患者可产生红细胞增多症、低血糖，一般认为与肿瘤产生异位激素有关。

3. 医学检查

（1）超声检查。

是目前最为常用的辅助诊断方法。它可显示子宫增大，形状不规则，肌瘤数目、部位、大小及肌瘤内部是否均匀或液化、囊变等。超声检查既有助于诊断子宫肌瘤，并为区别肌瘤是否有变性提供参考，又有助于与卵巢肿瘤或其他盆腔肿块鉴别。

（2）诊断性刮宫。

通过宫腔探针探测子宫腔大小及方向，感觉宫腔形态，了解宫腔内有无肿块及其所在部位。对于子宫异常出血的患者常需鉴别子宫内膜病变，诊断性刮宫具有重要价值。

（3）宫腔镜检查。

在宫腔镜下可直接观察宫腔形态、有无赘生物，有助于黏膜下肌瘤的诊断。

（4）腹腔镜检查。

当肌瘤须与卵巢肿瘤或其他盆腔肿块鉴别时，可做腹腔镜检查，直接观察子宫大小、形态、肿瘤生长部位，并初步判断其性质。

（5）磁共振检查。

一般情况下，无须采用磁共振检查，但磁共振尤其是增强延迟显像有助于鉴别子宫肌瘤和子宫肉瘤。在腹腔镜手术前，磁共振检查也有助于临床医师在术前和术中了解肌瘤的位置，减少残留。

4. 中医分型

中医认为子宫肌瘤属“瘕症”范畴，主要是由七情内伤、脏腑功能失调、气滞血瘀所导致的，可分为气滞型、血瘀型和痰湿型三种类型。

①气滞型：子宫肌瘤此型患者可出现腹胀，腹痛且痛无定处，腹部有可移动的包块，舌苔薄白和脉沉弦等症状。

②血瘀型：子宫肌瘤此型患者可出现腹部有包块，月经量多，行经时间长，经血色暗有块，面色晦暗，舌有瘀点或瘀斑，脉沉迟而涩等症状。

③痰湿型：子宫肌瘤此型患者可出现腹部有包块且按之不坚，白带量多而黏稠，胸脘痞闷，怕冷，形体肥胖，舌质紫暗而苔白腻，脉濡细等症状。

活血化瘀、消痰化结是中医治疗子宫肌瘤的基本方法。中医辨证论治从体质与本病全面考虑，同时兼顾月经情况，可达到消瘤与调经的双重作用。

二、三得技术——子宫肌瘤治疗方案

1. 治疗原理

三得仿生电磁生物传导技术采用低频交变频率的电磁刺激、电磁药物导入等多种物理因子作用于人体，刺激神经纤维和肌肉，产生规律性的收缩，活血祛瘀，改善循环，强化子宫及周边组织的新陈代谢，促进盆腔血液循环和松解粘连，可以治疗子宫肌瘤及其并发的疼痛。

2. 适宜证与并发症

非出血症状的子宫肌瘤、单发或多发型子宫肌瘤、并发疼痛的子宫肌瘤、并发月经不调的子宫肌瘤。

3. 治疗疗程设定

（1）12 次为一疗程，月经干净 3 天后开始治疗，前 10 次隔天 1 次，最后 3 次连续治疗，直到来月经停止治疗，1 个月的治疗为一疗程，病情轻微者一个疗程，病情严重者三个疗程。

（2）第 1、4、7、10 次整体体质调理 + 子宫肌瘤专项治疗，每次治疗时间为 120 分钟；第 2、3、5、6、8、9、11、12 次只做子宫肌瘤专项治疗，每次治疗时间为 80 分钟。

（3）第一次治疗前做 B 超及体查，治疗 1 个月后第二次月经结束后做一次 B 超及体查，对比效果。

4. 整体体质调理流程

公共导联：双足太冲穴（第一、第二跖骨结合部之前凹陷处上）。

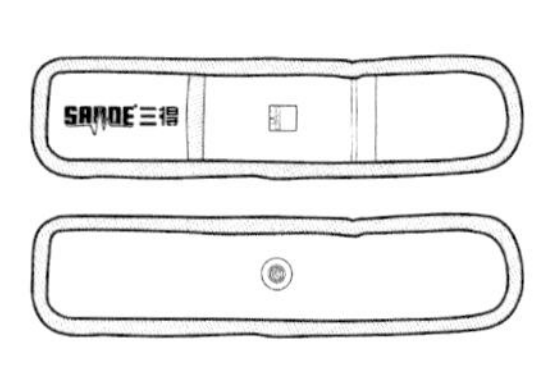

太冲穴

（1）第一步。

用电磁吸附罐调理部位为督脉：由下向上，命门穴 L2、脊中穴 T11、筋缩穴 T9、至阳穴 T7、神道穴 T5、大椎穴 C7 布罐，时长 7 分钟。作用：调理脊神经、提升阳气，强化整体体质及新陈代谢。

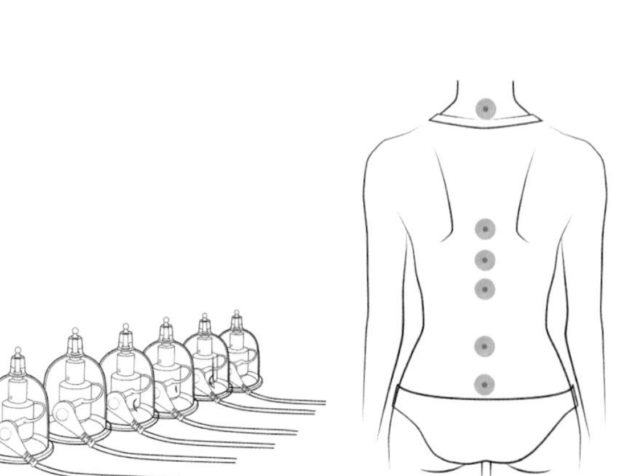

（2）第二步。

用电磁吸附罐调理部位为膀胱经：由上向下，肺俞穴（T3 棘突旁开 1.5 寸）、心俞穴（T5 棘突旁开 1.5 寸）、膈俞穴（T7 棘突旁开 1.5 寸）、肝俞穴（T9 棘突旁开 1.5 寸）、脾俞穴（T11 棘突旁开 1.5 寸）、肾俞穴（L2 棘突突旁开 1.5 寸），对称顺序分配，每边时长各 7 分钟。作用：调理、提升脏腑功能。

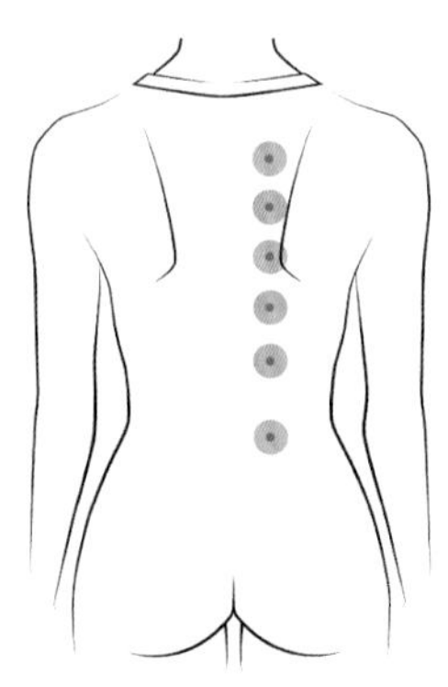

（3）第三步。

用电磁吸附罐调理部位为下肢膀胱经：殷门穴（大腿后方中点）、委中穴（腘横纹中点）、承山穴（小腿后方腓肠肌肌腹下出现的尖角凹陷处），对称顺序分配，时长 7 分钟。作用：改善下肢血液循环，疏通膀胱经。

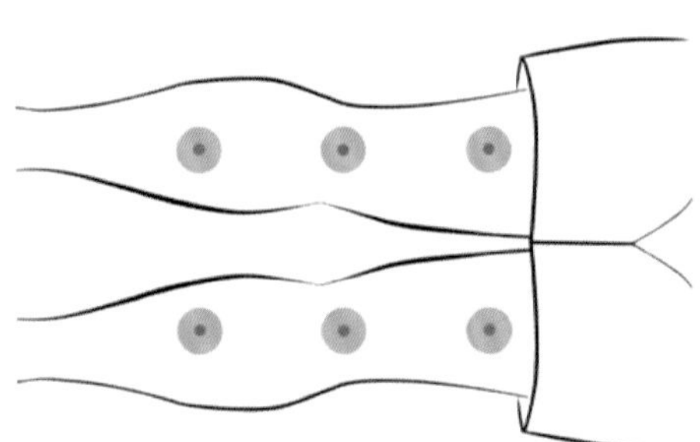

（4）第四步。

用电磁吸附罐调理部位为：中脘穴（胸骨下端和肚脐连接线中点）、右期门穴（当乳头直下，第六肋间隙）、天枢穴（横平脐中，前正中线旁开 2 寸）、大横穴（横平脐中，腰与脐之间的中点），对称顺序分配，时长 7 分钟。

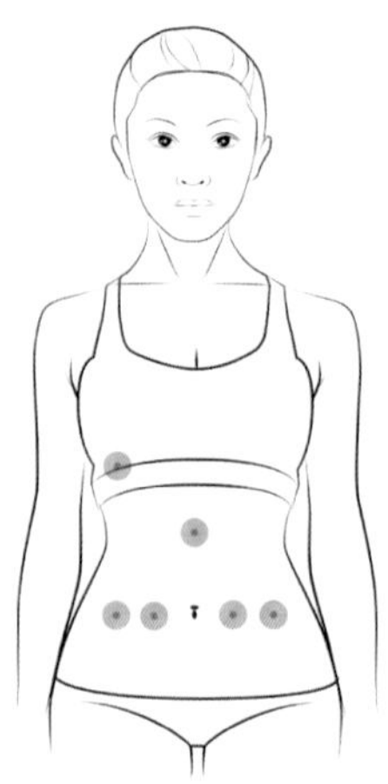

（5）第五步。

用电磁吸附罐调理部位为：血海穴（髌底内侧端上三指宽，股内侧肌隆起处）、阴陵泉穴（小腿内侧，胫骨内侧下缘与胫骨内侧缘之间的凹陷中）、足三里穴（小腿外侧，外膝眼下 3 寸），对称顺序分配，时长 7 分钟。

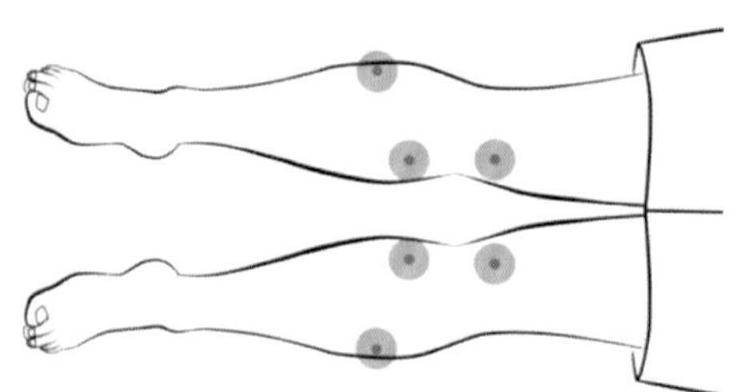

（6）第六步。

用电磁能药物导入：选择使用胸腹键，用腰椎垫、腹部垫夹住腹部进行药物导入，时长 30 分钟。

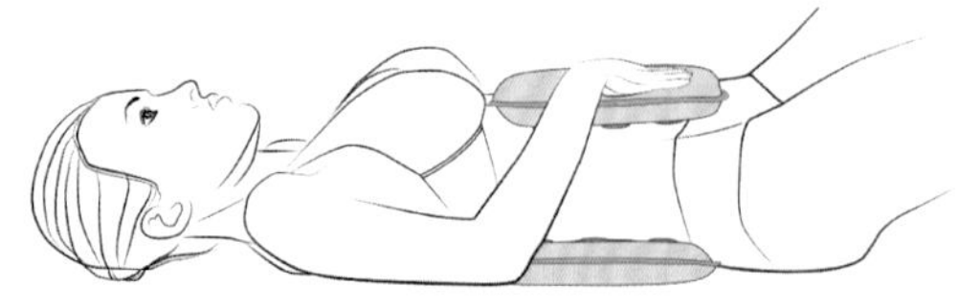

5. **治疗流程**

（1）第一步。

用电磁吸附罐调理部位为腰部膀胱经，由上向下，对称顺序分配，时长 7 分钟。

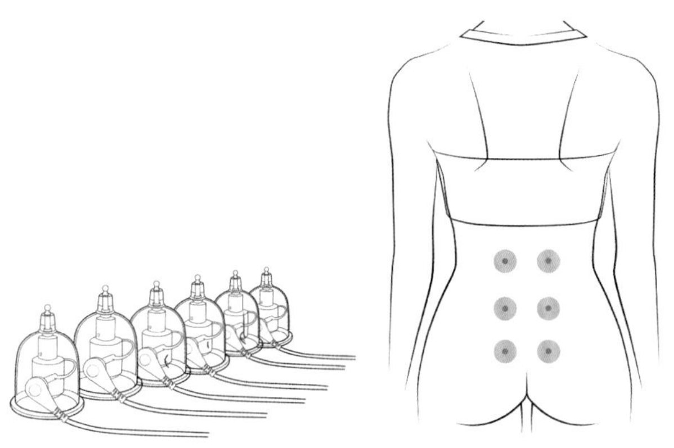

（2）第二步。

用电磁吸附罐调理部位为腰臀部（如下图）定点，对称顺序分配，时长 7 分钟。

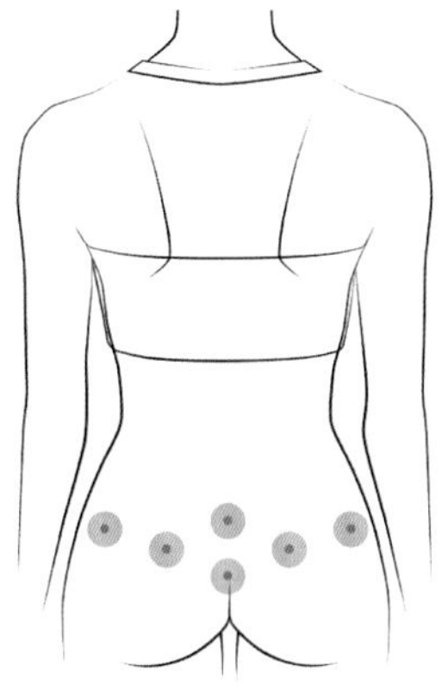

（3）第三步。

用电磁吸附罐调理部位为腰臀部（如下图）定点，对称顺序分配，时长 7 分钟。

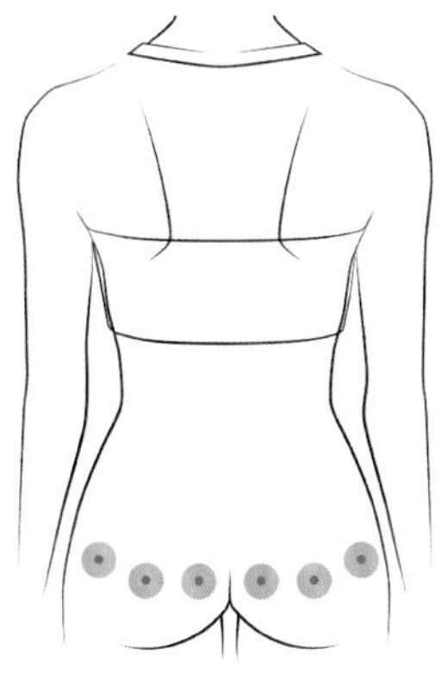

（4）第四步。

用电磁能探头，选择电磁刺激，常规剂量，在会阴旁进行刺激，每个点 3 分钟（考虑盆底肌肉薄弱，易于穿透，到达子宫体和子宫底）。

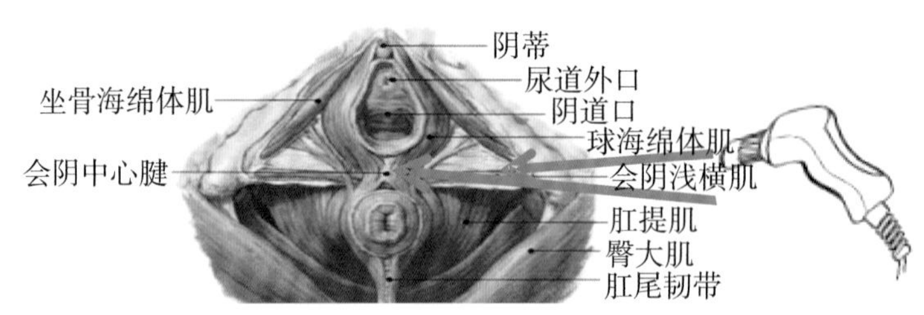

（5）第五步。

用电磁吸附罐调理部位为腹部定点：带脉穴（当十一肋游离端下方垂线与脐水平线的交点上）、归来穴（脐下前正中线 3 寸，旁开 2 寸）、气海穴（脐下前正中线 1.5 寸）、中极穴（脐下前正中线 4 寸），对称顺序分配，时长 7 分钟。

（6）第六步。

用电磁吸附罐调理部位为腹部定点，对称顺序分配，时长 7 分钟。

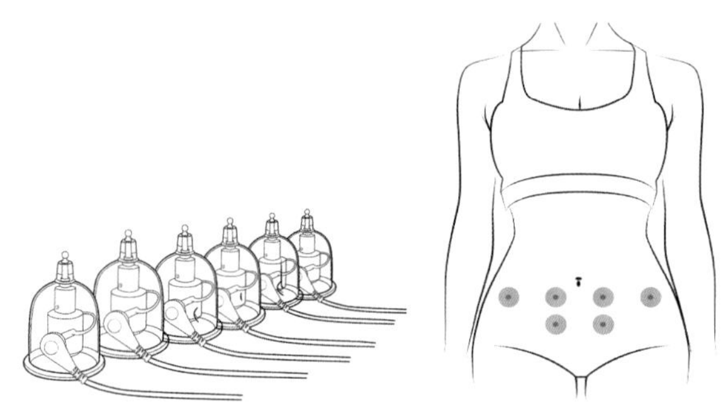

（7）第七步。

用电磁吸附罐调理部位为腿部定点：血海穴（髌底内侧端上 2 寸，股内侧肌隆起处）、阴陵泉穴（小腿内侧，胫骨内侧下缘与胫骨内侧缘之间的凹陷中）、三阴交穴（内踝骨尖上 3 寸，胫骨后缘），对称顺序分配，时长 7 分钟。

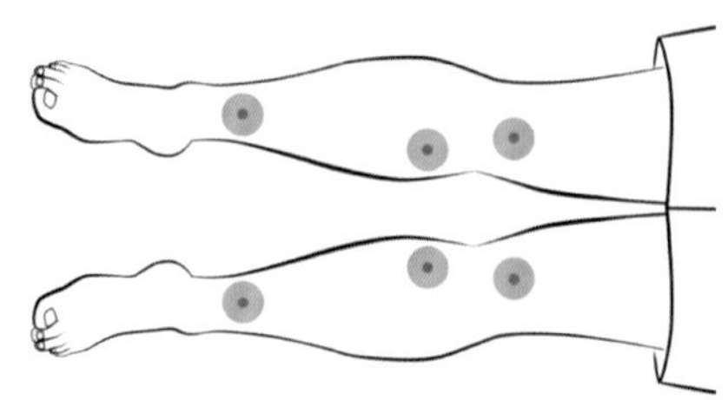

(8) 第八步。

用电磁能探头，选择电磁刺激，常规剂量，在腹部子宫穴压痛点进行刺激，采取45度角、紧压该位置的方式刺激（考虑腹部肌肉有4层，在剂量大的情况下会引起肌肉痉挛，无法刺激到子宫）。

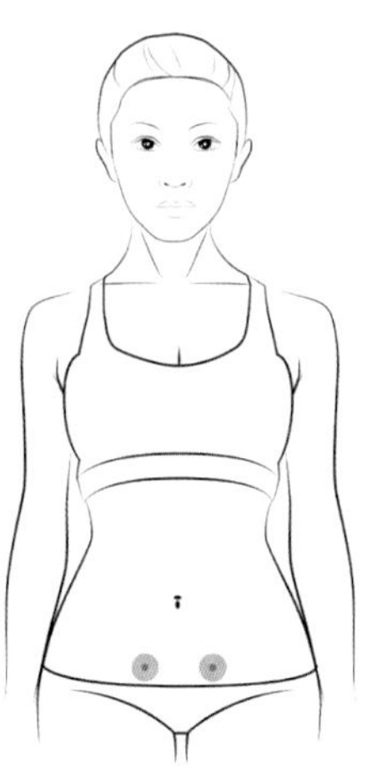

(9) 第九步。

对症加穴位：每个穴位2～3分钟。

气滞型：加无创针灸，太冲穴（第一、第二跖骨结合部之前凹陷处）。

血瘀型：加无创针灸，足三里穴（小腿外侧，外膝眼下3寸）、丰隆穴（外踝尖上8寸，距胫骨前嵴外二横指处）。

痰湿型：加无创针灸，曲池穴（屈肘，肘横纹尽头与肱骨外上髁连线中点），丰隆穴（外踝尖上8寸，距胫骨前嵴外二横指处）。

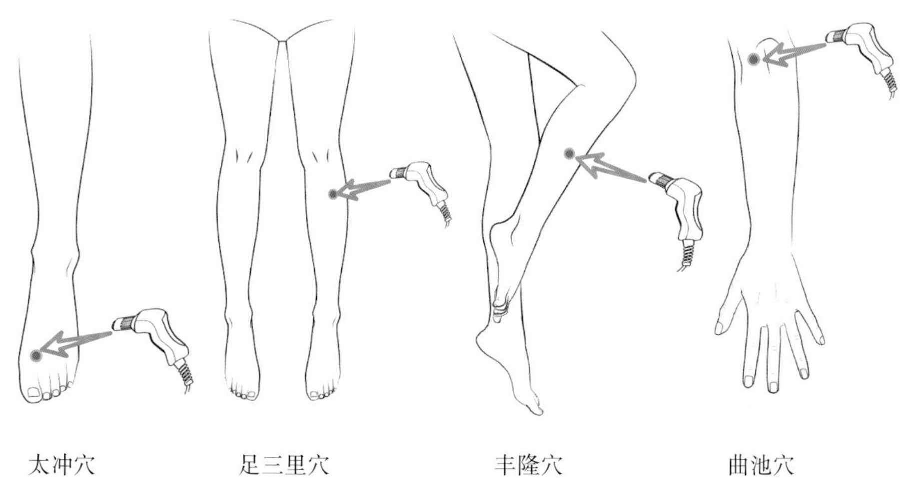

太冲穴　　足三里穴　　丰隆穴　　曲池穴

（10）第十步。

居家自助调理：艾灸，穴位为神阙穴（肚脐）或关元穴（脐下 3 寸），每天上午 30 分钟。

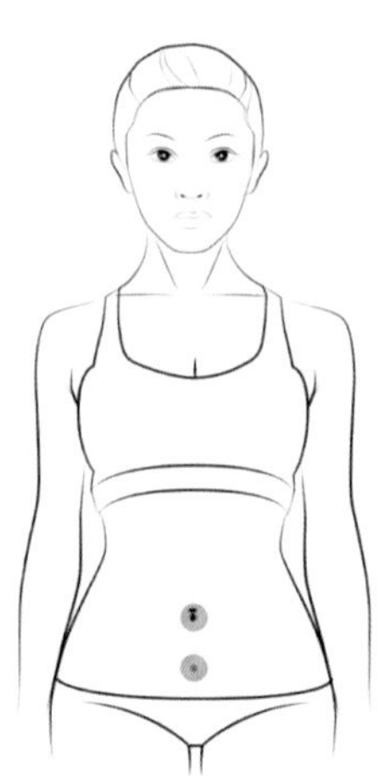

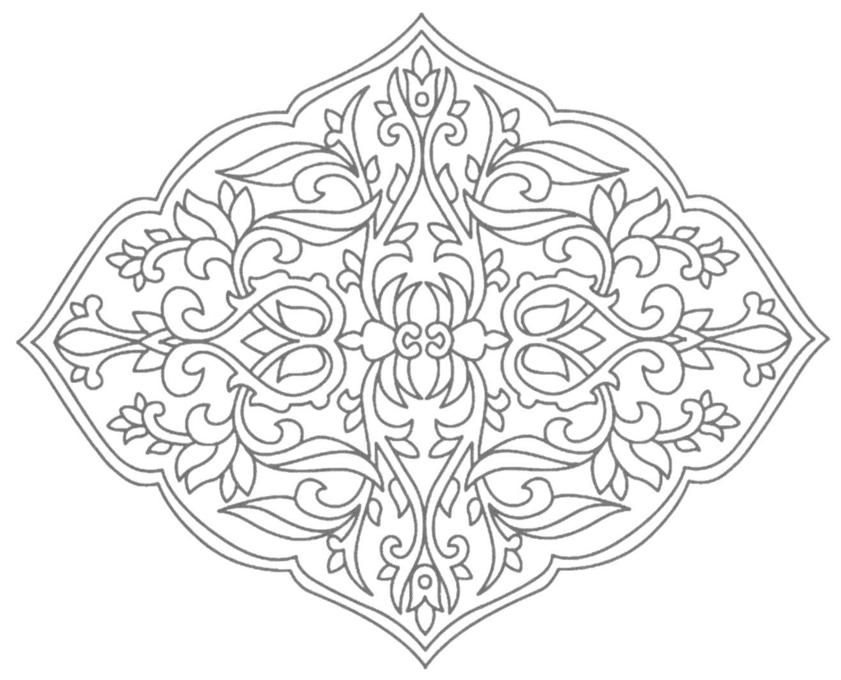

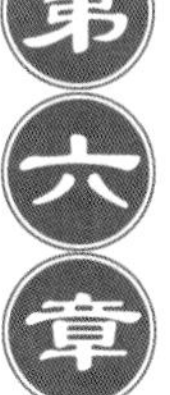

亚健康

是故圣人不治已病治未病，不治已乱治未乱，此之谓也。夫病已成而后药之，乱已成而后治之，譬犹渴而穿井，斗而铸锥，不亦晚乎。

——《黄帝内经·素问·四气调神大论》

一、概述

1. **定义**

世界卫生组织将机体无器质性病变，但是有一些功能改变的状态称为“第三状态”，我国称为“亚健康状态”或“灰色状态”，因其主诉症状多种多样，又不固定，也被称为“不定陈述综合征”。它是人体处于健康和患病之间的过渡状态，在身体上、心理上没有疾病，但主观上却有许多不适的症状表现和心理表现。

国内最新的调查表明，处在亚健康状态（简称亚健康）的人中，以中老年人居多。如按职业分，约有45%以上的人从事企事业管理或商务活动。在汽车司机和学生中的比例也较高，说明亚健康状态与长期的过度疲劳和精神紧张有很大的关系。

2. **病因**

①饮食因素：饮食不合理。当机体摄入热量过多或营养贫乏时，都可导致机体失调。过量吸烟、酗酒、睡眠不足、缺少运动、情绪低落、心理障碍以及大气污染、长期接触有毒物品，也会出现这种状态。

②休息不足：特别是睡眠不足。起居无规律、作息不正常已经成为常见现象。对于青少年，由于影视、网络、游戏、跳舞等娱乐，以及备考“开夜车”等，经常打乱生活规律。成人有时候也会因为娱乐、看护病人等而影响休息。

③压力因素：过度紧张，压力太大。特别是IT白领人士，运动不足，体力透支。长久的不良情绪也是造成亚健康的因素。

3. **常见症状**

肌肉疼痛、关节疼痛、便秘、食欲缺乏、失眠，易激惹、口腔溃疡、乏力、反复感冒、嗜睡、浑身不舒服、免疫力下降、心悸、心情不佳等，但是医检各项指标均正常，这些都属于亚健康状态。

4. **诊断方法**

亚健康现在还没有明确的医学指标来诊断，因此易被人们所忽视。一般来说，如果没有明显的病症，但又长时间处于以下的一种或几种状态中，很可能是亚健康发出警报了：失眠、乏力、无食欲、易疲劳、心悸、抵抗力差、易激怒、经常性感冒或口腔溃疡、便秘等。处在高度紧张工作、学习状态的人应当特别注意这些症状。

5. **危害性**

亚健康的危害（按程度由轻到重划分）：

①影响工作效率、生活及学习质量。

②影响睡眠质量，加重身心疲劳，引发慢性疲劳综合征。

③导致恶性循环，引发精神或机体疾患。

④易患大多数慢性疾病，如大多数恶性肿瘤、心脑血管疾病和糖尿病。具体包括：高脂血症、脂肪肝、高血压、前列腺疾病、肝功能异常、妇科疾病、冠心病、糖尿病、白内障、胆囊结石、防癌普查异常等。

⑤影响健康寿命，造成早衰，甚至突发急症导致过劳死。

二、三得技术——亚健康调理方案

1. 治疗原理

三得仿生电磁生物传导技术采用低频交变频率的电磁刺激、电磁药物导入等多种物理因子作用于人体，是一种无创理疗方法，能够活血祛瘀、改善循环、祛瘀生新。在肌肉的收缩效应及神经、体液共同调节作用下，增强脏腑、组织的新陈代谢能力、加快血液循环速度，从而起到改善体液循环、活血通脉、消炎止痛等作用。

2. 禁忌证

脑血栓急性发作患者；扭挫伤应急期内患者；月经期、怀孕妇女；恶性肿瘤患者；有传染性疾患、皮肤病患者；急腹症、大出血、活动性肺结核等患者。

3. 调理疗程设定

10 次为一疗程，每天 1 次，前 3 次连续每天调理 1 次，后 7 次隔天 1 次，每次治疗时间为 80 分钟。

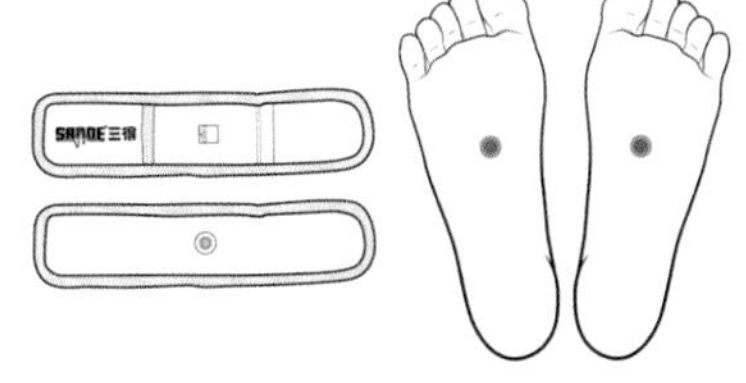

涌泉穴

4. 调理流程

导联位置：双足涌泉穴。

（1）第一步。

用电磁能探头，选择电磁刺激键（无创针灸技术），常规剂量，穴位为：风府穴（当后发际正中直上 1 寸）、风池穴（在后脑勺、后枕部两侧入发际 1 寸的凹陷中），每个穴位 3 分钟。作用：改善头部供血平衡。

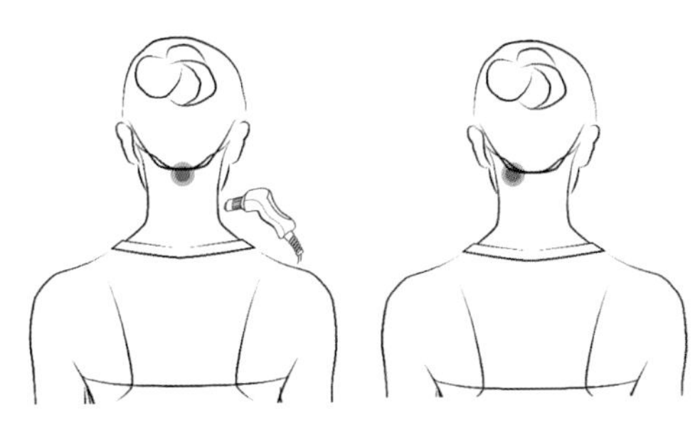

（2）第二步。

用电磁吸附罐调理部位为：肩井穴（前直乳中，当大椎穴与肩峰端连线的中点上）、肩髎穴（当臂外展时，于肩峰后下方呈现凹陷处）、天宗穴（肩胛冈中点与肩胛骨下角连线上1/3与下2/3交点凹陷中），对称顺序分配布罐，常规剂量，时长为5分钟。作用：调理胆经、三焦经、小肠。

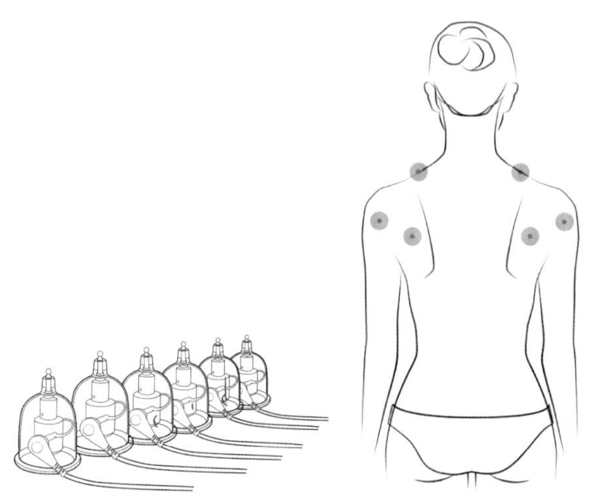

（3）第三步。

用电磁吸附罐调理部位为督脉：由下向上，命门穴L2、脊中穴T11、筋缩穴T9、至阳穴T7、神道穴T5、大椎穴C7布罐，顺序分配布罐，常规剂量，时长为5分钟。作用：调理脊神经，提升阳气，强化整体体质及新陈代谢能力。

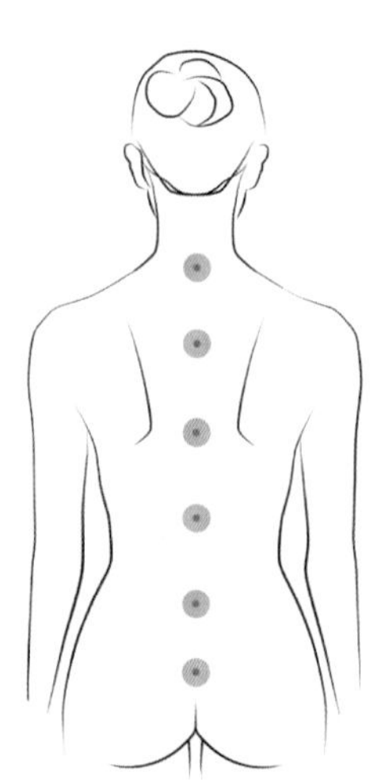

(4) 第四步。

用电磁吸附罐调理部位为膀胱经：由上向下，肺俞穴（T3 旁开 1.5 寸）、心俞穴（T5 旁开 1.5 寸）、膈俞穴（T7 旁开 1.5 寸）、肝俞穴（T9 旁开 1.5 寸）、脾俞穴（T11 旁开 1.5 寸）、肾俞穴（L2 旁开 1.5 寸），左右对称顺序分配，时长为 5 分钟。作用：调理、提升脏腑功能。

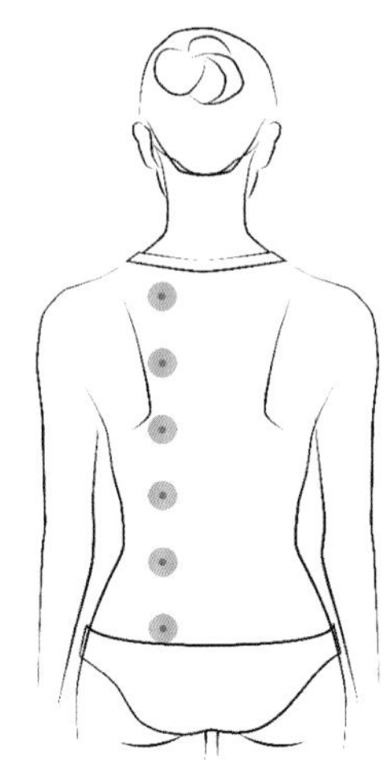

(5) 第五步。

用电磁吸附罐调理部位为下肢膀胱经：殷门穴（大腿后方中点）、委中穴（腘横纹中点）、承山穴（小腿后方腓肠肌肌腹下出现的尖角凹陷处），对称顺序分配，时长为 5 分钟。作用：改善下肢血液循环，疏通膀胱经。

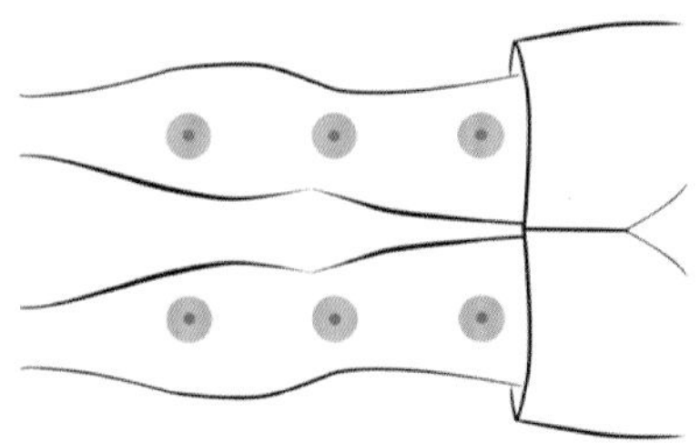

(6) 第六步。

用电磁吸附罐调理部位为腹部：中脘穴（胸骨下端和肚脐连接线中点）、关元穴（前正中线上，当脐中下 3 寸）、天枢穴（横平脐中，前正中线旁开 2 寸）、水道穴（脐中下 3 寸，前正中线旁开 2 寸），对称顺序分配，时长为 5 分钟。作用：改善胃肠道功能及补益元气，起到强壮保健作用。

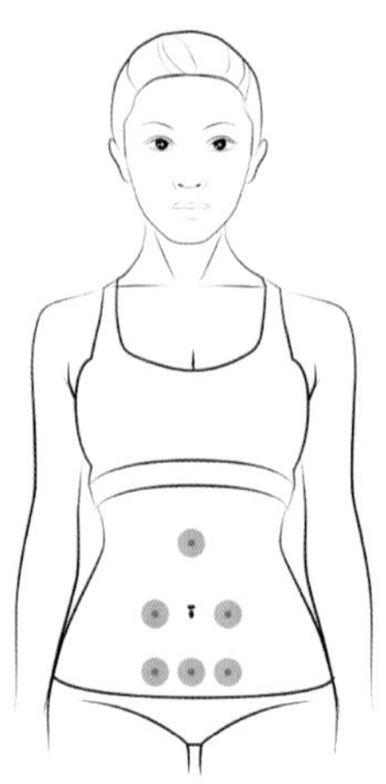

（7）第七步。

用电磁吸附罐调理部位为下肢膀胱经：血海穴（髌底内侧端上三指宽，股内侧肌隆起处）、足三里（小腿外侧，外膝眼下 3 寸）、三阴交（内踝骨尖上 3 寸，胫骨后缘），对称顺序分配布罐，常规剂量，时长为 7 分钟。作用：调理脾胃功能。

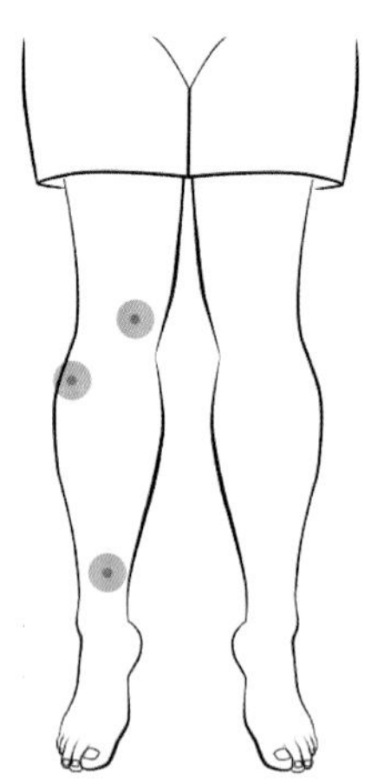

（8）第八步。

用电磁能药物导入：选择使用肩背键，用颈椎垫、胸椎垫、腰椎垫，针对颈肩背腰部肌肉，常规剂量，进行药物导入，时长为 30 分钟。作用：调理脊柱相关疾病、经络系统，增强神经系统、免疫系统和肌肉组织、泌尿系统功能。

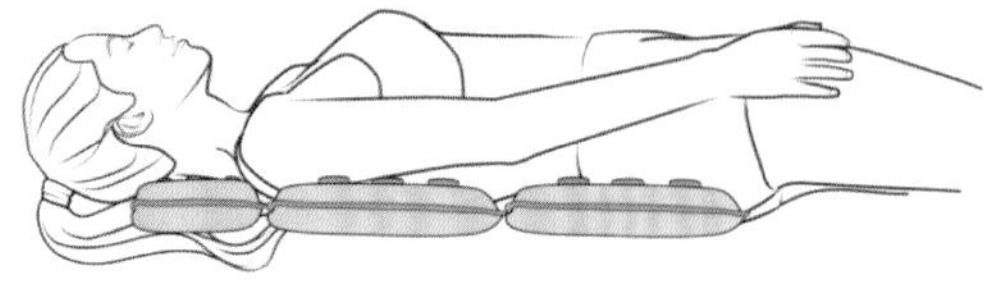

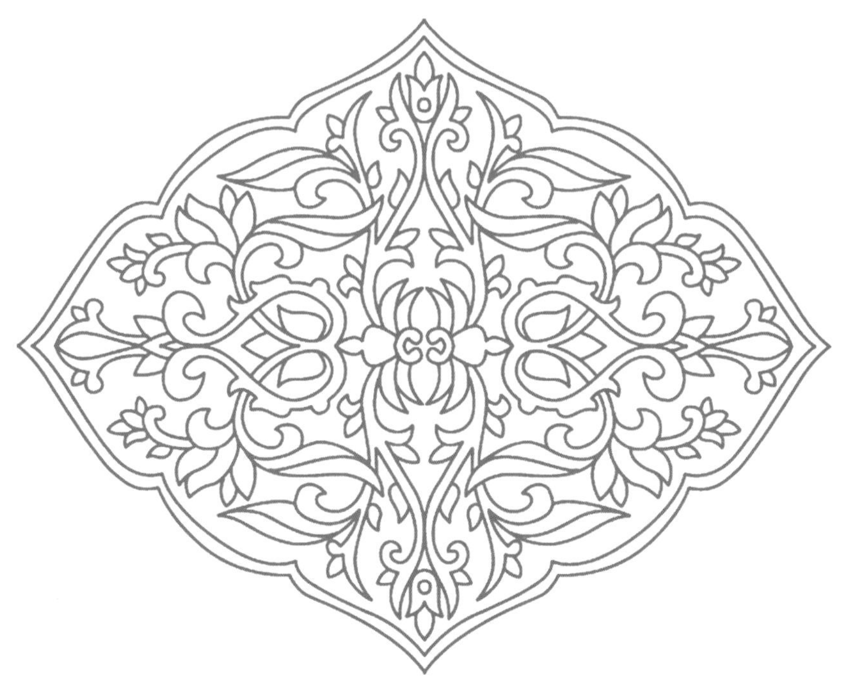

第七章 中医健康美容

五脏各有外候，与形体诸窍之间各有特定联系，心其华在面，其充在血脉，开窍于舌；肺其华在皮毛，其充在皮，开窍于鼻；脾其华在唇四白，其充在肌，开窍于口；肝其华在爪，其充在筋，开窍于目；肾其华在发，其充华在发，其充在骨，开窍于耳。

——《黄帝内经》

一、概述

1. **定义**

“十二经脉，三百六十五络，其血气皆上于面而走空窍，……其气之津液，皆熏于面……”因此，面部是人身各部气血汇聚之所，是全身脏腑、肢节、经络的反应中心。衰老的机理是阴阳失衡，气血失和，气机升降出入失常，脏腑功能失调。肥胖、便秘、色斑、口臭、体臭、高血脂等疾病时有发生，如果加上心理负担，则机体衰老就会加速。中医认为做到整体的阴阳平衡、脏腑安定、经络通畅、气血流通，美容的效果才能持久、稳定。

2. **衰老的原因（中医）**

①七情变化：喜伤心、悲伤肺、怒伤肝、思伤脾、恐伤肾。

②六淫侵袭：风为百病之长，具有升发、向上向外之特性，最易伤及皮肤及头面五官（故《医方类聚》曰：“头面者，诸阳之会，血气既衰，则风邪易伤，故头面则或生恶疮，或生秃疮，面则有黯、疮痣、粉刺、酒糟之属。”）。寒性凝滞，诱发皮肤血管运动障碍，使循环瘀滞；暑性升散，耗气伤津，常使皮肤脱水而干燥，一方面日晒促使皮肤黑色素的产生及沉着，形成色斑，或使肤色变暗，另一方面日光中的紫外线损伤皮肤弹性纤维，使弹性下降，皮肤松弛，产生皱纹；湿性黏滞，可出面垢眵多、皮肤黏腻不爽等秽浊之象，肥胖臃肿，肤色无华，易生黄褐斑或痤疮；燥性干涩，肌肉皮毛失养；火具有炎上的特点，易致肿疡。

③脏腑盛衰：肝主疏泄，主藏血，在体合筋，开窍于目，其华在爪，肝血充盈，全身关节才能活动自如，两目光泽有神。肺主气司呼吸，在体合皮，开窍于鼻，其华在毛，将气血和津液输送到皮肤毫毛，起滋润营养作用，并调节汗孔开合。脾主运化，主统血，在体合肉，开窍于口，其华在唇，脾气健运，则身强体健，肌肉丰满，唇色红润泽丽。心主血脉，在体合脉，开窍于舌，其华在面，气血充沛，方能使面色红润光泽。肾主藏精，主水，在体合骨，开窍于耳和二阴，其华在发，肾精充足，则骨骼健壮，四肢轻劲有力，行动敏捷，头发茂盛乌黑，牙齿坚固。病理如下：

五脏与五窍的关系：肝气通于目，肝气顺则目清明，肝有病状则目眦发青，影响视觉；肺气通于鼻，肺有病状则喘息鼻张，影响呼吸气息；脾气通于口，脾有病状则唇色发黄，影响消化吸收功能；心气通于舌，心气不顺有病状则舌卷短，颧发赤，影响话语清晰；肾气通于耳，肾气虚则颧与颜黑，且耳鸣耳聋，影响听力。

五色（面色）与五脏的关系：赤为心色，青为肝色，白为肺色，黄为脾色，黑为肾色。

④气血功能异常：气血是滋养皮肤、令面容保持姣好年轻的物质基础，气使皮肤莹润光滑，血使皮肤颜色红润。

⑤饮食失宜：饥饱失常、饮食不洁、饮食偏嗜均为不良饮食方式。饮食应以五谷相合，荤素搭配，并与五脏相宜，才能使后天得养，五脏滋生，气血充盈，身体强健。

⑥经络功能异常：经络除了具有运行气血、润养周身、预防保健等作用外，还在于经络的主干或分支直接或间接循行于面部。

⑦劳逸所伤：适当的休息，能够使皮肤、肌肉得到充分滋润营养，适度的锻炼运动能够使形神充满生机，意气盎然。如果劳逸失常，则会影响健康和面容。劳累过度，易损伤心、肝、脾、肾、肺，耗伤气血，形神失养，疲倦乏力等。安逸过度可使血脉瘀滞，气血运行不畅。

⑧环境因素：如长期暴晒，阳光中的紫外线会使人体皮肤干燥脱水，形成黑斑，产生皱纹；空气中的大量废气和粉尘会与皮肤的分泌物结合，造成毛孔堵塞、皮肤老化、粉刺生成等；长期在空调环境中，空气会变得十分干燥，皮肤中的水分会被带走，整张脸会变得像干柴一样，又干又皱，不仅暗淡无光，而且失去弹性等。

二、三得技术——中医健康美容方案

1. 原理

三得技术沿用中医整体调理的方式，刺激经络穴位，并谨遵中医“通则不痛、痛则不通”的诊治原则，用电磁导入等多种物理手段作用于人体，使血液循环速度加快，加速细胞与外界物质能量交换，促使代谢产物的排出，补充人体能量，由内而外地达到疏通经络、改善循环、紧致肌肤、减缓衰老的目的。三得技术将传统中医医技的针灸、按摩、刮痧等手法进行科技创新，具有独特的医疗保健、预防、治疗、康复和美容美体功效。

2. 禁忌证及慎用

禁忌证：①有传染性疾病、严重皮肤病患者；②有电磁敏感病史；③有出血倾向疾病和高血压症状；④治疗前一周做过激光、磨皮和果酸换肤者；服用特殊药物、孕妇或处于月经期的人；⑤有使用外用A酸药膏或是褪斑膏的人，建议停药1星期后再开始疗程；⑥严重脑血栓急性发作患者；⑦严重心脏病、急性心肌梗死、内置心脏起搏器者；⑧有假体整形、面部填充、玻尿酸注射等整形者。

慎用：①牙齿种植者；②做过文眉者；③做过眼部埋线者；④皮肤敏感者。

3. 疗程设定

面部整体美容，时长为1.5小时；

眼部专项美容，时长为50分钟；

颈部专项美容，时长为1小时；

手部专项美容，时长为50分钟；

面部专项美容，时长为1.5小时；

头痛失眠专项，时长为40分钟。

4. **操作流程**

(1) 第一步。

清洁面部肌肤（用柔软的湿面巾纸进行清洁，化妆的顾客则需用卸妆水卸妆）。清洁后，用手法放松面部肌肤（顺着肌肉纹理走）。

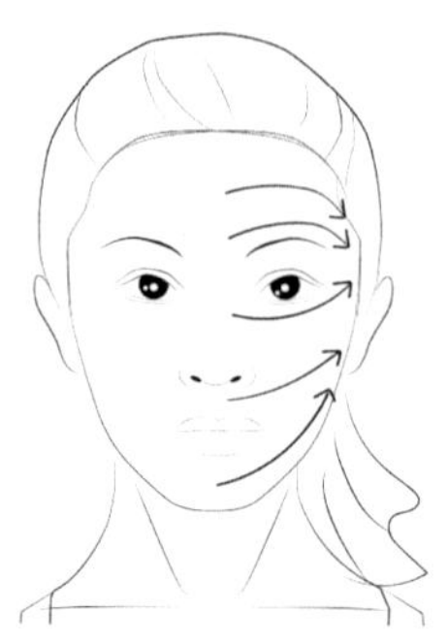

(2) 第二步。

将用热水泡好的面膜纸平敷于面部，后用热水调和面膜粉至糊状均匀涂抹于面膜纸上，覆盖毛巾的电磁垫放置于颈部，平躺于床上，开机选择“面部理疗”键，用探头在面膜纸上进行面部轮廓的平扫，易于吸收面膜的精华，等待 20 分钟后洗净（注：敷面膜时间为 20 分钟，用探头为患者进行面部 10 分钟的平扫后，可在手部处进行 10 分钟的平扫，以放松手部肌肉，使纹理平缓）。

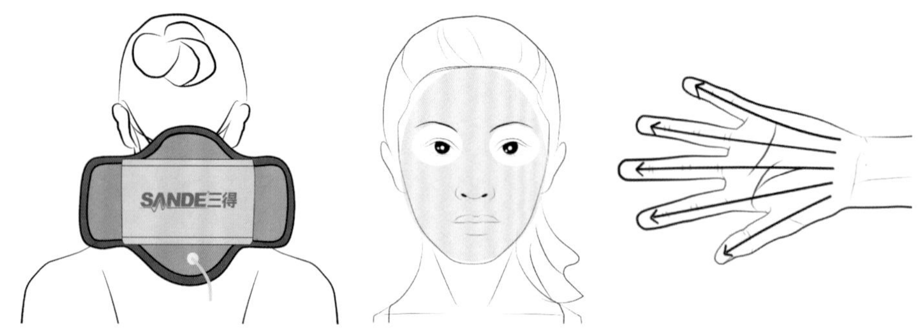

(3) 第三步。

取下面膜洗净后，探头取适量护肤乳涂抹在面部，再放置于下巴承浆穴（面部，当颏唇沟的正中凹陷处）处，调节剂量大小（以舒适为主，一般电流控制在 0.5 ~ 2mA 即可），从承浆穴开始，由内而外，从左到右，慢慢用探头按摩向脸颊、鼻子、额头逐步推进，另一只手进行辅助（注：探头在按摩时紧贴面部；以下眼部为界，上面部比下面部小 1 ~ 2 个剂量；当感觉探头上的护肤乳快干时，需用探头蘸取适量护肤乳）。

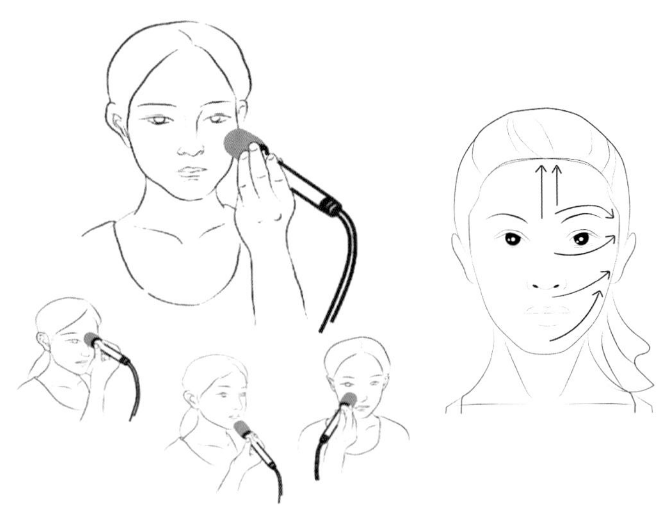

（4）第四步。

一边面部进行改善后再用上述的方式在另一边面部进行改善（注：在此过程中观察患者面部是否对称，重点改善不匀称部位）。

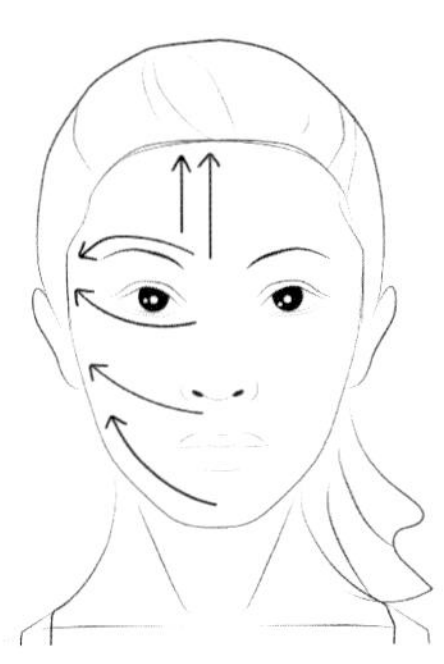

（5）第五步。

在颈部均匀涂抹护肤乳，将探头放置耳后翳风穴，调节剂量大小（以传感到达外耳廓中间宜），从翳风穴（耳垂后耳根部，颞骨乳突与下颌骨下颌支后缘间凹陷处）开始，由上至下（或从下至上），从左到右，锁骨骨缝中行出外缘，由外向内进行颈部淋巴结的护理（当感觉探头上的护肤乳快干时，需用探头蘸取适量护肤乳）。

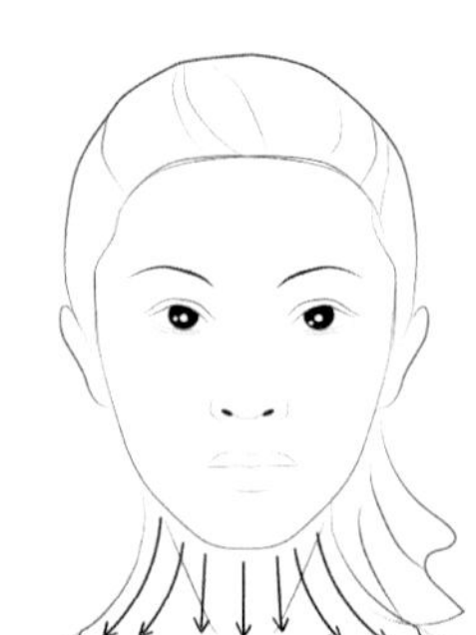

注：探头由上至下调理是淋巴排毒；探头由下至上调理是祛颈纹、提拉颈部线条。

（6）第六步。

把面部及颈部未吸收的精华液涂抹均匀吸收，后均匀涂抹保湿水、保湿乳。

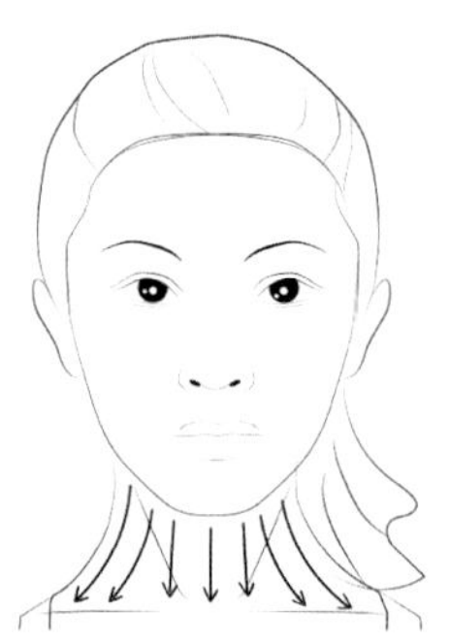

面部穴位表及其功用与主治

穴位	功用	主治
攒竹穴 （足太阳膀胱经）	疏经活络，明目	眼睑下垂，近视，斜视，呃逆，头痛，眼疾
丝竹空穴 （手少阳三焦经）	祛风明目，除皱美颜	面瘫，眉毛脱落，鱼尾纹，近视，斜视，目赤肿痛，眼睑跳动，眩晕，头痛
太阳穴 （经外奇穴）	疏风清热，解痉止痛	面瘫，鱼尾纹，上睑下垂，湿疹头痛，牙痛
瞳子髎穴 （足少阳胆经）	疏风散热，明目除皱	眼角皱纹，面肌痉挛，近视，斜视，头痛
承泣穴 （足阳明胃经）	疏经活络，美目养颜	眼睛浮肿，眼袋，面瘫，近视，远视，斜视

（续上表）

穴位	功用	主治
四白穴 （足阳明胃经）	疏经活络，美颜明目，疏肝利胆	面瘫，面部色素沉着，三叉神经痛，白内障，近视
颧髎穴 （手太阳小肠经）	疏经活络，美颜消皱	口眼歪斜，眼睑跳动，三叉神经痛，除皱
地仓穴 （足阳明胃经）	消皱美颜，通络活络	口周皱纹，面瘫，面肌痉挛，皲裂
听宫穴 （手太阳小肠经）	聪耳，消皱	面部色素沉着，耳鸣，耳聋，下颌关节炎，牙痛，面部除皱
承浆穴（任脉）	生津敛液，舒筋活络	唇紧，面肿，齿痛，齿衄，龈肿

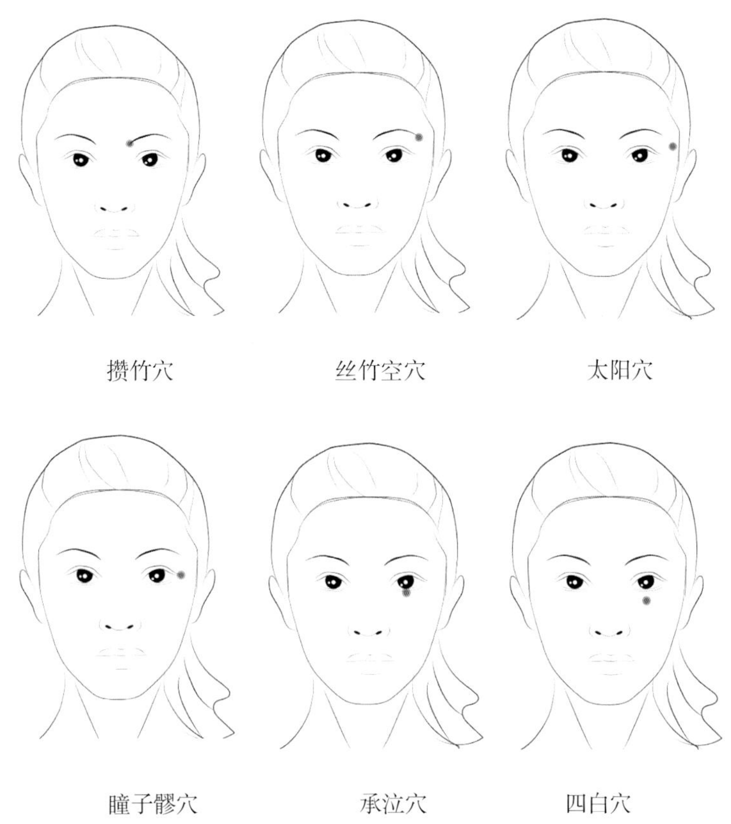

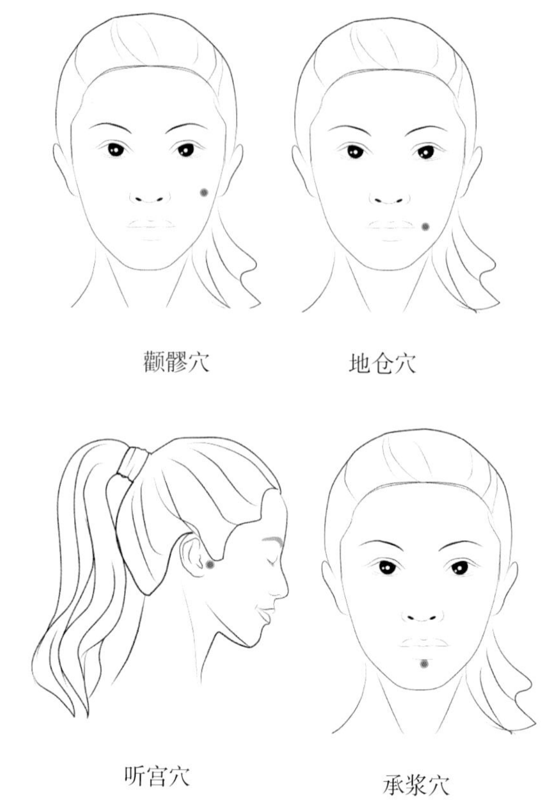

颧髎穴　地仓穴

听宫穴　承浆穴

5. 中医健康美容的日常小方法

①面部长痘痘，切忌用手挤压。

②多饮水。

③调节情绪，释放压力。

④注意防晒、防辐射。

⑤食疗，多食用美容食品（水果、蔬菜、杂粮等），如猪皮、坚果、芝麻、豆类、海带、冬瓜、番茄、桑葚、蜂蜜等。注：根据身体情况食用。

⑥适量运动。

⑦充足睡眠（最好能保证每天 8 小时）。

第八章 三得电磁罐诊疗技术

电磁罐诊疗技术是根据我国传统的中医理论、气血原理、经络学、阴阳学、五行学、磁疗学的辩证关系，把过去单纯的罐疗、磁疗、药疗、电疗、针灸、按摩、刮痧等融为一体，实施全方位的诊病与治疗，最有效地调理经络，肌肉组织，改善微循环最迅速地治愈各种无菌病症。

一、三得技术——电磁罐逐级传导诊断、治疗临床应用

仿生电磁生物传导罐诊断、治疗技术是根据我国的中医理论、气血原理、经络学、磁疗学的辩证关系把过去单纯的磁疗、药疗、电疗、针灸、按摩、刮痧等融为一体，充分体现了中医学的整体观念和辨证论治特色，实施全方位的诊病治疗，有效地调理经络，迅速地治愈各种病症。

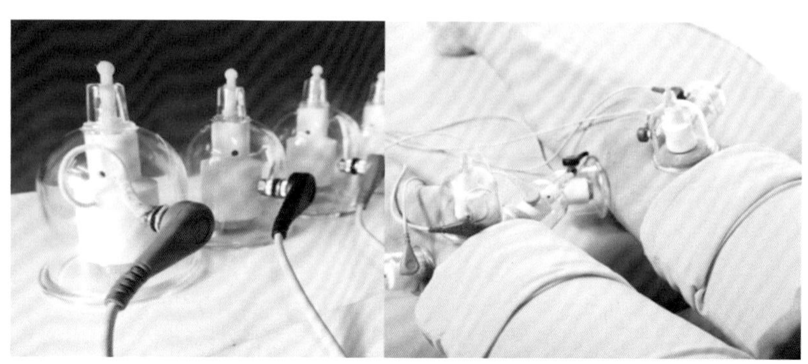

（一）三得技术大循环治疗的调整理念

中医学认为，正常的血气沿十二经脉周而复始地顺序流动，即谓之大循环，这种情况与现代医学理论中血液在周身的大循环相当。三得技术大循环治疗按经络、神经、血流、肌肉的走向，周而复始地将能量顺序注入，以实现大循环治疗的目的。此外，该技术也将我国医学的“治未病、治欲病、治已病”的医学理念融入其中。

（二）三得技术整体同治的调整理念

根据经络学、脊柱神经学和肌肉运动学、脏腑功能学的原理，对脊柱进行保健治疗，对脏腑功能、慢性病、运动功能障碍等进行调理。三得电磁治疗仪的电磁罐诊疗技术的应用主要分以下几个方面进行。

（1）颈椎、肩周的治疗和保健；对颈椎疾病和肩周疾病的治疗和保健项目；对病灶部位用电磁罐治疗。

（2）脊柱的治疗和养生；对颈椎、肩周、腰椎，以及慢性病的治疗和延缓衰老的保健项目；对病灶部位用电磁罐治疗。

（3）腰、膝的治疗和保健；对腰椎、膝关节疾病的治疗和保健；对病灶部位用电磁罐治疗。

（4）腰部、腹部的治疗和保健；激活脊柱的消化系统、内分泌系统、生殖系统的交感神经；对胃、肠、胰腺、肝、胆、膀胱、子宫的病灶部位用电磁罐治疗。

（5）肩背、胸部的治疗和保健；激活脊柱的呼吸系统、循环系统的交感神经；对呼吸道、肺叶、心脏系统的病灶部位用电磁罐治疗。

（6）经络养生保健用电磁罐诊疗调理。

二、电磁罐诊疗技术的基础知识

1. 原理

电磁罐诊疗技术依托我国传统医学精华，把我国具有悠久历史的古代罐具与三得技术“仿生电磁生物传导技术”紧密结合，将我国传统中医的诊治方法与现代医疗技术融为一体，独创发明的电磁罐诊疗法，是这项中医标准量化技术之一。

电磁罐诊疗技术是根据我国传统的中医理论、气血原理、经络学、阴阳学、五行学、磁疗学的辨证关系，把过去单纯的罐疗、磁疗、药疗、电疗、针灸、按摩、刮痧等融为一体，实施全方位的诊病与治疗，最有效地调理经络、肌肉组织，改善微循环，迅速地治愈各种无菌病症。

三得技术（仿生电磁生物传导技术）已在大量临床检验中，证实其生物电磁能的传导路径与中医经络学说的复杂路径高度吻合。而在疗效上，基于经络俞穴的电磁刺激、电磁布罐等疗法在临床上已有效验证和应用。通过电磁罐印颜色可以辨析患者的身体状况，疗效卓著可鉴。电磁罐诊断、治疗技术使用方便，操作简单，易学易懂，安全可靠，是各级医疗单位、民营的大健康医疗体系理想的预防、保健和治疗的应用技术。

2. 五项创新

（1）电磁罐诊断法：一般只需很短时间即可查出五脏六腑的病因与病情的轻重，以起到使用早期电磁罐诊断法，实现早期诊断、早期预防、早期治疗的目的。

（2）药物导入法：改变了传统的通过口服吸收药物的方式，通过将罐体内贴附在电磁头的海绵垫将药物直接注入，药物被导入体表层，在局部血管扩张、血流量增加、血液循环加速的状态下被充分吸收药物，以起到内病外治的效果。

（3）动态电磁间隔脉冲针叩法：改变磁场达到疏通经络、疏通血脉的针灸功效，而且动态电磁间隔脉冲针叩法针灸不入体，便于在医务人员中进行推广应用。

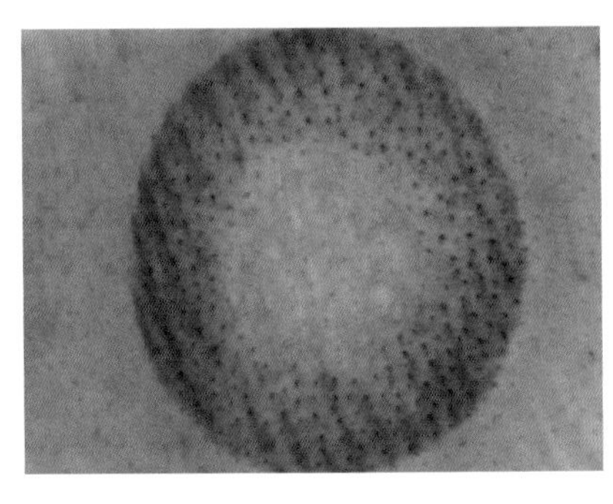

（4）全方位调治法：把单独的电磁罐诊疗、针灸、点穴、按摩、药物导入疗法、低频刺激有机地结合在一起。针对不同的病症实施全方位的综合调治，以起到活血、化瘀、消炎、祛肿、止痛的效果。

（5）独特的360度电磁能包围罐印技术：逐级传导能量，使患者身体上电磁罐印清晰可辨，迅速将毛孔打开，让每个细胞的离子产生变化和能量代谢，也改善整个人体的运转和功能，给医务人员的后续治疗方案提供准确性的科学依据。

3. 四大功能

电磁罐诊疗技术具有独特的四大功能：诊病、治病、预防、保健。

（1）诊病：循着膀胱经选准六个脏腑功能区排列电磁罐，5分钟后，根据罐印的颜色和斑点症状，即可准确地判断身体的健康状况。

（2）治病：针对所患病症，选准穴位布罐5分钟。通过罐体边缘牵拉挤压表皮肌肉，使罐内形成负压，肌体局部充血，促进新陈代谢。通过动态电磁能量穿透，点按穴位，从而刺激经络。通过刺激、点叩逐级推导达到循经感传，起到疏通经络、调理气血、调节脏腑、平衡阴阳、消炎止痛的作用。

（3）预防：本着预防为主的方针，注意经常运用上述诊病方法检查分析五脏六腑的功能活动，即可十分清楚人体的健康状态，预示各种病症的发生，从而及早预防和治疗，避免病情的发生和进一步发展。如长期困扰患者的以及威胁人们生命的各种病症通过电磁罐诊疗法均可及早发现，得以超前预防或赶在早期及时治疗。

（4）保健：经常运用电磁罐诊疗法，能促使人体的自愈和健康调节功能正常运转，不断调节自身的抗病自愈能力，保持经络畅通，起到日常养生保健、延年益寿的作用。

4. 四大作用

电磁罐诊疗技术具有明显的四大作用：通、平、排、补。

（1）“通”就是疏通。俗话说：痛则不通，通则不痛。鉴于痛与通的辨证关系，电磁罐诊疗技术突出速效疏通作用。既疏通经脉，又调理气血，从而确保全身所有器官气血充盈，根除病症。

（2）“平”就是平衡阴阳。针对阴阳失调发病的根本机理，通过相应的调理，促使阴阳消化和转化，达到阴阳平衡。

（3）“排”就是排瘀。电磁罐诊疗法能同时排除气、血、汗、痰、垢、脂、毒七种瘀症。

（4）“补”就是补正气。电磁罐诊疗法具有扶正祛邪的双重功效，在消除风、寒、湿、热、燥等病症的同时补足正气，迅速恢复健康。

5. 独特功效

（1）内病外治，疗效独特。

（2）集电磁罐诊疗、药物导入、无创针灸、点穴、按摩为一体的综合治疗。

（3）能同时排除气、血、汗、痰、垢、脂、毒七种瘀证。

（4）可迅速消除亚健康状态下的一切病症。

三、诊病方法

（一）诊病步骤

用罐疗器诊病的具体方法步骤是：在人体的脊柱部位及两肋选定代表人体五脏六腑的6个罐区，从大椎到长强均匀排列6个罐，分别为上焦（肺区、心区）、中焦（肝区、胆区、脾区、胃区）、下焦（肾区、大肠区、小肠区、膀胱区），每“焦”排列2个罐，再把电磁罐叩拔于人体的皮肤上，罐内形成负压，肌体局部充血，循量电磁能刺激发生作用，在起罐的瞬间，认真仔细地观察拔罐部位的皮肤颜色、斑点形状和皮肤凸起或凹陷的程度，准确判断发病原因与病情。

（二）电磁罐背穴罐诊图

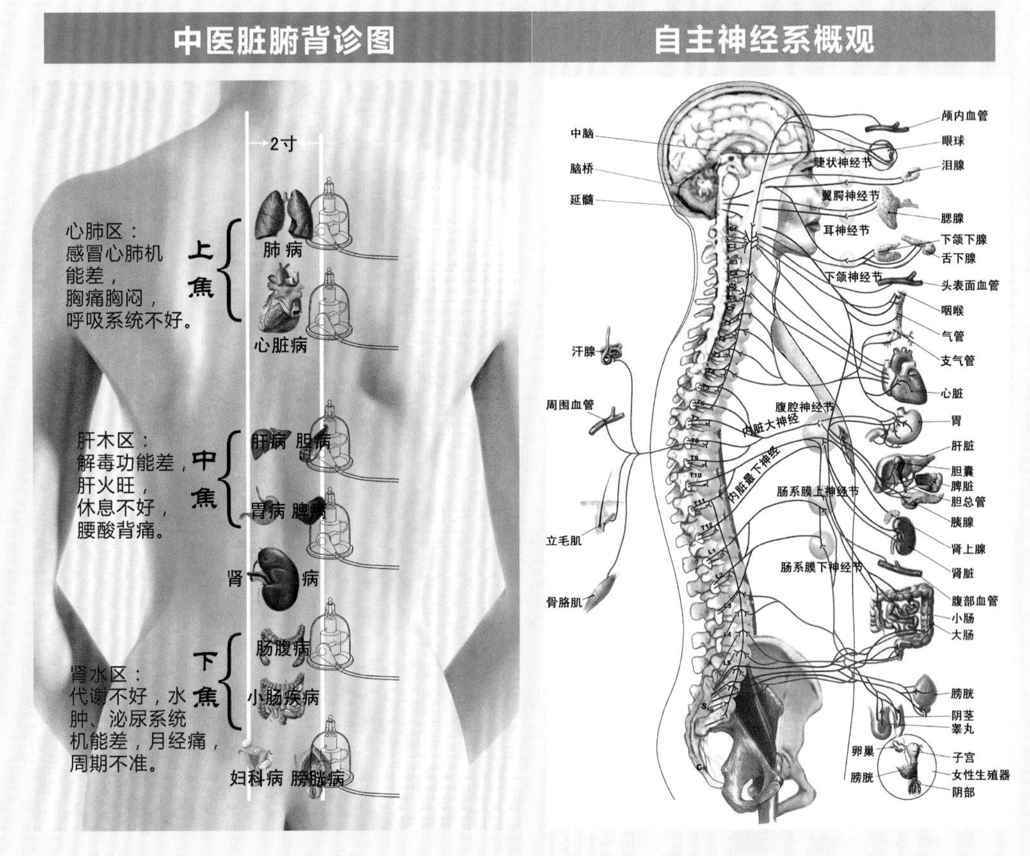

通过综合诊病的临床实践总结出以下六种罐印经验和两种罐像经验。

1. **罐印**

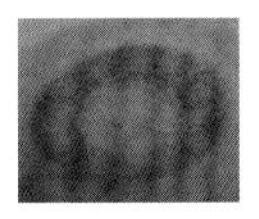  粉红色为该区无病。

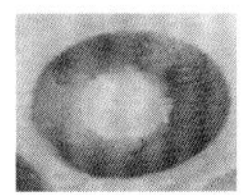 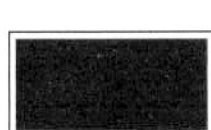 红色为热证、实证。

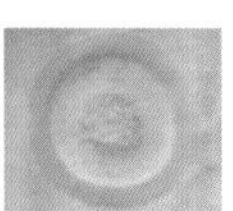 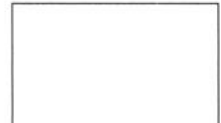 白色为虚证。

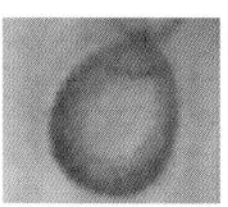  青色为寒证、湿证。

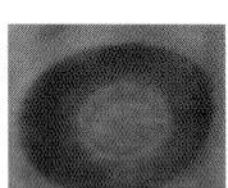 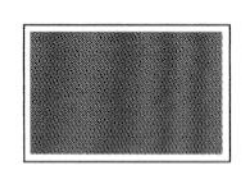 紫色为瘀证，病程已久。

粉红色：无斑点，并立即恢复皮肤的本来颜色，说明该区无病。

鲜红色：为热证、实证。

白色：为虚证、气血双亏、功能低下。

紫色：伴有斑块，表明为瘀证、旧病。

青色：为寒证、湿证。

紫黑色：深黯，表明血瘀，病程已久。

2. 罐像

形状：点状为初发病；片状为局部有病；疹子状为局部发炎；圈状为慢性病；云雾状为气滞血瘀。

温度：起罐后用手测试，罐区冰冷为风、寒、湿证；罐区热烫为热毒炽盛或阴虚火旺。

（三）整体观察　细分病因

1. 肺区

①出现白色罐印，说明肺虚，常见表现有咳嗽气短，甚则动作喘促或呼吸困难，痰多清稀，疲倦、声低懒言、怕冷、气逆。

②出现红色罐印，说明肺热，可见于上呼吸道炎症，咽喉肿痛，口渴。

③出现青色罐印，说明肺阴虚，表现为气拙胸闷。

④出现紫色罐印，说明病程已久，可见于胸闷、慢性呼吸道炎症。

⑤出现毛孔张开不合，说明感冒之症状。常见表现有畏寒发热、鼻塞声重、肢体酸痛、咳嗽流涕等。

2. 心区

①出现白色罐印，说明心气虚火，心血虚。常见表现有心悸、头晕、气短。

②出现红色罐印，说明处于心肌炎早期，有心慌、心律不齐。

③出现青色罐印，说明处于冠心病的早期，有胸闷、胸憋、气短、心前区困痛等。

④出现紫色罐印，说明心脉不畅，有胸痛、心悸、左肩臂疼痛不适。

3. **胆区**

①出现白色罐印，说明心气胆虚，有神经衰弱，失眠，善惊易恐，恶闻声响。

②出现红色罐印，说明患胆囊炎，有口干，口苦，食后腹胀或右肋疼痛。

③出现青色罐印，说明胆气不舒，有噩梦纷纭。

④出现紫色罐印，说明胆排泄功能差，有口苦，口干，纳呆。

⑤出现梅花罐印（特殊罐印），说明受过惊吓，胆怯，害怕。

4. **肝区**

①出现白色罐印，说明肝虚，有精神萎靡不振，膝软无力，不耐疲劳。

②出现红色罐印，说明肝火上升，有易怒。

③出现青色罐印，说明肝阴虚，有头晕眼花，迎风流泪，腰酸膝软，抽筋易跌。

④出现紫色罐印，说明脂肪肝，有眼眶痛，两肋胀痛，视物模糊。

5. **脾区**

①出现白色罐印，说明脾虚，有消化不良，低血压，头晕。

②出现红色罐印，说明脾热，有口苦，口腻，口唇起疮，灼热痒痛。

③出现青色罐印，说明脾功能失调，有食欲不振，腹胀，腹泻，完谷不化。

④出现紫色罐印，说明脾气淤积，有食欲不振，胃胀满。

6. **胃区**

①出现白色罐印，说明胃虚，有消化不良，吐不蚀气。

②出现青色罐印，说明胃寒，有遇冷则痛。

③出现红色罐印，说明胃炎，有消谷善饥，胃脘灼痛，牙龈红肿痛。

④出现紫色罐印，说明胃积食，有食欲不振，胃胀。

7. **大小肠区**

①出现白色罐印，说明大小肠虚，有大便稀，腹胀。

②出现红色罐印，说明大小肠热，有大便干燥。

③出现青色罐印，说明大小肠寒，有大便不成形，口有异味，头晕。

④出现紫色罐印，说明大小肠结积，有大便不正常，小便黄。

8. **肾区**

①出现白色罐印，说明肾功能低下，男腰酸，女下肢浮肿。

②出现红色罐印，说明腰肌劳损，有腰困腰疼，肾阳虚。

③出现青色罐印，说明肾阴虚，有腰困、头晕。

④出现紫色罐印，说明肾亏，有腰痛，耳晕。

9. **膀胱区**

①出现白色罐印，说明男女性功能低下，尿频。

②出现青色罐印，说明男前列腺肥大，尿淋漓不尽；女畏寒，手脚凉。

③出现红色罐印，说明男前列腺炎，尿不畅；女附件炎，尿烧浊感。

④出现紫色罐印，说明男前列腺增生，尿不畅，尿痛；女宫寒血瘀，月经不调。

罐印定位方格图标对比

第 1 胸椎 T1 3 节		肺	
第 4 胸椎 T4 3 节		心	
第 7 胸椎 T7 3 节		肝、胆	
第 10 胸椎 T10 3 节		胃、脾	
第 1 腰椎 L1 3 节		肾	
第 4 腰椎 L4 3 节 第 2 骶椎 S2		生殖、膀胱	

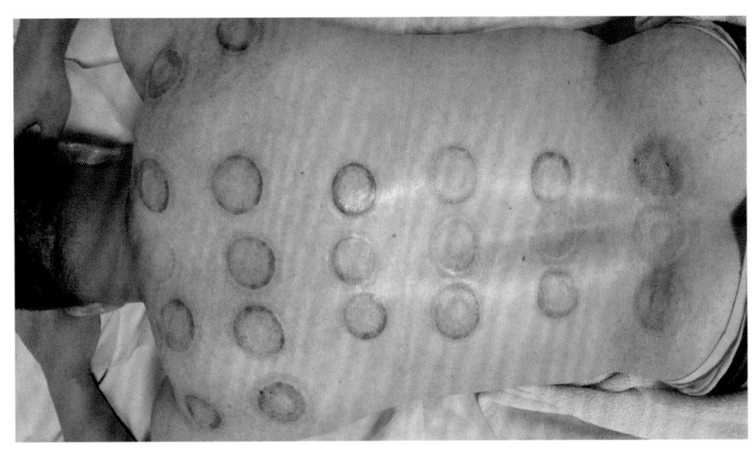

罐印病谱样本一

姓名：陈××　性别：男　年龄：48岁

部位	粉红色（正常）	红色（热证、实证）	白色（虚证）	青色（寒证、湿证）	紫色（瘀证、病程已久）
C7～T3（肺区）			√		
T4～T6（心区）					√
T7～T9（肝胆区）	√				
T10～T12（脾胃区）					√
L1～L3（肾区）					√
L4～S（生殖区）			√		√
肩部（肩关节处）					√

注：以上表格"√"为罐印颜色，下同。

罐印分析：肺区呈白色，虚证；心区呈紫色，瘀证；肝胆区呈粉红色，正常；脾胃区呈紫色，瘀证；肾区呈紫色，瘀证；生殖区呈不均匀紫色及白色，瘀证、虚证；肩部呈紫色，瘀证。

诊断：中医病机诊断：①失眠（心火旺）。②肝胆功能减弱。③脾胃不运。④肾气不足。

西医诊断：①失眠。②肠胃功能紊乱。③腰肌劳损。

中医治疗原则：疏肝健脾，补肾益气。

电磁罐疗处方：督脉（下到上）、两侧膀胱经（上到下）、肩部三角区各5分钟，腹部肠道顺序（升结肠→横结肠→降结肠→乙状结肠）7分钟。

疗程：前5天每天1次，5天后隔天1次，治疗共10次。

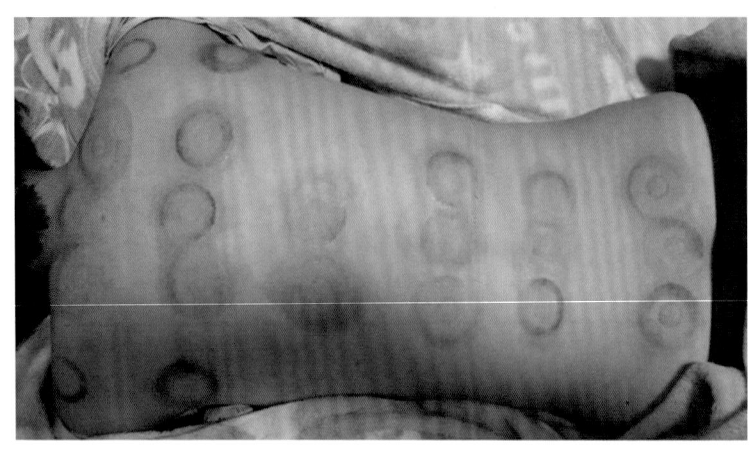

罐印病谱样本二

姓名：袁××　性别：女　年龄：17 岁

部位	粉红色（正常）	红色（热证、实证）	白色（虚证）	青色（寒证、湿证）	紫色（瘀证、病程已久）
C7 ~ T3（肺区）			√		
T4 ~ T6（心区）					√
T7 ~ T9（肝胆区）		√			
T10 ~ T12（脾胃区）		√			
L1 ~ L3（肾区）					√
L4 ~ S（生殖区）			√		√
肩部（肩关节处）					√

罐印分析：肺区呈白色，虚证；心区呈紫色，瘀证；肝胆区呈红色，热证；脾胃区呈红色，热证；肾区呈紫色，瘀证；生殖区呈不均匀白色及紫色，虚证、瘀证；肩部呈紫色，瘀证。

诊断：中医病机诊断：①失眠（心火旺）。②月经不调。③肩痹。

西医诊断：①失眠。②痛经。③肩痛。

中医治疗原则：活血化瘀，补肺固肾。

电磁罐疗处方：督脉（下到上）、两侧膀胱经（上到下）、肩部三角区各 5 分钟，腹部天枢、气海、关元、归来（上到下）7 分钟。

疗程：隔天 1 次，治疗共 10 次。

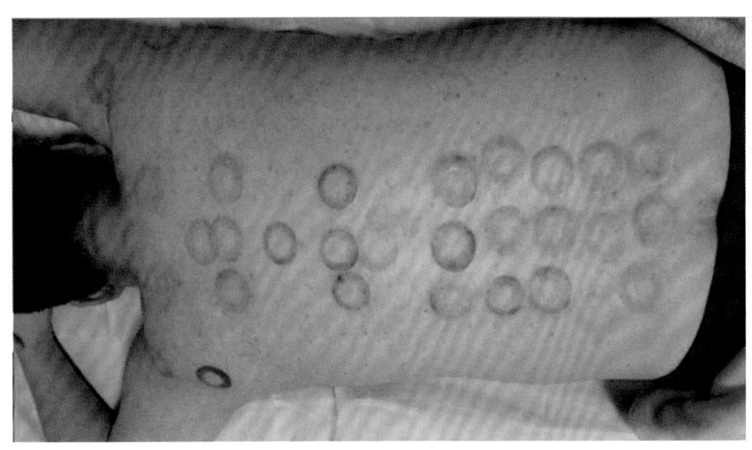

罐印病谱样本三

姓名：林××　性别：男　年龄：18岁

部位	粉红色（正常）	红色（热证、实证）	白色（虚证）	青色（寒证、湿证）	紫色（瘀证、病程已久）
C7～T3（肺区）			√		
T4～T6（心区）		√			
T7～T9（肝胆区）					√
T10～T12（脾胃区）					√
L1～L3（肾区）			√		
L4～S（生殖区）			√		√
肩部（肩关节处）					√

罐印分析：肺区呈白色，虚证；心区呈红色，热证；肝胆区呈紫色，瘀证；脾胃区呈紫色，瘀证；肾区呈白色，虚证；生殖区呈不均匀白色及紫色，虚证、瘀证；肩部呈紫色，瘀证。

诊断：中医病机诊断：①心肺两虚。②肝胆功能减弱。③脾胃不运。④肾气不足。⑤左肩痹症。

西医诊断：①呼吸不畅。②肠胃功能紊乱。③腰肌劳损。④左肩痛。

中医治疗原则：疏肝健脾，补肾益气，活血祛瘀。

电磁罐疗处方：督脉（下到上）、两侧膀胱经（上到下）、肩部三角区各5分钟，腹部肠道顺序（升结肠→横结肠→降结肠→乙状结肠）7分钟。

疗程：前3天每天1次，3天后隔天1次，治疗共10次。

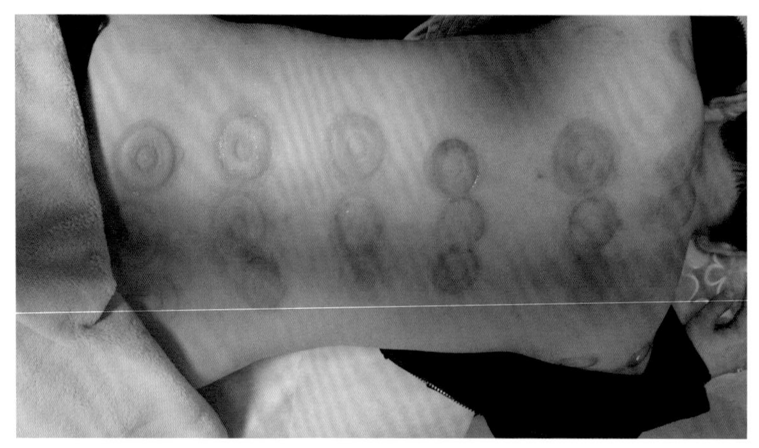

罐印病谱样本四

姓名：钟××　性别：女　年龄：41岁

部位	粉红色（正常）	红色（热证、实证）	白色（虚证）	青色（寒证、湿证）	紫色（瘀证、病程已久）
C7～T3（肺区）	√				
T4～T6（心区）					√
T7～T9（肝胆区）					√
T10～T12（脾胃区）			√		
L1～L3（肾区）			√		
L4～S（生殖区）				√	
肩部（肩关节处）					√

罐印分析：肺区呈粉红色，正常；心区呈紫色，瘀证；肝胆区呈紫色，瘀证；脾胃区呈白色，虚证；肾区呈白色，虚证；生殖区呈青色，寒证、湿证；肩部呈紫色，瘀证。

诊断：中医病机诊断：①心肺两虚。②宫寒（肾气虚）。③肩痹。

西医诊断：①胸闷。②痛经。③肩痛。

中医治疗原则：补肾益气。

电磁罐疗处方：督脉（下到上）、两侧膀胱经（上到下）、肩部三角区各5分钟，腹部天枢、气海、关元、归来（上到下）7分钟。

疗程：前3天每天1次，3天后隔天1次，治疗共10次。

四、治疗方法

（一）治疗作用机理

1. 电磁罐疗技术

在负压的作用下，通过牵拉挤压，以起到疏通经络、活血化瘀、排毒增氧、调理气血、平衡阴阳的作用（有点叩、刮痧、推拿的作用，但无痛苦）。

2. 电磁能量疗法

地球是一个大磁场，人体是一个小磁场，患病是人体病变部位磁场紊乱所致。动态电磁疗通过电磁罐的吸附可迅速排出体内毒素，调整紊乱的磁场，这是电磁罐诊疗技术与传统拔罐的重要区别。

3. 电磁药物导入疗法

拔罐时吸附海绵垫注入特制的中药药酒，因皮肤毛孔张开，加上电磁场效应，有利于体表吸收导入的药物，使药物直达患部。患者一般无不适感觉，也没有因口服药物而给肝脏、肾脏带来的副作用。

4. 电磁能低频刺激疗法

当电磁罐内的电磁传导头受人体刺激形成特殊的生物电磁场，通过形成的动态微量电磁能经穴位传导到患者体内，使血管扩张、血流量增加，改善皮肤的血流供应和营养（氧）供给，增强皮肤深层细胞的活动、血管壁的通透性和细胞的吞噬能力，使温度局部升高；同时增加局部组织的耐受性和抗病能力，起到针灸的效果。“针”后病人体内的热能增加，人的精、气、神得到改善，罐内负压增高就是佐证。

（二）治疗方法

根据病情选择不同体位、不同方法布罐。有轻、中、重和补、泻、调三种布法：轻吸为补；重吸为泻；轻重交替和点按、提拉为调。负压控制在气压50kpa之内，抽气两次即可，电磁罐具排列松散型，吸附5分钟为补；罐具排列密集型，吸附10分钟为泻。

补、泻、调的手法为：①补法，留罐时间短，虚则补之。②泻法，留罐时间长，实则泻之。③平调法，轻重交替，慢快结合，一慢二快。④大补，提拉皮肤慢两下。⑤大泻，压住皮肤快两下。

虚证宜补，实证宜泻。可采用坐位、俯卧位、仰卧位、侧卧位，运用补罐、排罐、走罐、闪罐、提罐和经络/穴位布罐等方法，并配合三得电磁治疗仪独有的走罐单位时间——毫秒控制技术，将50~800ms调节换算成走罐频率1.2~20Hz来进行操作。

不同走罐单位时间对应频率换算表

走罐单位时间（ms）	走罐频率（Hz）
50	20
100	10
150	6.7
200	5
250	4
300	3.3
350	2.9
400	2.5
450	2.2
500	2
550	1.8
600	1.7
650	1.5
700	1.4
750	1.3
800	1.2

（三）操作要领

1. 明确诊断

2. 选择经络、穴位

根据诊断辨证施治，依据经络图选择相关经络、穴位、病灶痛点，结合自己的临床经验，制订方案，选择穴位，做好记录，建立档案，以便下次调理时参考。

3. 环境选择

以保持清净、空气新鲜，光线柔和、冷暖适宜的室内环境为佳。

4. 体位要求

以患者舒适得体、便于术者操作为宜。常选择如下体位：

（1）坐位：取头、颈、肩、上肢、胸、背、腰等穴。

（2）俯卧位：取颈、背、腰、下肢后侧等穴。

（3）仰卧位：取胸、腹、上肢、下肢前侧等穴。

（4）侧卧位：取胸、背、腰、胯、下肢侧面等穴。

（5）其他位：根据临床及术者要求而定。

5. **清洁暴露**

对要进行布罐的部位应尽可能暴露，并要求清洁无污垢；有汗液者要擦干；有较长且粗的毛发者，涂密封膏以防漏气。

6. **电磁罐准备**

检查电磁罐抽气的真空枪是否完好和电磁罐阀门是否拉起等，还要准备无菌针、酒精棉、药液、卫生纸等。

7. **医患配合**

应用三得电磁罐前，医者应向患者介绍电磁罐疗技术的原理、常识，消除患者紧张情绪，使其全身放松、配合治疗：精神集中，心平气和；三得电磁罐吸附的负压合适，吸附电磁罐过程中，医者多观察电磁罐内皮肤和患者的反应变化，根据不同情况做出相应处理，做到医患合作，以增强疗效。

8. **留罐时间、疗程及补、调、泻**

（1）留罐时间：背部：5～8 分钟，胸前：5 分钟。小儿：前后各 3 分钟。

风湿、类风湿：5～10 分钟。儿童、年老体弱者时间短些，年轻力壮者时间可长些；病症轻、麻痹等留罐时间要短，慢性病、重病、疼痛等留罐时间要长；头部、面部、颈部、肩部、上肢留罐时间短，腰背、臀部、腹部、下肢留罐时间长，这些都是灵活的，应视患者的耐受程度和病情而定。

（2）疗程：一般 8～10 次为一疗程，肩周炎 10 次为一疗程，痤疮 20 次为一疗程；股骨头坏死、腰椎间盘突出、糖尿病 15 次为一疗程；子宫肌瘤、卵巢囊肿 10 次为一疗程。大多数病要调理三个疗程，每个疗程之间要休息 3～5 日。急性病（感冒、发热等）每日 1 次；病重、疼痛每天 1 次（布罐部位要改变）；慢性病每天 1 次；遇特殊情况应待瘀血痧痕退后再做，一般 2～5 日 1 次；亦可交替选穴选部位每日 1 次；通常每日或隔日做 1 次，但不要超过 3 日为佳。急性病治疗 2～3 次，慢性病治疗 2～3 个疗程无明显效果，应改用其他疗法，如果手法得当，部位、经络、穴位选择准确均会收到满意效果。

（3）补、调、泻：第一个疗程用泻法；第二个疗程用泻法、调法，营养调理要跟上；第三个疗程用补法。

9. **起罐方法**

治疗完毕后，用手指拉动气阀排气，动作轻柔，将罐稍微倾斜，边摇边起，再用罐边轻轻按摩患部、穴位，不可生拉硬拔，以免损伤皮肤，产生疼痛。起罐后，局部皮肤常出现水蒸气，可用棉球擦干，一般若留罐时间超过 10 分钟可能产生水泡，可用无菌针刺破，挤出液体，针口应用医用酒精棉消毒；皮肤下出现的紫红斑点属于正常反应，无须特别处理。治疗全部结束后，应喝杯热水或蜜糖水，休息 5～10 分钟，避风寒，以确保疗效。

10. **治疗原则**

三得电磁罐诊疗法在其发展过程中，积累了丰富的临床治疗经验。在临床治疗时，应根据患者不同病情、证候、部位而制订不同的治疗方案和选用不同的布罐法。

（1）急则治其标。急性病，以治疗身体局部、症状为主；

（2）缓则治其本。慢性病，以治疗全身整体为主；

（3）未病先防。发现亚健康，及时预防保健。

11. **选穴原则**

遵循中医脏腑阴阳表里的辨证关系、经络循行和穴位分布。

（1）局部取穴：即在病痛（阿是穴）处布罐。

（2）前后取穴：也叫通透法，即在背部、胸前同时布罐。

（3）远端取穴：即在远离病痛处放罐，如胃腹痛取足三里穴等。

（4）上下、左右、内外结合取穴：根据中医“上病下取，左病右取，表里对应”的原则，如脾胃虚弱所致的腹痛取下肢内侧的血海、三阴交以及表里经的足三里穴等。这是辨病与辨证结合，灵活运用的经验。

（5）经验取穴：以功能区、反射区为主穴，如心脏病，以心区为主，再辨证配穴。

（四）罐疗常用穴位

1. **经络穴位三得罐疗法针对各个系统的疾病， 选定不同的经络穴位进行三得电磁罐布罐**

（1）全身性疾病：大椎、身柱。

（2）呼吸系统疾病：背部的风门、肺俞、脾俞；胸部的中府、膻中。

（3）循环系统疾病：背部的神道、灵台、厥阴俞、心俞、肾俞、脾俞；胸部的巨厥、中脘。

（4）消化系统疾病：背部的至阳、膈俞、肝俞、胆俞、胃俞、三焦俞、大肠俞；腹部的期门、上脘、中脘、天枢、关元。

（5）内分泌系统疾病：背部的肝俞、心俞、脾俞、肾俞；腹部的中脘、关元。

（6）泌尿系统疾病：背部的肝俞、脾俞、肾俞、膀胱俞；腹部的关元、中极。

（7）脑血管疾病：背部的心俞、厥阴俞、肝俞、脾俞、神道、灵台。

（8）神经系统疾病：背部的心俞、厥阴俞、肝俞、脾俞、神道、灵台、肾俞。

（9）运动系统疾病：上肢的肩井、肩贞、肩中俞、肩外俞；下肢的秩边、环跳、殷门、风市、伏兔；腰部的脾俞、命门、肾俞、腰阳关和压痛点。

（10）妇科疾病：背部的肝俞、脾俞、肾俞、大肠俞；胸腹部的中极、关元。

（11）肠道疾病：腰部的脾俞、三焦俞、大肠俞；腹部的天枢、关元。

（12）肝胆疾病：背部的肝俞、胆俞、脾俞；胸腹部的中脘、期门、日月、阿是穴。

（13）类风湿关节炎：背部的大杼、膈俞、肝俞、脾俞、肾俞、大肠俞，可以用三得配方中药药酒调理，活血化瘀，消炎止痛。

（14）高烧感冒：大椎、身柱、风门、肺俞、肝俞。

（15）失眠：大椎、身柱、神道、心俞、肾俞。

（16）祛斑：背部的肺俞、肝俞、脾俞、肾俞、大肠俞；腹部的巨阙、中脘、气海。

（17）延年益寿：大椎、命门、神阙、关元、足三里、三阴交、涌泉。

2. 养生调理

（1）养生调理之一。

①命门：治腰酸腿痛、消除疲劳。

②足三里：防胃病、强肾、延缓衰老。

③三阴交：舒肝、理气。

④大椎：健脑、防头晕、血压高、供血不足、内分泌失调。

⑤关元：主治腹胀、腹痛、男女科疾病。

⑥合谷：主治头痛、心悸、心律不齐。

⑦委中：强筋骨、强健身体。

⑧天突：祛风除邪、治呼吸困难。

⑨内关：宁心安神、宽胸理气。

⑩涌泉：排除湿毒、排浊气、疏通肾经。

（2）养生调理之二。

①命门、神阙：强肾、增活力。

②太阳双穴：健脑、治头痛。

③内关、外关：主治头、心脏、肺、神志疾病。

④风池双穴：主治头痛、颈部、神志疾病。

⑤膝眼双穴：主治膝关节痛。

⑥劳宫双穴：增活力。

⑦涌泉双穴：驱浊气、脚臭。

⑧任脉、督脉：疏通阴经与阳经、疏通经络、平衡阴阳。

⑨阳陵泉、阴陵泉：调节肝胆、脾胃功能。

（3）养生调理之三。

①太阳双穴、印堂：主治头痛、头晕。

②安眠双穴、大椎：主治神经衰弱、失眠、癫痫、癔症。

③肩前、肩后、肩髃：主治肩周炎、肩背痛、肩凝症。

④定喘双穴、大椎：主治感冒、咳嗽、哮喘、高烧。

⑤乳根双穴、膻中：主治乳汁少。

⑥胃上双穴、膻中：主治胃下垂、上腹痛。

⑦子宫双穴、中极：主治白带多、月经不调、子宫脱落、遗精、阳痿。

⑧天枢双穴、止血：主治腹泻、肠炎、痢疾。

⑨肾俞双穴、命门：主治腰痛、腰扭伤。

⑩内外膝眼、阳陵泉：主治膝关节痛、扭伤。

⑪太溪、昆仑、解溪：主治踝关节痛、踝扭伤。

（4）养生调理之四。

①劳宫、涌泉、足三里、三阴交：解除疲劳、增加活力。

②关元、气海、命门、肾俞：滋补元气、益肾固精。

③三阴交、气海、肾俞、心俞：调补经血、充盈气血。

④足三里、脾俞、胃俞、中脘：调节肠胃、增强功能。

⑤内关、心俞、肝俞、肾俞：预防心血管疾病。

⑥天突、肺俞、风门、定喘：预防呼吸道疾病。

（5）养生调理之五。

肚脐和距肚脐两指的上下左右各吸附一罐，能调节五脏六腑，平衡阴阳，提高自身免疫力。

（6）养生调理之六。

锁骨双穴、内关双穴、三阴交双穴对治疗各种中医所述的痹症毒素有奇特疗效。结合三得专用公共导联电磁极板包裹在涌泉双穴效果更佳。

3. 祛肿法

功能区包围疗法。

4. 阴阳平衡法

腹部包围疗法。

5. 减肥

以肚脐为中心横排三罐，在肚脐上下二指各排三罐，减肥效果十分明显。连续吸附9日为一疗程。

6. 糖尿病

腹部：肚脐及四周二指各叩拔一罐，子宫双穴各吸附一罐。

背部：大椎、命门、肾俞双穴、膀胱俞、子宫双穴各吸附一罐，对于治疗糖尿病有显著疗效。

7. 养生保健

双个电磁罐在涌泉穴位置，可疏通全身经络，使精气饱满。

双个电磁罐在劳宫穴位置，能加快血液循环，对治疗心脑血管疾病效果显著。

8. **阿是穴疗法**

以痛点为中心，哪里痛便往哪里拔罐，并在痛点周围拔罐，如痛点不明显，也可局部排罐。

三得电磁罐诊疗技术遵循中医理论、经络学的指导，能达到其他疗法不可替代的效果。中医理论认为，人体的五脏六腑、四肢百骸、五官九窍、肌肉筋骨等组织器官相互联系，主要是靠经络系统的沟通得以营变阴阳，运行气血。同时，人体的各个组织器官均需要濡养滋润，而气血之所以能够通达全身则依赖于经络的感传。

《黄帝内经》曰："经脉者，所以行气血而营阴阳、濡筋骨、利关节也。"三得电磁罐诊疗技术正是在中医气血、经络原理的指导下对全身进行系统化调节，通过对人体穴位的局部刺激，利用经络的传导功能和双向调节作用，扶助正气，祛除病邪，通行气血，疏通经络，平衡阴阳，提高自身免疫力，从而达到保健、预防、治疗的效果。这种方法综合治愈率高，是改善亚健康和慢性病的最佳方法。三得电磁罐诊疗技术背部整体保健路线以督脉、膀胱经为主线，双脚心（涌泉穴）、双手心（劳宫穴）做参考保健穴位选择点。

（五）整体电磁罐疗技术调整早期疾病（亚健康）症状的依据

三得电磁治疗仪运用其电磁罐诊疗技术电磁能刺激法和电磁能药物导入法，对人体经络系统进行调理，达到整体平衡、保健养生、引领健康、享受生活的目的。

这种原理不执着于某些特定的病症，而将人看成一个整体系统，从中找到身体的和谐与平衡，也就是达到了中医所说的人体阴阳平衡。

颈椎、胸椎、腰椎调理总论：

颈椎：位于脊椎上段，共有七节，是整条脊椎活动最大的部分，是头部供血和神经信息传递的必经之地。当颈部的神经和血管受到挤压时，会出现头痛，眩晕，高血压，脑卒中，肩痛，鼻炎，失眠，记忆力衰退，肩颈酸痛，上肢麻木无力、冰凉等亚健康状况和疾病状况。

胸椎：位于脊椎中段，共有十二节，每个节段两边共连接十二对肋骨，胸椎与肋骨共同构成了胸廓，起着保护内脏的作用。当胸椎神经受压时，会出现胸闷、气短、肩臂酸痛、易受风寒、食欲不振、消化不良、血糖控制不良等循环系统、呼吸系统、消化系统的亚健康状况和慢性内脏疾病的症状。

腰椎：位于脊椎下段，共五节，与骨盆连接，既是人体承重的基地，又是活动发力的集中部位，能把上身的重量分散到两腿，当腰丛神经受到挤压时，会出现腰痛、腿软、尿频、痛经、不孕不育、坐骨神经痛、内分泌失调、更年期综合征（症状更明显、期间更长）等泌尿系统、消化系统、生殖系统和下肢运动系统疼痛的亚健康状态和疾病状态。

五、操作技术和注意事项

（一）操作技术

将电磁罐体对准疼痛病灶部位或穴位，先把电磁罐体顶端的阀杆轻轻提起，再把真空枪枪口垂直套住罐体上端，然后提拉真空枪的拉杆2～3次，达到适当50kPa负压，把真空枪取下，并将罐体阀杆按回原位。当治疗结束时，再将罐体顶端的阀杆轻轻提起，取下罐体，用消毒棉球擦干净。叩拔困难时，罐口可用B超用的耦合剂，起到密封效果。每次治疗每部位5～10分钟，每日一次或隔日一次。7～10次为一疗程。休息3～5天后进行下一疗程。

（二）保养维修

（1）罐体避免刀刻划伤。

（2）罐体连接输入接头内橡胶托下移或松动时，及时拧紧。

（3）真空枪枪体可拆卸，定时清理枪筒内的污垢，擦净后放少许油脂。

（三）禁忌证

以下患者慎用本电磁罐疗法治疗：重度心脏病患者、癌症患者、骨折患者、精神病患者、皮肤过敏症患者、活动性肺结核患者以及孕妇和处于经期的妇女。另外，当有出血倾向、痉挛抽搐不合作、局部溃烂时，也慎用本电磁罐疗法。禁止在前后阴部、心搏动处使用本电磁罐疗法。

（四）注意事项

（1）患者经电磁罐吸附治疗后，身体局部会出现冷或患部出现麻木，经络有蚁行的感觉，随后疼痛减轻，局部出汗，肿胀部位消肿；有些患者感觉全身关节部位一日比一日疼痛（发热胀痛，甚至比吸罐前还痛），此种情况为散风、散寒、散湿的过程。继续吸罐治疗3～8天后，疼痛减轻或消失，这是电磁罐疗效力所至，须连续治疗，直到病愈。

（2）如果在治疗中患者感觉疼痛，可在治疗后多饮水，可缓解疼痛。

（3）如吸附罐部位出现有白水泡，属体内有寒气；出现黄水泡，说明体内有药毒；出现黑血泡，说明体内有瘀肿。以上症状属正常排病毒反应，起罐后用消毒针把水泡、血泡刺破，挤出液体即可，不要停止治疗，应坚持治疗直至痊愈（正常情况下5～8min内不会出现水泡现象，此现象是吸附时间过长引起，请严格遵守吸附时间）。

（4）电磁罐诊疗技术是一种特殊的治疗技术，在仿生低频电磁生物传导的作用下将毛孔打开，把体内的风、寒、湿、热、毒排出体外，随之把体内的病理反应产物也排出体外。因此，拔罐后请严格用酒精擦拭拔罐部位消毒，以免感染病菌。

附录　常见慢性病治疗常用穴位简易处方表

名称	常用穴位
守住健康的基本物质——气血津液	
大补元气	气海、膻中、足三里
理气解郁	膻中、内关、合谷、太冲
补气养血	膈俞、肝俞、足三里、三阴交
活血化瘀	膈俞、合谷、血海
气血同补	气海、膈俞、足三里、三阴交
滋养津液	足三里、三阴交、太溪、养老
脏腑安康则一身和谐	
安心神	心俞、神门、足三里、三阴交
清心热	大陵、外关、劳宫、行间
补肺气	肺俞、膻中、天突、中脘、足三里、气海
润肺阴	肺俞、膏肓、太渊、太溪
健胃消食	下脘、足三里、四缝
养肝	肝俞、太冲、太溪、三阴交、足三里
护胆	阳陵泉、侠溪、太冲、内关、丰隆、中脘
养脾胃	足三里、三阴交、脾俞、胃俞、章门、中腕、气海
养肾	肾俞、志室、关元、气海、三阴交、足三里
温补肾阳	肾俞、命门、关元、气海
滋养肾阴	肾俞、三阴交、太溪、涌泉
从头到脚，养治结合	
治头痛	合谷、太冲、太阳、风池、阿是穴
保养大脑	神门、太溪、足三里、手三里、水沟、神庭、承灵
治面瘫	阳白、颊车、四白、风池、翳风、地仓、颧髎、合谷、下关
眼睛保健	四白、承泣、睛明、攒竹
治老花眼	光明、睛明、太冲、太溪、养老
治假性近视	四白、风池、睛明、光明、太阳
治斜视	风池、合谷、光明、太冲、太溪、
治色盲	风池、睛明、光明、太溪、肝俞、瞳子髎
治鼻出血	（外伤引起）昆仑、太溪 （因内引起）百劳
治鼻塞	三间、陷谷、风池、上星、迎香、印堂
治打鼾	中脘、阴陵泉、天枢、丰隆
治耳聋、耳鸣	耳门、听宫、听会、翳风、太溪、涌泉

（续上表）

名称	常用穴位
治牙痛	颊车、下关、合谷、内廷、二间
治口臭	劳宫、金津、玉液、内廷
治糖尿病	肺俞、脾俞、胃俞、中脘、足三里、肾俞、太溪、三阴交、胰俞
治高血压	百会、曲池、合谷、太冲、三阴交、降压沟
治贫血	气海、血海、膈俞、心俞、脾俞、肾俞、悬钟、足三里
治中暑	百会、大椎、合谷、水沟、内关、区则、十宣、委中
治昏厥	合谷、翳风、水沟
戒烟	合谷、丰隆、尺泽、神门、甜美
戒酒	百会、神门、足三里、三阴交、脾俞、胃俞
醒酒	耳尖
治慢性疲劳综合征	百会、印堂、神门、太溪、太冲、三阴交、足三里
让穴位为女性的健康和美丽保驾护航	
治月经不调	关元、血海、三阴交、心俞、神门
治痛经	关元、三阴交、地机、水泉
治闭经	关元、三阴交、天枢、合谷、肾俞
治带下	关元、三阴交、带脉、命门
治乳腺增生（肝郁气滞型）	肝俞、太冲、阳陵泉
治乳腺增生（冲任失调型）	关元、三阴交、太溪、太冲、膻中
治乳腺炎	膻中、肩井、少泽
治产后水肿（脾胃虚弱型）	中极、关元、脾俞、肾俞
治产后水肿（肾气虚弱型）	关元、气海、太溪、三阴交
治产后水肿（气血瘀滞型）	肺俞、阴陵泉、三阴交、肾俞、脾俞、气海、关元
治产后盗汗	阴郗、涌泉
治产后自汗	百会、头维、足三里、三阴交、气海
治肥胖	中脘、曲池、天枢、上巨虚、丰隆、水分、三阴交、阴陵泉、大横、支沟、内庭、关元
治更年期综合征	百会、关元、太溪、肾俞、三阴交
治黄褐斑	血海、合谷、三阴交、颧髎、迎香
治白发脱发（肾精亏虚型）	肾俞、太溪、三阴交、关元、百会
治白发脱发（肾阳虚衰型）	肾俞、关元、气海、三阴交、命门、腰阳关
治白发脱发（脾气虚弱型）	脾俞、胃俞、关元、足三里、阴陵泉、章门
治白发脱发（气郁血瘀型）	肝俞、膈俞、期门、太冲、膻中、血海、公孙

（续上表）

名称	常用穴位
常见病	
咽喉肿痛	天容、合谷、列缺、照海、廉泉
颈椎病	大椎、天柱、后溪、大杼
肩周炎	肩髎、肩前、肩贞、阳陵泉、条口、肩痛
腋臭	极泉
网球肘	曲池、合谷、手三里、外关
手腕扭伤	内关、大陵、合谷、阳溪
手部冻伤	合谷、曲池、后溪、中渚、阿是穴
胸胁疼痛	期门、大包、阳陵泉、外关、膻中
胃痛	中脘、足三里、内关、公孙
腹痛	足三里、关元、中脘、天枢
腰痛	委中、大肠俞、肾俞、腰眼
坐骨神经痛（各种类型）	环跳、阳陵泉
坐骨神经痛（胆经型）	环跳、阳陵泉、风市、膝阳关、阳辅、悬钟、足临泣
坐骨神经痛（膀胱经型）	环跳、阳陵泉、秩边、承扶、殷门、委中、承山、昆仑
痔疮	长强、百会、会阳、承山、飞扬、二白
膝关节疼痛	血海、梁丘、足三里、阳陵泉、悬钟、犊鼻
足踝痛	丘墟、照海、太冲
足跟痛	太溪、照海、昆仑、申脉、悬钟
脚部冻疮	行间、足临泣、内廷、足三里
对症开方巧治病	
高热不退	大椎、曲池、合谷、外关
化痰止咳	肺俞、中府、列缺、太渊、丰隆
失眠（各种类型）	神门、内关、百会、安眠、风池、风府
失眠（心脾两虚型）	神门、内关、百会、安眠、心俞、脾俞、三阴交
失眠（肾阴虚型）	神门、内关、百会、安眠、太溪、太冲、涌泉
失眠（肝火旺盛型）	神门、内关、百会、安眠、行间、太冲、风池
失眠（脾胃不和型）	神门、内关、百会、安眠、中脘、丰隆、内廷
感冒（各种类型）	风池、大椎、列缺、合谷、外关
感冒（风寒型）	风池、大椎、列缺、合谷、外关、肺俞、风门
感冒（风热型）	风池、大椎、列缺、合谷、外关、曲池、尺泽
感冒（暑湿型）	风池、大椎、列缺、合谷、外关、中脘、足三里
便秘（各种类型）	天枢、大肠俞、上巨虚、支沟、照海

（续上表）

名称	常用穴位
便秘（热秘）	天枢、大肠俞、上巨虚、支沟、照海、合谷、曲池
便秘（气秘）	天枢、大肠俞、上巨虚、支沟、照海、中脘、太冲
便秘（冷秘）	天枢、大肠俞、上巨虚、支沟、照海、神阙、关元
便秘（虚秘）	天枢、大肠俞、上巨虚、支沟、照海、脾俞、气海
腹泻	天枢、大肠俞、上巨虚、三阴交、神阙
尿失禁	肾俞、膀胱俞、中极、三阴交

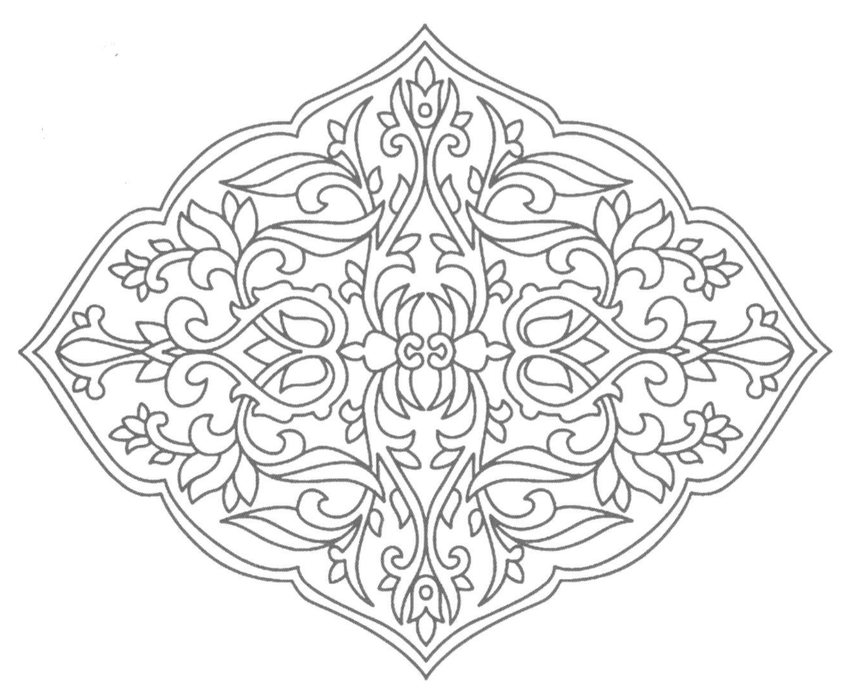

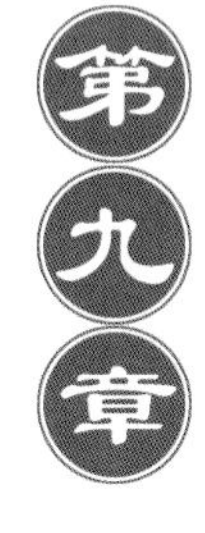

三得罐印图谱分析

逐级传导能量叠加技术在患者身体上的电磁罐印清晰可辨，罐印的颜色、形状、温度等可以反映相对应处的病灶问题，为医务人员的后续治疗提供准确的科学依据。

姓名：马××　　性别：女　　年龄：46 岁

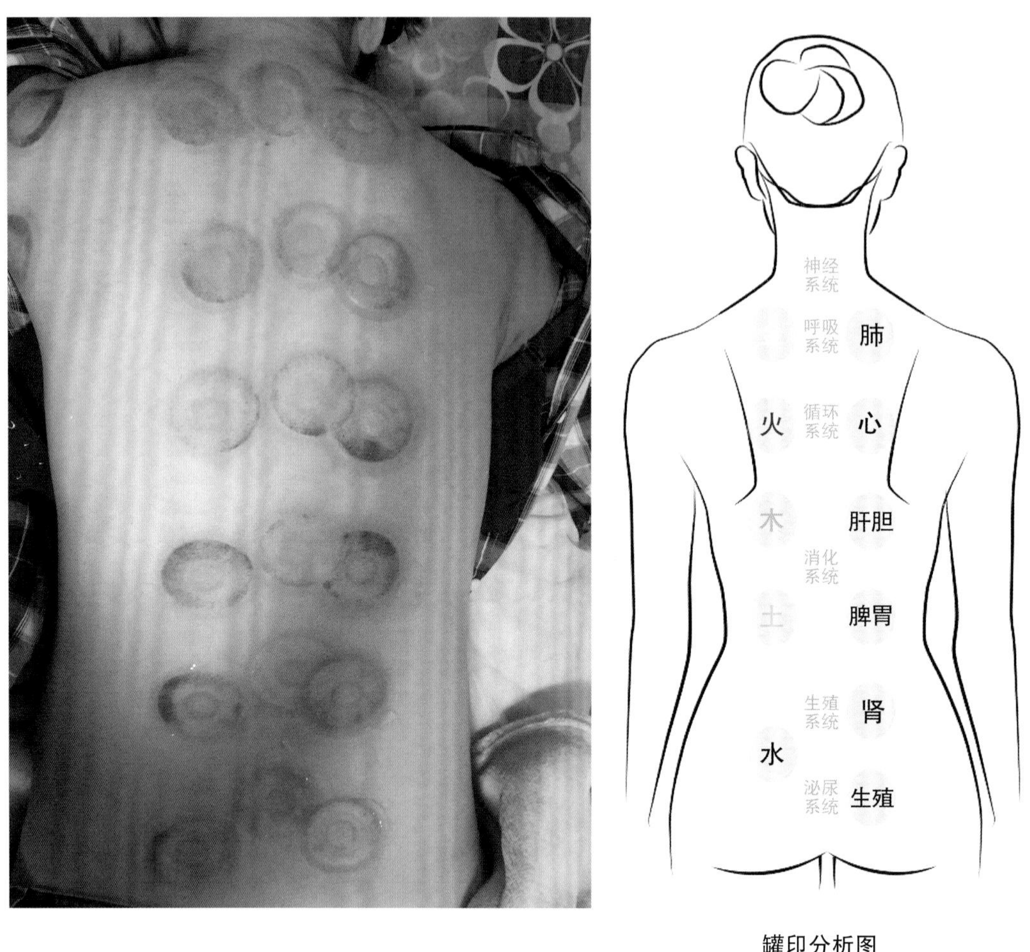

罐印分析图

根据罐印图谱分析，对人体的五脏六腑做出以下判断：考虑呼吸系统功能减弱、腰背肌劳损。

姓名：马××　性别：女　年龄：46岁　报告时间：2017.11.16

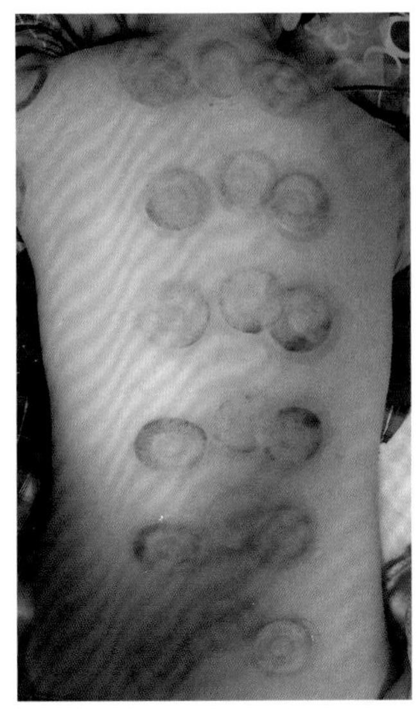

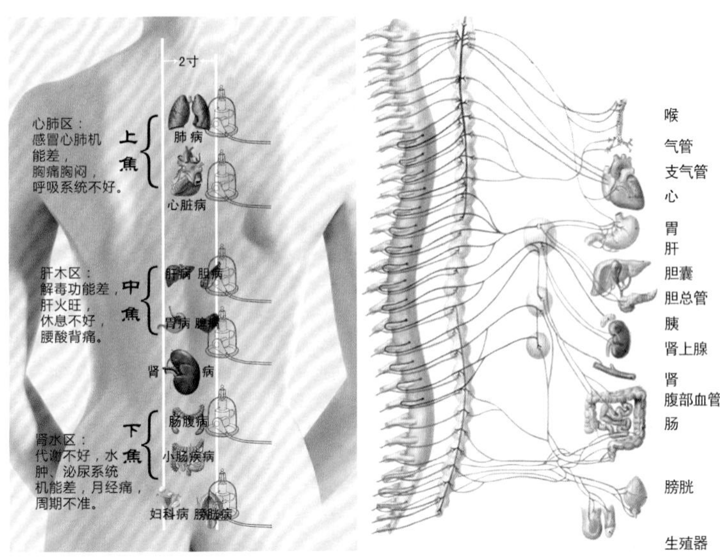

中医脏腑背诊图　　自主神经系概观

部位	粉红色（正常）	红色（热证、实证）	白色（虚证）	青色（寒证、湿证）	紫色（瘀证、病程已久）
C7～T3（肺区）			√		
T4～T6（心区）		√			
T7～T9（肝胆区）		√			
T10～T12（脾胃区）					√
L1～L3（肾区）					√
L4～S（生殖区）			√		
肩部（肩关节处）					√

罐印分析：肺区呈白色，虚证；心区呈不均匀红色点状，热证；肝胆区呈不均匀红色点状，热证；脾胃区呈紫色，瘀症；肾区呈紫色，瘀证、病程已久；生殖区呈白色，虚证；肩部呈紫色，瘀证。

中医病机诊断：①肺气虚。②气虚血瘀。

西医诊断：①呼吸系统脏腑功能减弱。②腰背肌劳损。③月经不调。

中医治疗原则：补益气血，活血化瘀。

调理方案：参考三得技术专项治疗方案——腰痛、亚健康调理，二者交替调理。

医嘱：注意月经量、月经色情况，注意保暖，忌食生冷、辛辣等刺激性食物，适量运动。

临床医生意见：

（书写）

医师签名：______

姓名：王××　　性别：男　　年龄：59岁

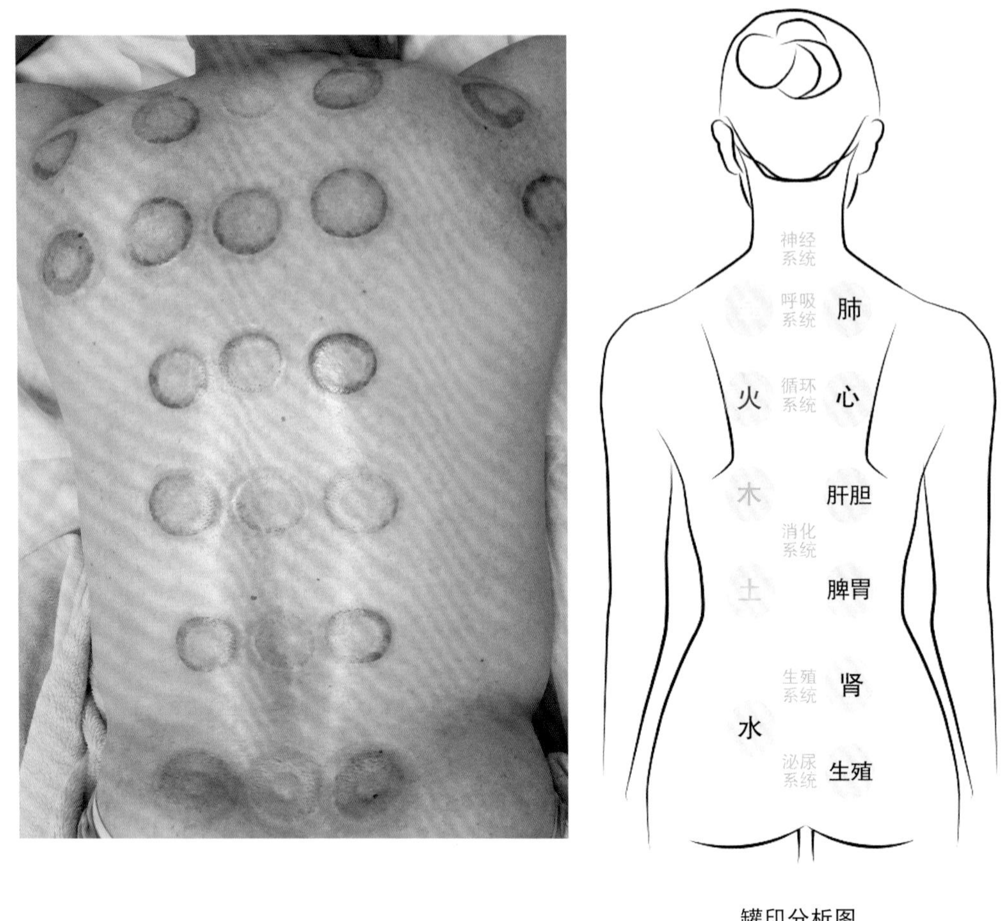

罐印分析图

根据罐印图谱分析，对人体的五脏六腑做出以下判断：考虑循环系统功能性病变、腰背及肩劳损。

姓名：王××　性别：男　年龄：59岁　报告时间：2017. 11. 27

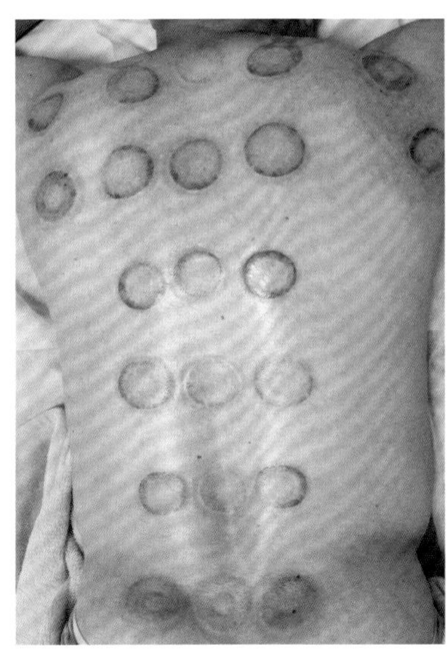

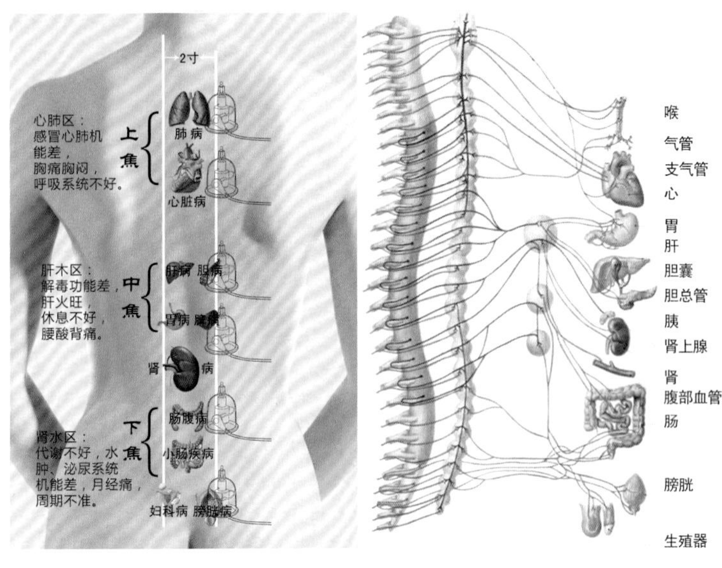

中医脏腑背诊图　　自主神经系概观

部位	粉红色（正常）	红色（热证、实证）	白色（虚证）	青色（寒证、湿证）	紫色（瘀证、病程已久）
C7～T3（肺区）			√		√
T4～T6（心区）					√
T7～T9（肝胆区）					√
T10～T12（脾胃区）					√
L1～L3（肾区）					√
L4～S（生殖区）			√	√	
肩部（肩关节处）					√

罐印分析：肺区呈白色及紫色，虚证、瘀证；心区呈紫色，瘀证；肝胆区呈紫色，瘀证；脾胃区呈紫色，瘀证；肾区呈紫色，瘀证、病程已久；生殖区呈白色及青色，虚证、寒症、湿症；肩部呈紫色，瘀证。

中医病机诊断：①心火旺。②气滞血瘀。

西医诊断：①“三高”疾病。②腰背劳损。③肩劳损。④疲劳综合征。

中医治疗原则：健脾利湿，滋阴泻火，活血化瘀。

调理方案：参考三得技术专项治疗方案——肩关节疼痛、亚健康调理，二者交替调理。

医嘱：忌食生冷、辛辣等刺激性食物，适量运动。

临床医生意见：

（书写）

医师签名：______

姓名：陈××　　性别：女　　年龄：51岁

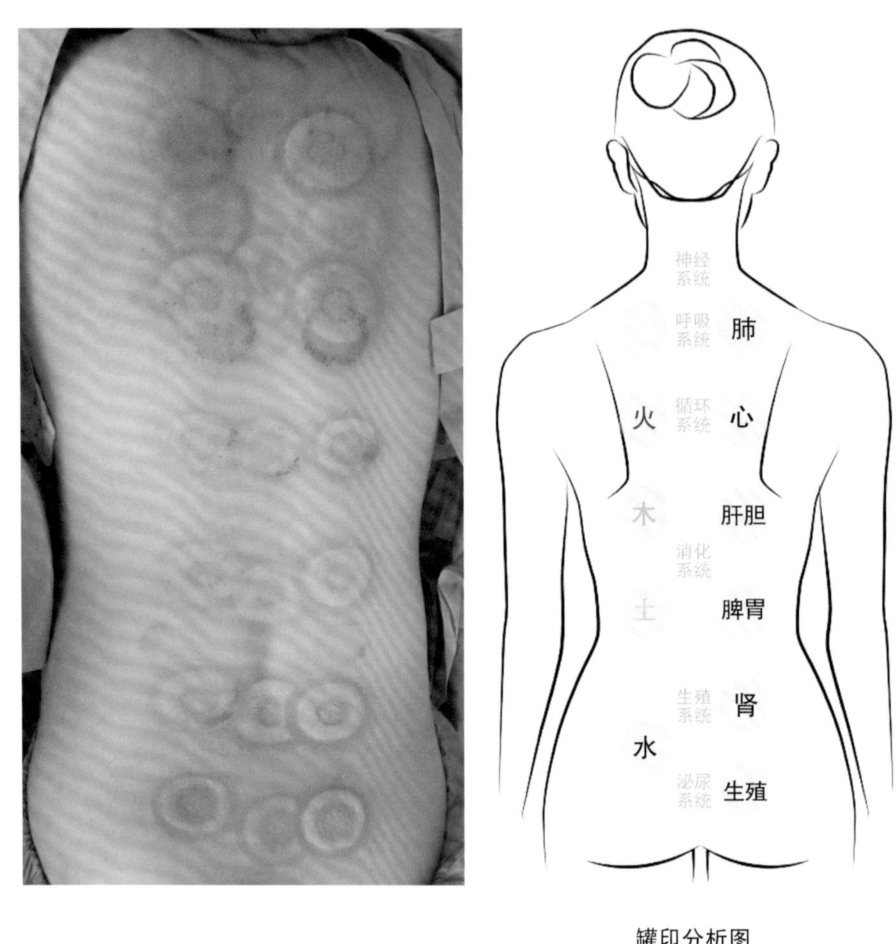

罐印分析图

根据罐印图谱分析，对人体的五脏六腑做出以下判断：考虑循环系统功能减弱。

姓名：陈××　性别：女　年龄：51岁　报告时间：2018.1.3

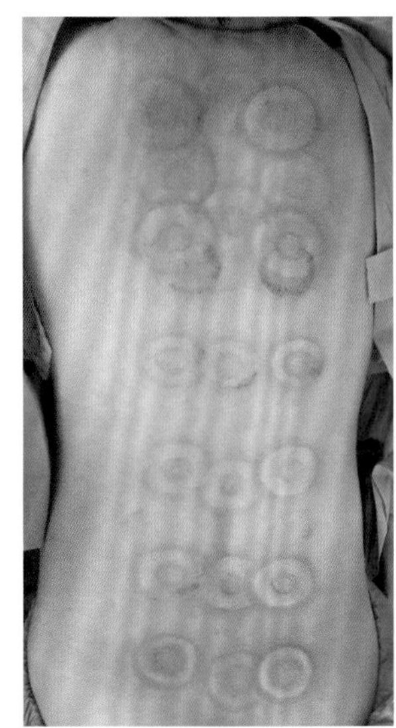

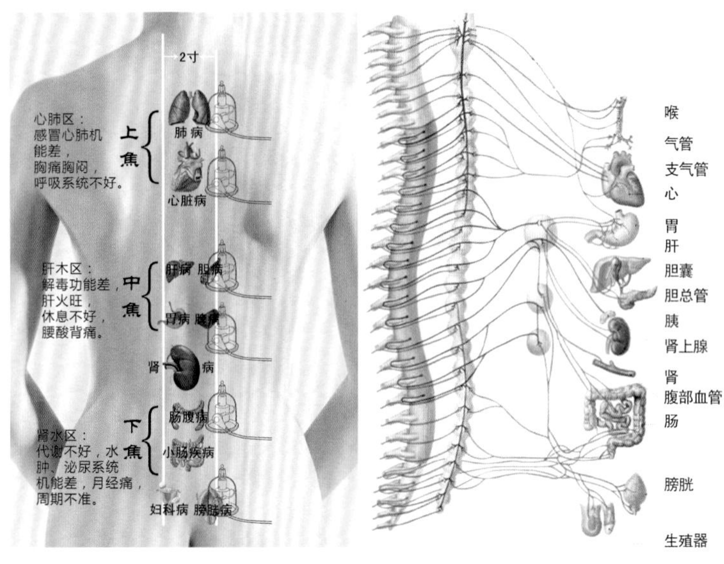

中医脏腑背诊图　　自主神经系概观

部位	粉红色（正常）	红色（热证、实证）	白色（虚证）	青色（寒证、湿证）	紫色（瘀证、病程已久）
C7～T3（肺区）			√		
T4～T6（心区）			√		√
T7～T9（肝胆区）			√		√
T10～T12（脾胃区）			√		
L1～L3（肾区）			√		
L4～S（生殖区）			√		
肩部（肩关节处）					

罐印分析：肺区呈白色，虚证；心区呈白色及紫色，虚证、瘀证；肝胆区呈白色及紫色，虚证、瘀证；脾胃区呈白色，虚证；肾区呈白色，虚证；生殖区呈白色，虚证。

中医病机诊断：①气血亏虚。②心血瘀阻。

西医诊断：①疲劳综合征。②免疫力低下。③失眠。④心悸胸闷。

中医治疗原则：益气补血，通经活络。

调理方案：参考三得技术专项治疗方案——失眠、亚健康调理，二者交替调理。

医嘱：注意月经量、月经色情况，注意保暖，忌食生冷、辛辣等刺激性食物，适量运动。

临床医生意见：

（书写）

医师签名：______

姓名： 胡×× 性别： 男 年龄： 50 岁

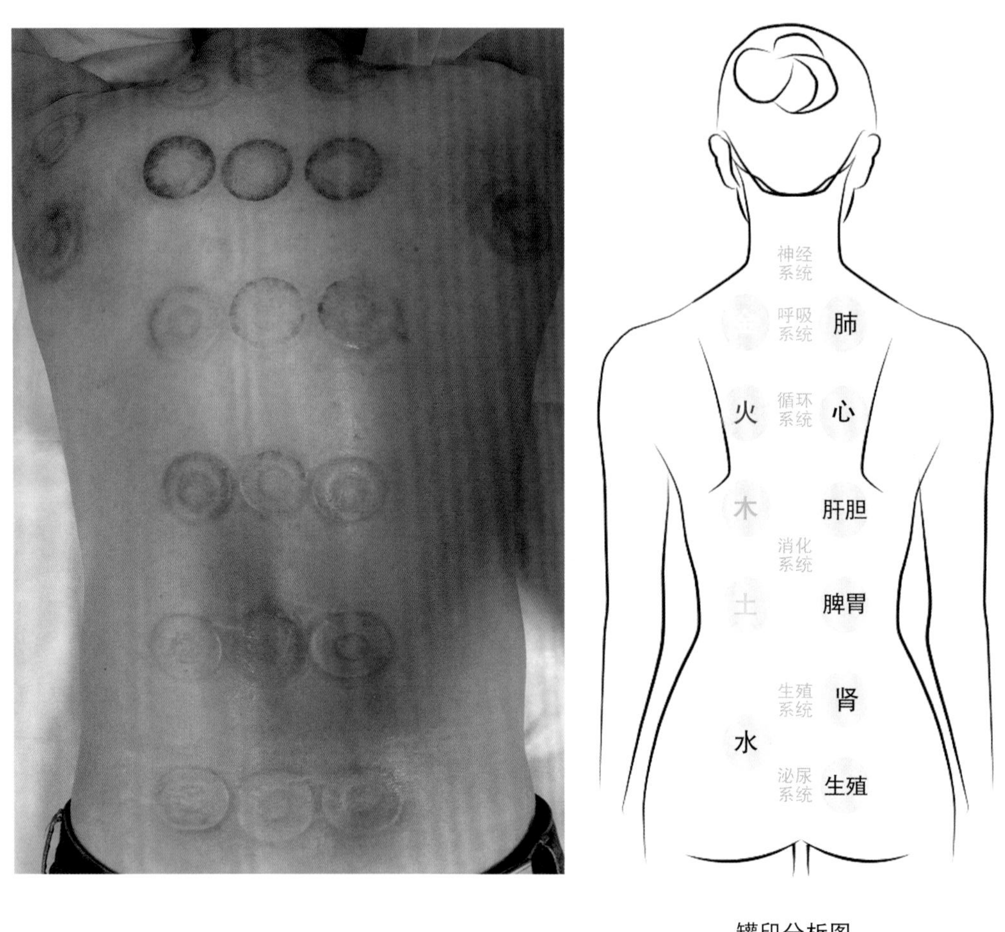

罐印分析图

根据罐印图谱分析，对人体的五脏六腑做出以下判断：考虑生殖系统功能性病变、颈椎病、菱形肌劳损。

姓名：胡××　性别：男　年龄：50岁　报告时间：2017.8.20

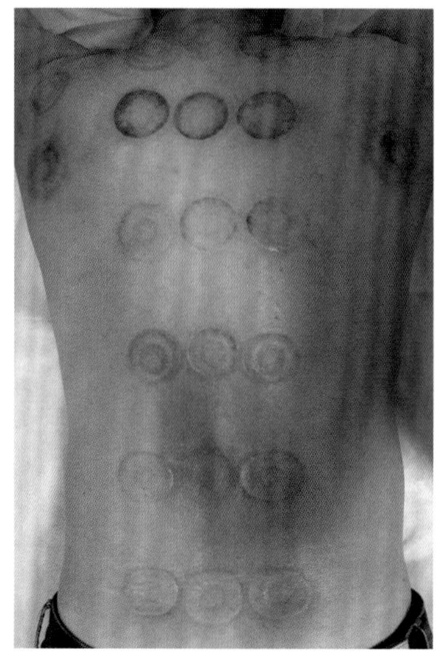

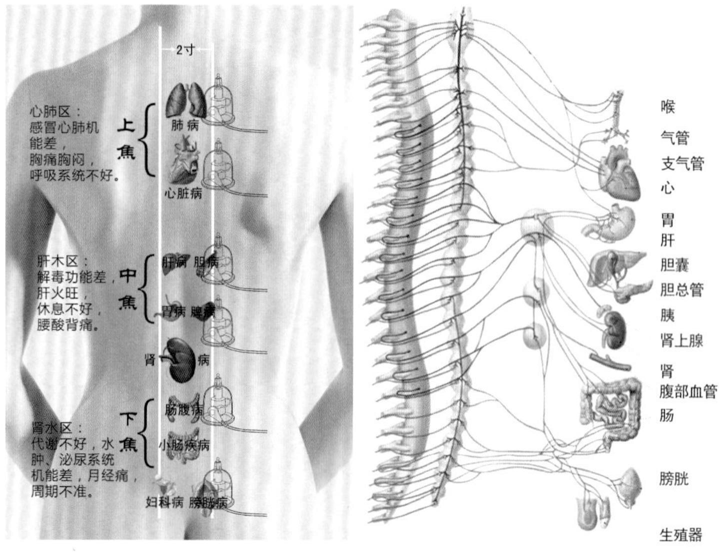

中医脏腑背诊图　　自主神经系概观

部位	粉红色（正常）	红色（热证、实证）	白色（虚证）	青色（寒证、湿证）	紫色（瘀证、病程已久）
C7～T3（肺区）					√
T4～T6（心区）					√
T7～T9（肝胆区）	√				
T10～T12（脾胃区）	√				
L1～L3（肾区）			√		
L4～S（生殖区）			√		
肩部（肩关节处）					√

罐印分析：肺区呈紫色，瘀证；心区呈紫色，瘀证；肝胆区呈粉红色，正常；脾胃区呈粉红色，正常；肾区呈白色，虚证；生殖区呈白色，虚证；肩部呈紫色，瘀证。

中医病机诊断：①肾阳不足。②心血瘀阻。

西医诊断：①前列腺肥大。②颈椎病。③菱形肌劳损。④心悸。

中医治疗原则：温补肾阳，通经活络。

调理方案：参考三得技术专项治疗方案——腰痛、亚健康调理，二者交替调理。

医嘱：忌食生冷、辛辣等刺激性食物，适量运动。

临床医生意见：

（书写）

医师签名：______

姓名：罗××　　性别：女　　年龄：43 岁

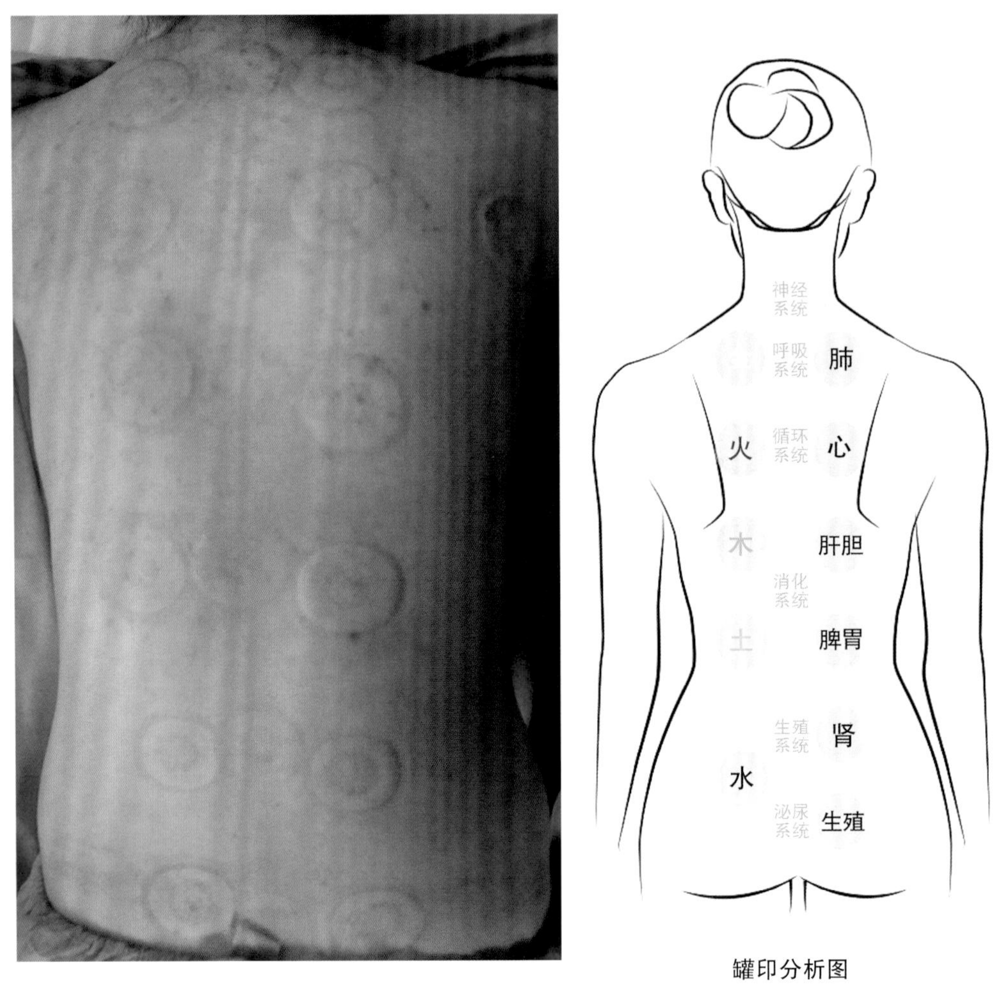

罐印分析图

根据罐印图谱分析，对人体的五脏六腑做出以下判断：考虑消化系统功能减弱、免疫力低下。

姓名：罗××　性别：女　年龄：43岁　报告时间：2017.6.10

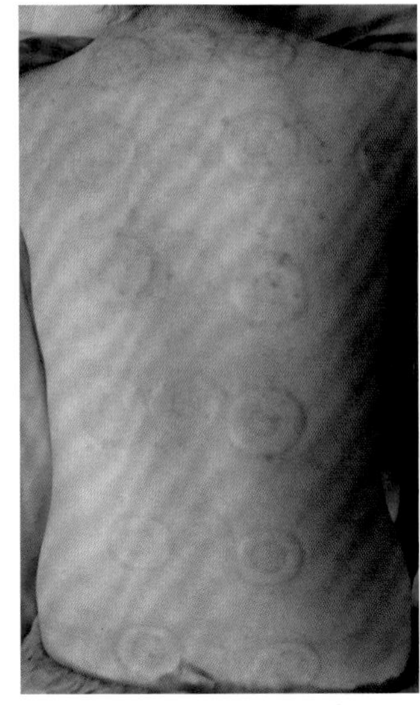

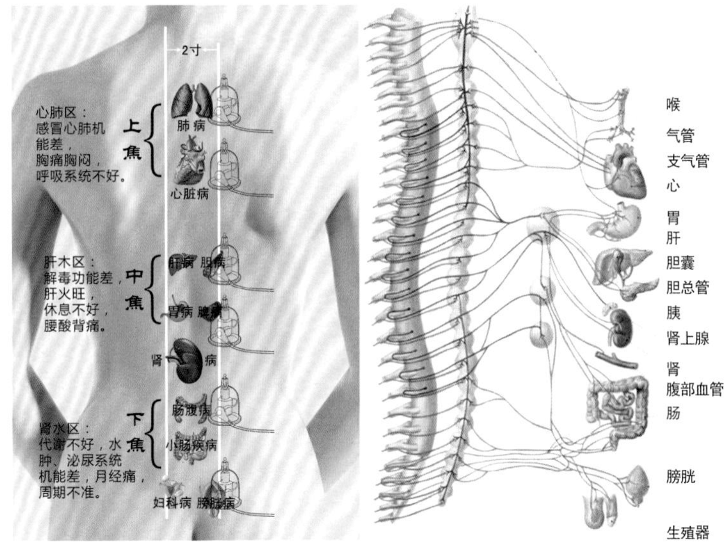

中医脏腑背诊图　　自主神经系概观

部位	粉红色（正常）	红色（热证、实证）	白色（虚证）	青色（寒证、湿证）	紫色（瘀证、病程已久）
C7～T3（肺区）			√		
T4～T6（心区）			√		
T7～T9（肝胆区）			√		
T10～T12（脾胃区）			√		
L1～L3（肾区）			√		
L4～S（生殖区）			√		
肩部（肩关节处）			√		

罐印分析：肺区呈白色，虚证；心区呈白色，虚证；肝胆区呈白色，虚证；脾胃区呈白色，虚证；肾区呈白色，虚证；生殖区呈白色，虚证；肩部呈白色，虚证。

中医病机诊断：①气血亏虚。

西医诊断：①疲劳综合征。②免疫力低下。③月经不调。

中医治疗原则：益气补血，疏肝理气。

调理方案：参考三得技术专项治疗方案——痛经、亚健康调理，二者交替调理。

医嘱：注意月经量、月经色情况，注意保暖，忌食生冷、辛辣等刺激性食物，适量运动。

临床医生意见：

（书写）

医师签名：______

姓名：石××　　　　性别：男　　　　年龄：52岁

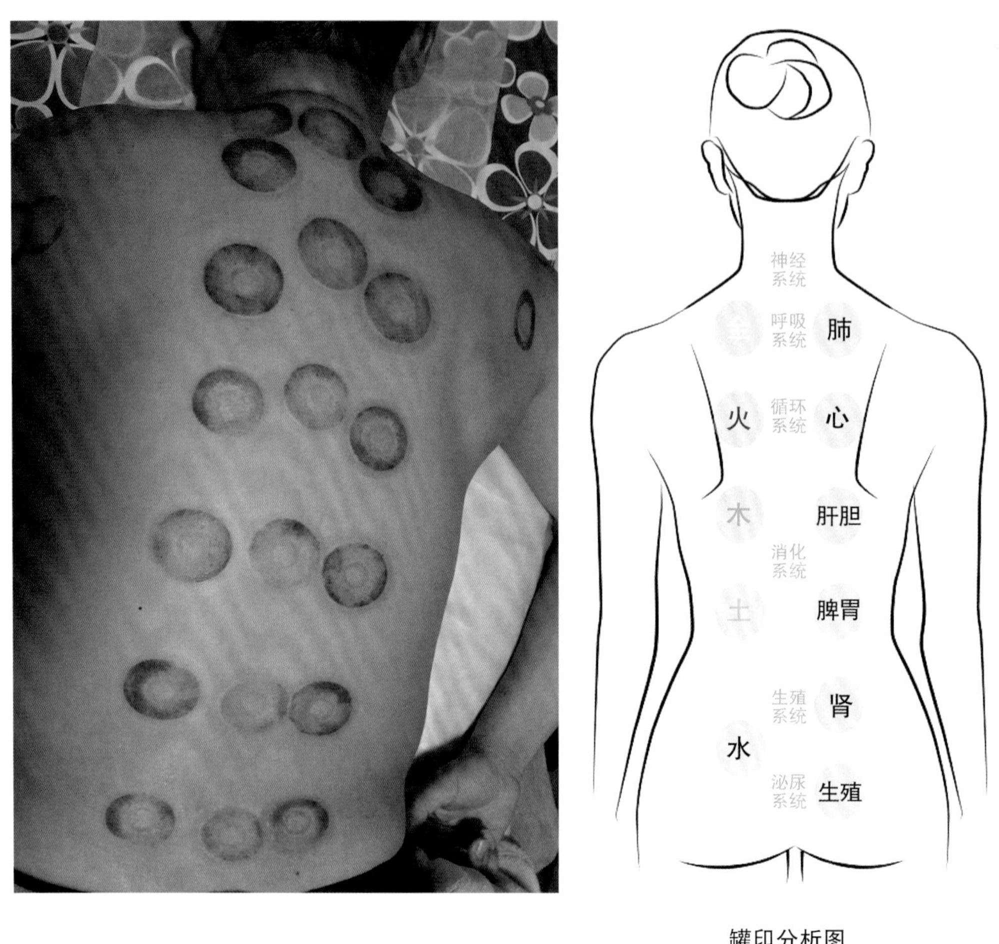

罐印分析图

根据罐印图谱分析，对人体的五脏六腑做出以下判断：考虑循环系统功能性减弱、腰背肌劳损。

姓名：石××　性别：男　年龄：52岁　报告时间：2017.6.24

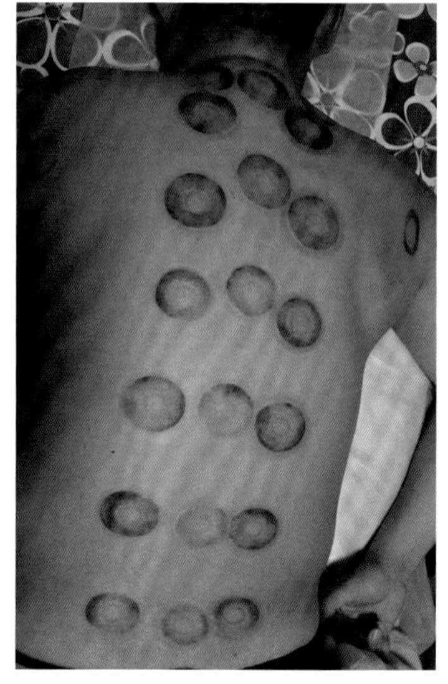

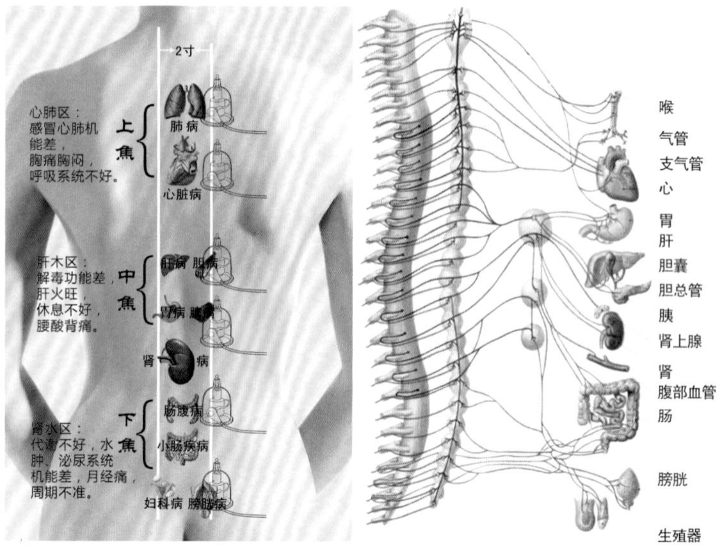

中医脏腑背诊图　　自主神经系概观

部位	粉红色（正常）	红色（热证、实证）	白色（虚证）	青色（寒证、湿证）	紫色（瘀证、病程已久）
C7～T3（肺区）					√
T4～T6（心区）					√
T7～T9（肝胆区）					√
T10～T12（脾胃区）					√
L1～L3（肾区）					√
L4～S（生殖区）					√
肩部（肩关节处）					√

罐印分析：肺区呈紫色，瘀证；心区呈紫色，瘀证；肝胆区呈紫色，瘀证；脾胃区呈紫色，瘀证；肾区呈紫色，瘀证、病程已久；生殖区呈紫色，瘀证；肩部呈紫色，瘀证。

中医病机诊断：①瘀血阻络。②气滞血瘀。

西医诊断：①“三高”疾病。②痛风。③疲劳综合征。④腰背肌劳损。

中医治疗原则：活血化瘀，养阴补血。

调理方案：参考三得技术专项治疗方案——痛风、亚健康调理，二者交替调理。

医嘱：忌食生冷、辛辣等刺激性食物，适量运动。

临床医生意见：

（书写）

医师签名：______

姓名：刘××　　性别：男　　年龄：53岁

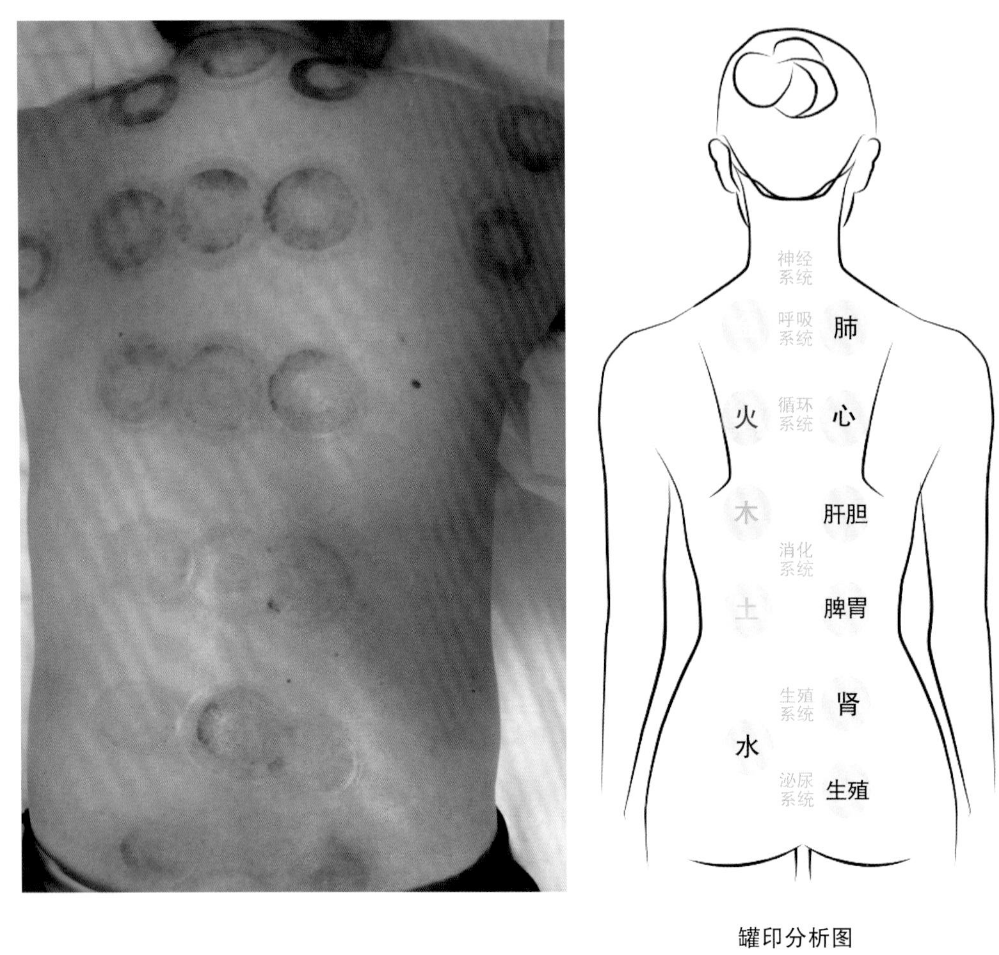

罐印分析图

根据罐印图谱分析，对人体的五脏六腑做出以下判断：考虑消化系统功能性紊乱、斜方肌劳损。

姓名：刘××　性别：男　年龄：53岁　报告时间：2017.11.24

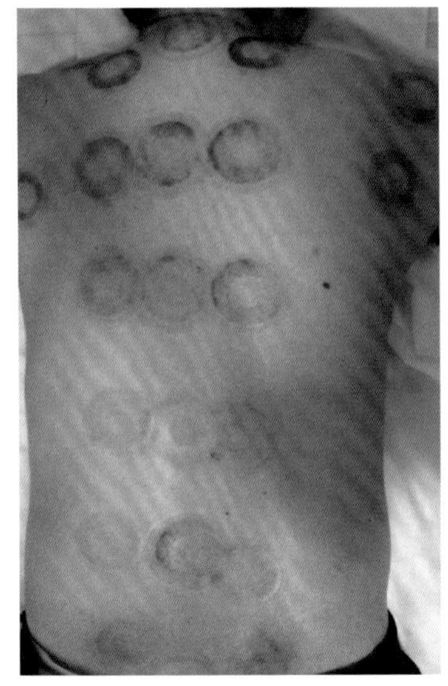

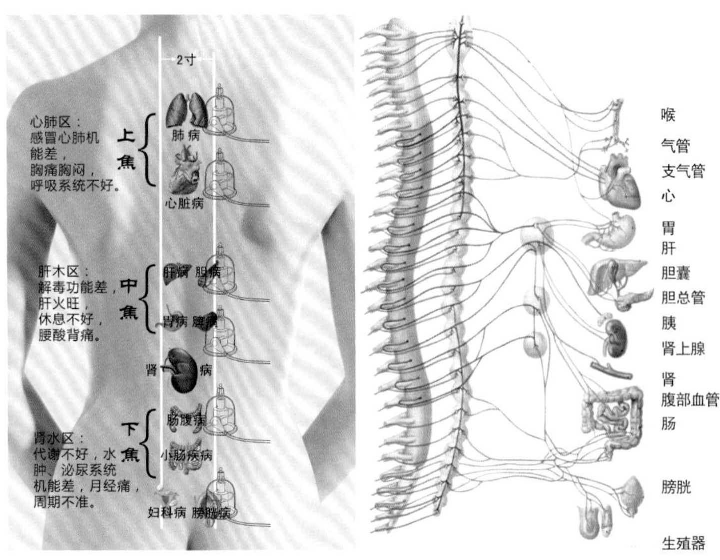

中医脏腑背诊图　　自主神经系概观

部位	粉红色（正常）	红色（热证、实证）	白色（虚证）	青色（寒证、湿证）	紫色（瘀证、病程已久）
C7～T3（肺区）					√
T4～T6（心区）		√			
T7～T9（肝胆区）	√				
T10～T12（脾胃区）			√		
L1～L3（肾区）			√		
L4～S（生殖区）				√	
肩部（肩关节处）					√

罐印分析：肺区呈紫色，瘀证；心区呈不均匀红色点状，热证、实证；肝胆区呈粉红色，正常；脾胃区呈白色，虚证；肾区呈白色，虚证；生殖区呈青色，寒证、湿证；肩部呈紫色，瘀证。

中医病机诊断：①脾肾亏虚。②寒凝血瘀。

西医诊断：①肠胃功能紊乱。②斜方肌劳损。

中医治疗原则：健脾利湿，固本培元，温经散寒，活血化瘀。

调理方案：参考三得技术专项治疗方案——腰痛、亚健康调理，二者交替调理。

医嘱：注意保暖，忌食生冷、辛辣等刺激性食物，适量运动。

临床医生意见：

（书写）

医师签名：______

姓名：余××　　性别：男　　年龄：41 岁

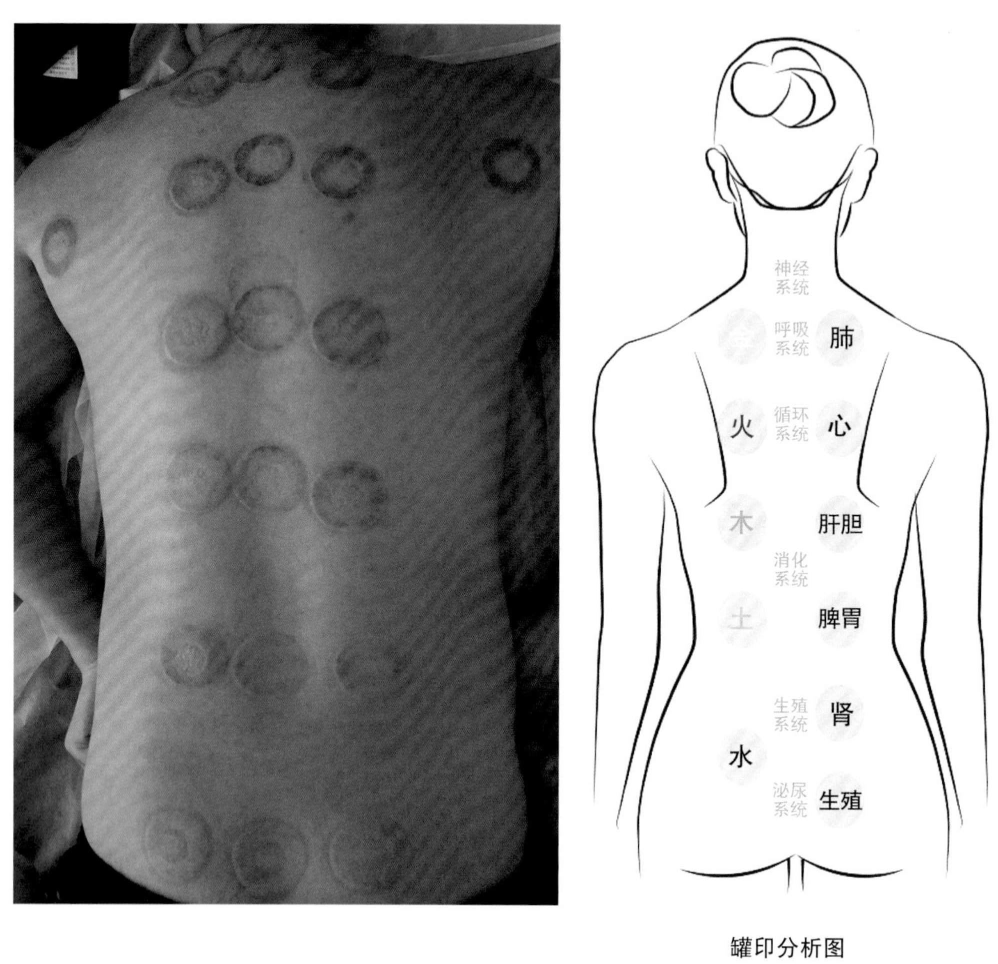

罐印分析图

根据罐印图谱分析，对人体的五脏六腑做出以下判断：考虑生殖系统疾病、斜方肌劳损。

姓名：余××　性别：男　年龄：41岁　报告时间：2018.1.17

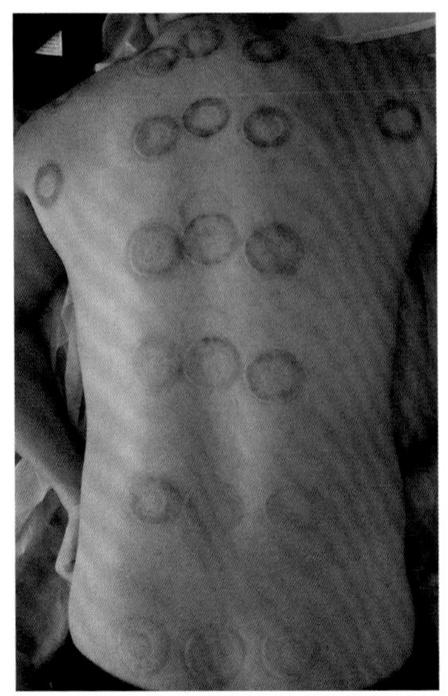

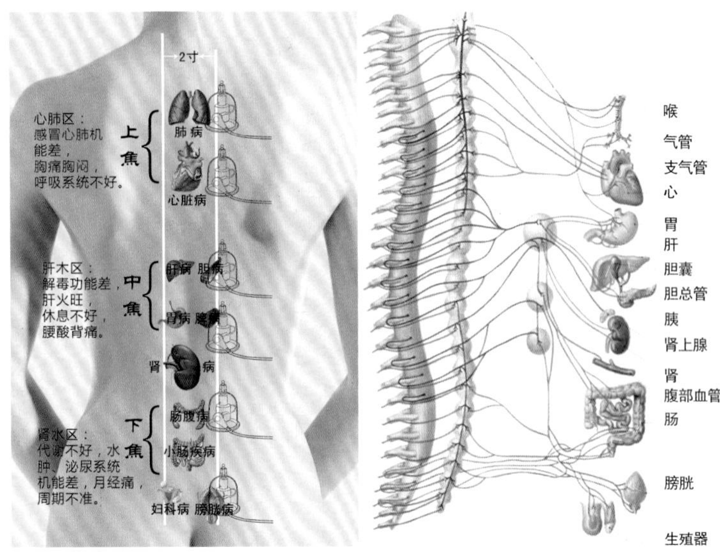

中医脏腑背诊图　　自主神经系概观

部位	粉红色（正常）	红色（热证、实证）	白色（虚证）	青色（寒证、湿证）	紫色（瘀证、病程已久）
C7～T3（肺区）					√
T4～T6（心区）					√
T7～T9（肝胆区）		√			
T10～T12（脾胃区）		√			
L1～L3（肾区）			√		
L4～S（生殖区）			√		
肩部（肩关节处）					√

罐印分析：肺区呈紫色，瘀证；心区呈紫色，瘀证；肝胆区呈红色，热证；脾胃区呈红色，热证；肾区呈白色，虚证；生殖区呈白色、虚证；肩部呈紫色，瘀证。

中医病机诊断：①肾虚。②瘀血阻络。

西医诊断：①尿频。②尿多。③斜方肌劳损。

中医治疗原则：滋阴补肾，通经活络。

调理方案：参考三得技术专项治疗方案——腰痛、亚健康调理，二者交替调理。

医嘱：注意保暖，忌食生冷、辛辣等刺激性食物，适量运动。

临床医生意见：

（书写）

医师签名：______

姓名：关××　　　性别：男　　　年龄：53岁

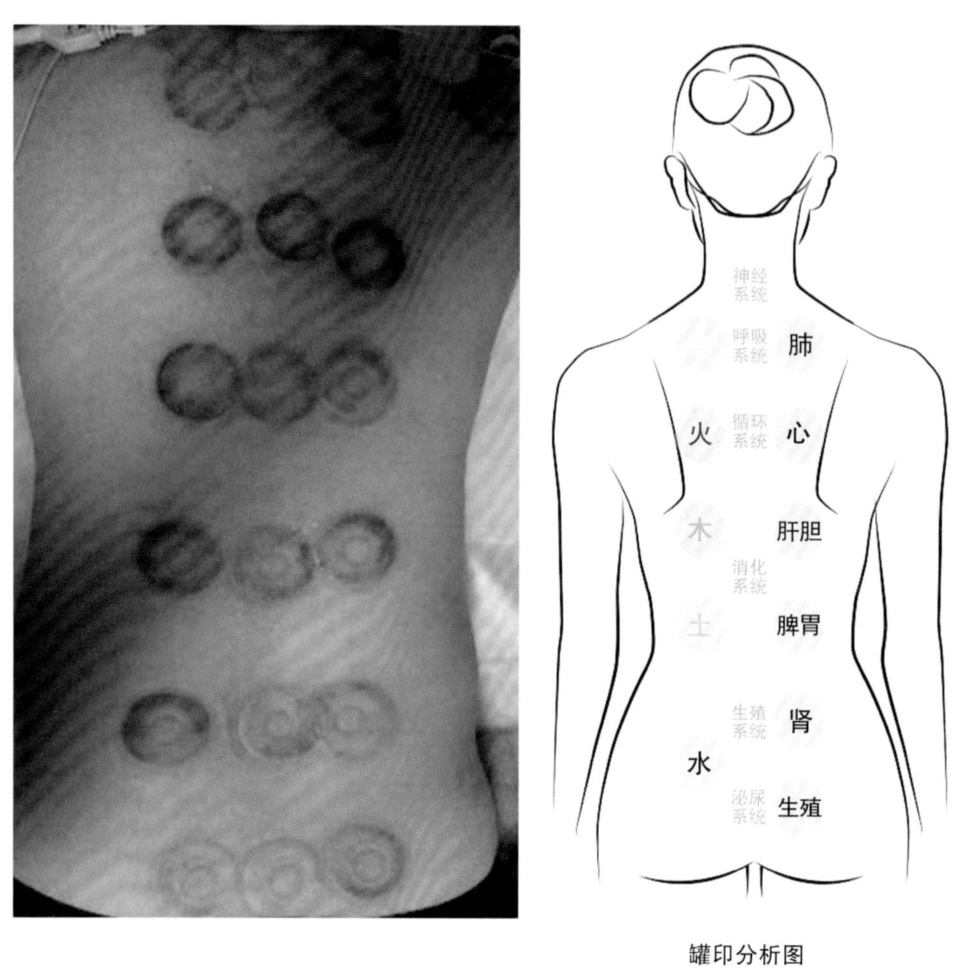

罐印分析图

根据罐印图谱分析，对人体的五脏六腑做出以下判断：考虑循环系统功能减弱、腰背肌劳损。

姓名：<u>关××</u> 性别：<u>男</u> 年龄：<u>53岁</u> 报告时间：<u>2018.10.17</u>

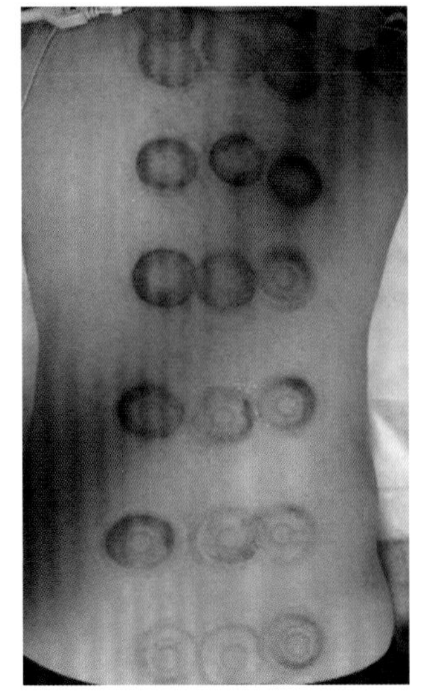

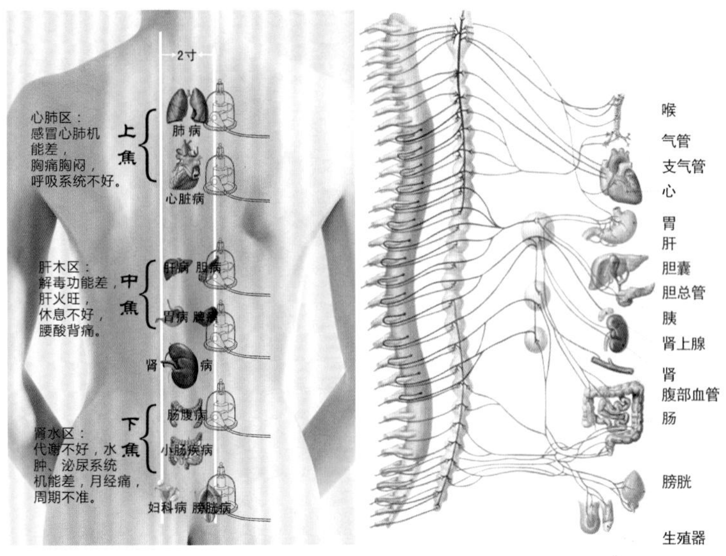

中医脏腑背诊图　　自主神经系概观

部位	粉红色（正常）	红色（热证、实证）	白色（虚证）	青色（寒证、湿证）	紫色（瘀证、病程已久）
C7～T3（肺区）					√
T4～T6（心区）					√
T7～T9（肝胆区）					√
T10～T12（脾胃区）					√
L1～L3（肾区）					√
L4～S（生殖区）				√	
肩部（肩关节处）					√

罐印分析：肺区呈紫色，瘀证；心区呈紫色，瘀证；肝胆区呈紫色，瘀证；脾胃区呈紫色，瘀证；肾区呈紫色，瘀证；生殖区呈青色，寒证、湿证；肩部呈紫色，瘀证、病程已久。

中医病机诊断：①瘀血阻络。

西医诊断：①疲劳综合征。②腰背肌劳损。

中医治疗原则：通经活络，活血化瘀。

调理方案：参考三得技术专项治疗方案——亚健康调理进行针对性治疗。

医嘱：注意保暖，忌食生冷、刺激性食物，睡硬板床，加强锻炼。

临床医生意见：

（书写）

医师签名：______

姓名：程××　　性别：女　　年龄：48 岁

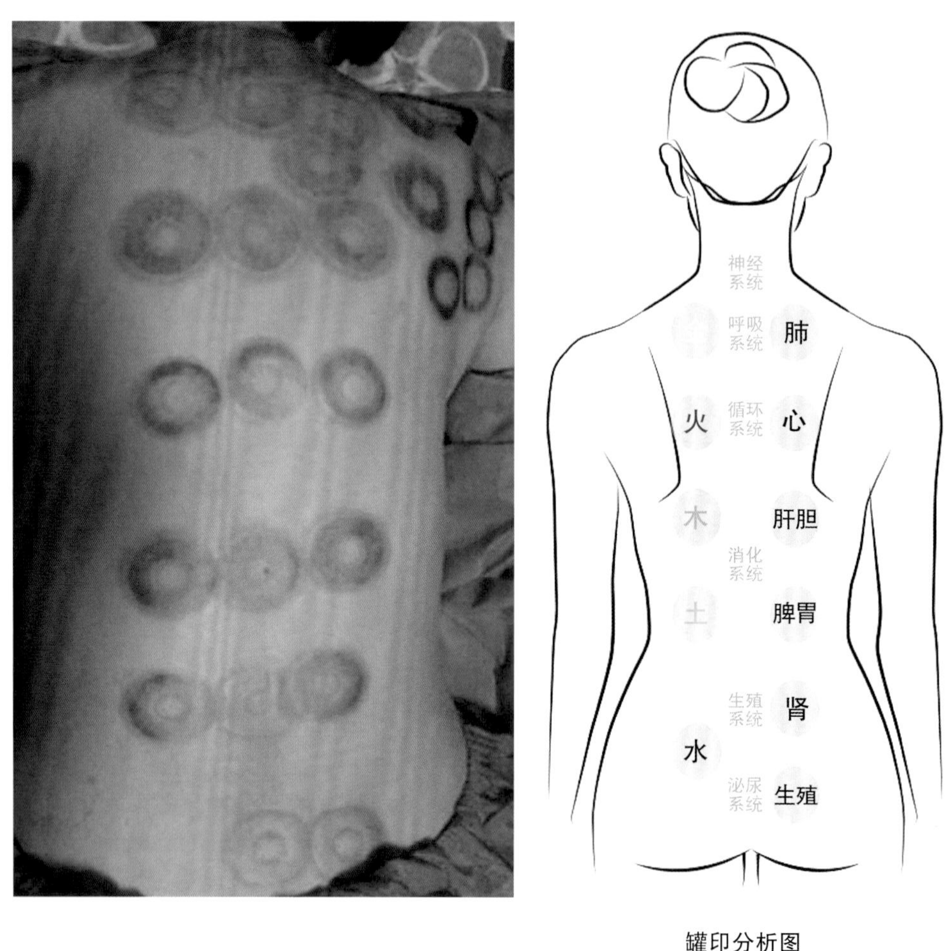

罐印分析图

根据罐印图谱分析，对人体的五脏六腑做出以下判断：考虑消化系统紊乱、生殖系统功能性减弱、颈肩综合征。

姓名：程××　性别：女　年龄：48 岁　报告时间：2018. 1. 18

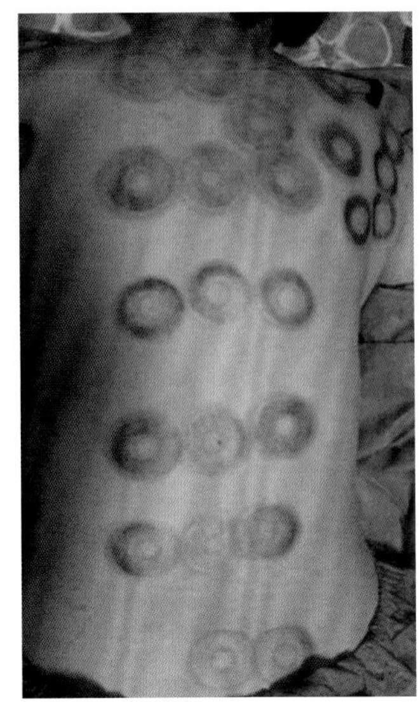

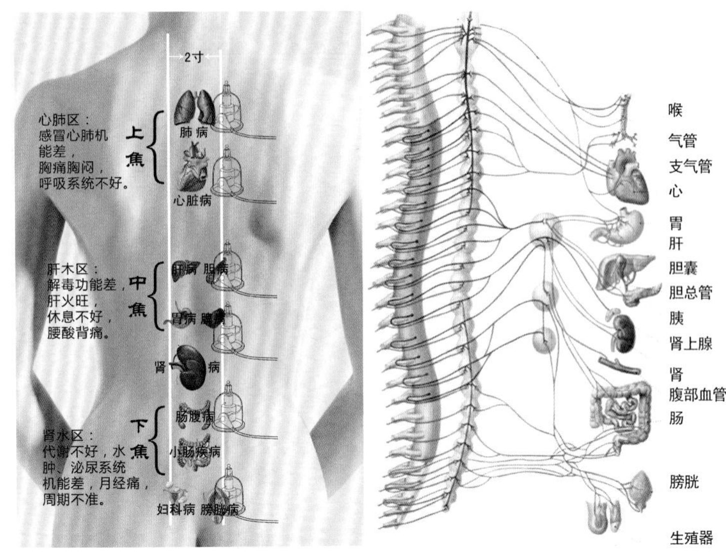

中医脏腑背诊图　　自主神经系概观

部位	粉红色（正常）	红色（热证、实证）	白色（虚证）	青色（寒证、湿证）	紫色（瘀证、病程已久）
C7 ~ T3（肺区）	√				
T4 ~ T6（心区）		√			
T7 ~ T9（肝胆区）		√			
T10 ~ T12（脾胃区）		√			
L1 ~ L3（肾区）		√			
L4 ~ S（生殖区）			√		
肩部（肩关节处）					√

罐印分析：肺区呈粉红色，正常；心区呈红色，热证、实证；肝胆区呈红色，热证、实证；脾胃区呈红色，热证、实证；肾区呈红色，热证、实证；生殖区呈白色，虚证；肩部区呈紫色，瘀证。

中医病机诊断：①肝胆湿热。②胃火上炎。③瘀血阻络。

西医诊断：①胃炎。②乳腺增生。③颈椎病。④冈下肌腱炎。

中医治疗原则：清热利湿，疏肝和胃，软坚散结。

调理方案：参考三得技术专项治疗方案——乳腺增生进行针对性治疗。

医嘱：注意保暖，忌食生冷等刺激性食物，睡硬板床，加强锻炼。

临床医生意见：

（书写）

医师签名：______

姓名：程××　　性别：男　　年龄：55岁

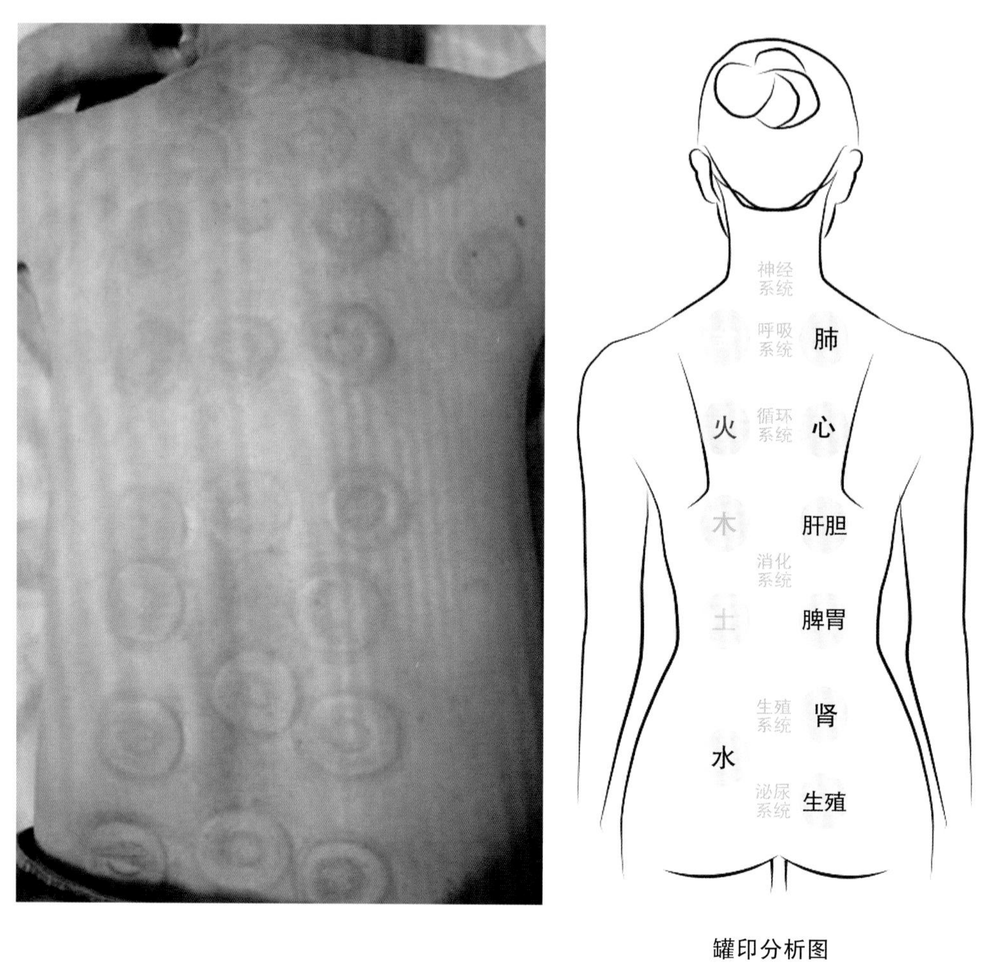

罐印分析图

根据罐印图谱分析，对人体的五脏六腑做出以下判断：考虑循环系统功能减弱、腰部肌肉劳损。

姓名：程××　性别：男　年龄：55岁　报告时间：2018.1.18

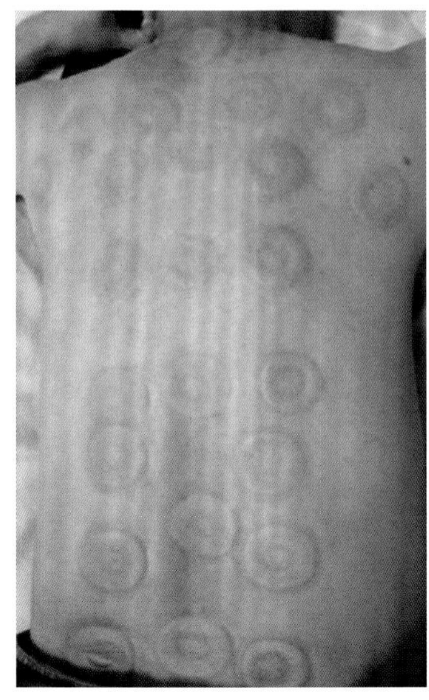

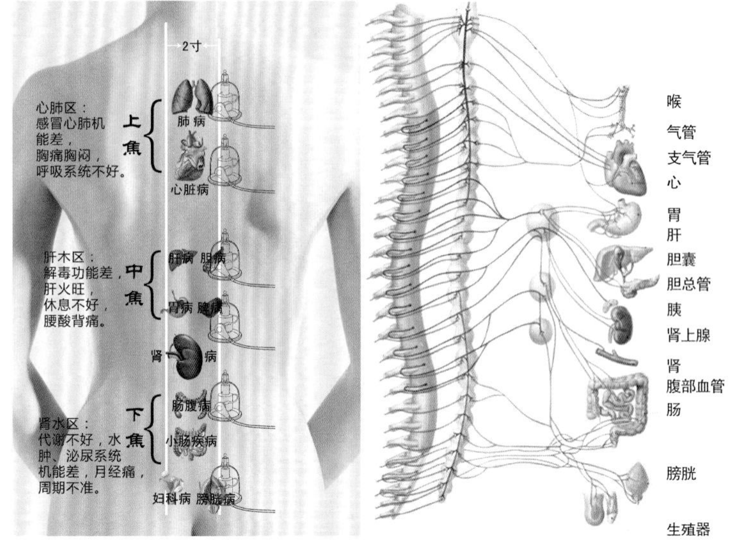

中医脏腑背诊图　　自主神经系概观

部位	粉红色（正常）	红色（热证、实证）	白色（虚证）	青色（寒证、湿证）	紫色（瘀证、病程已久）
C7～T3（肺区）			√		
T4～T6（心区）			√		
T7～T9（肝胆区）			√		
T10～T12（脾胃区）			√		
L1～L3（肾区）				√	
L4～S（生殖区）				√	
肩部（肩关节处）			√		

罐印分析：肺区呈白色，虚证；心区呈白色，虚证；肝胆区呈白色，虚证；脾胃区呈白色，虚证；肾区呈青色，寒证、湿证；生殖区呈青色，寒证、湿证；肩部呈白色，虚证。

中医病机诊断：①气血亏虚。②下焦虚寒。

西医诊断：①疲劳综合征。②免疫力低下。③腰椎退行性病变。

中医治疗原则：补益气血，温经散寒。

调理方案：参考三得技术专项治疗方案——腰痛、亚健康调理，制订调理方案。

医嘱：避免熬夜，避免过饱过饥，忌烟酒，适量运动。

临床医生意见：

（书写）

医师签名：______

姓名：崔××　性别：女　年龄：56岁　报告时间：2018.1.19

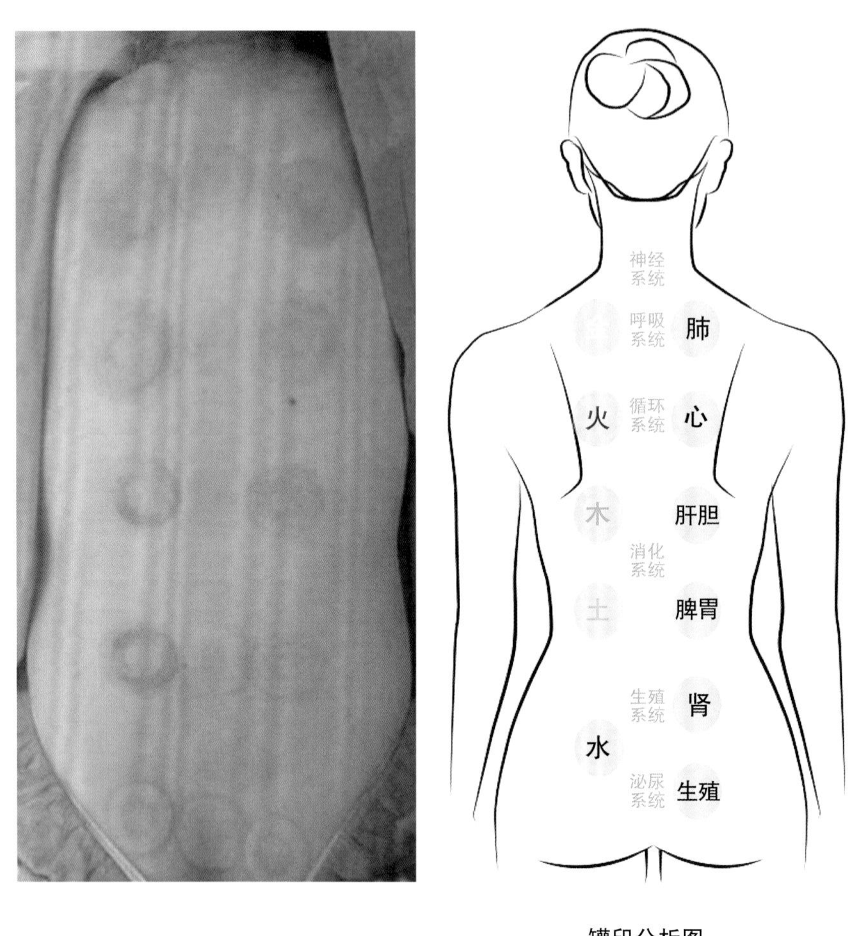

罐印分析图

根据罐印图谱分析，对人体的五脏六腑做出以下判断：考虑生殖系统疾病、腰部肌肉劳损。

姓名：崔××　性别：女　年龄：56岁　报告时间：2018. 1. 19

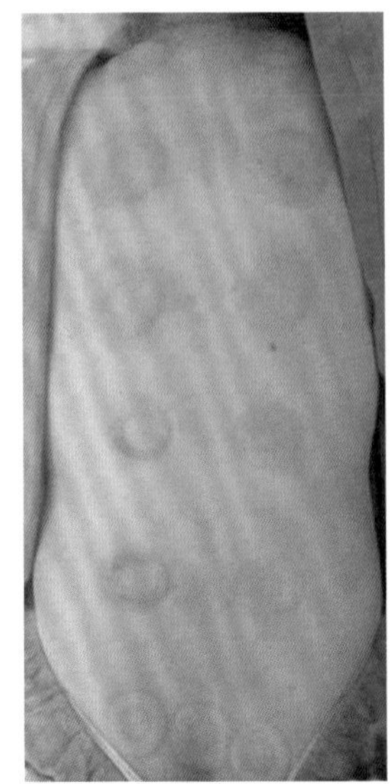

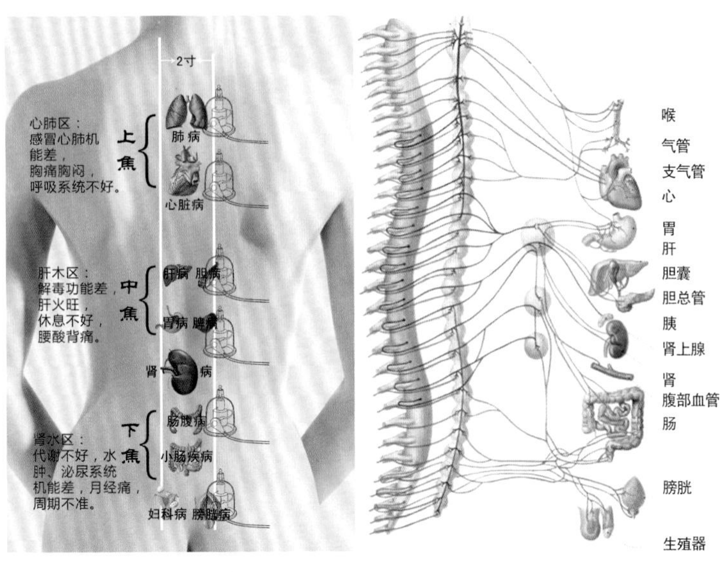

中医脏腑背诊图　　自主神经系概观

部位	粉红色（正常）	红色（热证、实证）	白色（虚证）	青色（寒证、湿证）	紫色（瘀证、病程已久）
C7～T3（肺区）	√				
T4～T6（心区）	√				
T7～T9（肝胆区）	√				
T10～T12（脾胃区）					√
L1～L3（肾区）					√
L4～S（生殖区）			√		
肩部（肩关节处）					

罐印分析：肺区呈粉红色，正常；心区呈粉红色，正常；肝胆区呈粉红色，正常；脾胃区呈紫色，瘀证；肾区呈紫色，瘀证；生殖区呈白色，虚证。

中医病机诊断：①瘀血阻络。②下焦虚寒。

西医诊断：①妇科良性肿瘤。②腰三横突综合征。

中医治疗原则：通经活络，温阳补肾。

调理方案：参考三得技术专项治疗方案——腰痛、子宫肌瘤，制订调理方案。

医嘱：避免熬夜，避免过饱过饥，忌酒，适量运动。

临床医生意见：

（书写）

医师签名：______

姓名：曾××　性别：男　年龄：52岁　报告时间：2018. 1. 10

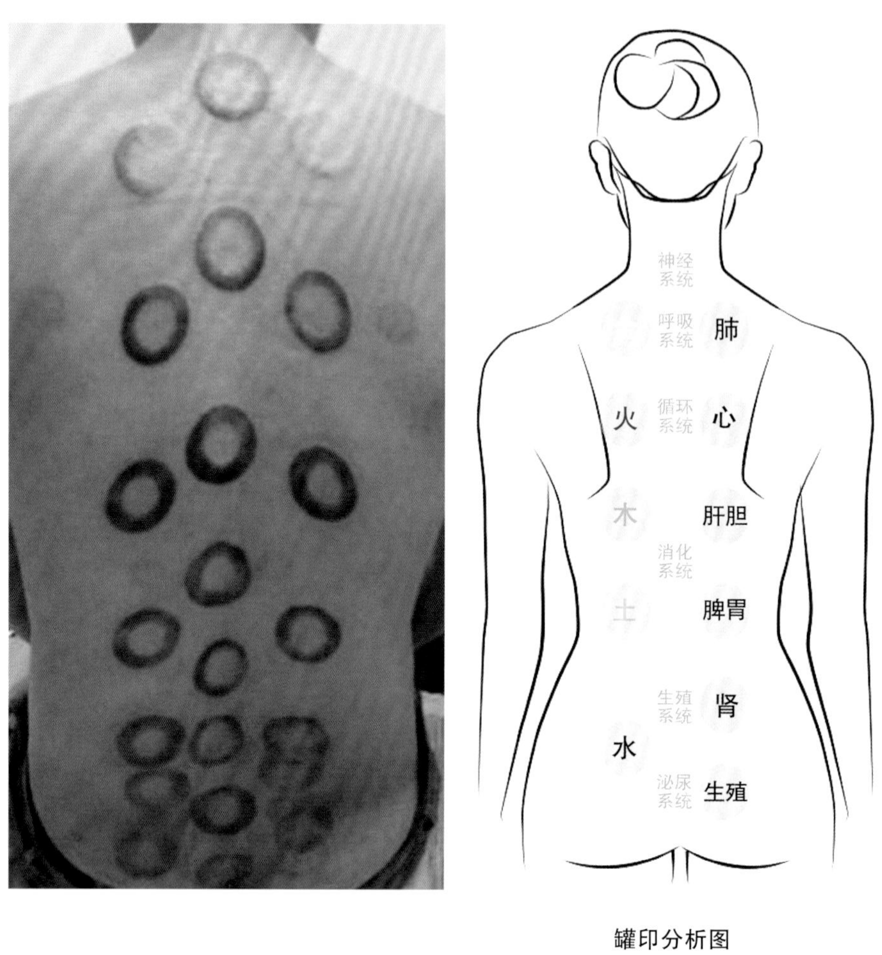

罐印分析图

根据罐印图谱分析，对人体的五脏六腑做出以下判断：考虑消化系统功能性病变、腰背肌劳损。

姓名：曾××　性别：男　年龄：52岁　报告时间：2018.1.10

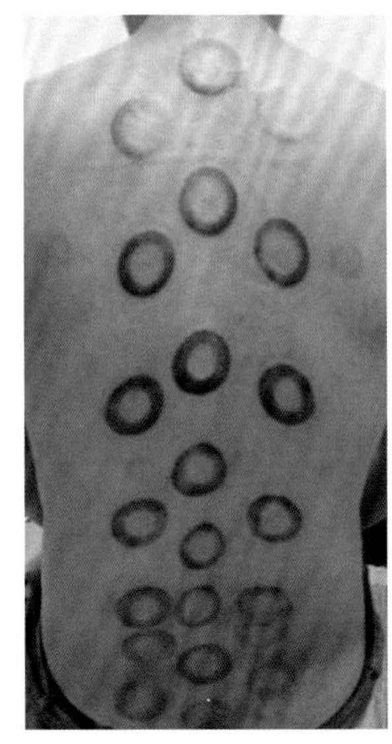

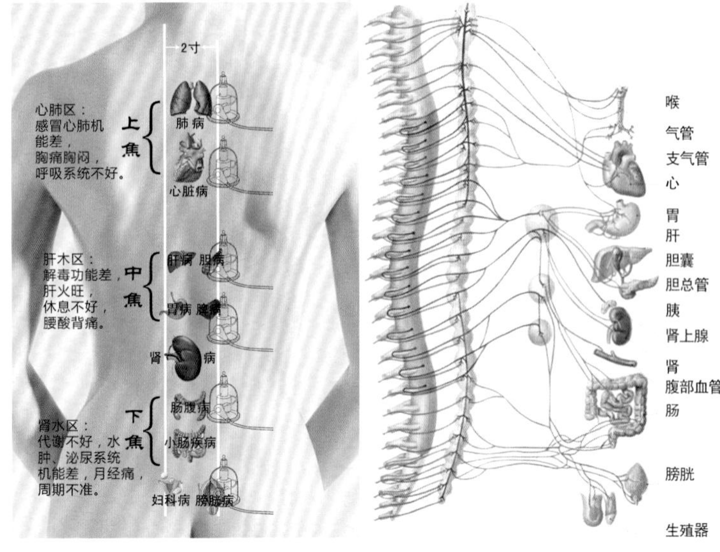

中医脏腑背诊图　　自主神经系概观

部位	粉红色（正常）	红色（热证、实证）	白色（虚证）	青色（寒证、湿证）	紫色（瘀证、病程已久）
C7～T3（肺区）					√
T4～T6（心区）					√
T7～T9（肝胆区）					√
T10～T12（脾胃区）					√
L1～L3（肾区）					√
L4～S（生殖区）					√
肩部（肩关节处）					

罐印分析：肺区呈紫色，瘀证；心区呈紫色，瘀证；肝胆区呈紫色，瘀证；脾胃区呈紫色，瘀证；肾区呈紫色，瘀证；生殖区呈紫色，瘀证。

中医病机诊断：①瘀血阻络。②肝脾不和。③下焦虚寒。

西医诊断：①胃肠功能紊乱。②失眠。③腰背肌劳损。

中医治疗原则：活血化瘀，疏肝健脾，温经散寒。

调理方案：参考三得技术专项治疗方案——失眠、腰痛，制订调理方案。

医嘱：避免熬夜，避免过饱过饥，忌烟酒，适量运动。

临床医生意见：

（书写）

医师签名：______

姓名：林××　　性别：男　　年龄：45岁

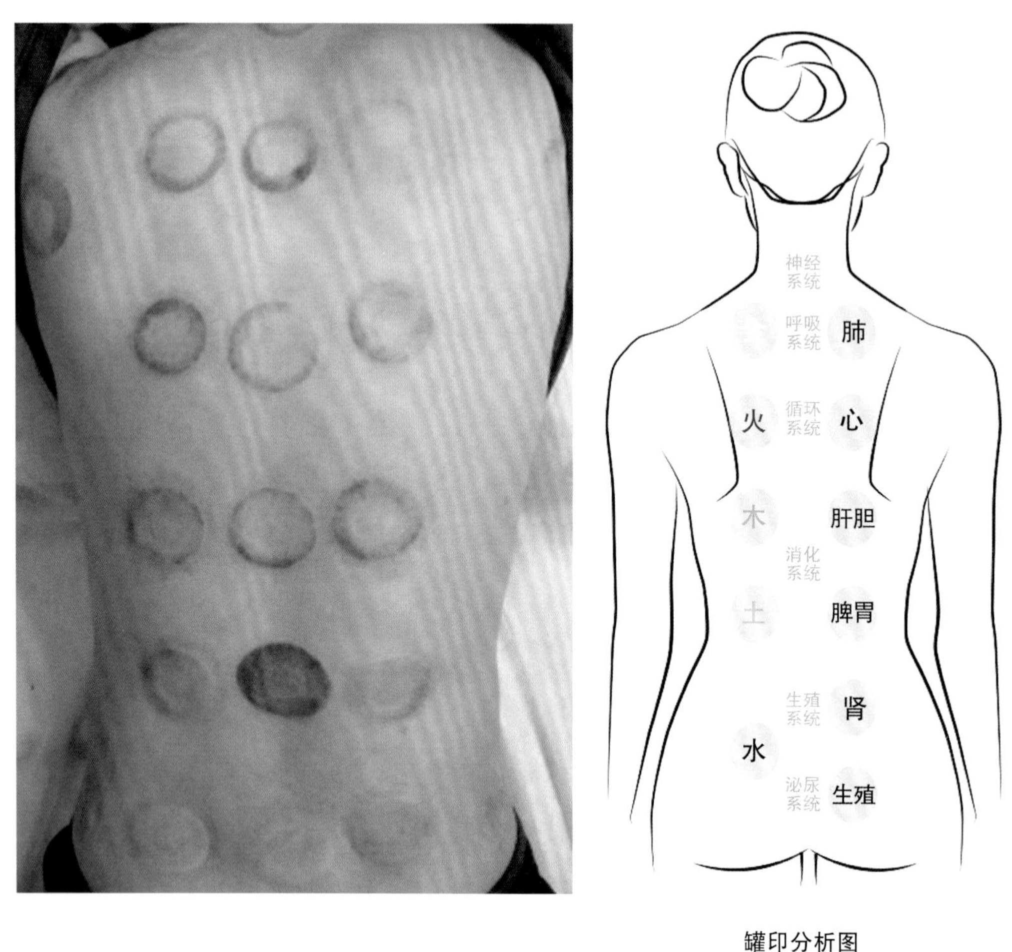

罐印分析图

根据罐印图谱分析，对人体的五脏六腑做出以下判断：考虑生殖系统功能减弱、腰椎间盘病变、腰背肌劳损。

姓名：林××　性别：男　年龄：45岁　报告时间：2018. 2. 5

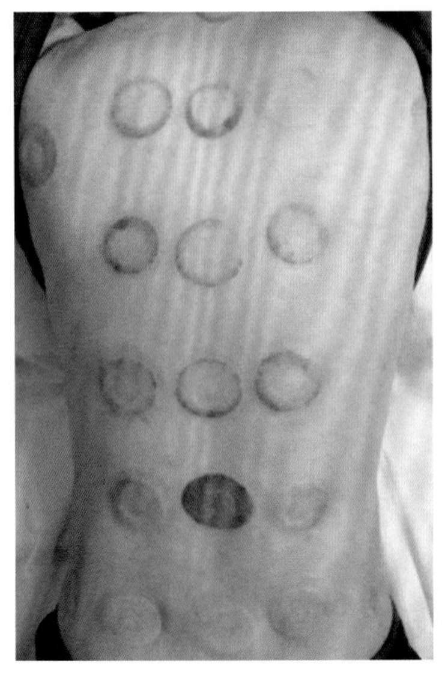

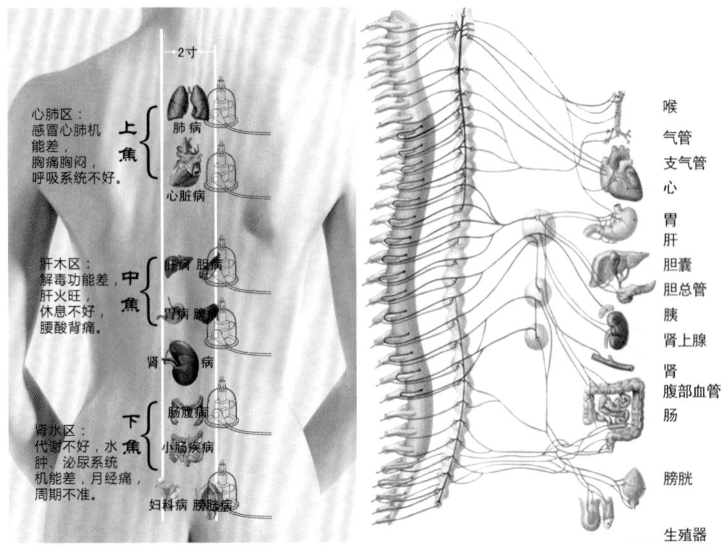

中医脏腑背诊图　　自主神经系概观

部位	粉红色（正常）	红色（热证、实证）	白色（虚证）	青色（寒证、湿证）	紫色（瘀证、病程已久）
C7～T3（肺区）					√
T4～T6（心区）					√
T7～T9（肝胆区）					√
T10～T12（脾胃区）					√
L1～L3（肾区）					√
L4～S（生殖区）			√		
肩部（肩关节处）					√

罐印分析：肺区呈紫色，瘀证；心区呈紫色，瘀证；肝胆区呈紫色，瘀证；脾胃区呈紫色，瘀证；肾区呈紫色，瘀证；生殖区呈白色，虚证；肩部区呈紫色，瘀证。

中医病机诊断：①瘀血阻络。②肾虚。

西医诊断：①前列腺增生。②背肌劳损。③腰椎间盘老化。

中医治疗原则：通经活络，固本培元。

调理方案：参考三得技术专项治疗方案——腰痛、肩关节疼痛，制订调理方案。

医嘱：注意保暖，忌食生冷等刺激性食物，睡硬板床，加强功能锻炼。

临床医生意见：

（书写）

医师签名：______

姓名：陈××　　性别：女　　年龄：42岁

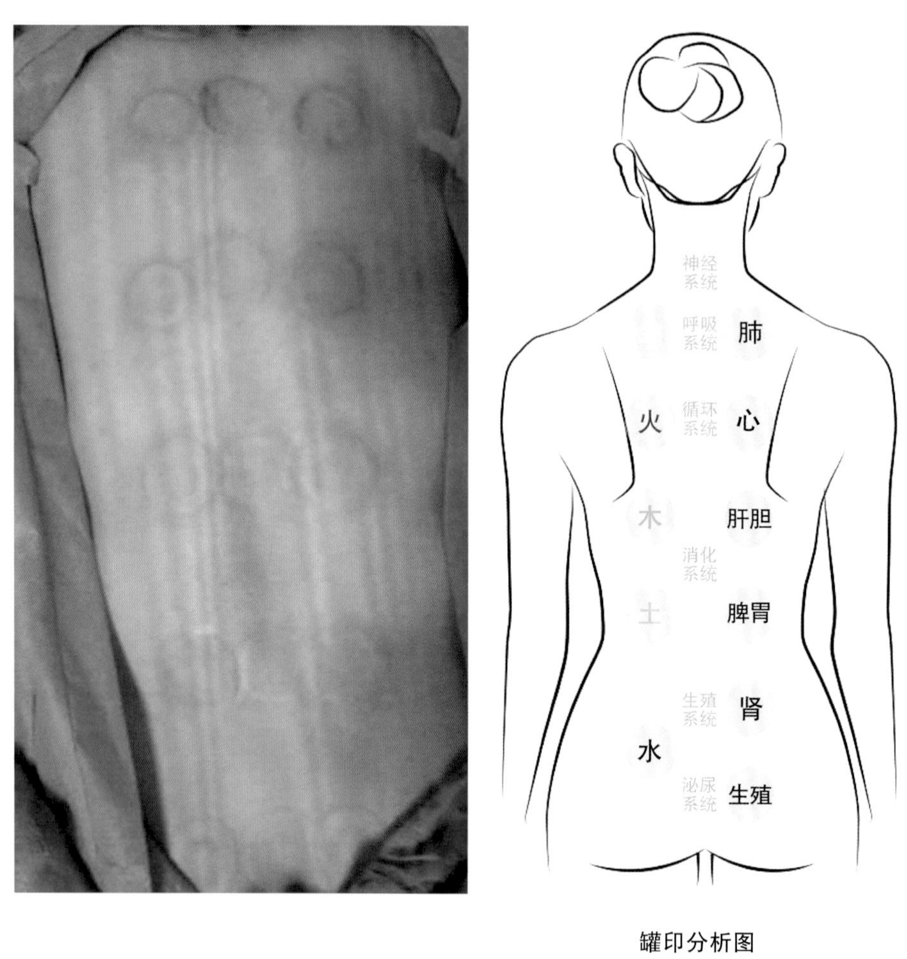

罐印分析图

根据罐印图谱分析，对人体的五脏六腑做出以下判断：考虑循环系统功能减弱。

姓名：陈××　性别：女　年龄：42岁　报告时间：2018. 2. 26

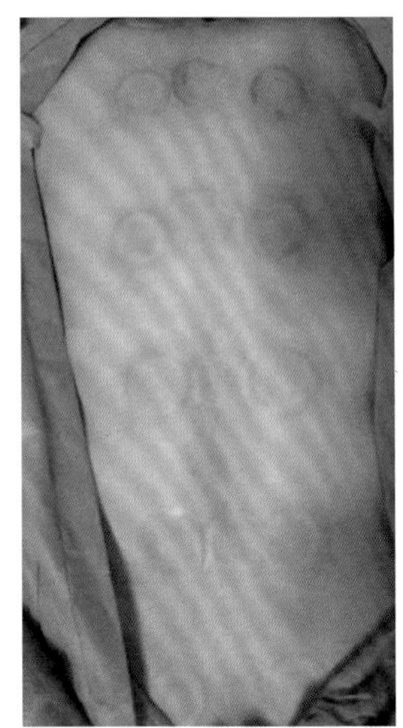

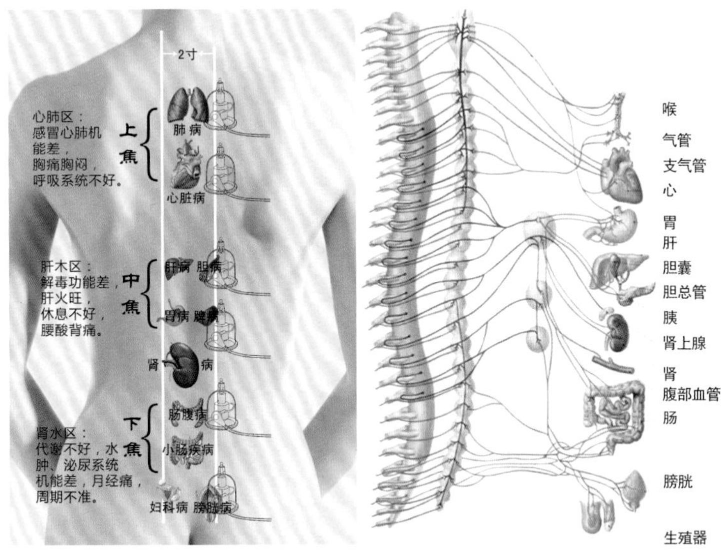

中医脏腑背诊图　　自主神经系概观

部位	粉红色（正常）	红色（热证、实证）	白色（虚证）	青色（寒证、湿证）	紫色（瘀证、病程已久）
C7～T3（肺区）			√		
T4～T6（心区）	√				
T7～T9（肝胆区）			√		
T10～T12（脾胃区）			√		
L1～L3（肾区）			√		
L4～S（生殖区）			√		
肩部（肩关节处）					

罐印分析：肺区呈白色，虚证；心区呈粉红色，正常；肝胆区呈白色，虚证；脾胃区呈白色，虚证；肾区呈白色，虚证；生殖区呈白色，虚证。

中医病机诊断：气血亏虚。

西医诊断：①妇科疾病。②免疫力低下。

中医治疗原则：补益气血，固本培元。

调理方案：参考三得技术专项治疗方案——亚健康调理及相关妇科疾病专项治疗方案，制订调理方案。

医嘱：注意月经量、月经色情况，注意保暖，忌食生冷、辛辣等刺激性食物，适量运动。

临床医生意见：

（书写）

医师签名：______

姓名：王××　性别：男　年龄：33岁

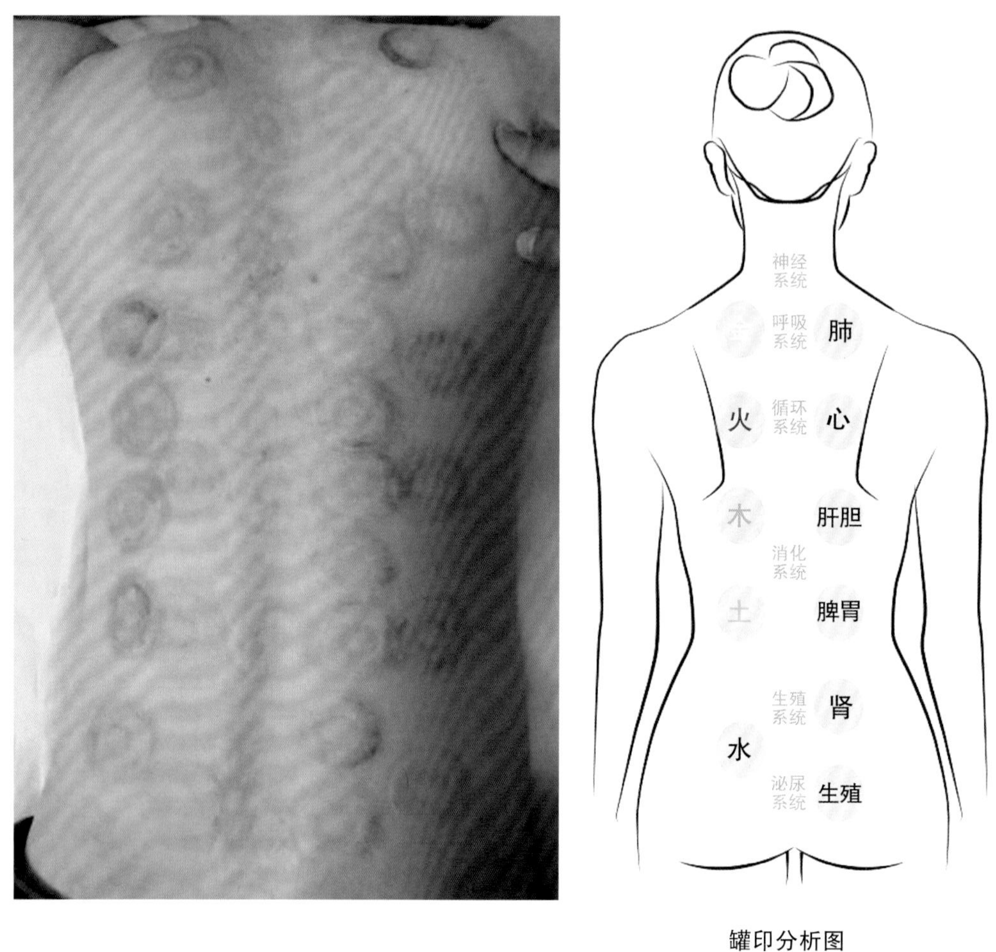

罐印分析图

根据罐印图谱分析，对人体的五脏六腑做出以下判断：考虑循环系统功能减弱、颈肩部及腰背部肌肉劳损。

姓名：王××　性别：男　年龄：33岁　报告时间：2018. 2. 13

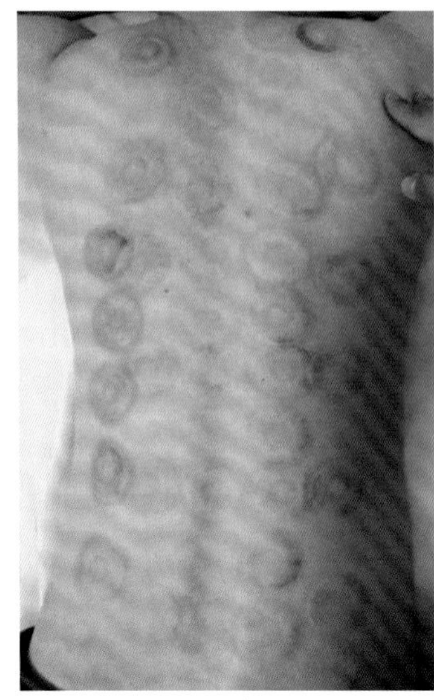

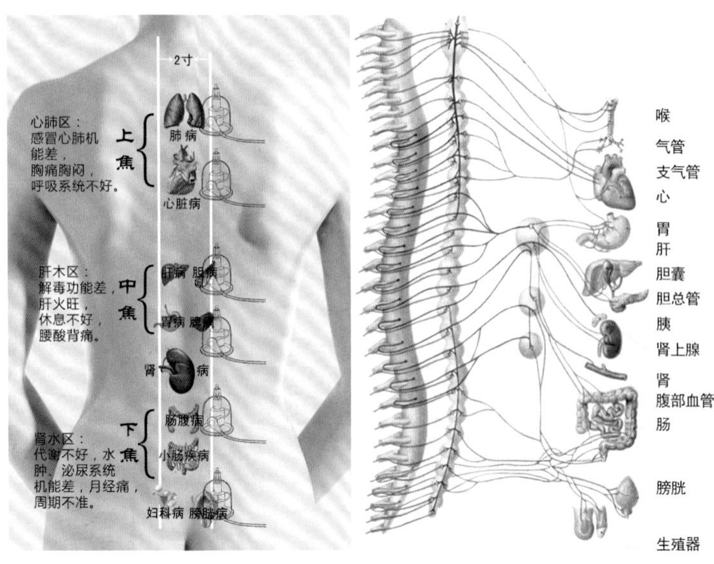

中医脏腑背诊图　　自主神经系概观

部位	粉红色（正常）	红色（热证、实证）	白色（虚证）	青色（寒证、湿证）	紫色（瘀证、病程已久）
C7 ~ T3（肺区）					√
T4 ~ T6（心区）		√	√		
T7 ~ T9（肝胆区）		√	√		
T10 ~ T12（脾胃区）		√	√		
L1 ~ L3（肾区）		√	√		
L4 ~ S（生殖区）			√		
肩部（肩关节处）					√

罐印分析：肺区呈紫色，瘀证；心区呈红色及白色，热证、虚证；肝胆区呈红色及白色，热证、虚证；脾胃区呈红色及白色，热证、虚证；肾区呈红色及白色，热证、虚证；生殖区呈白色，虚证；肩部呈紫色，瘀证。

中医病机诊断：①瘀血阻络。②气血亏虚。

西医诊断：①免疫力低下。②颈肩部肌肉劳损。③腰背部肌肉劳损。

中医治疗原则：通经活络，疏肝理气。

调理方案：参考三得技术专项治疗方案——肩关节疼痛、腰痛，制订调理方案。

医嘱：注意保暖，忌食生冷等刺激性食物，睡硬板床，加强功能锻炼。

临床医生意见：

（书写）

医师签名：______

姓名：朱××　　性别：男　　年龄：33岁

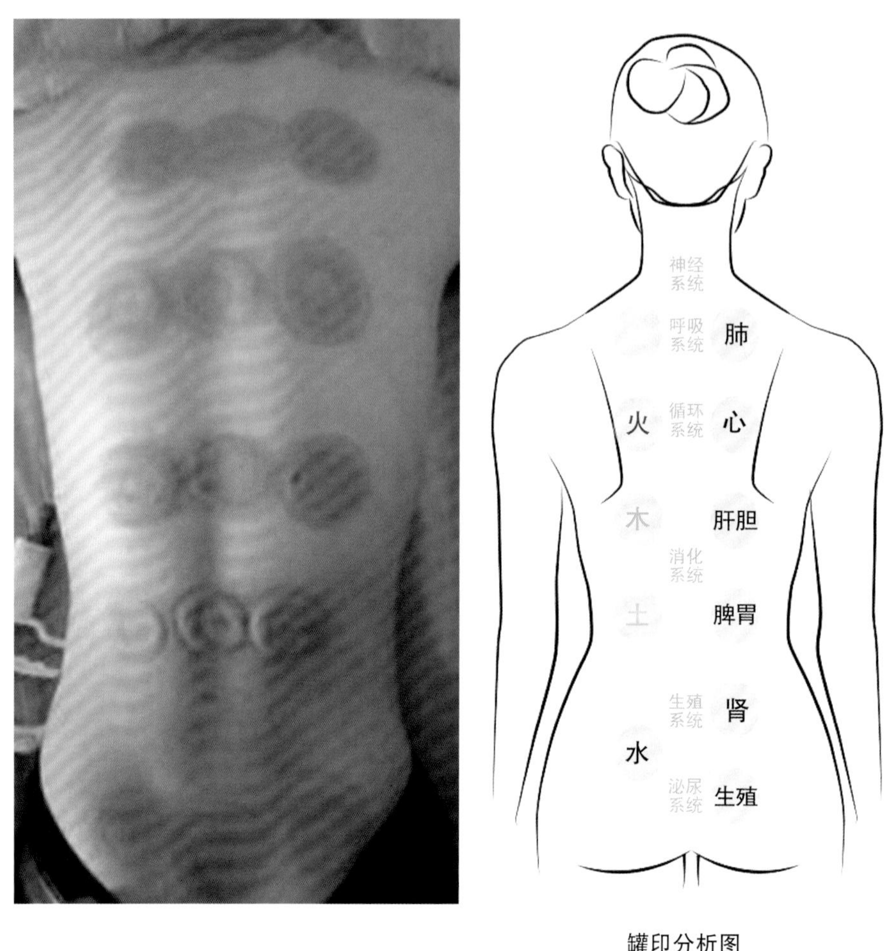

罐印分析图

根据罐印图谱分析，对人体的五脏六腑做出以下判断：考虑脏腑功能基本正常，慢性疲劳综合征。

姓名：朱××　性别：男　年龄：33岁　报告时间：2018. 3. 1

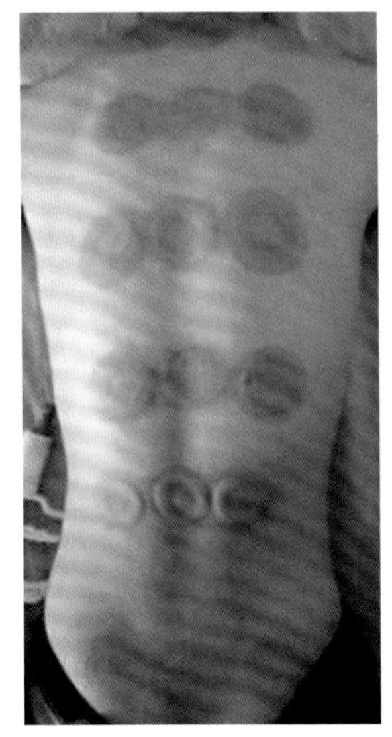

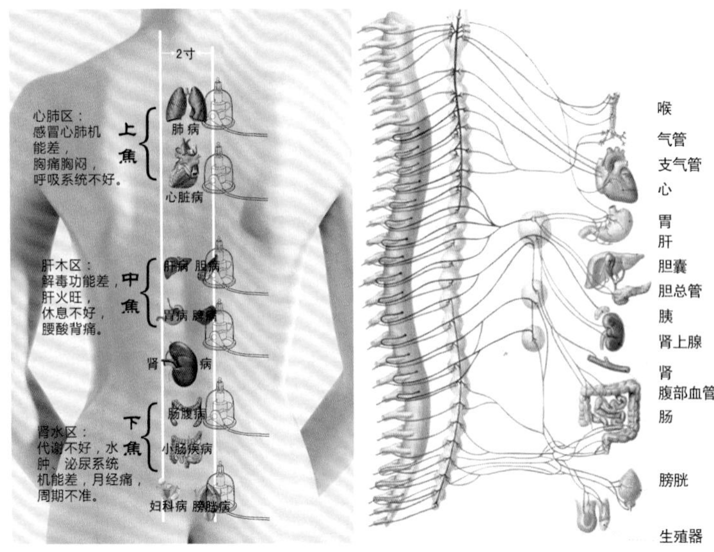

中医脏腑背诊图　　自主神经系概观

部位	粉红色（正常）	红色（热证、实证）	白色（虚证）	青色（寒证、湿证）	紫色（瘀证、病程已久）
C7～T3（肺区）	√				
T4～T6（心区）	√				
T7～T9（肝胆区）	√				
T10～T12（脾胃区）	√				
L1～L3（肾区）	√				
L4～S（生殖区）	√				
肩部（肩关节处）	√				

罐印分析：肺区呈粉红色，正常；心区呈粉红色，正常；肝胆区呈粉红色，正常；脾胃区呈粉红色，正常；肾区呈粉红色，正常；生殖区呈粉红色，正常；肩部呈粉红色，正常。

中医病机诊断：血燥。

西医诊断：过敏体质。

中医治疗原则：滋阴降火，平肝潜阳。

调理方案：参考三得技术专项治疗方案——亚健康调理，半个月调理2～3次。

医嘱：避免熬夜，避免过饱过饥，忌烟酒，适量运动。

临床医生意见：

（书写）

医师签名：______

姓名：孙××　　性别：男　　年龄：51岁

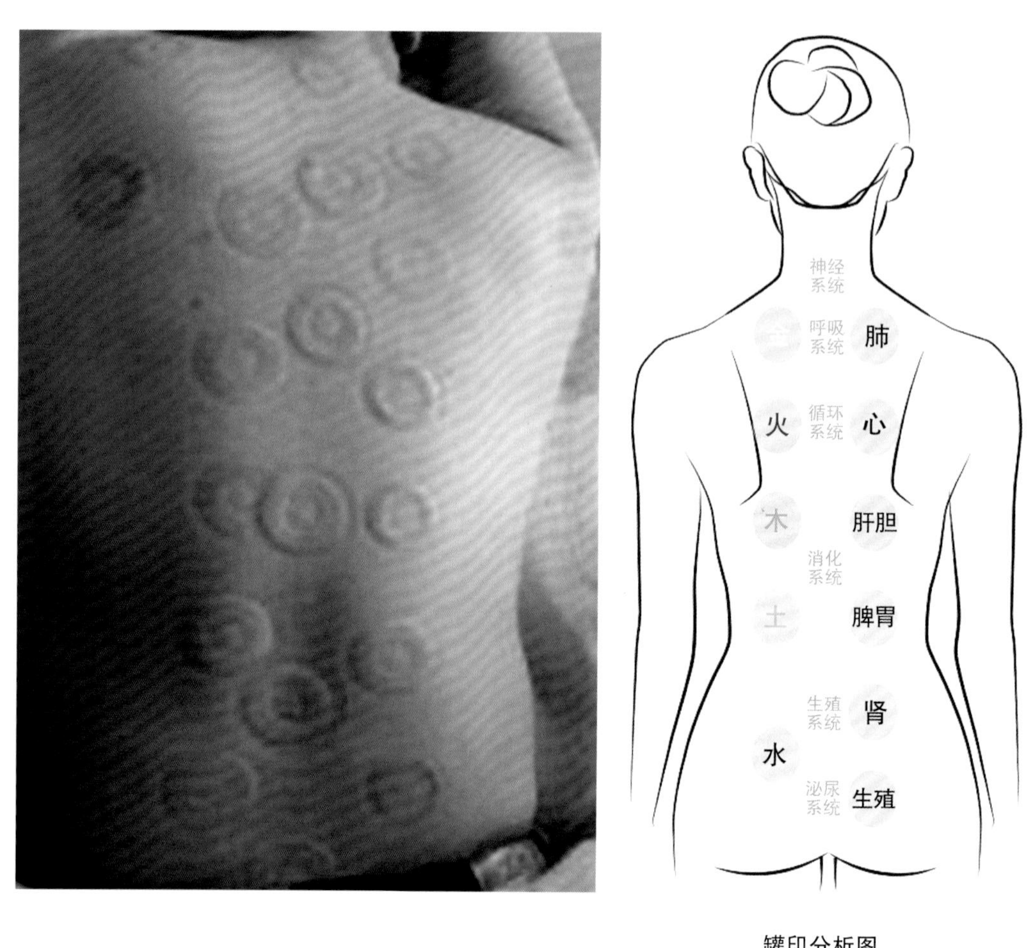

罐印分析图

根据罐印图谱分析，对人体的五脏六腑做出以下判断：考虑循环系统功能减弱、腰肌劳损。

姓名：孙××　性别：男　年龄：51岁　报告时间：2018.3.1

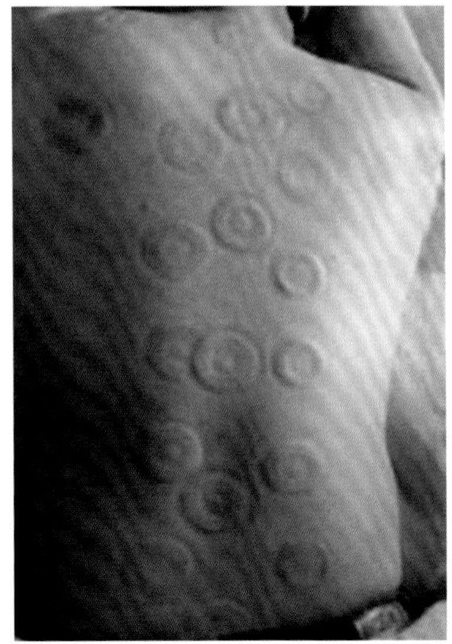

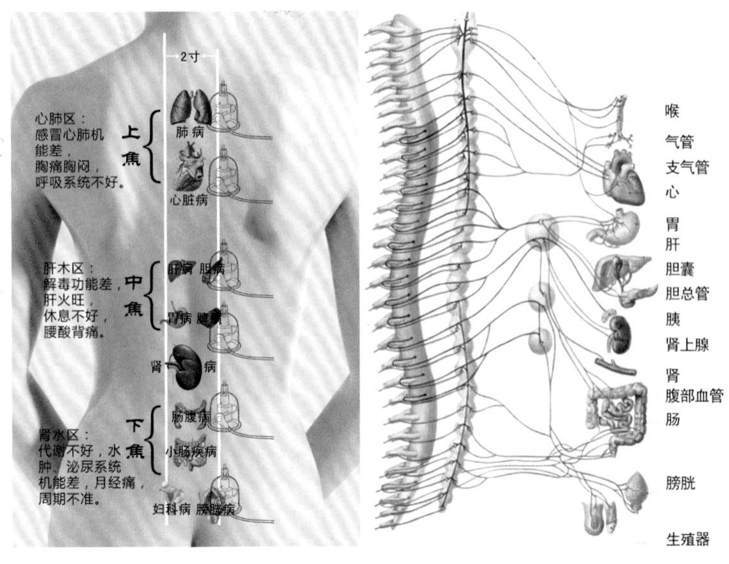

中医脏腑背诊图　　自主神经系概观

部位	粉红色（正常）	红色（热证、实证）	白色（虚证）	青色（寒证、湿证）	紫色（瘀证、病程已久）
C7～T3（肺区）			√		
T4～T6（心区）			√		
T7～T9（肝胆区）			√		
T10～T12（脾胃区）			√		
L1～L3（肾区）			√		
L4～S（生殖区）			√		
肩部（肩关节处）	√				

罐印分析：肺区呈白色，虚证；心区呈白色，虚证；肝胆区呈白色，虚证；脾胃区呈白色，虚证；肾区呈白色，虚证；生殖区呈青色，寒证、湿证；肩部呈粉红色，正常。

中医病机诊断：气血亏虚。

西医诊断：①疲劳综合征。②腰肌劳损。

中医治疗原则：补益气血，固本培元。

调理方案：参考三得技术专项治疗方案——亚健康调理，一周调理2～3次，搭配食补。

医嘱：避免熬夜，避免过饱过饥，忌烟酒，适量运动。

临床医生意见：

（书写）

医师签名：______

姓名：乌××　　性别：男　　年龄：53岁

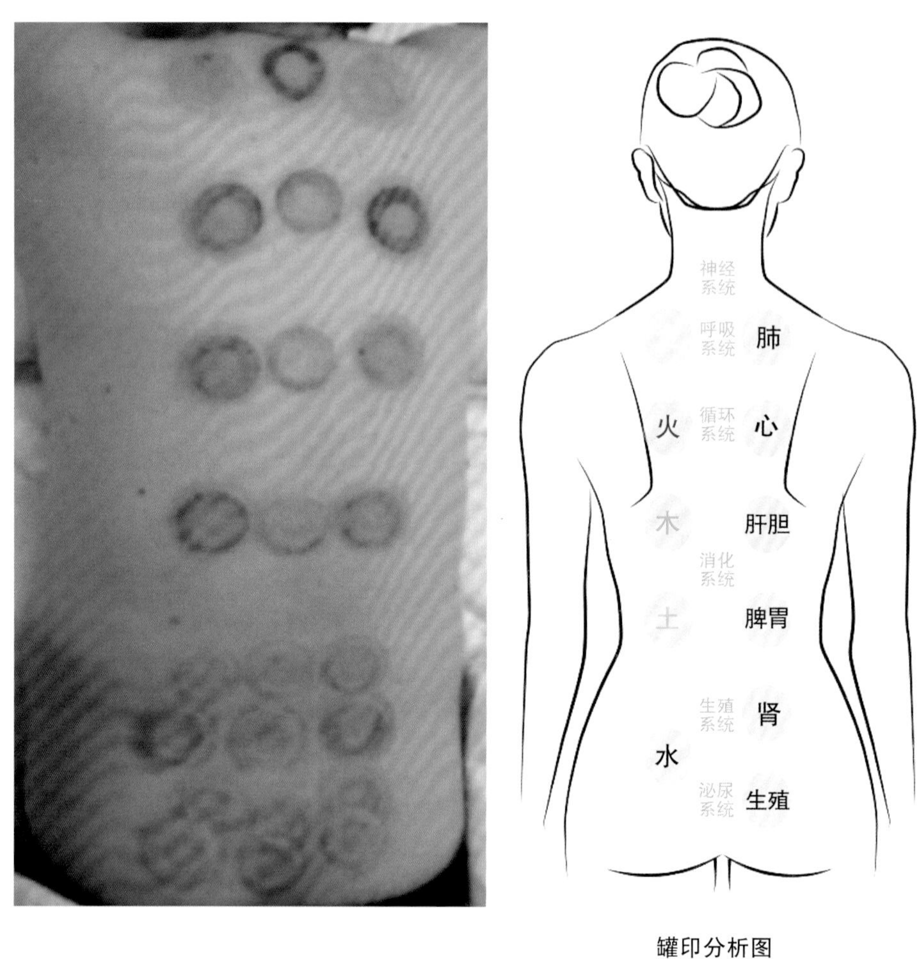

罐印分析图

根据罐印图谱分析，对人体的五脏六腑做出以下判断：考虑循环系统功能减弱、颈椎病、腰肌劳损。

姓名：乌××　性别：男　年龄：53岁　报告时间：2018.3.3

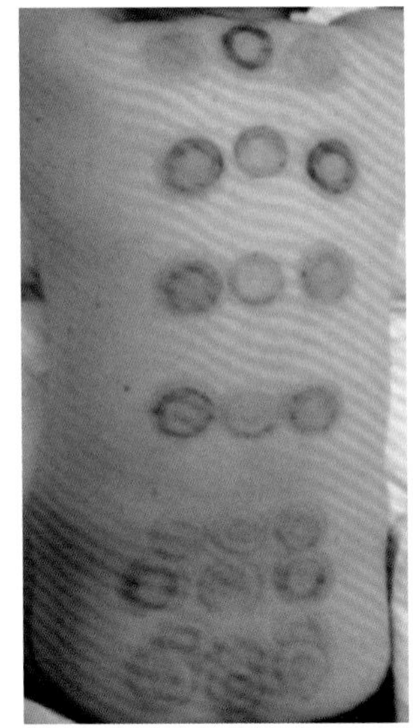

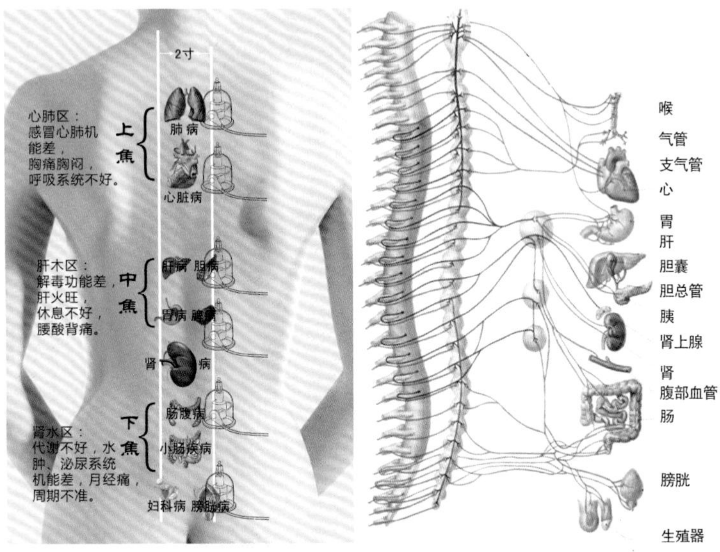

中医脏腑背诊图　　自主神经系概观

部位	粉红色（正常）	红色（热证、实证）	白色（虚证）	青色（寒证、湿证）	紫色（瘀证、病程已久）
C7～T3（肺区）					√
T4～T6（心区）					√
T7～T9（肝胆区）	√				
T10～T12（脾胃区）	√				
L1～L3（肾区）				√	
L4～S（生殖区）			√		
肩部（肩关节处）					

罐印分析：肺区呈紫色，瘀证、病程已久；心区呈紫色，瘀证；肝胆区呈粉红色，正常；脾胃区呈粉红色，正常；肾区呈青色，寒证、湿证；生殖区呈白色，虚证。

中医病机诊断：①肾阳虚。②瘀血阻络。

西医诊断：①呼吸道疾病。②颈椎病。③腰肌劳损。

中医治疗原则：通经活络，温阳补肾。

调理方案：参考三得技术专项治疗方案——颈椎病、腰痛，交替调理一个疗程。

医嘱：注意保暖，忌食生冷等刺激性食物，睡硬板床，加强功能锻炼。

临床医生意见：

（书写）

医师签名：______

姓名：付××　　性别：女　　年龄：36岁

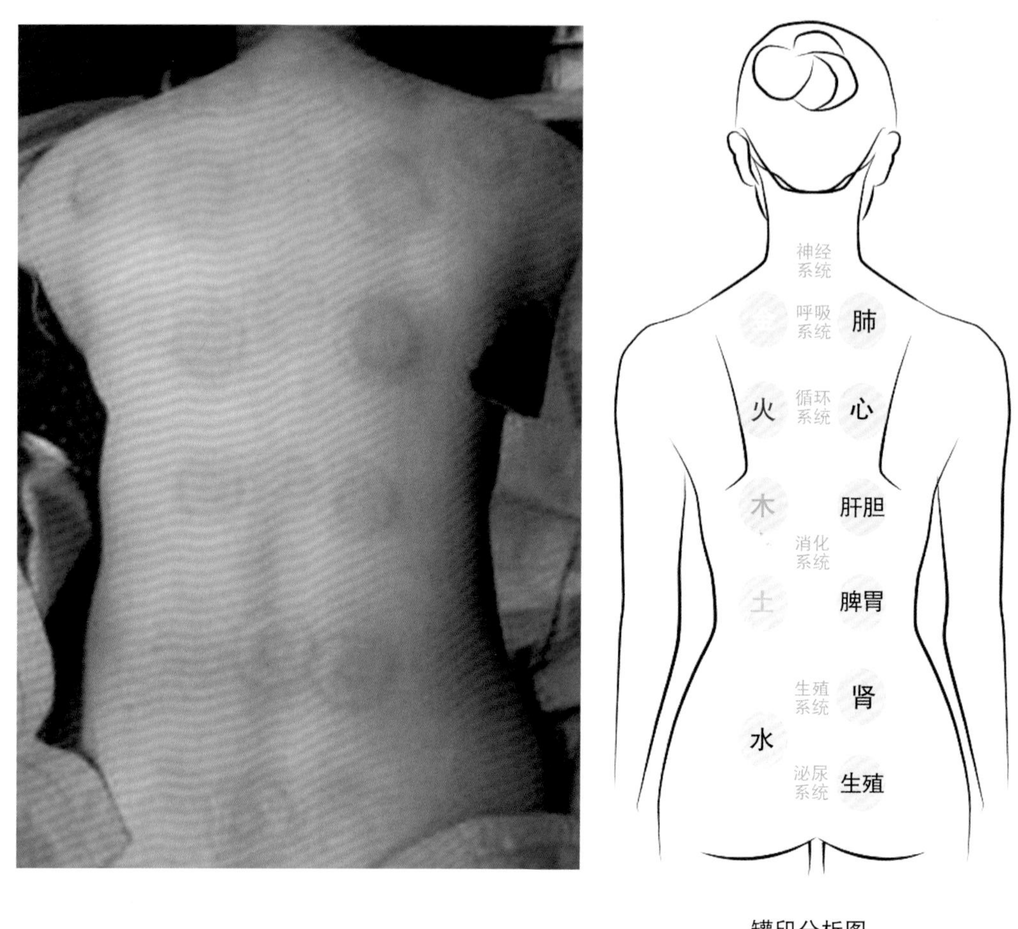

罐印分析图

根据罐印图谱分析，对人体的五脏六腑做出以下判断：考虑生殖系统功能减弱。

姓名：付××　性别：女　年龄：36岁　报告时间：2018. 3. 19

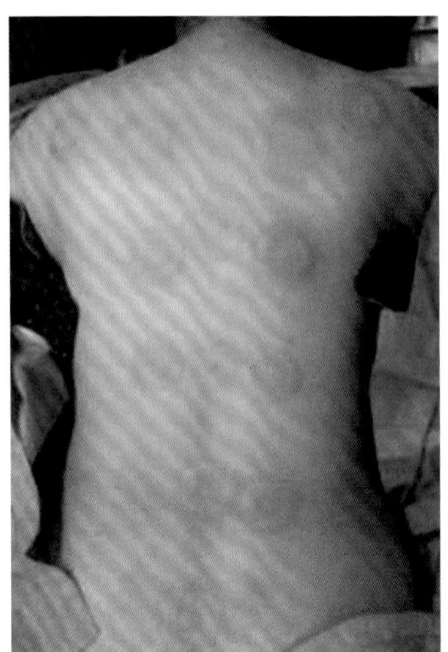

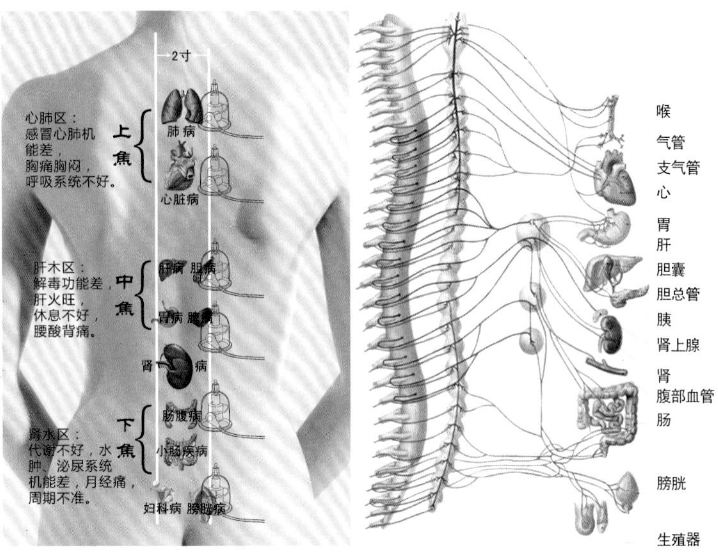

中医脏腑背诊图　　自主神经系概观

部位	粉红色（正常）	红色（热证、实证）	白色（虚证）	青色（寒证、湿证）	紫色（瘀证、病程已久）
C7～T3（肺区）	√				
T4～T6（心区）	√				
T7～T9（肝胆区）	√				
T10～T12（脾胃区）	√				
L1～L3（肾区）			√		
L4～S（生殖区）			√		
肩部（肩关节处）	√				

罐印分析：肺区呈粉红色，正常；心区呈粉红色，正常；肝胆区呈粉红色，正常；脾胃区呈粉红色，正常；肾区呈青色，寒证、湿证；生殖区呈白色，虚证；肩部呈粉红色，正常。

中医病机诊断：肾虚。

西医诊断：月经不调。

中医治疗原则：固本培元。

调理方案：参考三得技术专项治疗方案——痛经、亚健康调理，交替调理一个疗程。

医嘱：注意月经量、月经色情况，注意保暖，忌食生冷、辛辣等刺激性食物，适量运动。

临床医生意见：

（书写）

医师签名：______

姓名：程××　　　　性别：女　　　　年龄：41岁

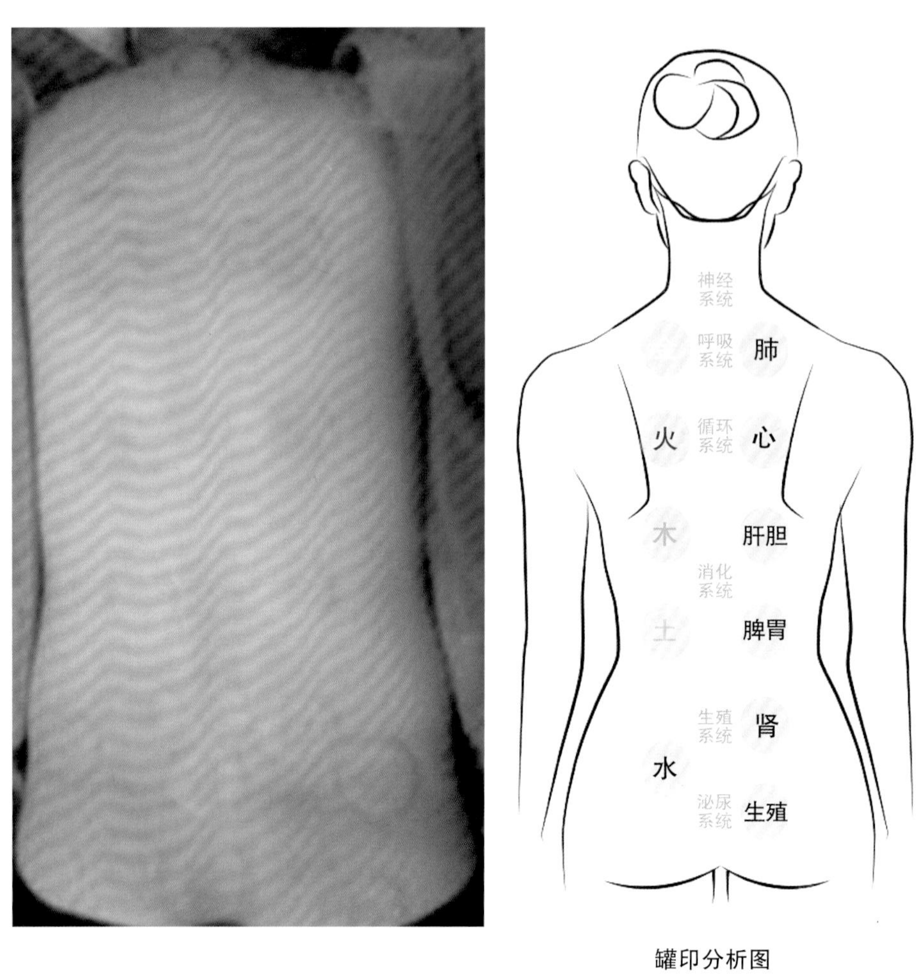

罐印分析图

根据罐印图谱分析，对人体的五脏六腑做出以下判断：考虑生殖系统疾病、颈椎病。

姓名：程××　性别：女　年龄：41岁　报告时间：2018.3.26

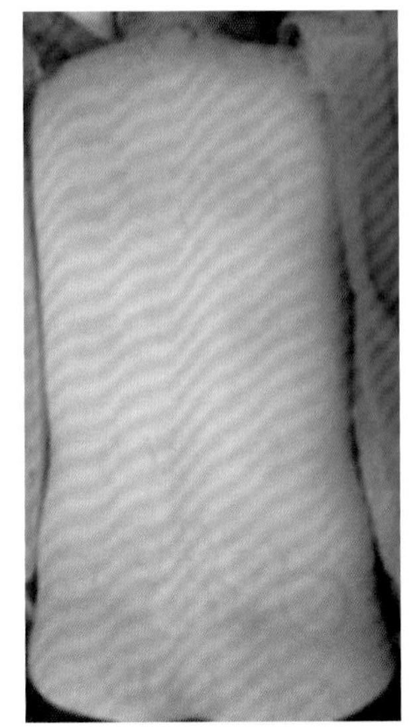

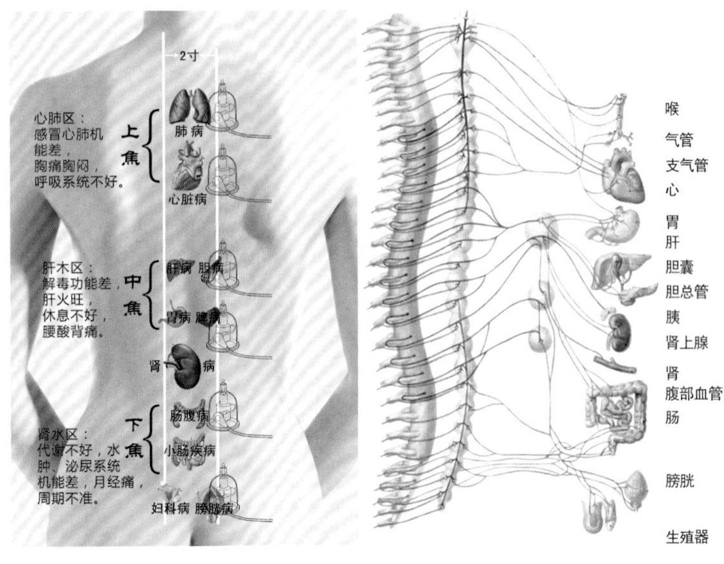

中医脏腑背诊图　　自主神经系概观

部位	粉红色（正常）	红色（热证、实证）	白色（虚证）	青色（寒证、湿证）	紫色（瘀证、病程已久）
C7～T3（肺区）					√
T4～T6（心区）	√				
T7～T9（肝胆区）	√				
T10～T12（脾胃区）			√		
L1～L3（肾区）			√		
L4～S（生殖区）			√		
肩部（肩关节处）					

罐印分析：肺区呈紫色，瘀证、病程已久；心区呈粉红色，正常；肝胆区呈粉红色，正常；脾胃区呈白色，虚证；肾区呈白色，虚证；生殖区呈白色，虚证。

中医病机诊断：①脾肾两虚。②瘀血阻络。

西医诊断：①月经不调。②颈椎病。

中医治疗原则：疏肝解郁，固本培元。

调理方案：参考三得技术专项治疗方案——慢性盆腔痛、亚健康调理，交替调理一个疗程。

医嘱：注意月经量、月经色情况，注意保暖，忌食生冷、辛辣等刺激性食物，适量运动。

临床医生意见：

（书写）

医师签名：______

姓名：李××　　性别：女　　年龄：47 岁

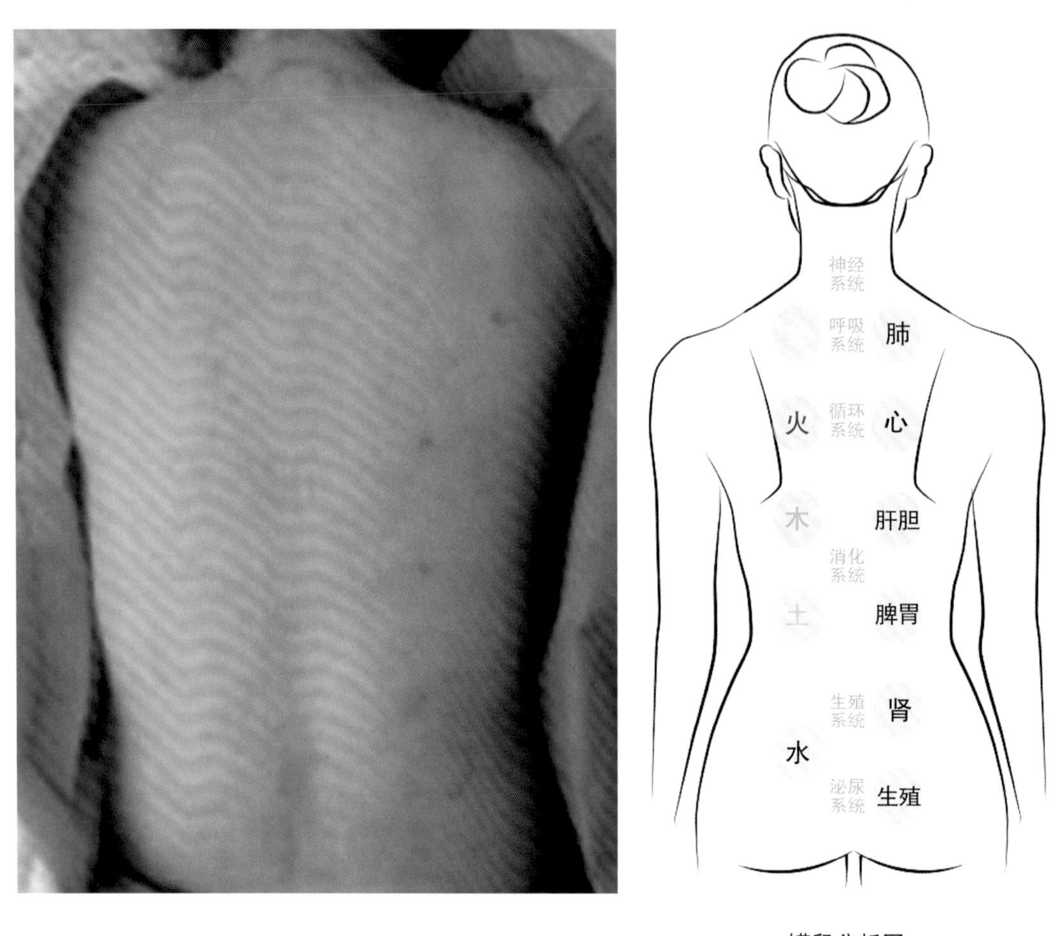

罐印分析图

根据罐印图谱分析，对人体的五脏六腑做出以下判断：考虑生殖系统疾病、循环系统功能减弱。

姓名：李××　性别：女　年龄：47岁　报告时间：2018.3.17

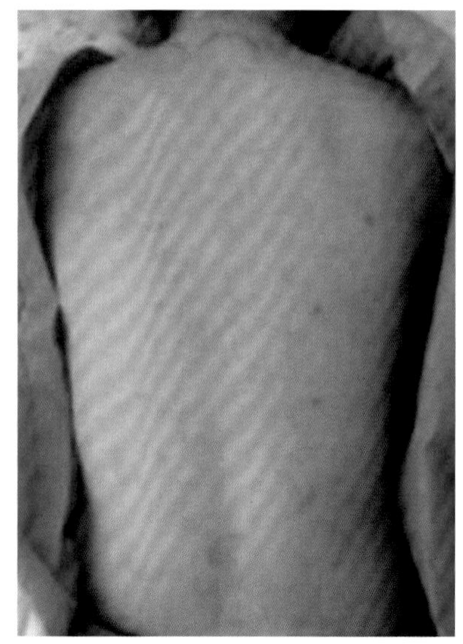

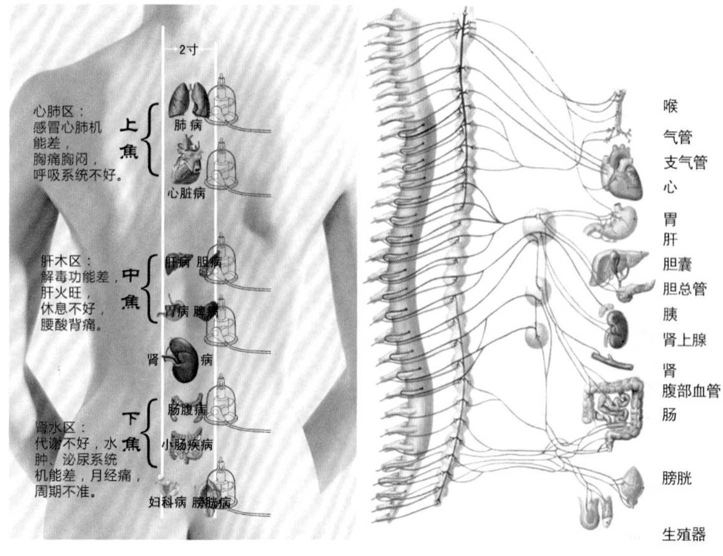

中医脏腑背诊图　　自主神经系概观

部位	粉红色（正常）	红色（热证、实证）	白色（虚证）	青色（寒证、湿证）	紫色（瘀证、病程已久）
C7～T3（肺区）					√
T4～T6（心区）			√		
T7～T9（肝胆区）			√		
T10～T12（脾胃区）			√		
L1～L3（肾区）			√		
L4～S（生殖区）				√	
肩部（肩关节处）	√				

罐印分析：肺区呈紫色，瘀证；心区呈白色，虚证；肝胆区呈白色，虚证；脾胃区呈白色，虚证；肾区呈白色，虚证；生殖区呈白色，虚证；肩部呈粉红色，正常。

中医病机诊断：①气血亏虚。②下焦虚寒。

西医诊断：①月经不调。②颈椎病。③湿疹。

中医治疗原则：养血补血，固本培元。

调理方案：参考三得技术专项治疗方案——慢性盆腔痛、亚健康调理，交替调理一个疗程。

医嘱：注意月经量、月经色情况，注意保暖，忌食生冷、辛辣等刺激性食物，适量运动。

临床医生意见：

（书写）

医师签名：______

姓名：牛××　　性别：男　　年龄：41岁

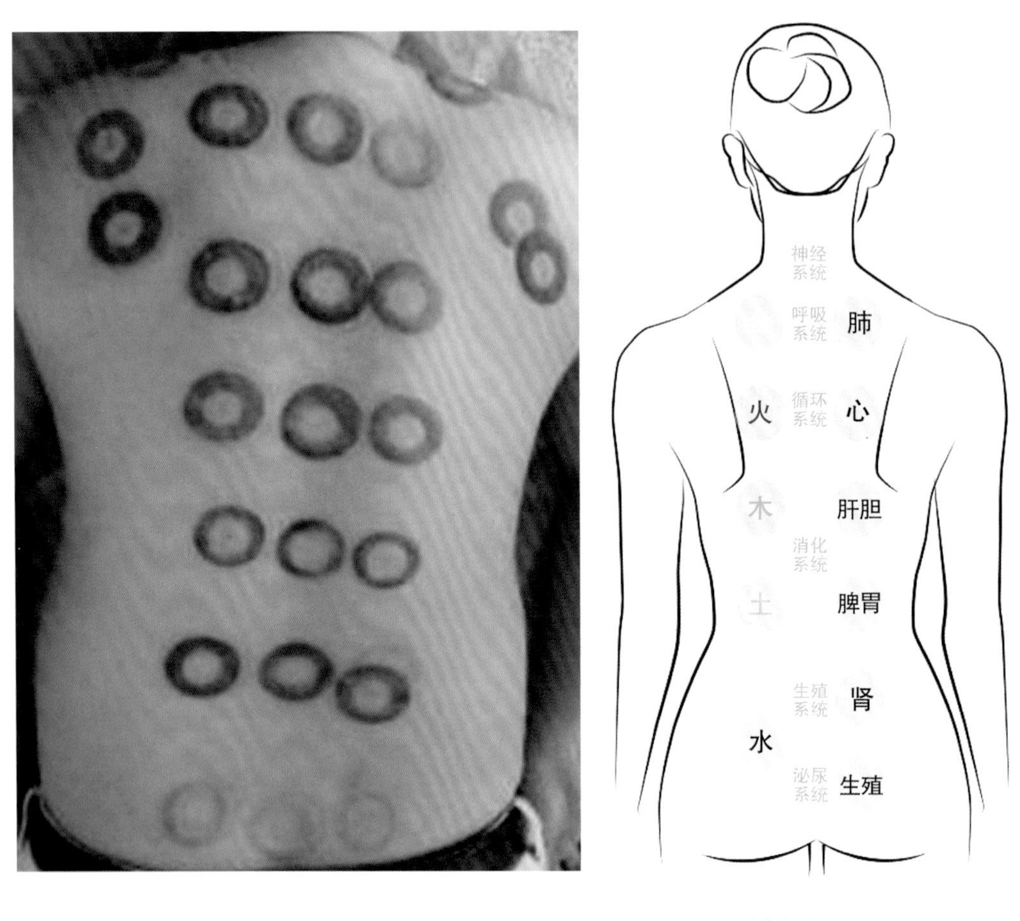

罐印分析图

根据罐印图谱分析，对人体的五脏六腑做出以下判断：考虑消化系统、循环系统功能减弱，背肌劳损。

姓名：牛××　性别：男　年龄：41岁　报告时间：2018. 3. 21

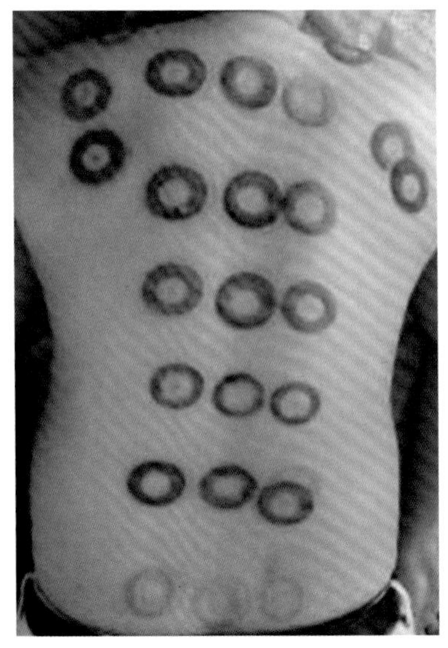

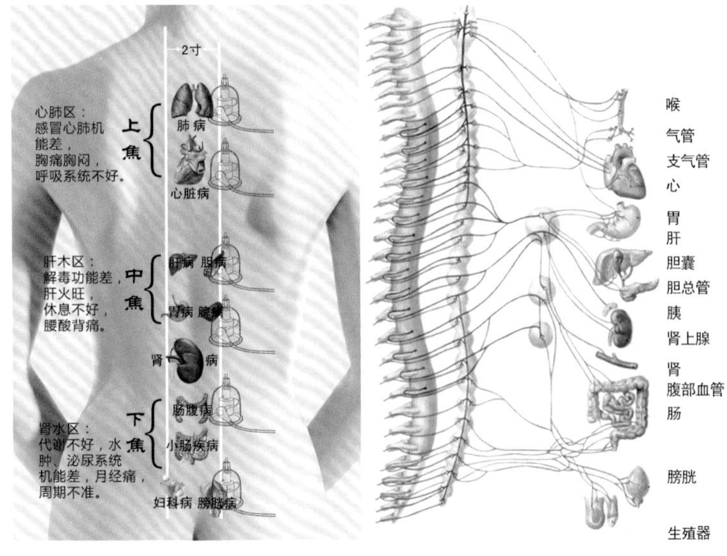

中医脏腑背诊图　　自主神经系概观

部位	粉红色（正常）	红色（热证、实证）	白色（虚证）	青色（寒证、湿证）	紫色（瘀证、病程已久）
C7～T3（肺区）					√
T4～T6（心区）					√
T7～T9（肝胆区）					√
T10～T12（脾胃区）					√
L1～L3（肾区）					√
L4～S（生殖区）				√	
肩部（肩关节处）					√

罐印分析：肺区呈紫色，瘀证；心区呈紫色，瘀证；肝胆区呈紫色，瘀证；脾胃区呈紫色，瘀证；肾区呈紫色，瘀证；生殖区呈青色，寒证、湿证；肩部呈紫色，瘀证。

中医病机诊断：瘀血阻络。

西医诊断：①疲劳综合征。②背肌劳损。

中医治疗原则：温补肾阳，通经活络。

调理方案：参考三得技术专项治疗方案——亚健康调理，调理一个疗程。

医嘱：注意保暖，忌食生冷等刺激性食物，睡硬板床，加强锻炼。

临床医生意见：

（书写）

医师签名：______

姓名：温××　　性别：男　　年龄：43岁

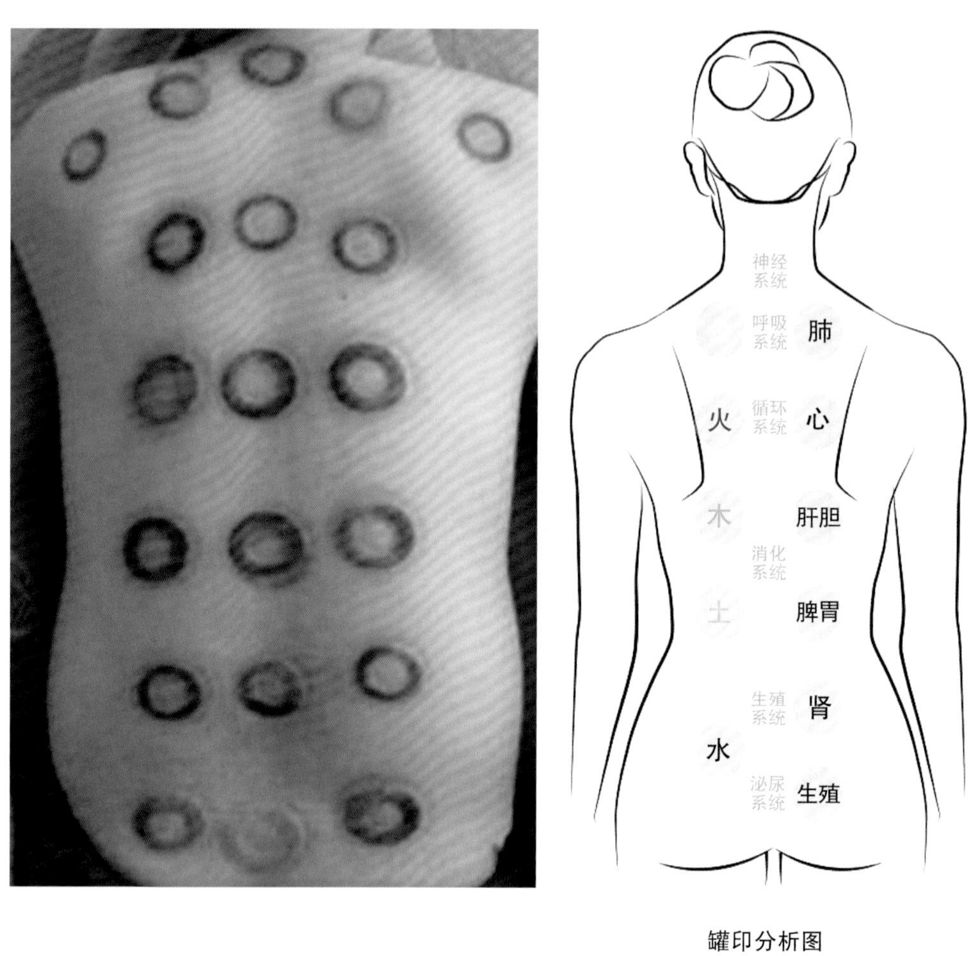

罐印分析图

根据罐印图谱分析，对人体的五脏六腑做出以下判断：考虑循环系统功能减弱、腰背肌劳损。

姓名：温××　性别：男　年龄：43岁　报告时间：2018.3.22

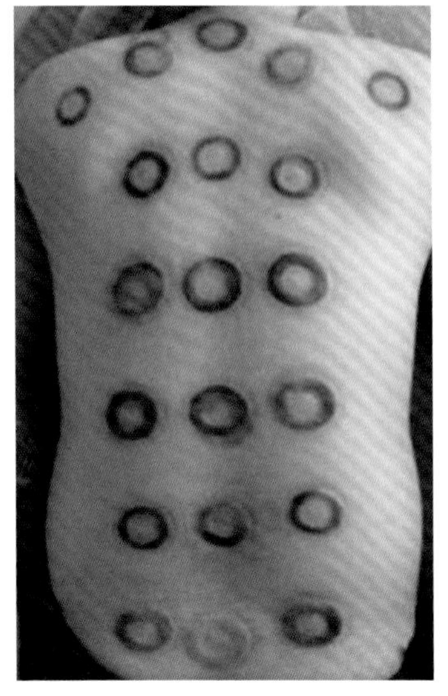

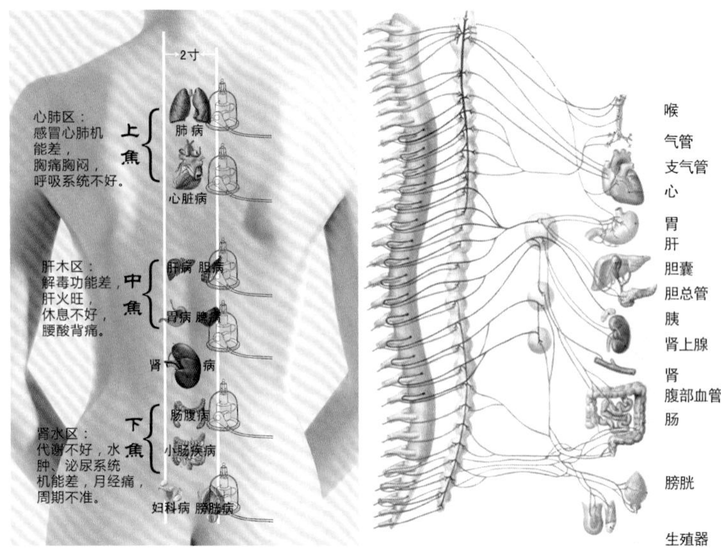

中医脏腑背诊图　　自主神经系概观

部位	粉红色（正常）	红色（热证、实证）	白色（虚证）	青色（寒证、湿证）	紫色（瘀证、病程已久）
C7～T3（肺区）					√
T4～T6（心区）					√
T7～T9（肝胆区）					√
T10～T12（脾胃区）					√
L1～L3（肾区）					√
L4～S（生殖区）				√	√
肩部（肩关节处）					√

罐印分析：肺区呈紫色，瘀证；心区呈紫色，瘀证；肝胆区呈紫色，瘀证；脾胃区呈紫色，瘀证；肾区呈紫色，瘀证；生殖区呈青色及紫色，寒证、湿证、瘀证；肩部呈紫色，瘀证。

中医病机诊断：①肾阳虚。②瘀血阻络。

西医诊断：①疲劳综合征。②背肌劳损。

中医治疗原则：温补肾阳，通经活络。

调理方案：参考三得技术专项治疗方案——亚健康调理，调理一个疗程。

医嘱：注意保暖，忌食生冷等刺激性食物，睡硬板床，加强锻炼。

临床医生意见：

（书写）

医师签名：______

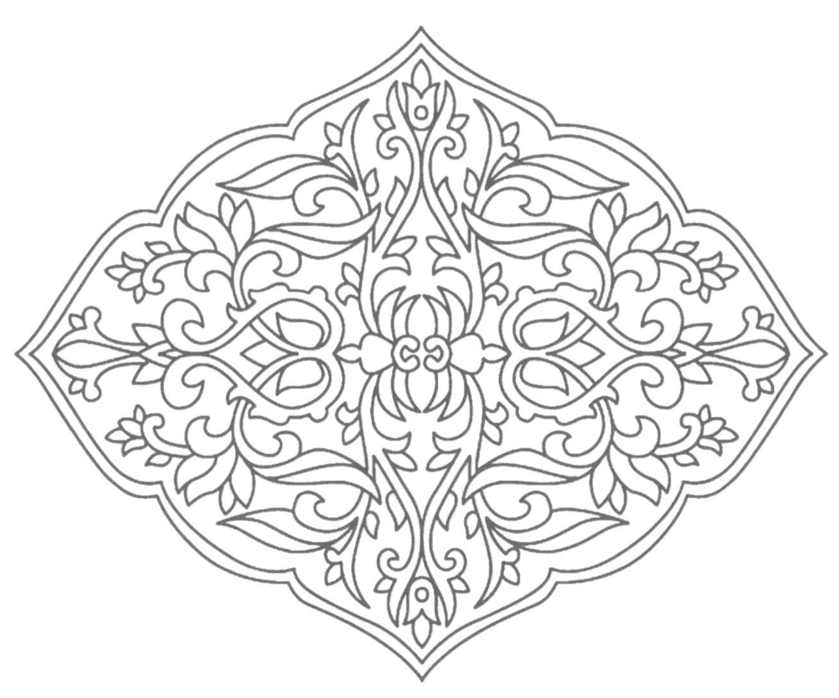

第十章 三得技术治疗案例

三得技术具有系统性整体调治和局部强化治疗的双重作用，它不仅是局部干预，而且遵从中医『整体观』的医学理论，着眼于相互关联的身体脉络，选择可多种组合的治疗方案，为目前医学领域的物理治疗，提供了一套全新治疗思路和有效手段。

案例一：失眠头痛

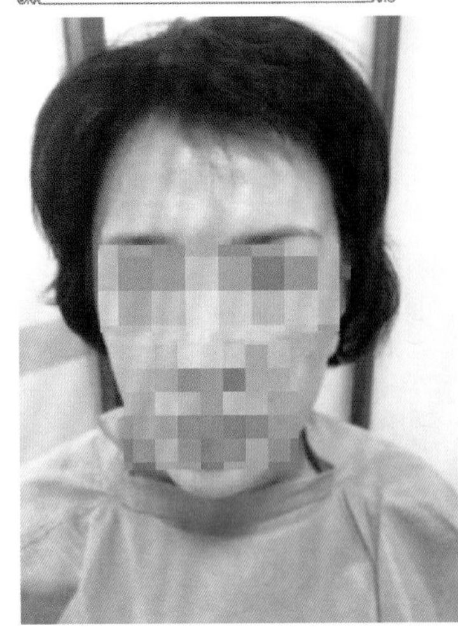

吕女士，40岁，因“失眠、头痛5年，加重2天”就诊。

首诊时间：2016年9月30日。

病史：5年前因工作压力感觉头顶偏右侧疼痛、左颈部疼痛，失眠；经中医调理后，症状有所改善，之后断断续续发作。现头右颞侧疼痛，颈部活动受限，严重失眠，小腿部常常发冷，到医院检查不出问题。

查体：望诊：面色苍白，面部多黄褐斑，皮肤松弛，眼少神，小腿部多红血丝，静脉曲张，舌苔微黄。触诊：颈部曲度稍直，C3/4左侧压痛，无上肢放射痛，叩顶试验（-），臂丛神经牵拉试验（-）。

诊断：肝肾阴虚、心火上炎。

三得技术治疗方案：

（1）电磁刺激，剂量高达40~50V，疏通风府、风池、安眠，颈部胆经阿是穴，头部通天、率谷，手部内关、神门；每个穴位2~3分钟，合计约20分钟。

（2）电磁吸附罐疗，背部督脉10分钟，腰部心俞、肝俞、肾俞10分钟。

罐印颜色：腿部委中、承筋、承山，罐印偏白带紫点。

治疗效果：第一次治疗，当晚头痛减轻，睡眠有好转；第二次治疗，头痛、失眠明显好转，腿冷现象减轻；第四次治疗，头痛、失眠明显改善，仅偶尔出现上述症状。

案例二：退行性膝关节炎

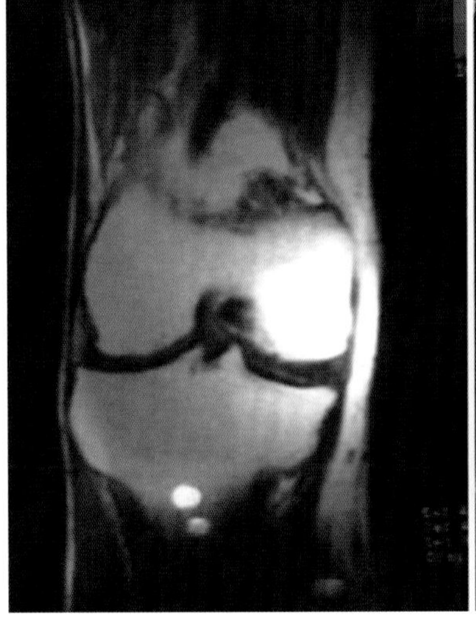

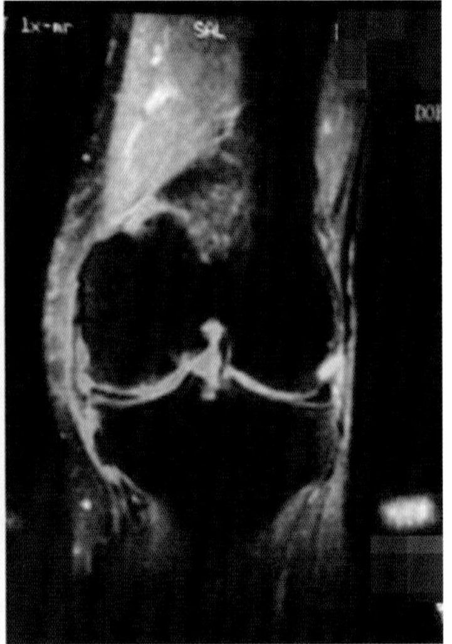

郑女士，80岁，因“膝关节疼痛不适十余年，2年前加重”就诊。

首诊时间：2016年10月11日。

病史：2年前检查出双膝关节退行性病变，在医院膝关节腔内注射玻璃酸钠，暂时止痛两个月又无效了，注射治疗三次后院方担心有副作用不敢给她注射了，她回家经常贴通络止痛药膏，但无效，且引起皮肤过敏。现下蹲受限，上下楼梯只能单腿用力，一步步挪动，非常痛苦与不便。每晚下半夜膝关节因钻痛无法入眠，且膝关节病变令胃口不佳，体重下降。每次膝关节疼痛发作时，胃部隐隐不适，经介绍后前来求医。

查体：患者膝关节表面正常，胫骨关节面有唇状增生，膝关节腔体狭窄，摇动时有软骨摩擦声，左膝内侧有明显的疼痛，两膝的足三里、阳陵泉、阴陵泉穴点按有隐痛，左腿比右腿细小。

诊断：两膝关节退行性病变、关节少许积液（下为医院影像资料）。

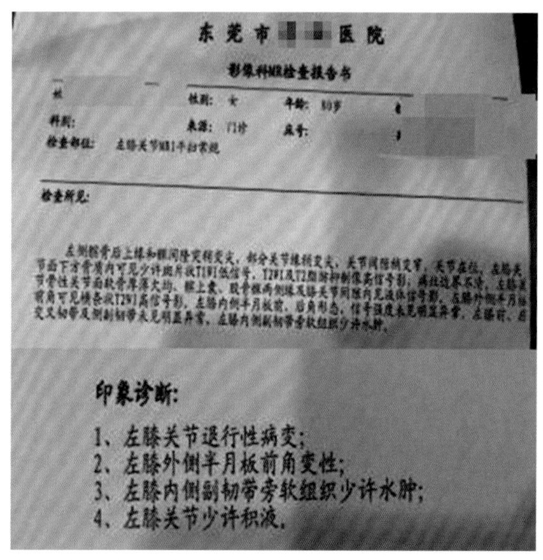

东莞市 医院

影像科MR检查报告书

性别：女

来源：门诊

检查部位：左膝关节MRI平扫常规

检查所见：

印象诊断：

1、左膝关节退行性病变；
2、左膝外侧半月板前角变性；
3、左膝内侧副韧带旁软组织少许水肿；
4、左膝关节少许积液。

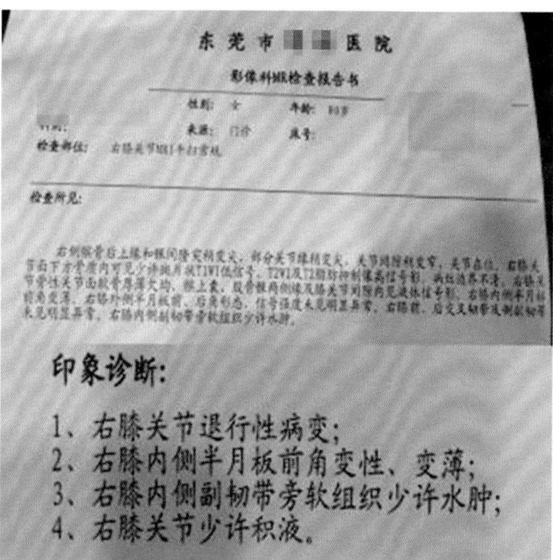

东莞市 医院

影像科MR检查报告书

性别：女

来源：门诊

检查所见：

印象诊断：

1、右膝关节退行性病变；
2、右膝内侧半月板前角变性、变薄；
3、右膝内侧副韧带旁软组织少许水肿；
4、右膝关节少许积液。

三得技术治疗方案：

（1）弹道冲击枪结合中药疏通两膝关节腔缝，剂量力透整个关节腔，时长 20 分钟。

（2）电磁刺激疏通两腿的足三里、阳陵泉、阴陵泉、悬钟，合计 20 分钟。

（3）手掌拍打膝关节腔缝，从骨缝拍打出很多黑痧，每晚用炒青盐热敷。

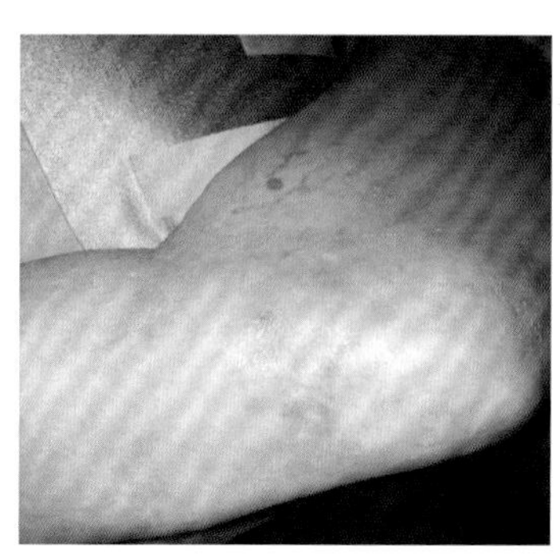

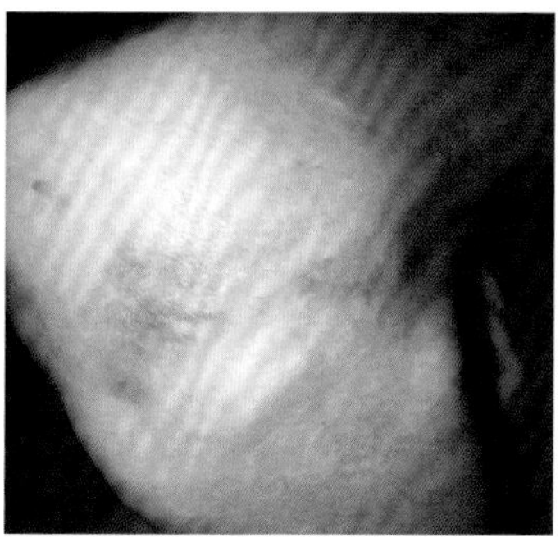

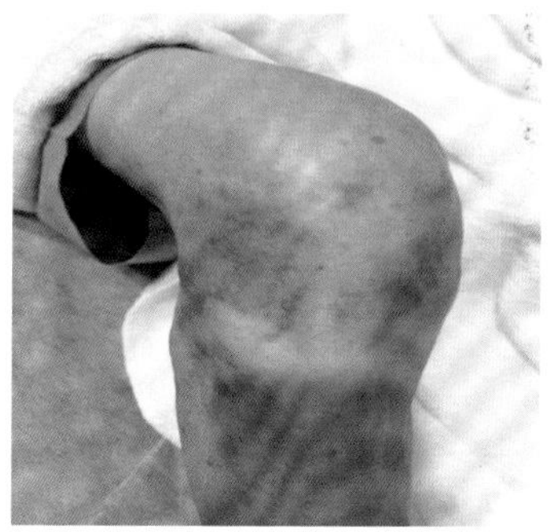

治疗效果：经两次治疗后，疼痛明显减轻，晚上膝关节疼痛发作时由钻痛变为隐痛，但已不影响睡眠。四次治疗后，能发力上下楼梯，可以下蹲。

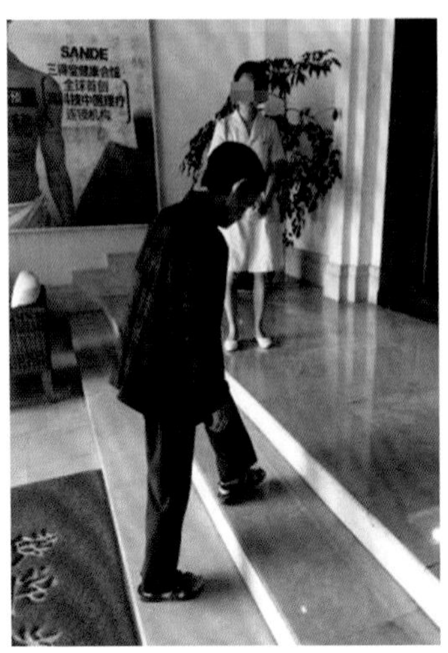

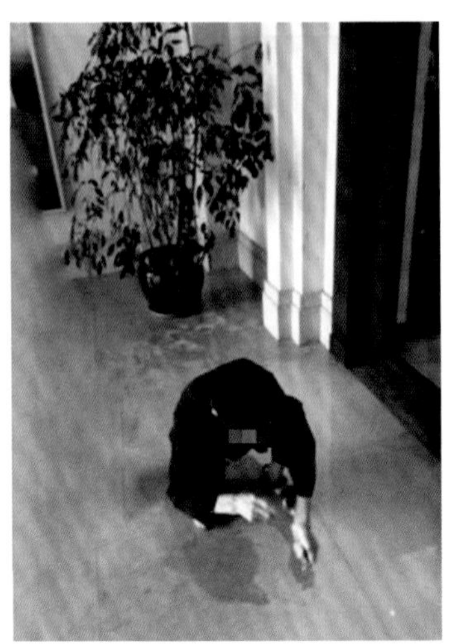

案例三：骨裂手术后遗症

赵女士，50 岁，因“右肩摔伤术后 2 月余，右肩活动受限半月”就诊。

首诊时间：2016 年 11 月 10 日。

病史：两个月前，洗澡时摔了一跤，本能用右手撑地，造成右肩关节骨裂，经医生医治，1 个月不能活动，现在整支手臂疼痛，手臂不能自行上举。

查体：右臂外展 15 度，上举受限，背伸即疼；左臂正常。

诊断：术后肌腱粘连、肌肉退化。

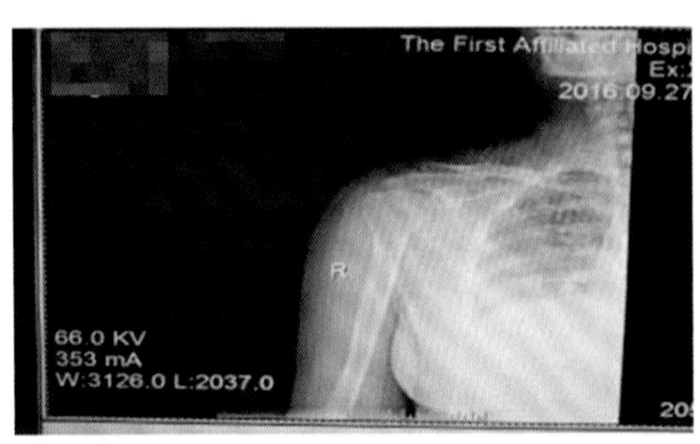

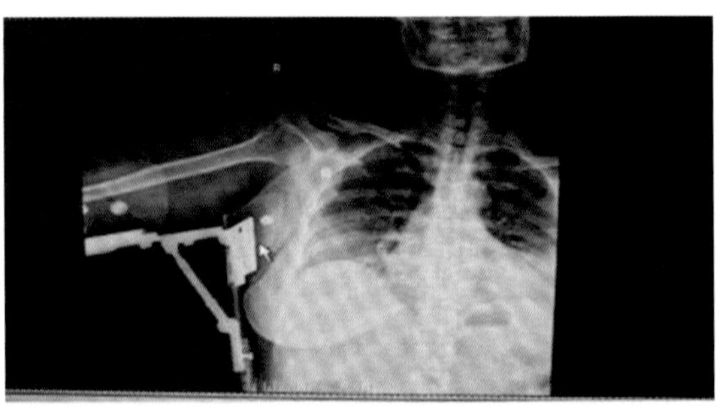

三得技术治疗方案：

（1）以弹道冲击技术疏通肩井、肩贞、肩髎等穴，初始剂量只开到 9V，之后逐步调到 12V。

（2）电磁吸附罐疗，肩部、手臂部全包围布罐，剂量从最初的 15V 逐步调到 21V。

（3）电磁吸附罐疗，针对肩部前后疼痛点集中布罐 10 分钟。

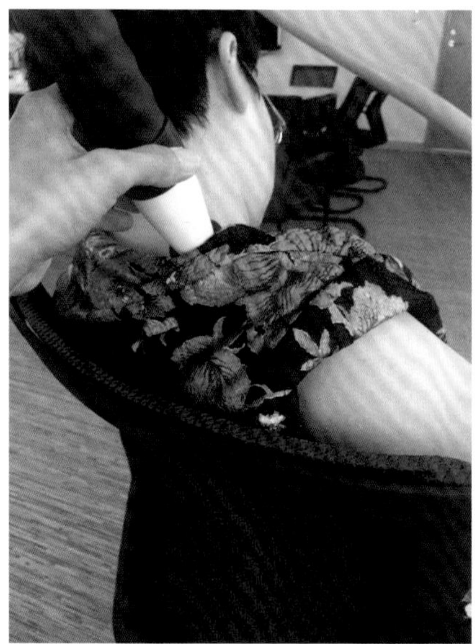
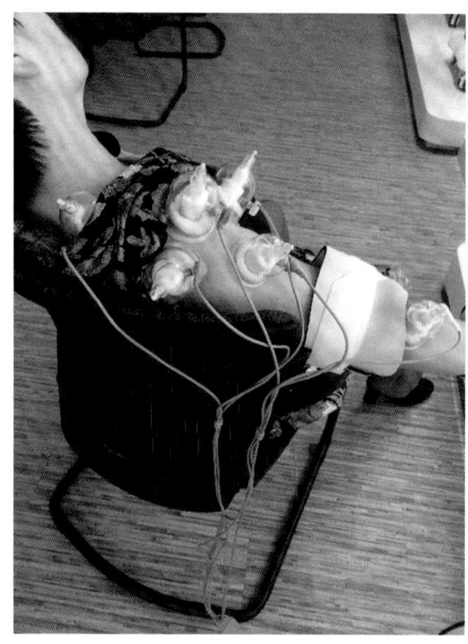

治疗效果：治疗后，手臂最终能抬到 25 度，手臂疼痛及紧绷感明显缓解。

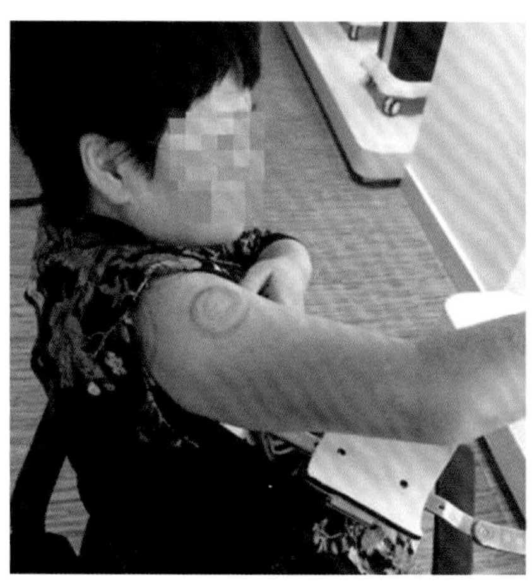
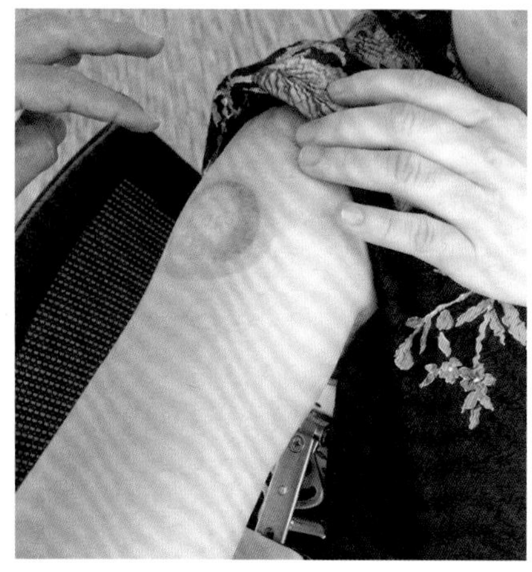

案例四：腰椎间盘突出、骨质增生

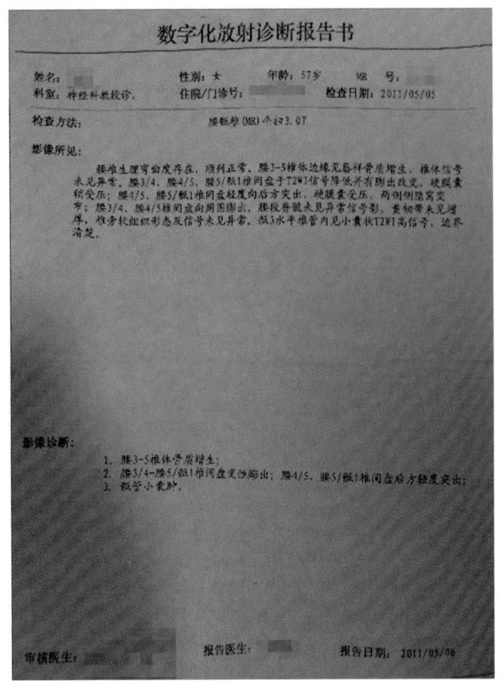

数字化放射诊断报告书

姓名：　性别：女　年龄：57岁　MR号：
科室：神经科教授诊　住院/门诊号：　检查日期：2011/05/05

检查方法：腰骶椎(MR)-平扫3.0T

影像所见：

腰椎生理弯曲度存在，顺列正常，腰3-5椎体边缘见唇样骨质增生，椎体信号未见异常，腰3/4、腰4/5、腰5/骶1椎间盘于T2WI信号降低并有膨出改变，硬膜囊稍受压；腰4/5、腰5/骶1椎间盘轻度向后方突出，硬膜囊受压，两侧侧隐窝变窄；腰3/4、腰4/5椎间盘向周围膨出，腰段脊髓未见异常信号影，黄韧带未见增厚，椎旁软组织形态及信号未见异常，骶3水平椎管内见小囊状T2WI高信号，边界清楚。

影像诊断：

1. 腰3-5椎体骨质增生；
2. 腰3/4-腰5/骶1椎间盘变性膨出；腰4/5、腰5/骶1椎间盘后方轻度突出；
3. 骶管小囊肿。

审核医生：　报告医生：　报告日期：2011/05/06

马女士，57岁，因“腰部疼痛31年”就诊。

首诊时间：2016年9月28日。

病史：19岁时因工作跌入井中，腰椎损伤，草率治疗后便不再重视，26岁生完孩子后腰痛严重，最后卧床不起。经针灸、按摩无效，后选择打激素（封闭针），前两次能缓解疼痛，不久后出现肥胖症状，并一直失眠，几欲患上抑郁症，就医诊断为轻度小脑萎缩。45岁做甲状腺切除手术，52岁做子宫肌瘤切除手术。腰痛经多方治疗，未见好转。2016年6月做泰式按摩，损伤左边膝关节内侧韧带，敷药治疗两个月无效。2016年8月开始，左足底疼痛，原因不明，经医生初步诊断为跟骨骨质增生。现诉腰痛、失眠、膝关节痛、足跟痛。

辅助检查：MIR示（2011－05－05）：L3－L5椎体骨质增生，L3/4－L5/S1椎间盘膨出，L3/4－L5/S1椎间盘后方轻度突出，骶管小囊肿。

诊断：L3－L5椎体骨质增生，L3/4－L5/S1椎间盘膨出，L3/4－L5/S1椎间盘后方轻度突出，骶管小囊肿，跟骨骨质增生。

三得技术治疗方案：

首次治疗：

（1）无创针灸刺激内侧骨缝压痛点，剂量开到可透过膝关节、内侧韧带上下两点，传到足跟，每个部位3分钟。

（2）E型弹道式止痛冲击枪，导联点在腰椎（L3/4－L5/S1椎间盘膨出位），重压足跟骨质增生点，剂量开到最大（高达78V），渗透足部，每个部位5分钟。

（3）电磁吸附罐疗，内侧副韧带布密罐，如右图，10分钟。

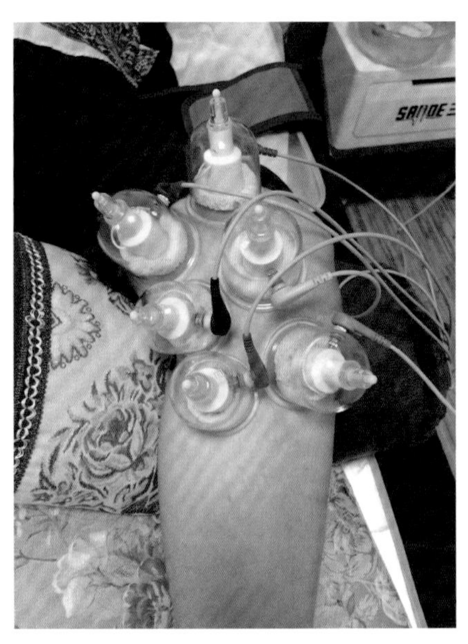

（4）电磁药物导入，颈、腰、膝共同导入。

治疗效果：首次治疗后，患者腰痛、膝关节痛、足跟痛明显减轻，次日，患者反映前晚睡眠很好，不用服用安眠药。

第二次治疗：

增加颈部风池、风府、颈百劳、肩胛提肌激痛点做无创针灸各 3 分钟，腰部加电磁罐疗 15 分钟，在家辅助膝关节拍痧热敷。

治疗效果：膝关节有了明显好转。3 个月的疗程后，疼痛已基本消失，能正常生活。

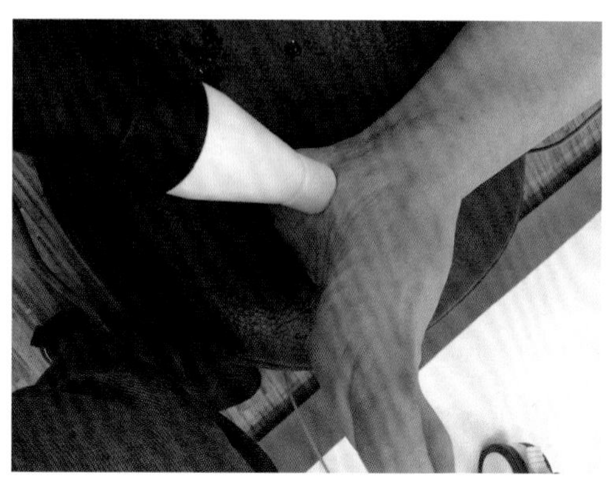

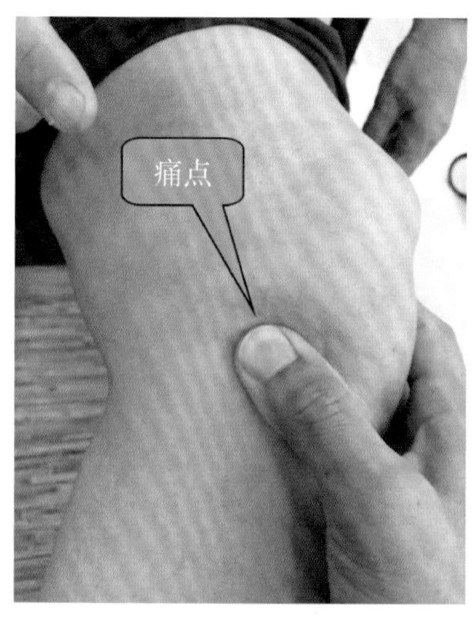

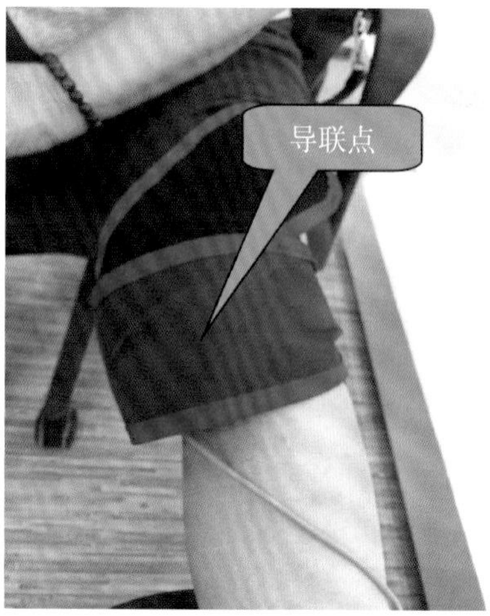

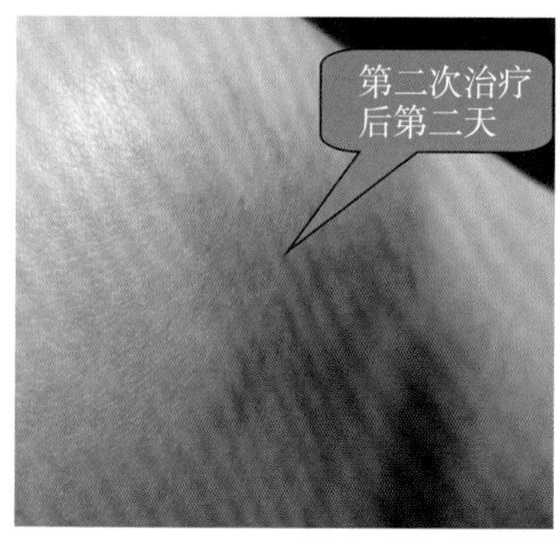

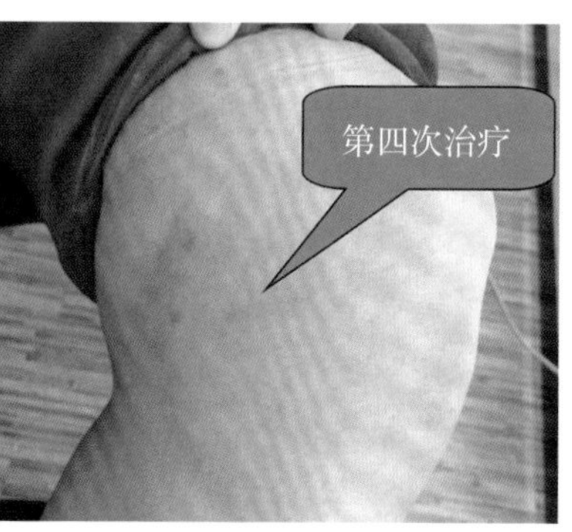

案例五：腰部急性扭伤

肖女士，62岁，因“腰部疼痛不适三周”就诊。

首诊时间：2016年8月17日。

病史：三周前在家里活动时不慎扭伤腰部，曾在三甲医院治疗多次，吃了大量止痛药、外用膏药，未见明显好转。L1椎体压缩性骨折30余年，曾在多家医院就诊，仍有偶发性腰痛。

辅助检查：某医院DR示（2016－07－27）：前胸段后弓，L1椎体压缩性改变，双侧骶髂关节退行性病变。

大学第一附属医院

放射诊断报告书

报告日期：2016-07-27

姓　名：	性　别：女	年　龄：62岁
影像号：	住院号：	科　别：急诊科
检查日期：2016-07-27	床　号：	
临床信息：		

检查方法及部位：

DR　腰椎正、侧位

影像学表现：

胸腰段后弓，椎体顺列无改变，L1椎体楔形变。各椎体骨质增生，骨质密度减低。各椎间隙未见明显变窄。椎小关节面硬化。双侧骶髂关节退行性变。

影像学意见：

胸腰段后弓，L1椎体压缩性改变，请结合临床。腰椎退行性变并骨质疏松。

查体：患者呈痛苦面容，需人搀扶慢行，坐立时疼痛明显，强迫体位，无法自行起床、卧床。L1周围皮肤颜色较健侧稍深，温度稍高，触之疼痛敏感，腰部活动受限。

诊断：腰部急性扭伤、L1椎体压缩性骨折。

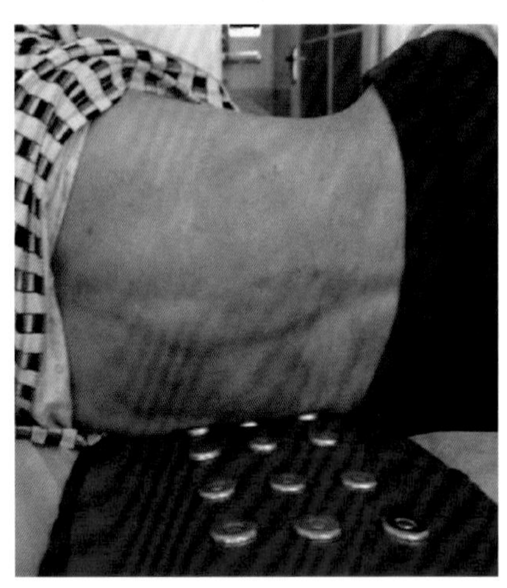

三得技术治疗方案：

（1）采用先疏通后治疗的模式；用电磁探头在腰部找到相应激痛点，用弹道模式定点精准治疗剂量30～40V（共30分钟），减少局部炎症。痛点改善后用电磁探头对L1穴位（命门、大肠俞等各1～2分钟）进行磁疗刺激，使痉挛肌肉松弛。

（2）电磁能吸附罐针对相应疼痛部位治疗20分钟，剂量40V，目的是增强治疗效果，使痉挛肌肉进一步改善。

（3）在腰部覆盖中药巾包裹，应用腰椎振幅源电磁垫，剂量 40V，治疗时间为 20 分钟。目的是将具有舒筋活血、消肿止痛功效的中药导入病灶，使其气血通畅、通经活血、镇痛消炎。

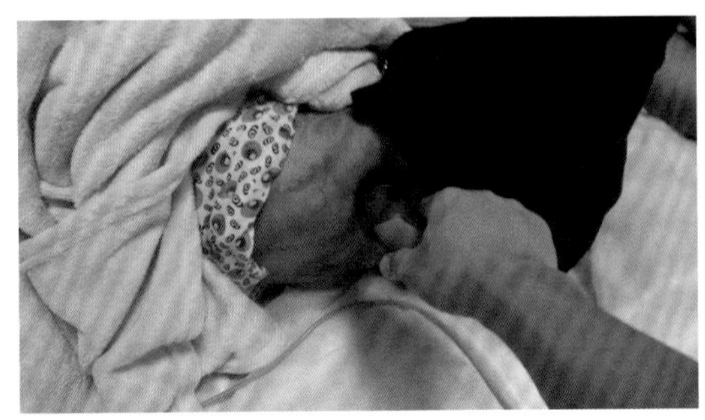

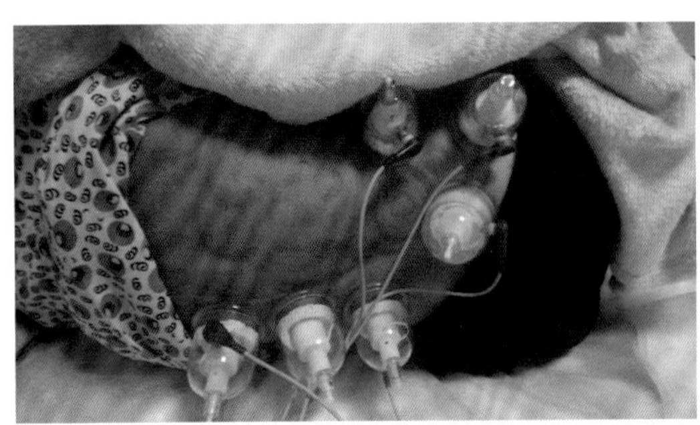

治疗效果：第一次治疗结束后，患者疼痛感减轻，面露笑容。腰部疼痛减轻，可以独立行走，可以进行适当、小范围弯腰活动，嘱隔日复诊。经过四次治疗后，患者腰部皮温恢复正常，腰部疼痛感基本缓解，坐立疼痛感消失，起床、卧床仍有少许疼痛感。可独立行走，日常生活可自理。一个疗程 8 次，隔天治疗，两个疗程消除腰部疼痛。

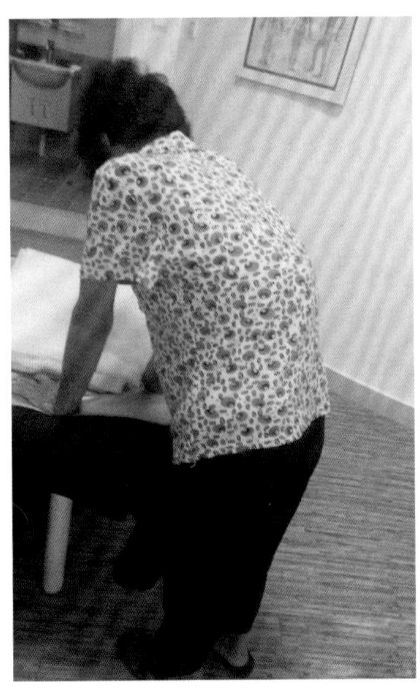

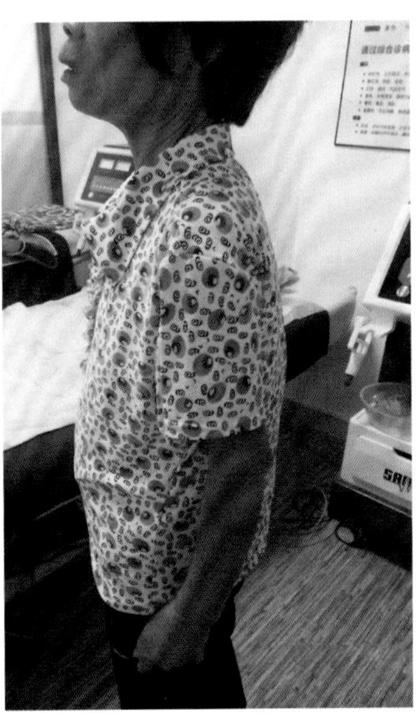

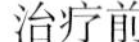

治疗前　　治疗后

案例六：肩周炎

周女士，57岁，因“肩部活动受限10年”就诊。

首诊时间：2016年9月26日。

病史：10年肩周炎史，曾到医院接受治疗，未见明显好转。每天在家坚持功能锻炼，症状有所改善，现肩部活动仍受限。

查体：左肩关节外展约100度，手后背手指平定第9胸椎处；右肩关节外展约90度，手后背手指平定第10胸椎处，双侧肩胛内侧有条索样改变。

诊断：肩周炎。

三得技术治疗方案：

（1）电磁探头检测发现肩胛上角及内侧棘突处有痛点，双肩三角肌处有激痛点，用电磁冲击枪检测痛点位置并实施治疗，隔1～2分钟痛点消失。

（2）将电磁吸附罐放置于双侧肩井、天宗、肩髃、肩外俞、肩贞、肩髎穴走罐5分钟，速度显示350ms。

（3）电磁垫整体药物导入颈部、肩部。

治疗效果：经上述三步治疗后，双手后背高度较原来有所提升，患者自诉双肩活动度明显改善。

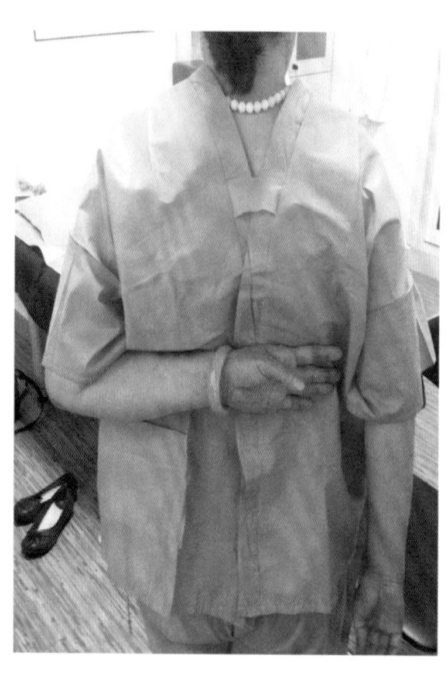

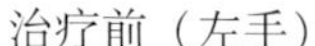
治疗前（左手）

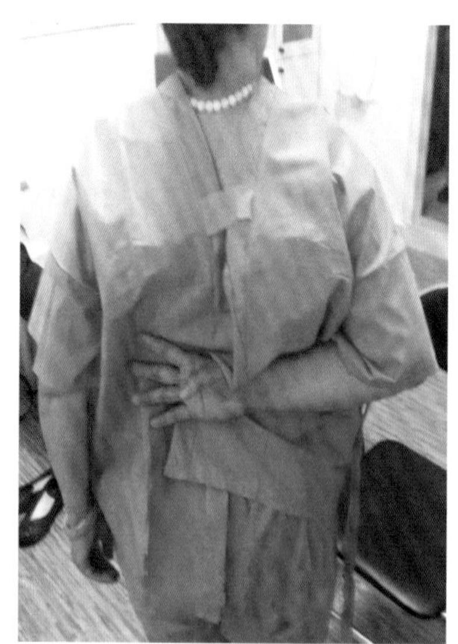

治疗前（右手）

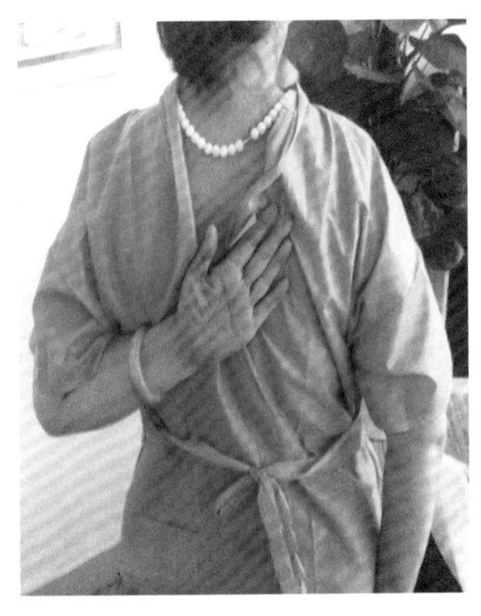

治疗后（左手）

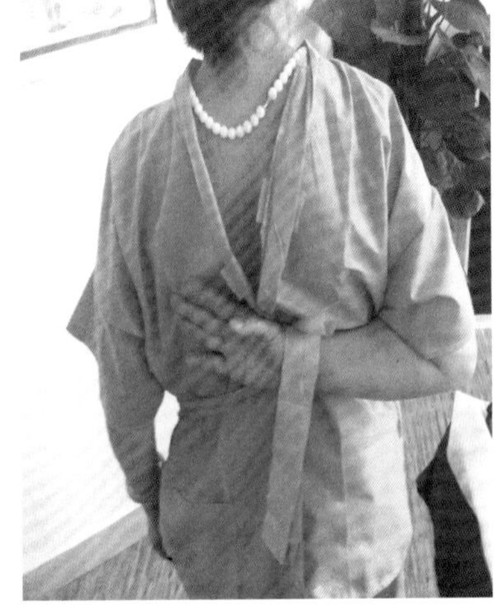

治疗后（右手）

案例七：三叉神经损伤

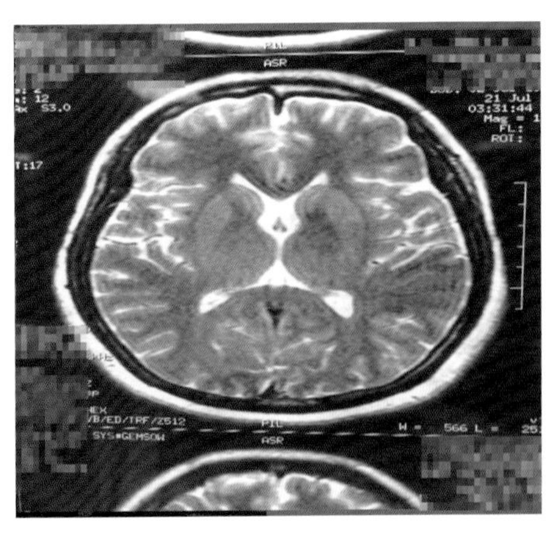

孔女士，55 岁，因“左侧脸部感觉麻木，脸部活动异常 2 年”就诊。

首诊时间： 2016 年 10 月 16 日。

病史： 患者退休后经常坐着绣花，一动不动几个小时，两年前出现左脸麻木状况，左脸疼感不明显。现感左脸皮肤更厚重，左边肢体活动没有右边灵活。这两年一直针灸、吃药治疗（如吃阿司匹林、丹参片、脑心通、维生素 B_{12} 等），效果不明显。自述体检无“三高”症，无心脏病，无其他慢性疾病史。

查体： 颈曲稍直，左侧 C2/3 压痛明显，耳前、耳门有激痛点，双侧腰肌劳损，无叩击痛，无下肢反射痛。

辅助检查： 某市中心医院 MRI 示(2014 - 8 - 24)：多腔隙脑梗死，左侧面神经发现责任血管。某医院彩超示（2016 - 10 - 26）：肝大小正常，肝内多发囊肿，肝胆胰未见异常。某医院颅脑平扫 + MRA 示（2016 - 10 - 26）：多腔隙脑梗死。

诊断： ①三叉神经（面神经）麻痹。②多腔隙脑梗死，脑卒中先兆。③肝囊肿。

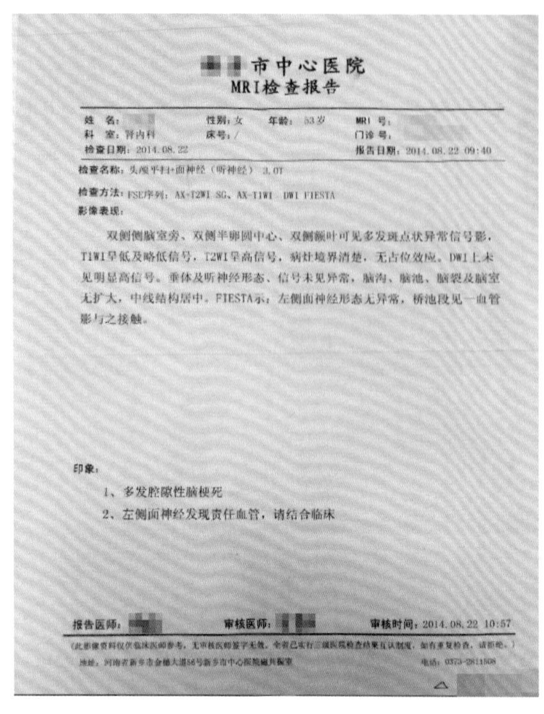

市中心医院
MRI检查报告

姓　名：　　性别：女　　年龄：53岁　　MRI 号：
科　室：肾内科　　床号：/　　门诊号：
检查日期：2014.08.22　　报告日期：2014.08.22 09:40

检查名称：头颅平扫+面神经（听神经）3.0T

检查方法：FSE序列：AX-T2WI SG、AX-T1WI　DWI FIESTA

影像表现：

双侧侧脑室旁、双侧半卵圆中心、双侧额叶可见多发斑点状异常信号影，T1WI呈低及略低信号，T2WI呈高信号，病灶境界清楚，无占位效应。DWI上未见明显高信号。垂体及听神经形态、信号未见异常，脑沟、脑池、脑裂及脑室无扩大，中线结构居中。FIESTA示：左侧面神经形态无异常，桥池段见一血管影与之接触。

印象：

1、多发腔隙性脑梗死

2、左侧面神经发现责任血管，请结合临床

报告医师：　　审核医师：　　审核时间：2014.08.22 10:57

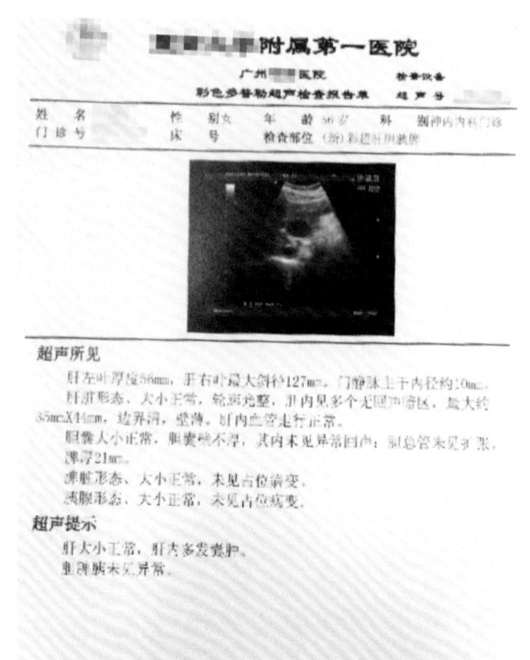

附属第一医院

广州　医院　　检查设备

彩色多普勒超声检查报告单　　超声号

姓　名　　性　别女　　年　龄56岁　　科　别神内内科门诊
门诊号　　床　号　　检查部位（新）彩超肝胆胰脾

超声所见

肝左叶厚度56mm，肝右叶最大斜径127mm。门静脉主干内径约10mm。
肝脏形态、大小正常，轮廓光整，肝内见多个无回声暗区，最大约35mm×44mm，边界清，壁薄。肝内血管走行正常。
胆囊大小正常，胆囊壁不厚，其内未见异常回声；胆总管未见扩张。
脾厚21mm。
脾脏形态、大小正常，未见占位病变。
胰腺形态、大小正常，未见占位病变。

超声提示

肝大小正常，肝内多发囊肿。
胆脾胰未见异常。

三得技术治疗方案：

（1）电磁刺激（35V、7mA）：风池、风府、颈百劳、肩井、天宗，每个穴位2分钟；耳前、耳门、合谷，每个穴位5分钟，合计约30分钟。

（2）弹道式冲击（45V、8mA）：肩胛提肌、斜方肌、菱形肌、腰部竖脊肌、髂肋肌激痛点，合计30分钟。

（3）电磁能罐疗（左侧机体50V、8mA，右边机体40V、7mA）：督脉、膀胱经、脾经、肝经、胃经，合计30分钟。

治疗效果：患者感觉左脸发热，用手轻捏有疼感，左侧上下肢体感觉比治疗前轻松，神态愉悦。

第二次治疗（2016年10月17日）：

查体：C2/3左侧压痛感明显减轻。左脸耳门穴、听宫穴附近压痛点只有酸胀感，双侧腰肌肌肉已经放松。

三得技术治疗方案（原则：疏通经络，活血祛瘀）：

（1）电磁能理疗垫（50V、10mA）：调节全身微循环，加快全身气血运行，疏通经络，合计30分钟。

（2）电磁能穴位刺激（30～35V、7mA）：重点刺激风池、风府、合谷、翳风、颊车透地仓、耳门、太阳、印堂、鱼腰、四白，合计30分钟。

（3）电磁能吸附罐疗（左侧45V、8mA，右侧40V、7mA）：督脉、膀胱经、腹部任脉、胃经、下肢脾经、膀胱经，合计 30 分钟。

治疗效果：患者自我感觉轻松，笑的时候左脸麻木感减轻，脸部肌肉活动较治疗前灵活。

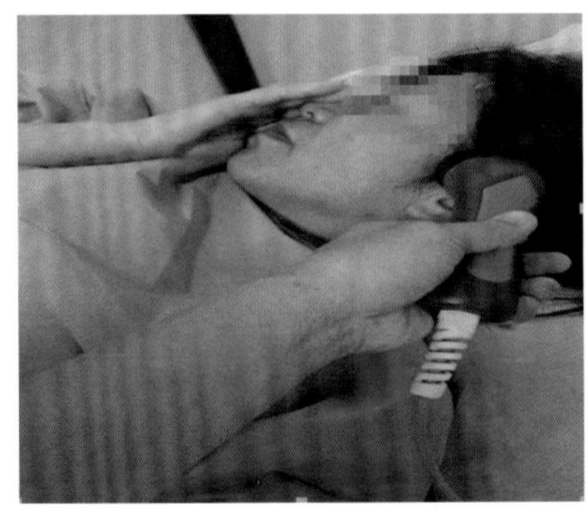

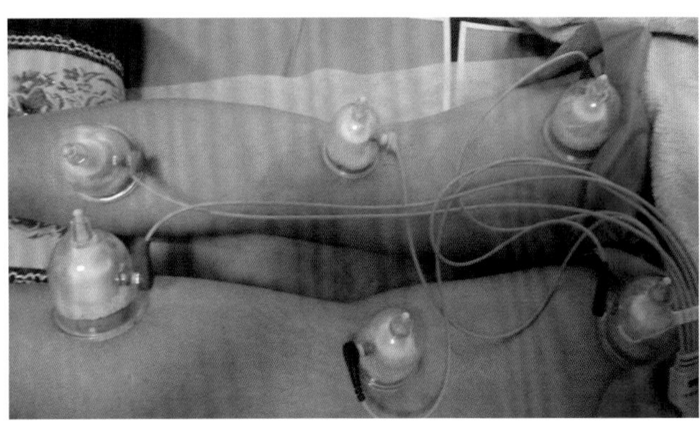

第四次治疗（2016 年 10 月 21 日）：

治疗效果：患者治疗前反馈：经过前三次的治疗，身体的气血循环有所改善，手脚暖和了。

第五次治疗（2016 年 10 月 22 日）：

治疗效果：患者治疗时反馈左脸、左手麻木厚重感明显减轻，脸色变得红润、有光泽，患者心情特别愉悦。

第七次治疗（2016 年 10 月 24 日）：

治疗效果：患者自觉脸部麻木厚重感已消退很多，到医院检查。下面为治疗前后的辅助检查对比：

人类型：门诊　　床号：　　打码时间：2016/03/08

别：女　住院号：　　费别：　　标本类型：血

龄：55 岁　科室：呼吸内科—M　　诊断：急性支气管炎　　备注：

代号	项目	结果	参考值	代号	项目	结果	参考值
WBC	*白细胞	4.70	3.5--9.5 10^9/L	13 Hb	*血红蛋白	124.0	115--150 g/L
LY%	淋巴细胞%	39.93	20--50 %	14 Hct	*血细胞比容	0.373	0.35--0.45 L/L
MO%	单核细胞%	8.21	3--10 %	15 MCV	*平均红细胞体积	90.2	82--100 fL
NE%	中性粒细胞%	50.21	40--75 %	16 MCH	*平均红细胞血红蛋	30.0	27--34 pg
EO%	嗜酸性粒细胞%	0.94	0.4--8 %	17 MCHC	*平均红细胞血红蛋	333	316--354 g/L
BA%	嗜碱性粒细胞%	0.71	0--1 %	18 RDW	红细胞体积分布宽度	12.6	<15 %
LY#	淋巴细胞绝对数	1.87	1.1--3.2 10^9/L	19 PLT	*血小板	333	125--350 10^9/L
MO#	单核细胞绝对数	0.38	0.1--0.6 10^9/L	20 MPV	平均血小板体积	5.4↓	6.5--12.5 fL
NE#	中性粒细胞绝对数	2.35	1.8--6.3 10^9/L	21 PCT	血小板比容	0.178	0.108--0.282 %
EO#	嗜酸性粒细胞绝对数	0.04	0.02--0.52 10^9/L	22 PDW	血小板体积分布宽度	16.8	15.5--18.1 %
BA#	嗜碱性粒细胞绝对数	0.03	0--0.06 10^9/L				
RBC	*红细胞	4.14	3.8--5.1 10^12/L				

治疗前血常规

年龄：53 岁　病人类型：门诊　住院号：　科室：肾内科M　床号：　费别：　诊断：　送检时间：2014/08/22　备注：

代号	项目	结果	参考值	单位	代号	项目	结果	参考值	单位
1 ALT	*谷丙转氨酶	21	7—40	U/L	23 TCHO1	*总胆固醇	4.32	2.8—5.2	mmol/L
2 AST	*谷草转氨酶	22	13—35	U/L	24 TG	*甘油三酯	1.10	0.4—1.81	mmol/L
3 ASTm	谷草线粒体同工酶	5.6	0—18	U/L	25 HDL	*高密度胆固醇	1.42	1.26—1.89	mmol/L
4 TP	*总蛋白	67.3	65—85	g/L	26 LDL	*低密度胆固醇	2.30	↓ 2.56—3.62	mmol/L
5 ALB	*白蛋白	47.3	40—55	g/L	27 APOA-1	载脂蛋白A1	1.39	1.2—1.76	g/L
6 PA	前白蛋白	29.2	20—40	mg/dL	28 APOB	载脂蛋白B	0.63	0.63—1.14	g/L
7 GLOB	*球蛋白	20.00	↓ 26—30	g/L					
8 A/G	白球比	2.4	1.5—2.5						
9 TBIL	*总胆红素	8.8	0—20	umol/L					
10 DBIL	直接胆红素	3.8	1.7—6.8	umol/L					
11 IBIL	间接胆红素	5.00		umol/L					
12 ALP	*碱性磷酸酶	76	40—150	U/L					
13 GGT	*谷氨酰转肽酶	18	7—45	U/L					
14 CHE	胆碱酯酶定量	8300	4500—12000	U/L					
15 TBA	总胆汁酸	3.1	0—10	umol/L					
16 AFU	α-L-岩藻糖苷酶	21	5—40	U/L					
17 5'-NT	5'-核苷酸酶	3.3	0—11.4	U/L					
18 ADA	腺苷脱氨酶	11.0	0—25	U/L					
19 UREA	*尿素	3.3	2.8—8.2	mmol/L					
20 CREA	*肌酐	119.5	↑ 53—115	umol/L					

治疗前生化

省　人民医院血常规检验报告单　标本号：

住院号：.　科室：门诊　床号：.　姓名：　性别：女　年龄：成年　病人类型：门诊　标本类型：全血　样本状态：正常　送检医生：　送检时间：2016-10-26 08:36　条码号：

代号	项目	结果	参考值	代号	项目	结果	参考值
WBC	白细胞	3.99	3.5--9.5 10^9/l	MCH	平均红细胞血红蛋白	31.10	27--34 pg
LY#	淋巴细胞绝对值	2.19	1.1--3.2 10^9/l	MCHC	平均血红蛋白浓度	335.00	316--354 g/l
LY	淋巴细胞比率	0.549 ↑	0.20--0.50	RDW	红细胞分布宽度标准	41.30	%
GR#	中性粒细胞绝对值	1.43 ↓	1.8--6.3 10^9/l	RDW	红细胞分布宽度	12.70	11--18 %
GR	中性粒细胞比率	0.357 ↓	0.40--0.75	PLT	血小板	325	125--350 10^9/l
MONO#	单核细胞绝对值	0.25	0.1--0.6 10^9/l	MPV	平均血小板体积	8.7	6--11.5 fl
MONO	单核细胞比率	0.063	0.03--0.10	PCT	血小板压积	0.28	0.16--0.40 %
EO#	嗜酸性粒细胞绝对值	0.09	0.02--0.52 10^9/l	PDW	血小板分布宽度	9.1 ↓	10--16 %
EO	嗜酸性粒细胞比率	0.023	0.004--0.080	P-LCR	大血小板百分比	14.50 ↓	18.5--42.3 %
BASO#	嗜碱性粒细胞绝对值	0.03	0.00--0.06 10^9/l				
BASO	嗜碱性粒细胞比率	0.008	0.00--0.01				
RBC	红细胞	3.80	3.8--5.1 10^12/l				
HGB	血红蛋白	118	115--150 g/l				
HCT	红细胞压积	0.352	0.35--0.45				
MCV	红细胞平均体积	92.6	82.0--100.0 fl				

治疗后血常规

省　人民医院（生化）检验报告单

姓名：　性别：女　年龄：成年　检验类型：日立-7600　样本编号：

科室：门诊　病床号：.　病历号：.　备注：　样本类型：血清

诊断：　条码号：

项目	结果	单位	参考值范围	提示
SGA比值(GA%)	13.8	%	11.0--16.0	
丙氨酸氨基转移酶(ALT)	12	U/L	0--40	
门冬氨酸氨基转移酶(AST)	16	U/L	0--50	
AST/ALT(AST/ALT)	1.33		1.0--2.1	
总蛋白(TP)	70.2	g/L	65.0--85.0	
白蛋白(ALB)	44.2	g/L	40.0--55.0	
球蛋白(GLB)	26.0	g/L	20--40	
白球比(A/G)	1.70		1.5--2.5	
γ-谷氨酰转肽酶(GGT)	12	U/L	7--45	
碱性磷酸酶(ALP)	57	U/L	0--135	
总胆红素(TBIL)	5.2	μmol/L	0--20.0	
直接胆红素(DBIL)	1.6	μmol/L	0--10.0	
间接胆红素(IBIL)	3.6	μmol/L	2--14.0	
总胆汁酸(TBA)	2.6	umol/L	0--10.0	
5'-核苷酸酶(5'-NT)	2	U/L	0--11	
α-L-岩藻糖苷酶(AFU)	28.1	IU/L	0--40	
前白蛋白(PA)	297	mg/L	150--380	

高危人群指：冠心病、缺血性脑卒中、糖尿病、慢性肾脏病等。详情请咨询专科医生。

送检时间：2016-10-26 08:42　接收时间：2016-10-26 08:42　报告时间：2016-10-26 09:36

送检医生：　检验者：　复核者：

页码：第1 / 3页　本结果只对此样本负责，如有疑问请在24小时内提出

治疗后生化

省 人民医院(生化)检验报告单

姓名: 性别: 女 年龄: 成年 检验类型: 日立-7600 样本编号:

科室: 门诊 病床号: . 病历号: . 备 注: 样本类型: 血清

诊断: 条 码 号:

项目	结果	单位	参考值范围	提示
尿素(UREA)	6.78	mmol/L	2.50--7.50	
肌酐(CREA)	87	μmol/L	40--140	
二氧化碳结合力(CO2_CP)	32	mmol/l	21--32	
尿酸(UA)	255	μmol/L	125--410	
胱抑素C(Cysc)	1.09	mg/L	0.55--1.55	
贝塔2-微球蛋白(B2-MG)	1.60	mg/l	1.00--3.00	
钾(K)	4.45	mmol/L	3.50--5.30	
钠(Na)	141	mmol/L	137--147	
氯化物(Cl)	104.3	mmol/L	99--110	
总钙(Ca)	2.49	mmol/L	2.00--2.70	
镁(Mg)	0.92	mmol/L	0.65--1.15	
无机磷(P)	1.37	mmol/L	0.97--1.78	
铁(Fe)	14	μmol/L	11--31	
同型半胱氨酸(HCY)	12.7	μmol/L	0--20	
肌酸激酶(CK)	86	U/L	26--218	
肌酸激酶同工酶(CKMB)	15.8	U/L	0--20.0	
乳酸脱氢酶(LDH)	185	U/L	80--240	

高危人群指:冠心病、缺血性脑卒中、糖尿病、慢性肾脏病等。详情请咨询专科医生。

送检时间: 2016-10-26 08:42 接收时间: 2016-10-26 08:42 报告时间: 2016-10-26 09:36

送检医生: 检 验 者: 复 核 者:

页 码: 第2 / 3页 本结果只对此样本负责,如有疑问请在24小时内提出

治疗后生化

治疗后检验结果显示：血常规：治疗后血小板平均分布宽度降低；肝功能：谷丙转氨酶、谷草转氨酶比治疗前降低，肌酐也在治疗后恢复正常。由此可见，三得电磁治疗仪在改善全身微循环、加快肝肾代谢方面有较好的效果。

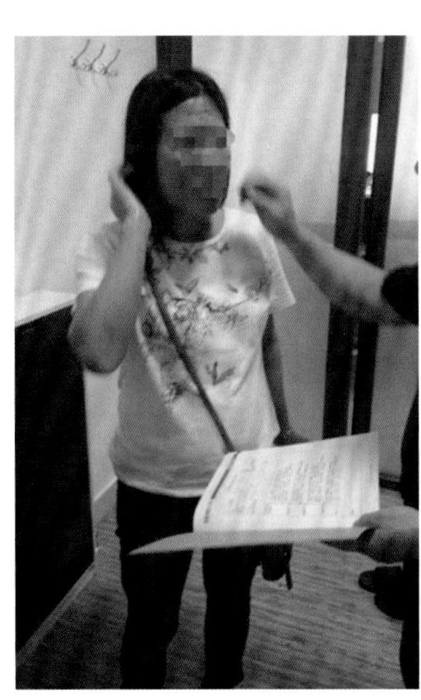

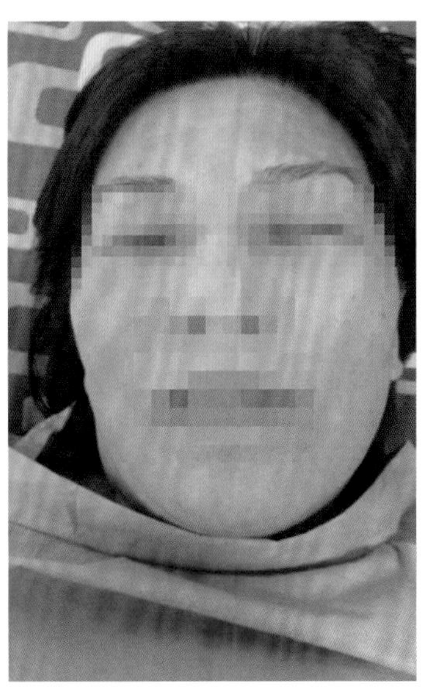

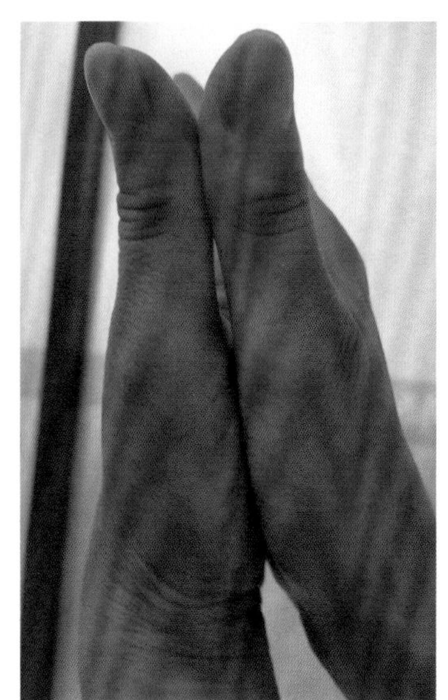

案例八：面神经麻痹

姚女士，37 岁，因“面瘫半年”就诊。

首诊时间：2015 年 3 月 28 日。

病史：患者自诉因受风寒而致面瘫，半年来在各大医院用过各种方法治疗，如针灸、按摩、敷药、物理治疗等，仍不见好转，甚或采用民间偏方，治疗结果仍不满意。

查体：患者右上额额纹消失，不能抬额、蹙眉，右侧鼻唇沟变浅，口角下垂，面部肌肉松弛。

诊断：面瘫。

三得技术治疗方案：

主要采用电磁探头治疗，即无创针灸，先在患侧三叉神经处进行刺激治疗，后在额、颧、下颌部相关肌肉神经支配区域进行针对治疗，以改善该部位病灶，使血液循环。

治疗效果：经过 2 小时的治疗，患侧额头肌肉收缩，颧骨处肌肉饱满，鼻唇沟恢复，左右口角对齐。事后嘱其自我按摩，毛巾热敷，注意面部保暖。5 ~ 8 次后明显改善，建议治疗三个疗程。

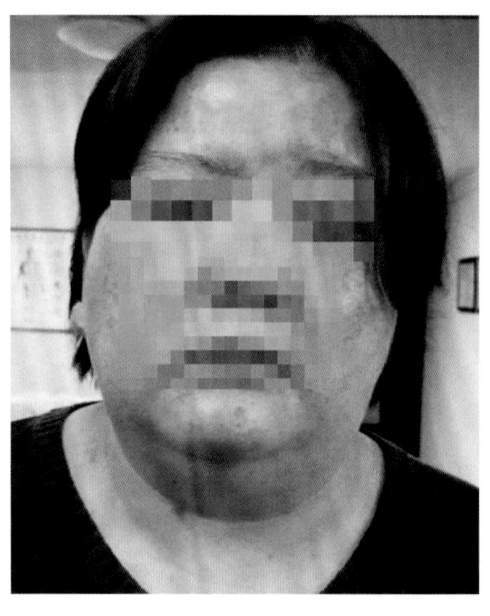

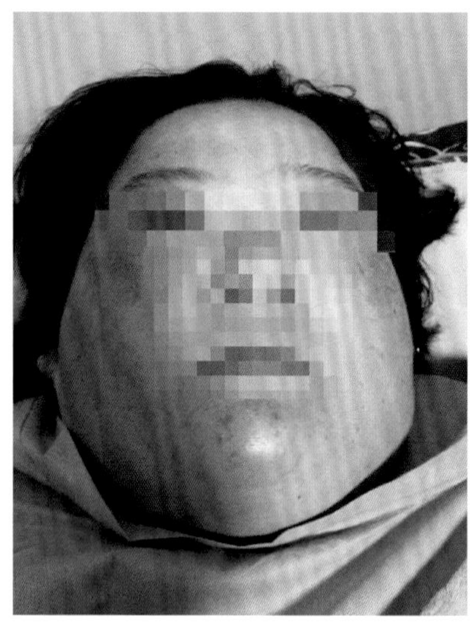

案例九：IgA 肾病

谢先生，32 岁，因“腰酸、小便泡沫多 3 年，加重近 1 年”就诊。

首诊时间：2016 年 11 月 27 日。

病史：2014 年 3 月因身体不适于某医院就诊，诊断为 IgA 肾病。两年来一直进行中西医对症治疗，但效果不佳。近日体倦、腰酸、胃口不佳，小便频数多、泡沫多。

查体：腰背部肌肉有多个压痛点，前下腹部有压痛点，面色萎黄无华，舌尖红苔黄腻，脉沉细无力。

辅助检查：体检中心示（2011 年）：尿酸增高，甘油三酯增高。体检报告显示（2015 - 8 - 20）：尿潜血及尿蛋白微量。尿肾功能示（2016 - 11 - 10）：白蛋白、免疫球蛋白增高，白细胞、红细胞增高。

诊断：IgA 肾病（尿浊）。

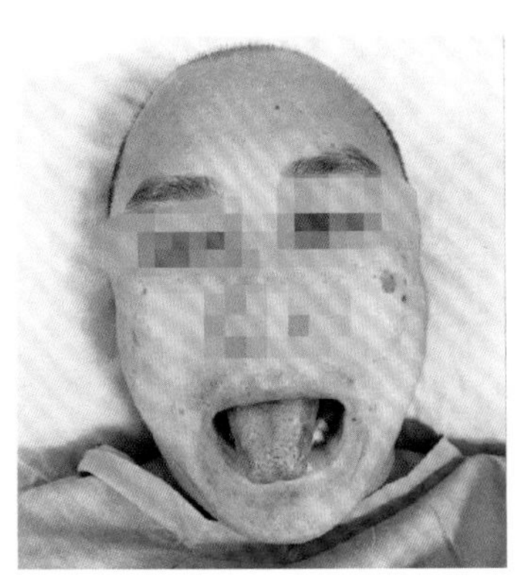

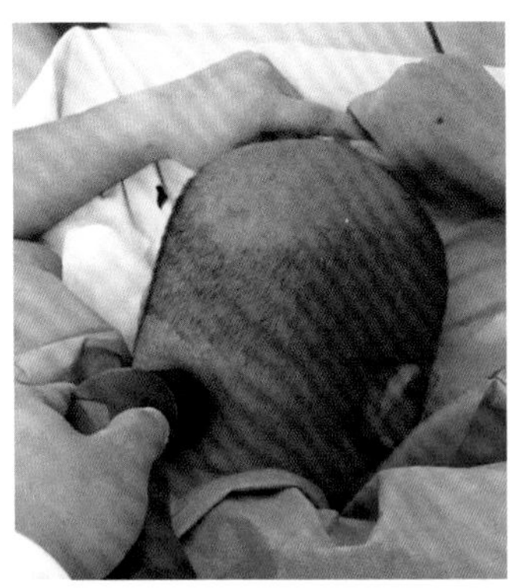

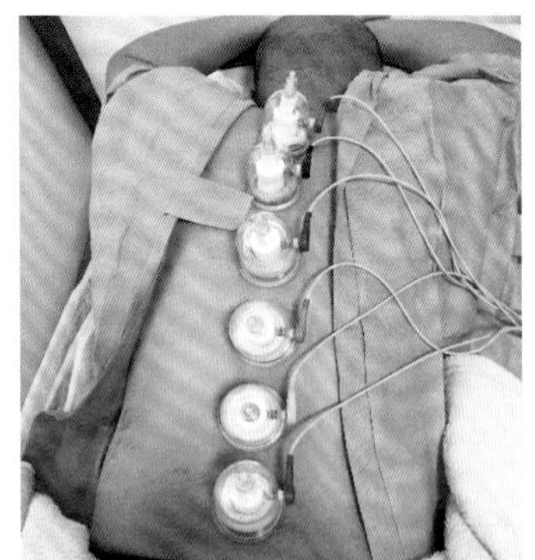

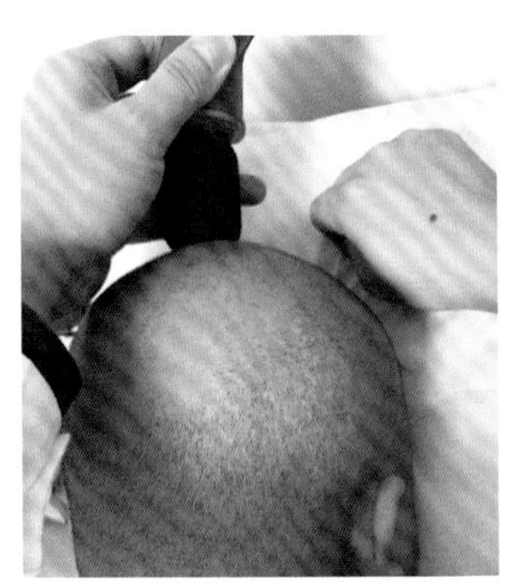

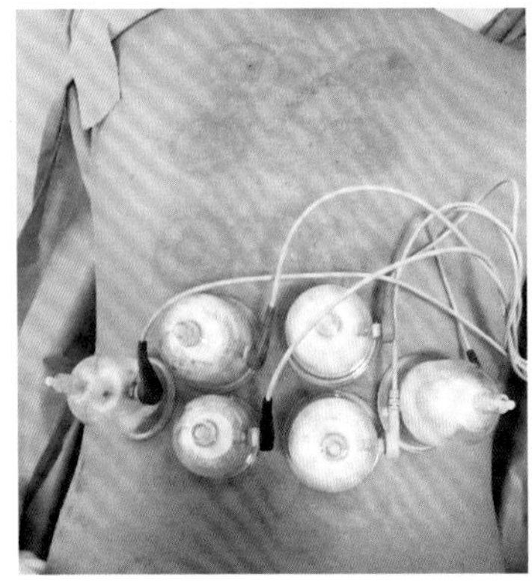

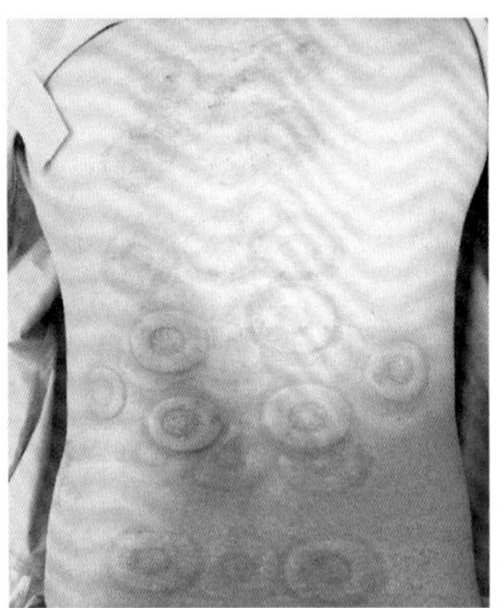

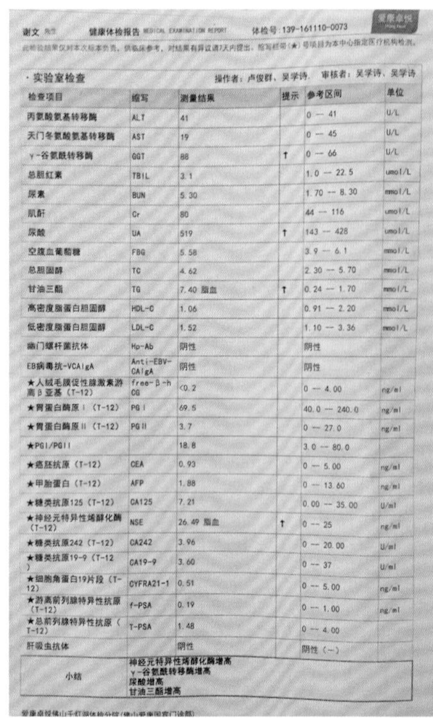

谢文 先生　健康体检报告 MEDICAL EXAMINATION REPORT　体检号：139-161110-0073

· 实验室检查　操作者：卢俊群、吴学诗　审核者：吴学诗、吴学诗

检查项目	缩写	测量结果	提示	参考区间	单位
丙氨酸氨基转移酶	ALT	41		0 — 41	U/L
天门冬氨酸氨基转移酶	AST	19		0 — 45	U/L
γ-谷氨酰转移酶	GGT	88	↑	0 — 66	U/L
总胆红素	TBIL	3.1		1.0 — 22.5	umol/L
尿素	BUN	5.30		1.70 — 8.30	mmol/L
肌酐	Cr	80		44 — 116	umol/L
尿酸	UA	519	↑	143 — 428	umol/L
空腹血葡萄糖	FBG	5.58		3.9 — 6.1	mmol/L
总胆固醇	TC	4.62		2.30 — 5.70	mmol/L
甘油三酯	TG	7.40 脂血	↑	0.24 — 1.70	mmol/L
高密度脂蛋白胆固醇	HDL-C	1.06		0.91 — 2.20	mmol/L
低密度脂蛋白胆固醇	LDL-C	1.52		1.10 — 3.36	mmol/L
幽门螺杆菌抗体	Hp-Ab	阴性		阴性	
EB病毒抗-VCAIgA	Anti-EBV-CAIgA	阴性		阴性	
★人绒毛膜促性腺激素游离β亚基（T-12）	free-β-hCG	<0.2		0 — 4.00	ng/ml
★胃蛋白酶原Ⅰ（T-12）	PGⅠ	69.5		40.0 — 240.0	ng/ml
★胃蛋白酶原Ⅱ（T-12）	PGⅡ	3.7		0 — 27.0	ng/ml
★PGI/PGII		18.8		3.0 — 80.0	
★癌胚抗原（T-12）	CEA	0.93		0 — 5.00	ng/ml
★甲胎蛋白（T-12）	AFP	1.88		0 — 13.60	ng/ml
★糖类抗原125（T-12）	CA125	7.21		0.00 — 35.00	U/ml
★神经元特异性烯醇化酶（T-12）	NSE	26.49 脂血	↑	0 — 25	ng/ml
★糖类抗原242（T-12）	CA242	3.96		0 — 20.00	U/ml
★糖类抗原19-9（T-12）	CA19-9	3.60		0 — 37	U/ml
★细胞角蛋白19片段（T-12）	CYFRA21-1	0.51		0 — 5.00	ng/ml
★游离前列腺特异性抗原（T-12）	f-PSA	0.19		0 — 1.00	ng/ml
★总前列腺特异性抗原（T-12）	T-PSA	1.48		0 — 4.00	
肝吸虫抗体		阴性		阴性（—）	
小结	神经元特异性烯醇化酶增高 γ-谷氨酰转移酶增高 尿酸增高 甘油三酯增高				

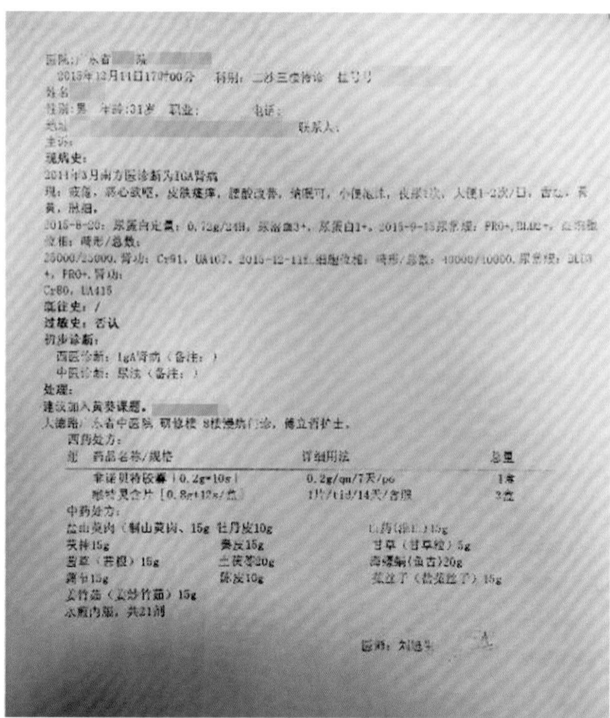

医院：广东省[illegible]院
2015年12月11日17时00分　科别：二沙三楼[illegible]
姓名
性别：男　年龄：31岁　职业：　电话：
地址　联系人：
主诉：
现病史：
2011年3月南方医诊断为IGA肾病
现：疲倦，恶心欲呕，皮肤瘙痒，腰酸改善，纳眠可，小便泡沫，夜尿1次，大便1-2次/日，舌[illegible]，苔黄，脉细。
2015-8-20：尿蛋白定量：0.72g/24H，尿潜血3+，尿蛋白1+。2015-9-15尿常规：PRO+，BLD+，红细胞位相：畸形/总数：
25000/25000。肾功：Cr91，UA467。2015-12-11红细胞位相：畸形/总数：10000/10000。尿常规：BLD3+，PRO+。肾功：
Cr80，UA415
既往史：/
过敏史：否认
初步诊断：
西医诊断：IgA肾病（备注：）
中医诊断：尿浊（备注：）
处理：
建议加入黄葵课题。
大德路广东省中医院 研修楼 8楼慢病门诊，傅立哲护士。
西药处方：

组	药品名称/规格	详细用法	总量
	非诺贝特胶囊［0.2g*10s］	0.2g/qn/7天/po	1盒
	雷公藤多苷片［0.8g*12s/盒］	1片/tid/14天/含服	3盒

中药处方：
盐山萸肉（制山萸肉）15g　牡丹皮10g　山药（淮山）15g
茯神15g　桑皮15g　甘草（甘草粒）5g
茜草（茜根）15g　土茯苓20g　海螵蛸（鱼古）20g
黄芪15g　陈皮10g　菟丝子（盐菟丝子）15g
姜竹茹（姜炒竹茹）15g
水煎内服，共21剂

医师：刘旭生

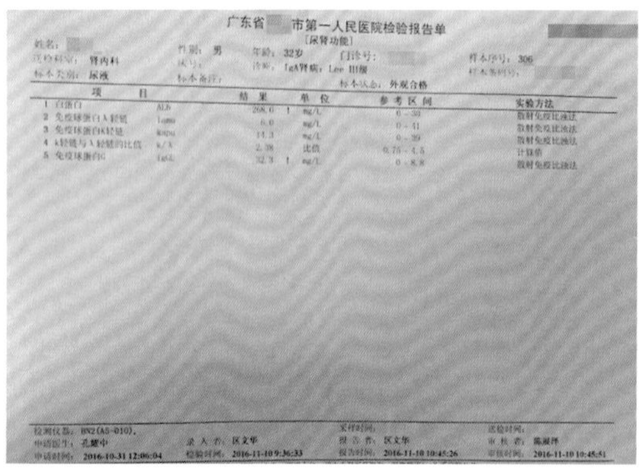

广东省[illegible]市第一人民医院检验报告单
［尿肾功能］

姓名：　性别：男　年龄：32岁　门诊号：　样本序号：306
送检科室：肾内科　床号：　诊断：IgA肾病：Lee Ⅲ级
标本类别：尿液　标本备注：　标本状态：外观合格

项目		结果		单位	参考区间	实验方法
1 白蛋白	ALb	208.0	↑	mg/L	0 - 30	散射免疫比浊法
2 免疫球蛋白λ轻链	lamo	6.0		mg/L	0 - 41	散射免疫比浊法
3 免疫球蛋白K轻链	kapu	14.3		mg/L	0 - 39	散射免疫比浊法
4 k轻链与λ轻链的比值	k/λ	2.38		比值	0.75 - 4.5	计算值
5 免疫球蛋白G	IgG	32.3	↑	mg/L	0 - 8.8	散射免疫比浊法

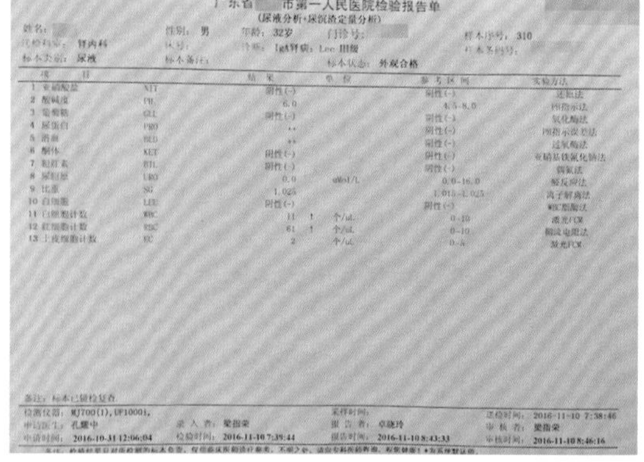

广东省[illegible]市第一人民医院检验报告单
（尿液分析+尿沉渣定量分析）

姓名：　性别：男　年龄：32岁　门诊号：　样本序号：310
送检科室：肾内科　床号：　诊断：IgA肾病：Lee Ⅲ级
标本类别：尿液　标本备注：　标本状态：外观合格

项目		结果		单位	参考区间	实验方法
1 亚硝酸盐	NIT	阴性(-)			阴性(-)	[illegible]
2 酸碱度	PH	6.0			4.5-8.0	[illegible]
3 葡萄糖	GLU	阴性(-)			阴性(-)	氧化酶法
4 尿蛋白	PRO	++			阴性(-)	[illegible]
5 潜血	BLD	++			阴性(-)	过氧化物酶法
6 酮体	KET	阴性(-)			阴性(-)	[illegible]
7 胆红素	BIL	阴性(-)			阴性(-)	[illegible]
8 尿胆原	URO	0.0		uMol/L	0.0-16.0	[illegible]
9 比重	SG	1.025			1.015-1.025	离子解离法
10 白细胞	LEU	阴性(-)			阴性(-)	[illegible]
11 白细胞计数	WBC	11	↑	个/uL	0-10	[illegible]
12 红细胞计数	RBC	61	↑	个/uL	0-10	[illegible]
13 上皮细胞计数	EC	2		个/uL	0-6	[illegible]

三得技术治疗方案：

（1）电磁疗法（无创针灸），取穴：百会、风池、风府、大椎、肾俞、膻中、中脘、关元、足三里，每个穴位2分钟。

（2）电磁吸附罐疗，督脉、任脉、膀胱经、肾区，每个部位起始电压都只选10V，2分钟后才能调至30～40V，每组10分钟。

治疗效果：患者第一次治疗，罐印颜色淡白，自觉脚底有冷气往外冒，治疗期间排3次小便，当晚熟睡6小时；第二次治疗，前后未排小便，脚部明显红润很多；第三次治疗，罐印已完全消失，提示患者气血极差。

好转指标：

（1）风府穴量化：

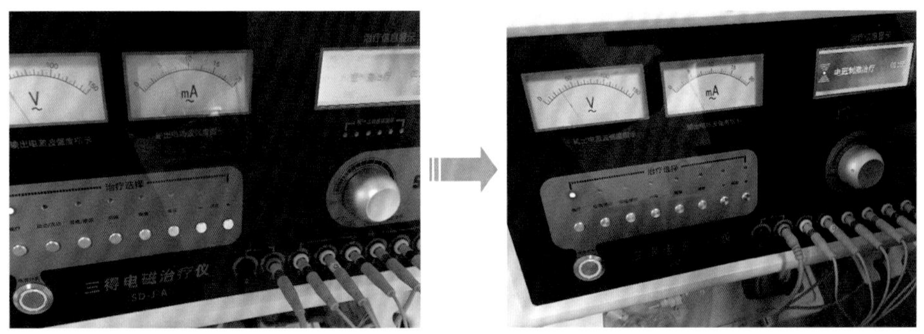

2016 年 11 月 27 日：30V、4mA　　2016 年 11 月 30 日：30V、6mA

（2）膀胱经量化：

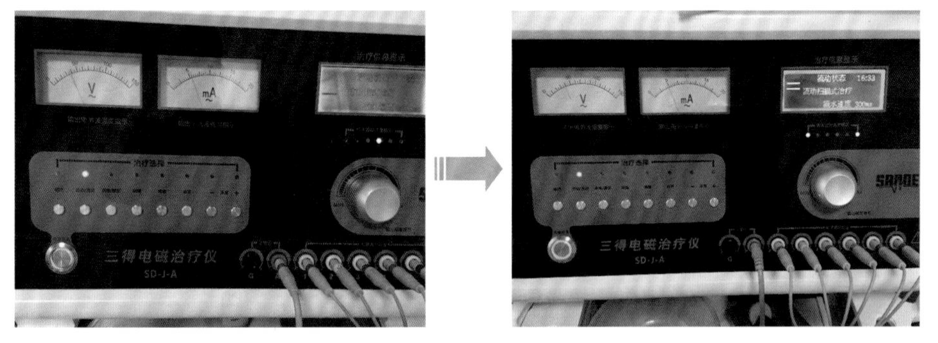

2016 年 11 月 27 日：40V、4 ~8mA　　2016 年 11 月 30 日：40V、5 ~5.5mA

（3）脚部末梢血液循环对比：

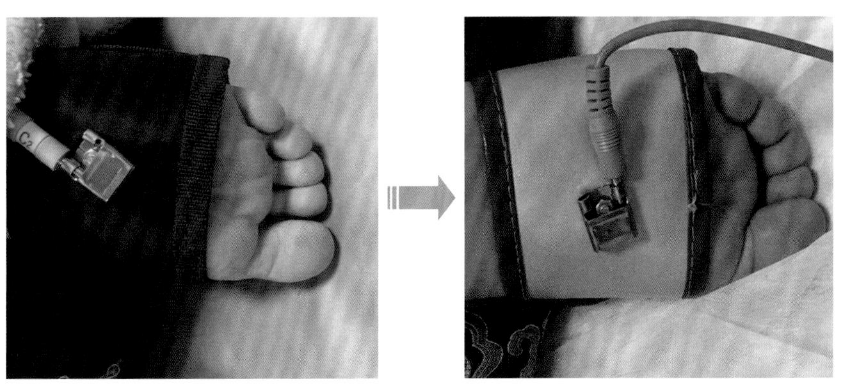

案例十：肌肉急性损伤

李先生，36岁，因“车祸致右侧大腿受伤，疼痛1周”就诊。

首诊时间： 2016年9月19日。

病史： 一周前因车祸入院治疗，患处（右侧腿）拍X片显示骨头无损伤，医院给予外敷药治疗，使用4～5天，未见明显好转。现感觉右侧大腿疼痛不适，活动受限。

查体： 右侧大腿前部（股内侧肌、股外侧肌、股直肌）疼痛不适，肿胀，行走困难，无法弯腰，腿无法90度抬起。

三得技术治疗方案：

首次治疗：

针对患者疼痛处以及周边肌肉群，电磁吸附罐疗全包围及电磁能刺激连续强烈磁能理疗20分钟。

治疗效果： 患处痛感明显减轻，行走稍便利，触摸患处时自觉痛感明显减轻。

第二次治疗（2016年9月20日）：

查体： 患处皮肤可见大片瘀青，受伤所致瘀血经过理疗后从内部渗透于体表。

治疗方案： 针对患处连续40分钟磁能药物导入。

治疗效果： 患者自觉大腿部疼痛不明显，嘱其热盐外敷，近期不能过多活动。经两次治疗后，3日后复诊结果：①可弯腰，不能弯到底（治疗前无法弯腰）；②手按患处时痛感基本消失；③活动基本不受限。

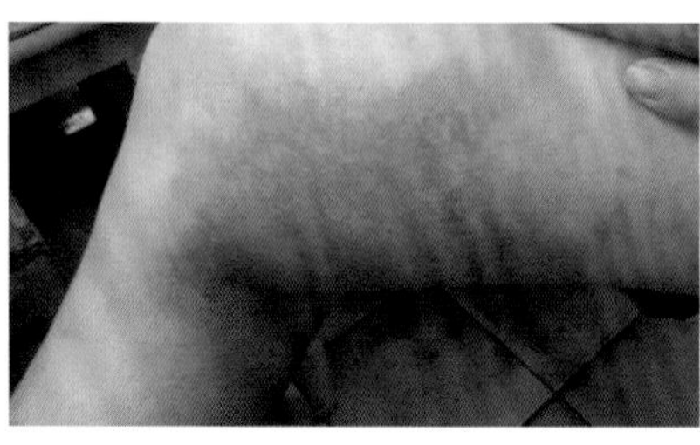

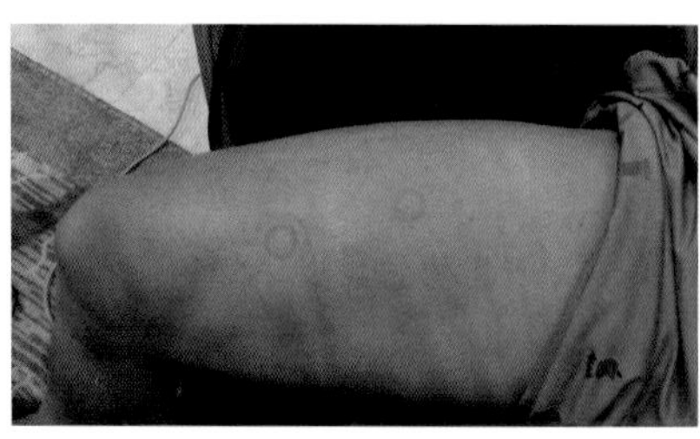

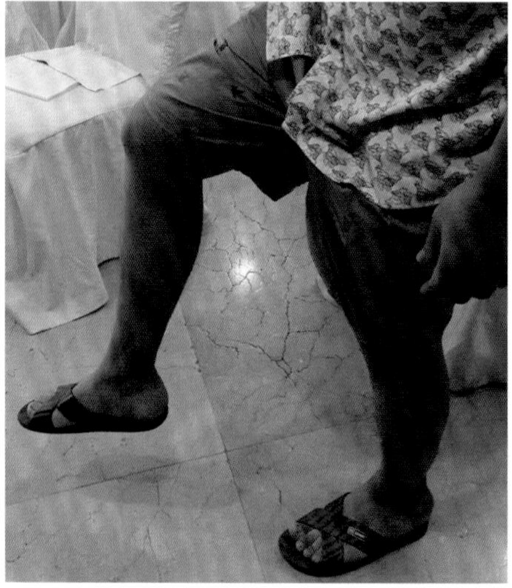

案例十一：脑卒中后遗症

徐先生，50 岁，因“脑卒中后遗症（脑梗死）2 年”就诊。

首诊时间：2016 年 11 月 25 日。

病史：2014 年 11 月因“突发右侧肢体无力伴失语”住院治疗 3 个月，诊断为脑梗死、高血压 2 级、混合型高血脂、脂肪肝，病情好转后出院回家休养。2015 年 3 月因病情变化而住院治疗 3 个月，病情稳定后出院。但症状未见明显好转，现右侧肢体活动不便，语言不畅，听力下降，时有头痛和右侧耳鸣。

诊断：脑卒中后遗症。

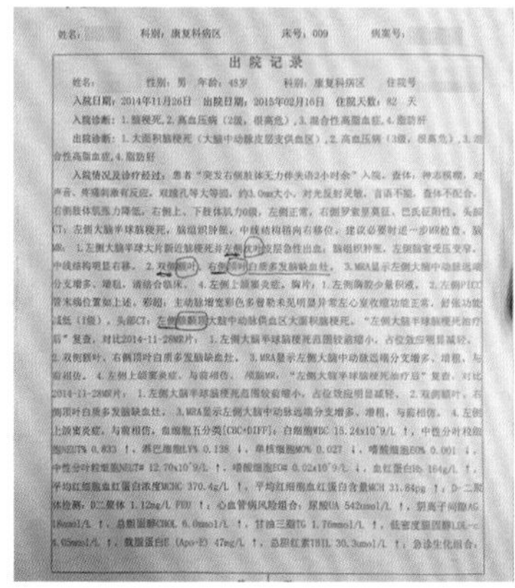

姓名： 科别：康复科病区 床号：009 病案号：

出院记录

姓名： 性别：男 年龄：48岁 科别：康复科病区 住院号

入院日期：2014年11月26日 出院日期：2015年02月16日 住院天数：82 天

入院诊断：1.脑梗死，2.高血压病（2级，很高危），3.混合性高脂血症，4.脂肪肝

出院诊断：1.大面积脑梗死（大脑中动脉皮层支供血区），2.高血压病（3级，很高危），3.混合性高脂血症，4.脂肪肝

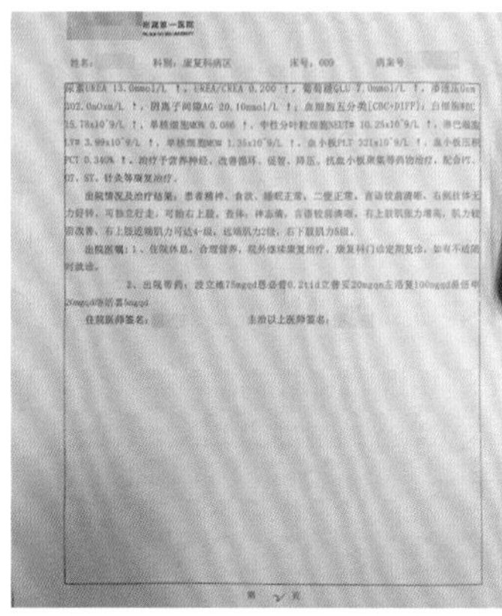

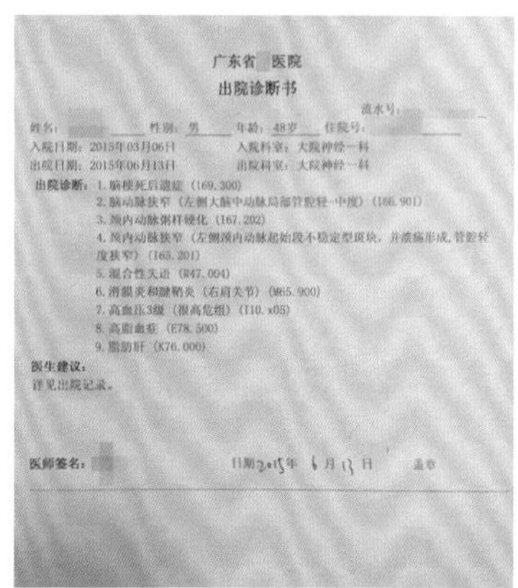

广东省 医院

出院诊断书

流水号：

姓名： 性别：男 年龄：48岁 住院号：

入院日期：2015年03月06日 入院科室：大院神经一科

出院日期：2015年06月13日 出院科室：大院神经一科

出院诊断：1.脑梗死后遗症（I69.300）

2.脑动脉狭窄（左侧大脑中动脉局部管腔轻–中度）（I66.901）

3.颈内动脉粥样硬化（I67.202）

4.颈内动脉狭窄（左侧颈内动脉起始段不稳定型斑块，并溃疡形成，管腔轻度狭窄）（I65.201）

5.混合性失语（R47.004）

6.滑膜炎和腱鞘炎（右肩关节）（M65.900）

7.高血压3级（很高危组）（I10.x05）

8.高脂血症（E78.500）

9.脂肪肝（K76.000）

医生建议：

详见出院记录。

医师签名： 日期2015年6月13日 盖章

三得技术治疗方案：

先整体调理，分别对任脉、督脉、膀胱经、脾胃经进行电磁罐疗，每条经络 10 分钟左右。（注：在以上经络进行电磁罐疗时，患者头部梗死区及脚底涌泉穴皆有反应）

（1）针对中枢性面瘫、耳鸣，使用无创针灸。近端取穴：右侧下关、颊车、攒竹、太阳、翳风、风池；远端取穴：左侧合谷。电磁探头治疗每个穴位 2 分钟，20V、2～5mA。

（2）针对头痛（患者头痛部位主要在梗死区），使用无创针灸。取穴：百会、后顶、印堂、风府、风池、阿是。

（3）针对肩手综合征（患者右上肢肌力Ⅳ级，主要存在痉挛、精细动作欠佳问题），肩部电磁罐疗 10 分钟；无创针灸治疗，取穴：曲池、手三里、外关、内关、劳宫，每个穴位 2 分钟。

治疗效果：生活基本可以自理，能正常上班。

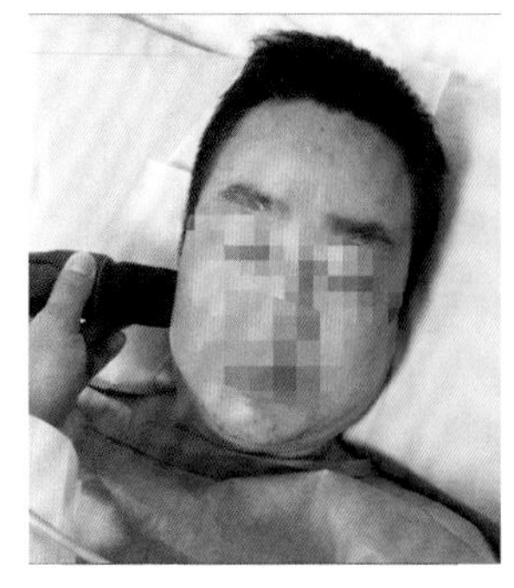
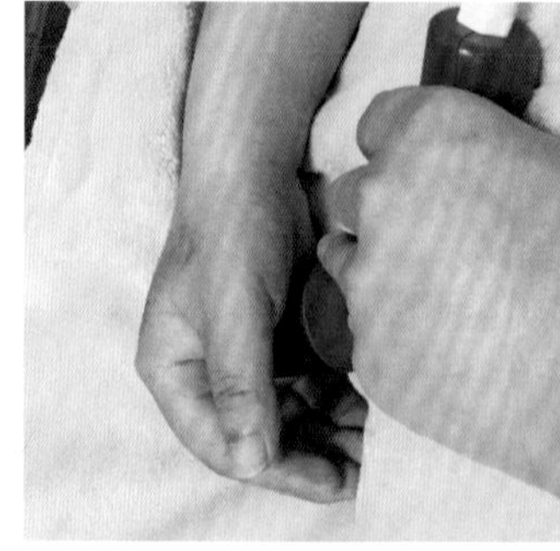
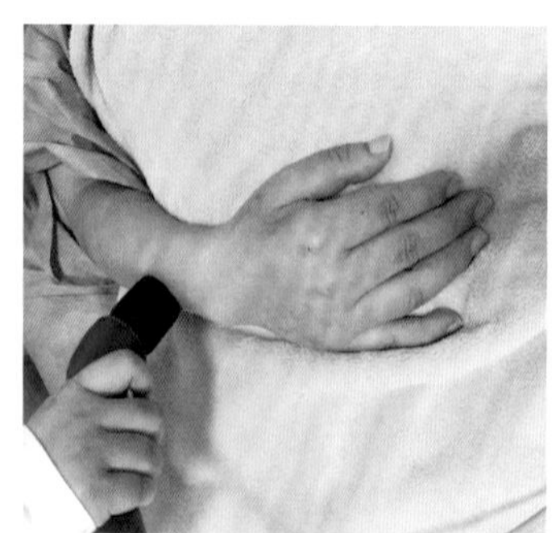
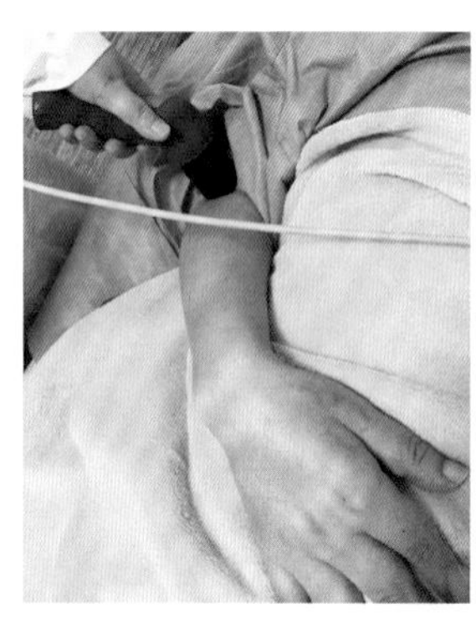
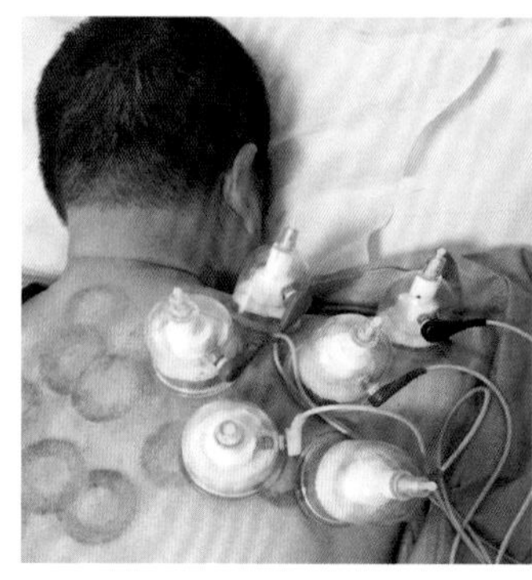
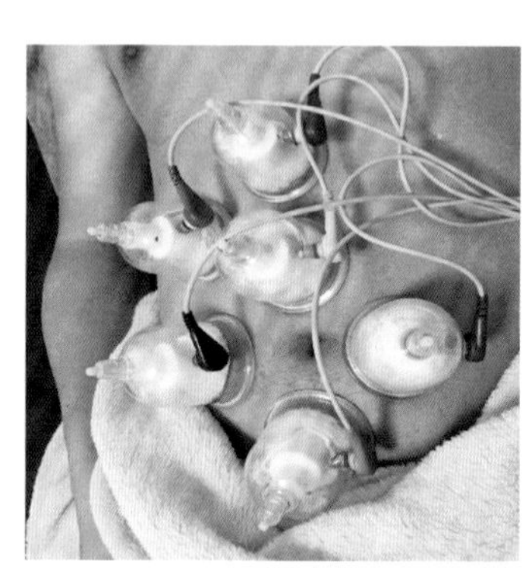
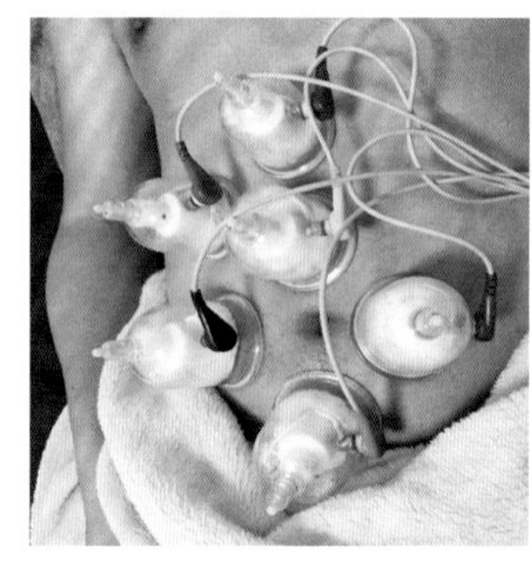
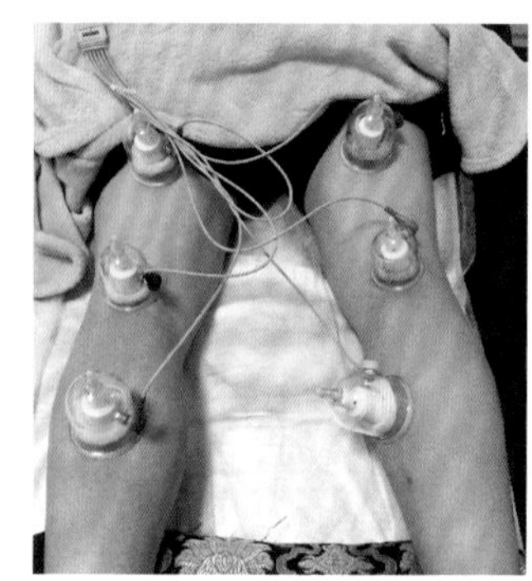
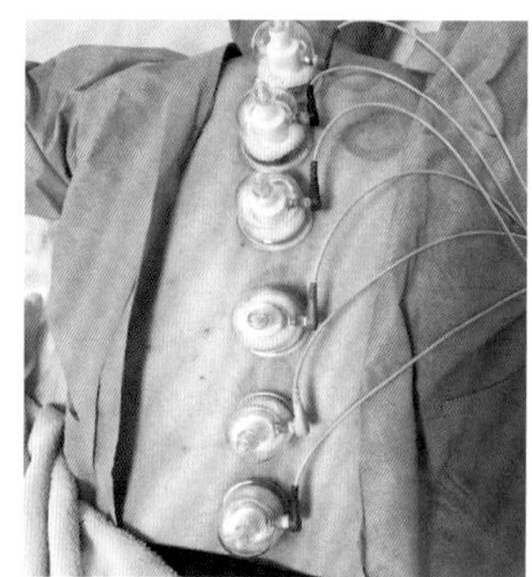

案例十二：左膝关节滑膜炎

吴女士，57 岁，因“左侧膝关节肿胀，疼痛不适 1 周”就诊。

首诊时间：2016 年 10 月 18 日。

病史：患者左侧膝关节肿胀，疼痛不适 1 周，活动稍受限，3 年前 L4/5 椎间盘突出伴右下肢放射性疼痛，经按摩等保守治疗后好转，每个星期 2 次美容按摩保养。一周前赴内蒙古旅游，行走时间较长，之后自觉双膝关节疼痛，活动受限，左侧膝关节有发热感，肿胀，行走后疼痛加重。有过敏史。

查体：腰椎曲度变直，右侧腰部肌肉紧张，压痛明显，无反跳痛，无下肢放射性疼痛；左膝关节肿胀，皮温较高，浮髌试验（+），抽屉试验（-）。

诊断：双膝关节退行性变伴左膝关节滑膜炎（少许积液）。

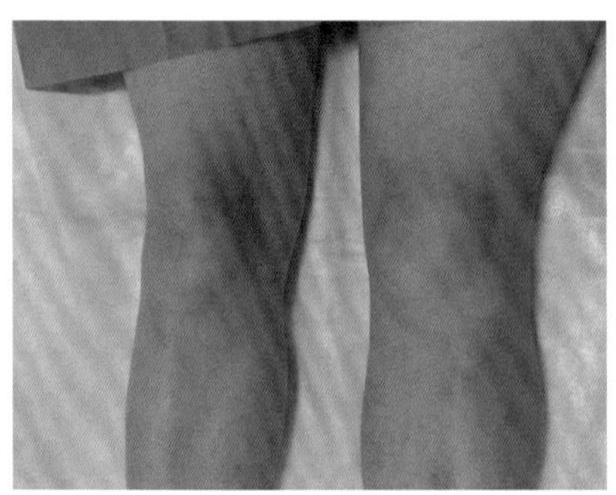

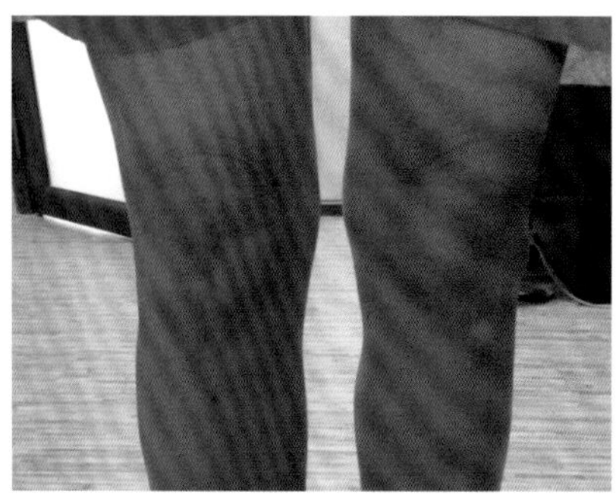

三得技术治疗方案：

首次治疗：

（1）电磁刺激（40V、7mA）腰部穴位：命门、肾俞、气海俞、关元俞、大肠俞、委中、膝眼、梁市、膝阳关，每个穴位 3 分钟，合计约 30 分钟。

（2）弹道式冲击（50V、10mA）竖脊肌、髂肋肌、臀大肌。

（3）电磁吸附罐疗（45V、8mA）后面肩颈部（肩胛提肌、菱形肌、斜方肌、股二头肌、腓肠肌）、膀胱经、督脉以及前面股四头肌、胆经、足三里、鹤顶、内膝眼，每组罐疗 6 分钟，合计 60 分钟。

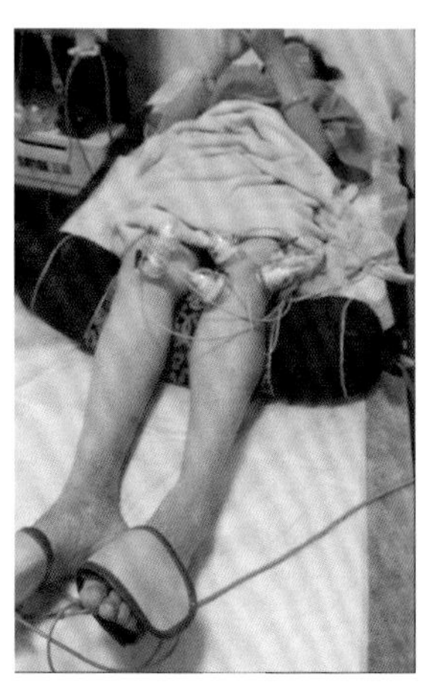

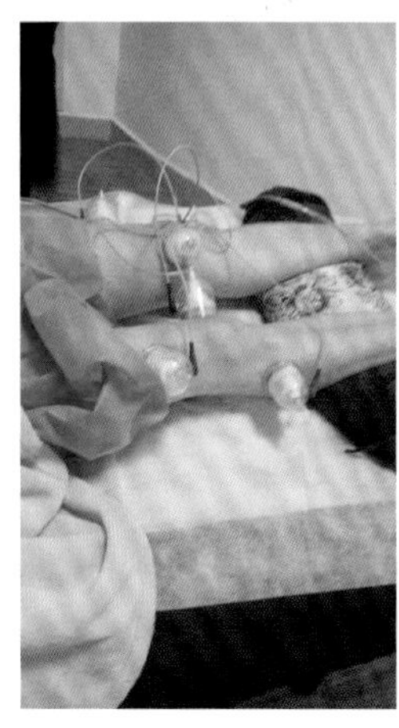

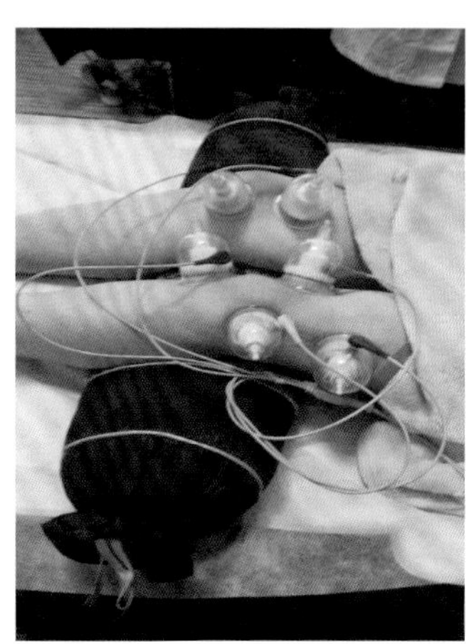

治疗效果：患者感觉疼痛减轻，活动较之前好转，肿胀减退，腰部肌肉较之前松弛。建议避免负重，热盐水泡脚。

第二次治疗（2016 年 10 月 19 日）：

治疗方案同第一次。

治疗效果：左膝关节稍肿胀，下蹲站起来时感觉膝关节些微酸痛乏力，可行走，腰部疼痛症状不明显。

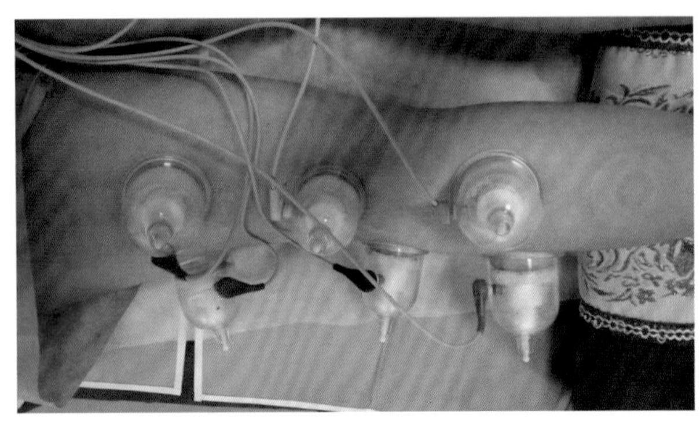

第三次治疗（2016 年 10 月 24 日）：

加大左膝眼、腘窝部弹道式刺激，加腰部、膝关节理疗垫。

治疗效果：患者自觉左侧膝关节痛感明显减轻，腿部绷紧状态减轻。现左膝眼未见明显肿胀、压痛，腘窝部腓肠肌有粘连肿块，可行走。

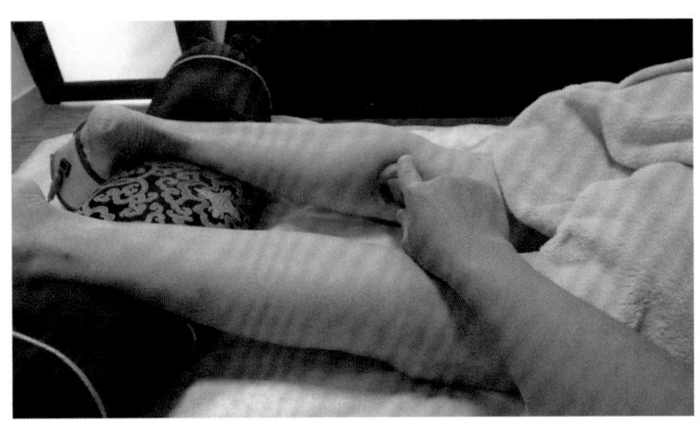

第四次治疗（2016 年 11 月 2 日）：

主要针对左侧膝关节（膝眼、犊鼻、鹤顶、阳陵泉、膝关、委中、承山）和腰骶部（命门、腰阳关、关元俞、八髎）进行电磁刺激（45V、8mA）、弹道式冲击（55V、10mA）、电磁能罐疗（40V、7mA），治疗时间 60 分钟。

治疗效果：患者双膝关节未有明显疼痛，随着天气变化，膝关节偶尔轻微酸痛。可行走，下蹲起身时稍受限。

案例十三：膝关节手术后遗症

刘女士，52 岁，因“左侧膝关节活动受限 3 年，加重 3 个月”就诊。

首诊时间：2016 年 10 月 24 日。

病史：患者是长跑运动员，左侧膝关节曾受过伤，于 2013 年 6 月 26 日在美国行左侧膝关节全置换术，术后坚持功能康复训练。由于恢复情况不好，2015 年 5 月 18 日第二次行左侧膝关节置换术，术后恢复仍较差。2016 年 4 月 28 日做局部神经阻断处理后一个月内疼痛感基本消除，7 月份又开始疼痛。服用神经性止痛药一个月，后因产生副作用停止用药。左侧下肢疼痛不适，晚上偶尔抽筋，可以开车，现仍坚持腿部肌肉锻炼。

查体：左侧膝关节疼痛程度为 5 ~ 6 分（评分等级为 1 ~ 10 分），上下阶梯受限，左侧膝关节肿胀明显，皮温较高，有多处压痛点，无反跳痛，下肢无放射性疼痛。

诊断：左侧膝关节置换术后疼痛。

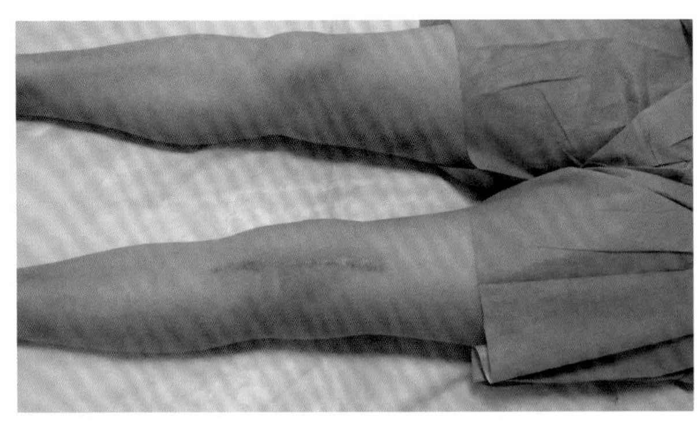

三得技术治疗方案（采用先疏通后治疗的模式）：

（1）用电磁探头在膝关节周边及背侧面找到三个痛点，分别为股内侧肌、髌韧带、腘窝。刺激痛点 1 ~ 3 分钟，改善后用弹道模式放松相关肌肉部位，如股四头肌、腓骨长肌和胫骨长肌，并改善该病灶部位的循环。

（2）用流动电磁罐全包围膝关节周围 10 分钟，电流 5 ~ 8mA，在背侧面延伸下肢膀胱经承扶、委阳、承山等六个布点作电磁罐疗。目的是进一步增强全包围整体式治疗效果，同步改善病灶。

（3）流动模式整体药物导入，腰部及左侧下肢上下覆盖中药巾包裹流动电磁垫，电流由5 ~ 8mA 缓慢变为 12mA，治疗时间合计 20 分钟。

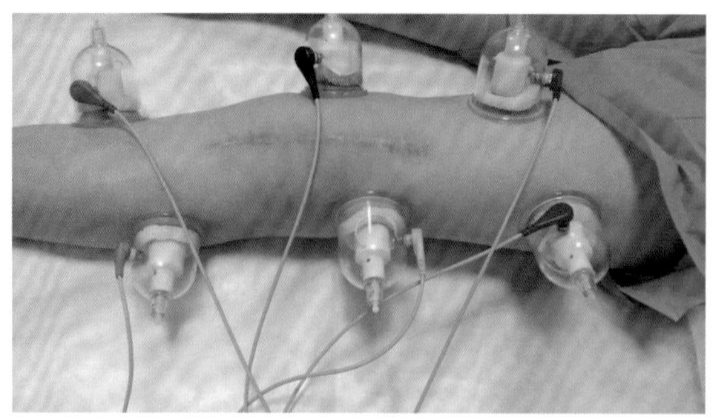

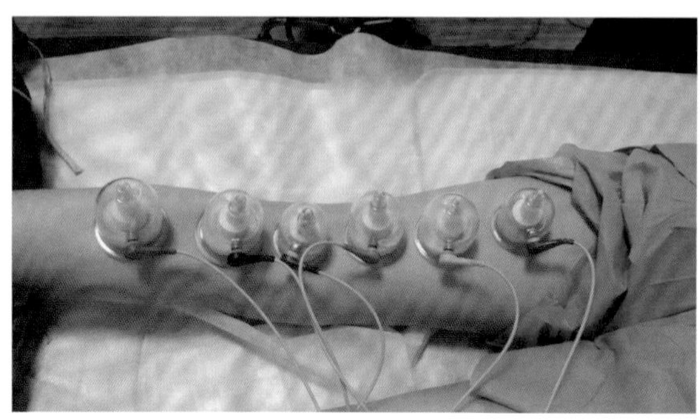

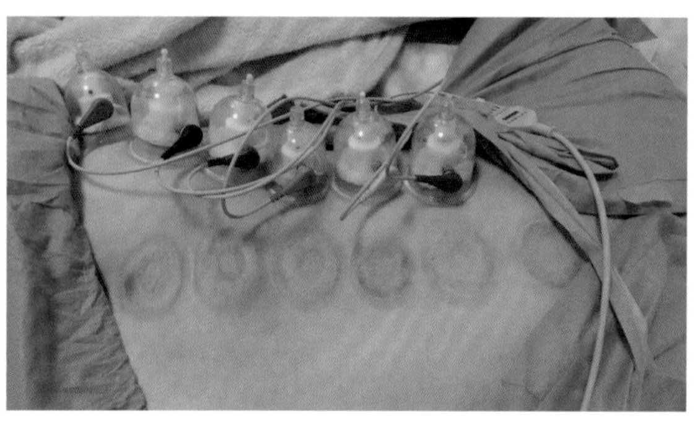

治疗效果：患者疼痛感减轻，左侧膝关节能够进行自主活动，稍肿胀，行走较以前轻松。诊疗结束后继以家庭式 E6 机进行治疗，3 个月后已无大碍，生活基本不受影响。

案例十四：腰肌劳损、膝关节积液

郑女士，26 岁，因"双侧膝关节疼痛不适 2 月余"就诊。

首诊时间：2016 年 11 月 20 日。

病史：患者双侧膝关节疼痛不适 2 月余，活动稍受限，1 年前检查示腰肌劳损，时而腰痛。2016 年 9 月因外出旅游，劳累过度，膝关节肿大，腰膝腿疼痛，在武汉市某医院就诊。经医院针灸治疗 15 天，疼痛有所缓解，但膝关节仍肿大，隐隐作痛。

查体：腰背部肌肉紧绷，有压痛感，双侧膝部阴陵泉、膝眼有压痛感。

辅助检查：B 超示（2016－9－13）：双侧膝关节腔积液且滑膜增厚。

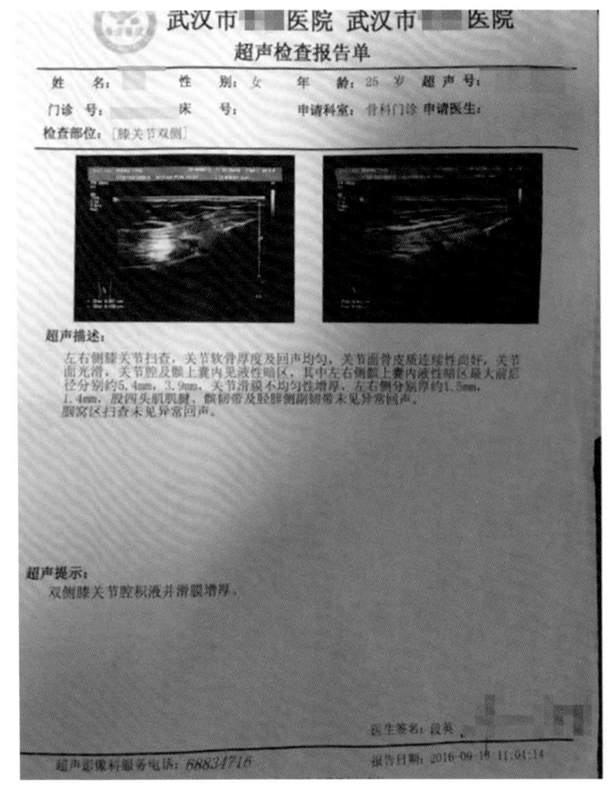

武汉市医院 武汉市医院

超声检查报告单

姓　名：　性　别：女　年　龄：25 岁　超声号：

门诊号：　床　号：　申请科室：骨科门诊　申请医生：

检查部位：[膝关节双侧]

超声描述：

左右侧膝关节扫查，关节软骨厚度及回声均匀，关节面骨皮质连续性尚好，关节面光滑，关节腔及髌上囊内见液性暗区，其中左右侧髌上囊内液性暗区最大前后径分别约5.4mm、3.9mm，关节滑膜不均匀性增厚，左右侧分别厚约1.5mm、1.4mm，股四头肌肌腱、髌韧带及胫腓侧副韧带未见异常回声。

腘窝区扫查未见异常回声。

超声提示：

双侧膝关节腔积液并滑膜增厚。

医生签名：段英

超声影像科服务电话：88834716　报告日期：2016-09-13 11:04:14

三得技术治疗方案（采用先疏通后治疗的模式）：

（1）用流动电磁罐包围式针对腰部、双侧下肢膝关节，每组罐疗 10 分钟，电流为 5～8mA，目的是进一步增强全包围整体式治疗效果，同步改善病灶。

（2）用电磁探头在腰部、膝关节周边及背侧面找到三个痛点，分别为内外双膝眼、髌骨底，每个部位刺激 1～3分钟。痛点改善后，用弹道模式放松相关部位肌肉，如股四头肌、腓骨长肌和胫骨长肌，改善该部位血液循环。

（3）以流动模式进行整体药物导入，腰部及双侧膝关节用中药巾包裹，治疗时间 20 分钟。

案例十五：手指屈伸不利

高女士，50 岁，因“左手食指肿胀、疼痛，活动受限半年”就诊。

首诊时间：2018 年 7 月 5 日。

病史：患者左手食指肿胀，疼痛不适，活动受限半年，反应稍迟钝，30 多年前曾患脑卒中，多方治疗后有所好转，2 年前查出患有脑梗，有脑卒中前兆，家属称其有多年抑郁史。左手食指肿胀，疼痛不适，活动受限，睡眠质量较差，易疲乏，胃纳可，无头晕头痛。

查体：患者面色无华，寡言少语，注意力不集中，发白无光泽。右侧肢体感觉不灵敏，笑起来时可见脸部左右侧不对称。右侧腰背肌张力较高。左手食指明显肿胀，皮温较高，屈伸不利（呈 100 度弯曲），轻触即疼。右下肢行走时稍跛。双足跟部、双腿可见成片色斑。

三得技术治疗方案（采取先疏通后治疗的原则）：

（1）电磁能吸附罐疗督脉、两侧夹脊穴、肝胆区外膀胱经、下肢两侧胆经，每组罐疗5～7分钟。

（2）电磁刺激穴位：风池、风府、印堂、内关（左）、神门（左）、劳宫（左）、合谷（左）及食指周围痛点。

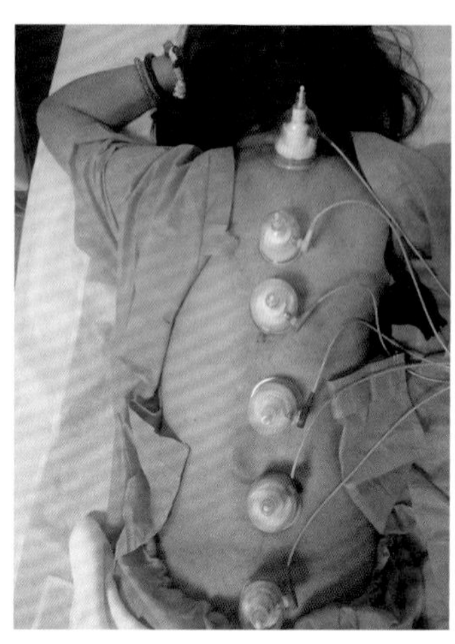
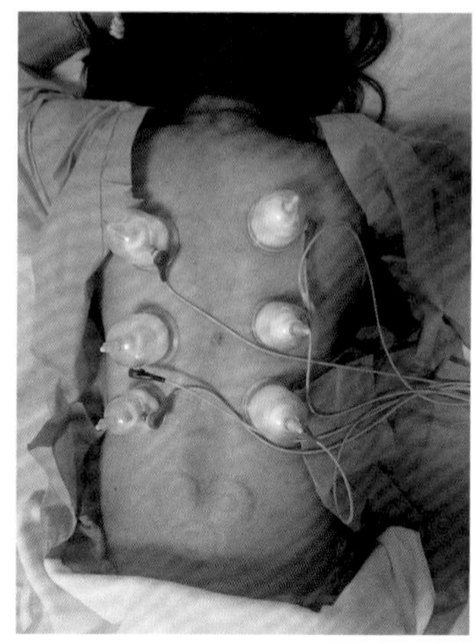
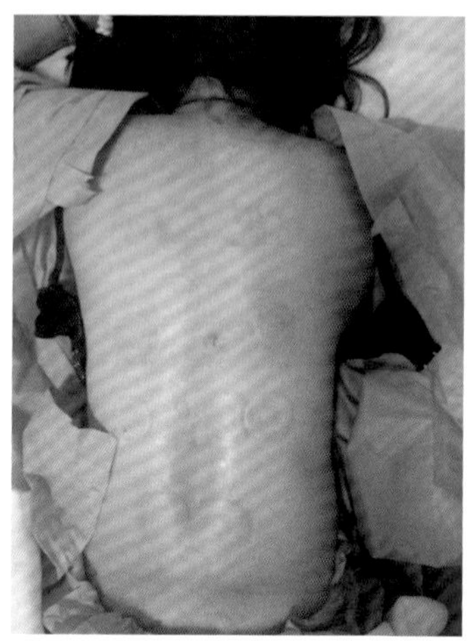

治疗效果：右侧腰背肌较之前稍放松，左手食指皮温正常，触之不痛，呈160度弯曲，面色稍红润。自觉身体不再困重。治疗三次后，视物清晰，睡眠质量明显提高，腰背部肌肉放松，自觉舒适，食指屈伸较之前好，未见明显肿胀，皮温正常。

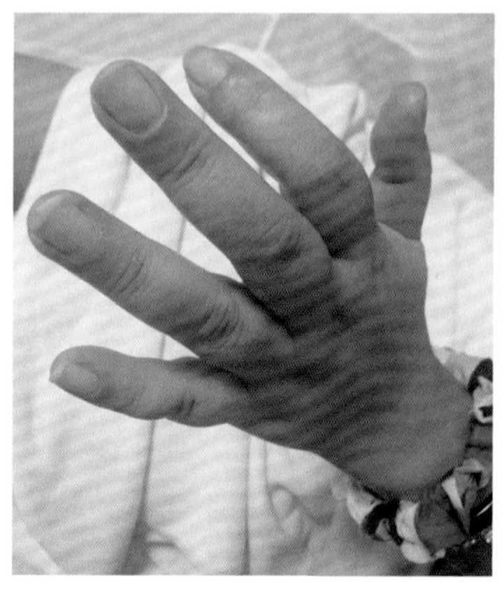
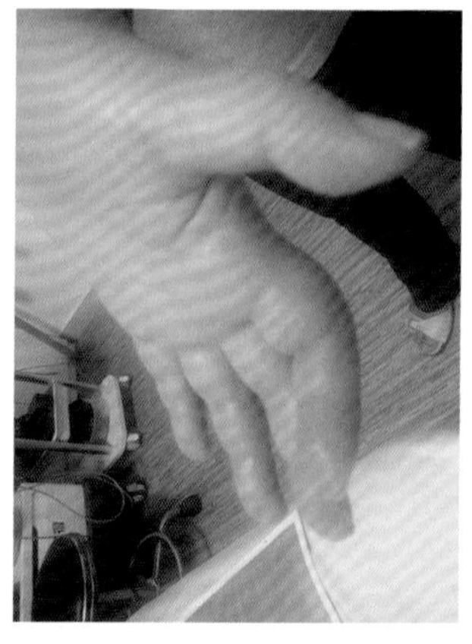
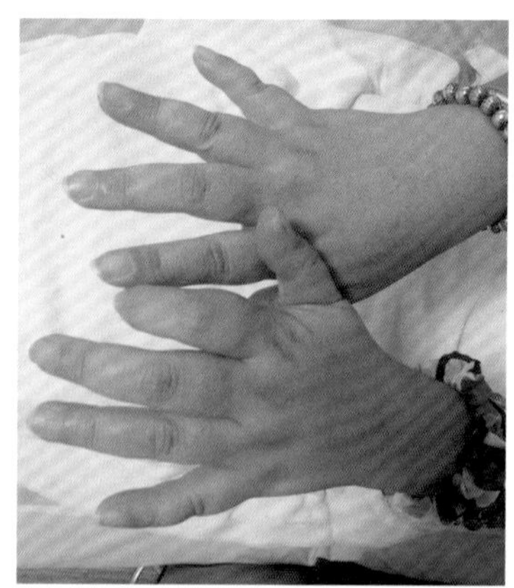

案例十六：腰椎间盘突出

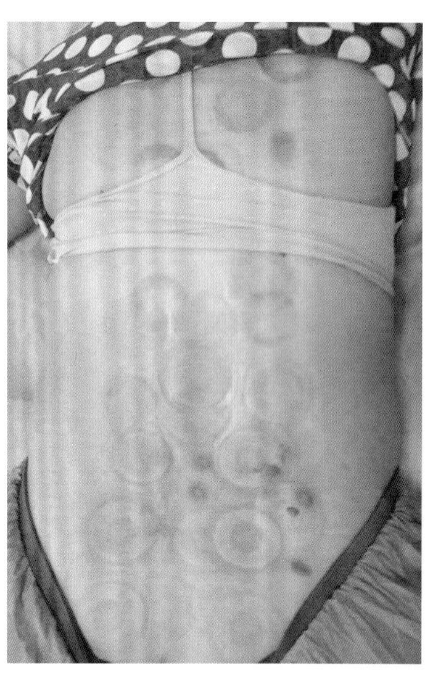

陈女士，57岁，因“腰痛腿麻2年，近两周加重”就诊。

首诊时间：2017年10月5日。

病史：患者腰痛2年，双下肢偶有麻木感，如拖千斤石，腹部、胸部偶有疼痛感，失眠，无头晕头痛，无恶心呕吐等症状，有腰椎间盘突出史、高血压史7年，血压最高达220/140mmHg，自服厄贝沙坦1粒/日、泰国降压药1粒/日，曾行腰椎间盘突出术、乳腺增生术、节育术，无药物过敏史，有2女1子。

查体：患者L5/S1处有压痛点，前腹部无明显疼痛点，胸部有压痛点，四肢不温，双下肢小腿及双足均有麻木感。

诊断：高血压、腰椎间盘突出、末端循环障碍（痹症）。

三得技术治疗方案（先疏通后治疗的施治方案）：

（1）用电磁探头刺激风池、风府穴各2分钟，改善局部血液循环。

（2）用流动电磁罐疏通督脉、膀胱经以提阳和调整脏腑代谢功能，疏通腰骶部及两侧下肢的肝经，每条经络或部位各5分钟，总共25分钟（见下图），电流5～6mA，目的是整体调理与改善病灶，进一步增强治疗效果。

（3）将电磁垫放置在腰部及小腿腹部，电流5mA，目的是同步改善病灶，进一步增强治疗效果。

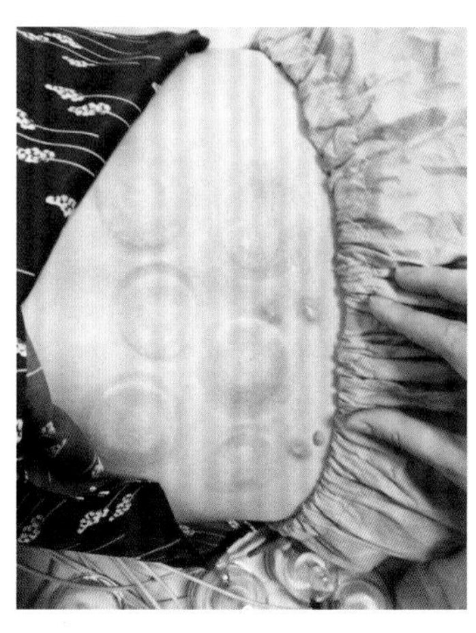

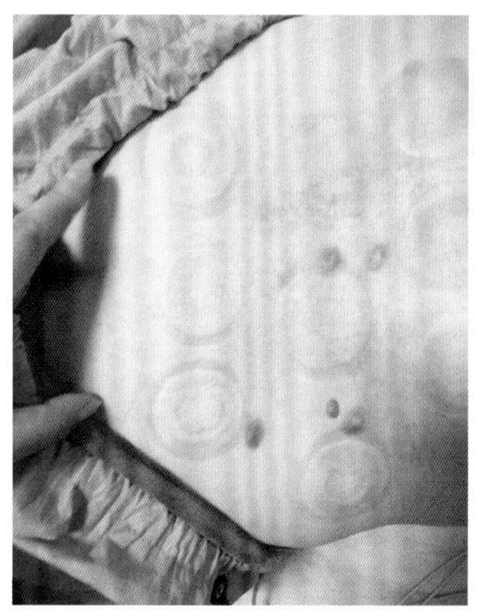

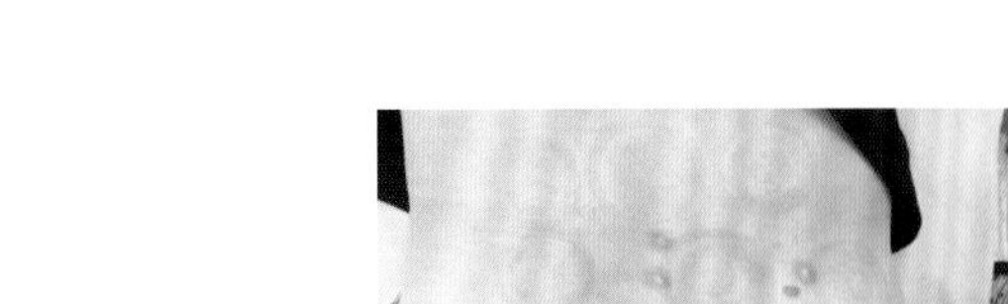
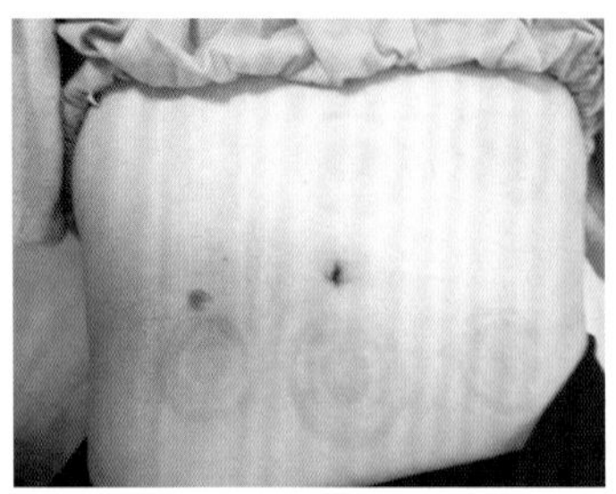

治疗效果：患者腰腿部疼痛症状明显改善，下肢活动稍便利，腰部侧身旋转轻松，自诉症状稍有好转。

一个疗程（12 次）疗效：患者日常测量血压基本稳定，下肢麻木感只有在特别劳累时才会出现，行动灵活，腰部疼痛症状明显改善，活动不受限，前腹部疼痛感消失，胸部疼痛感减轻，眼部视物清晰度增高。患者自觉症状明显好转。

案例十七：右踝部急性肌腱损伤

李先生，40 岁，因“右脚内踝部疼痛不适 2 日”就诊。

首诊时间：2017 年 7 月 14 日。

病史：患者因几日前户外运动时不慎扭伤，但未及时处理，近两日感觉疼痛不适。自诉右肘有 7 年疼痛史，未进行系统的治疗，无药物过敏史。

查体：跛行式行走，落右足时踝部有疼痛感，右踝部内旋、外旋、背伸、前屈均可在内踝部前侧摸到压痛点，无下肢麻木，无明显变形。右肘尺神经沟部伸直时可触及压痛点，屈曲时无法触及压痛点，无上肢麻木，无明显变形。

诊断：右踝部急性肌腱损伤。

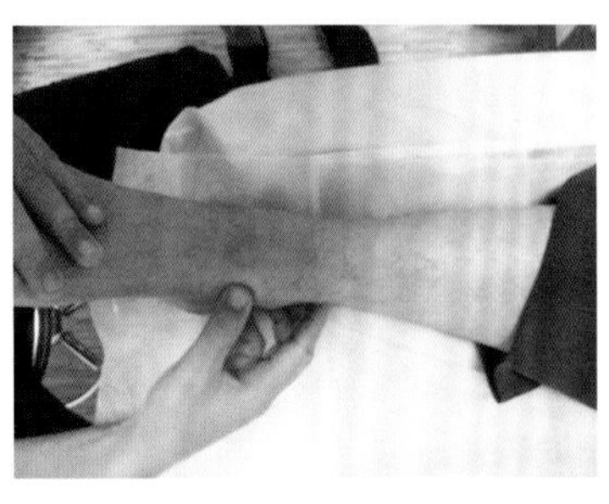
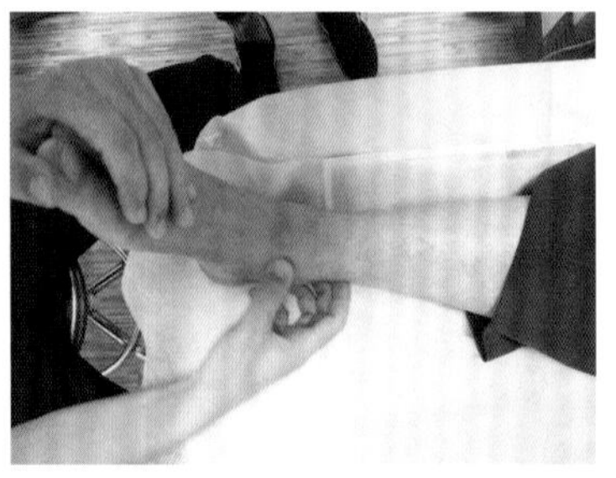

三得技术治疗方案（先疏通后治疗的施治方案）：

（1）在右踝部压痛点处使用电磁刺激和弹道冲击交替刺激 10 分钟，改善局部血液循环，减轻疼痛感。

（2）用电磁探头在右肘部尺神经沟压痛点处使用电磁刺激和弹道冲击交替刺激 2～3 分钟，改善局部血液循环。

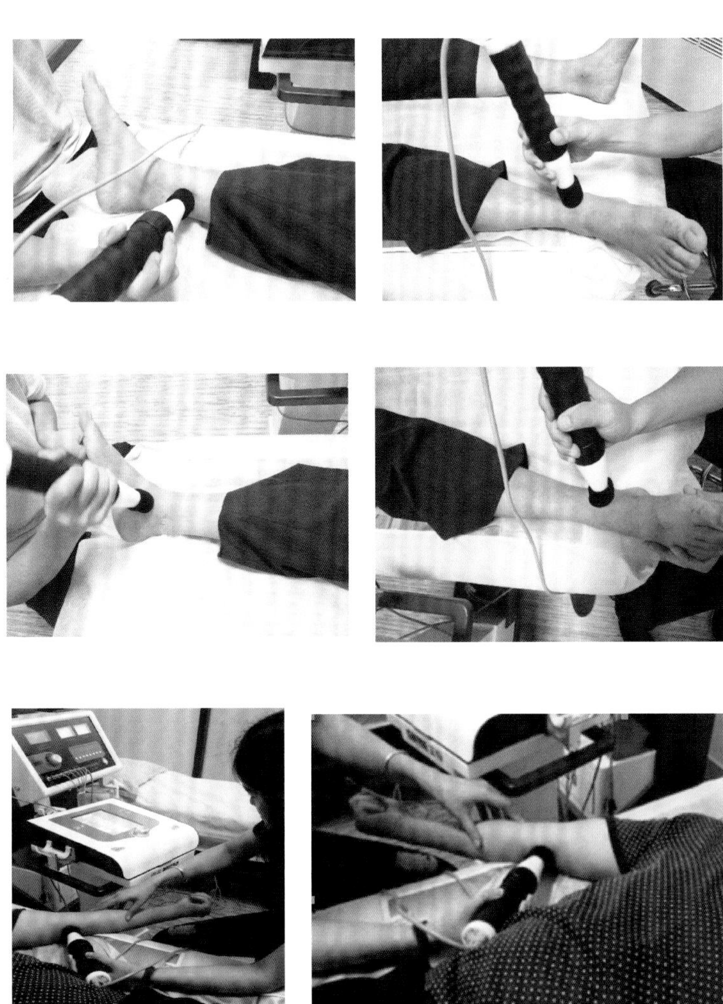

治疗效果：患者自诉右踝部疼痛感减轻，行走时动作便利，跛行症状明显改善。右肘痛点部位感觉轻松。第二天回访患者，自诉踝部、右肘部尺神经沟痛点消失，已正常上班。

案例十八：右肩袖损伤

李女士，56 岁，因“右肩部疼痛不适 1 周”就诊。

首诊时间：2017 年 7 月 24 日。

病史：患者自诉右肩疼痛不适一周，无胸闷气促，无头晕头痛，无外伤史，无药物过敏史，无烟酒史，无重大手术史。

查体：右肩活动范围不受限，在肩部活动或增加负荷后症状加重，无肢体麻木感。检查时，L5－S1、肩胛提肌、大小圆肌、三角肌下缘及肩前方均有压痛点，右手臂外旋、内旋无明显受限，但伴有牵涉痛，肩部前屈上举 110 度时，有明显的牵涉痛，背伸 20 度时，撞击试验阳性，疼痛弧征阳性，右肩部肌群紧张。

诊断：右肩袖损伤。

三得技术治疗方案（先疏通后治疗的施治方案）：

（1）用电磁探头在风池穴、风府穴、颈夹肌痛点、肩井及右侧大小圆肌痛点各刺激 1～2分钟，改善头部、局部血液循环。

（2）用流动电磁罐刺激右侧压痛点，疏通督脉、膀胱经以提阳和调整脏腑代谢功能，每组罐疗各 5 分钟，合计 25 分钟（见下图），电流 7～9mA，目的是调理整体与同步改善病灶，进一步增强治疗效果。

（3）电磁刺激及弹道冲击交替使用，在肩前方痛点处各刺激 2 分钟，在刺激的同时辅助患者做背伸运动，改善该部位血液循环，减轻疼痛感。

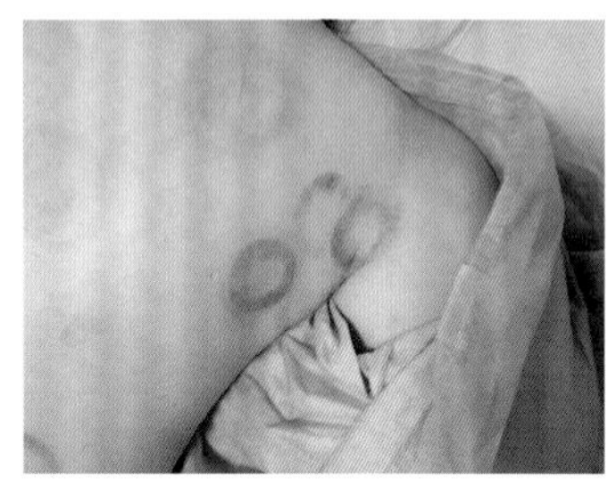
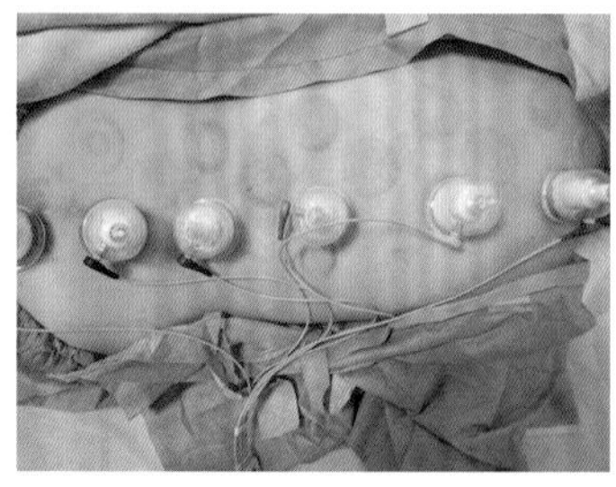
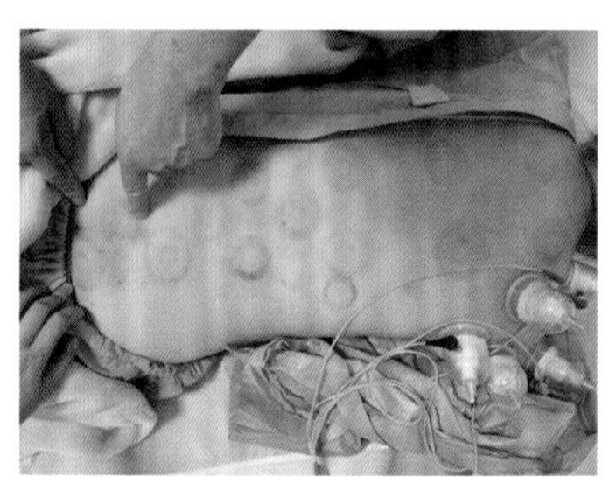

治疗效果：患者疼痛感减轻，右上臂可上举 120 度，可背伸 25 度，右肩部肌群紧张度改善，内、外旋牵涉痛有好转。

第三次复诊：治疗方式基本同前，右臂可前屈上举 160 度，无明显牵涉痛，可背伸 40 度，左手辅助背伸可达到 45 度，前臂内旋有轻微牵涉痛，外旋无明显疼痛感，撞击试验弱阳性，疼痛弧征阴性，肩部肌群罐印趋向粉色，自觉症状明显好转。

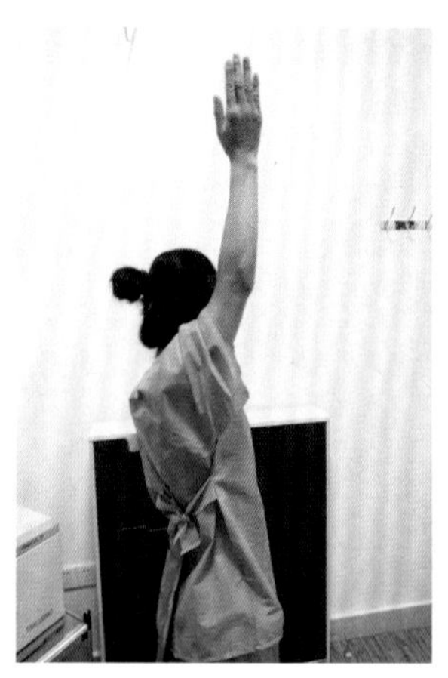

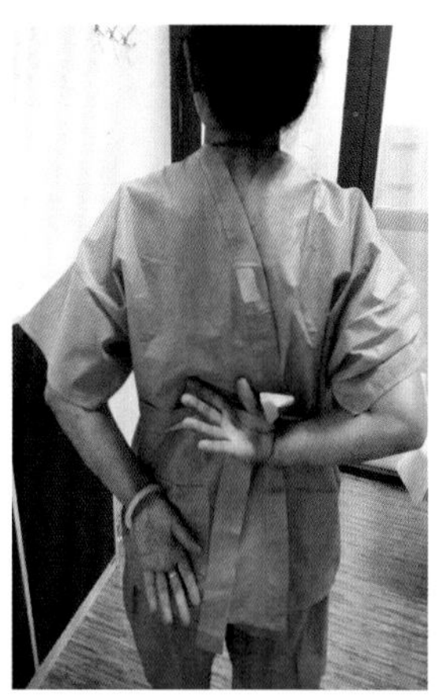

案例十九：乳腺增生

朱女士，47 岁，因“双乳两侧胀痛月余”就诊。

首诊时间：2017 年 10 月 26 日。

病史：乳房两侧胀痛一个多月，双下肢偶有麻木感，失眠，无头晕头痛、恶心呕吐等症状。自诉有肩周炎史，现已治好，患有子宫肌瘤 2 年，无药物过敏史，育有 2 子。

查体：乳房两侧有压痛点，两侧颈肩肌肉紧张，前腹部有明显疼痛点。

诊断：乳腺增生、子宫肌瘤。

辅助检查：双侧乳腺增生，双乳结节，增生结节可能。

三得技术治疗方案（先疏通后治疗的施治方案）：

（1）用电磁探头刺激风池、风府、膻中穴各 2 分钟，改善局部血液循环。

（2）用流动电磁罐疏通督脉、膀胱经以提阳和调整脏腑代谢功能，疏通两侧颈肩部及两侧肝脾区，每条经络或部位各 5 分钟，总共 25 分钟（见下图），电流 5～6mA，目的是调理整体与同步改善病灶，进一步增强治疗效果。

（3）将电磁垫放置在腰骶部及腹部，电流 5～6mA，目的是改善病灶，进一步增强治疗效果。

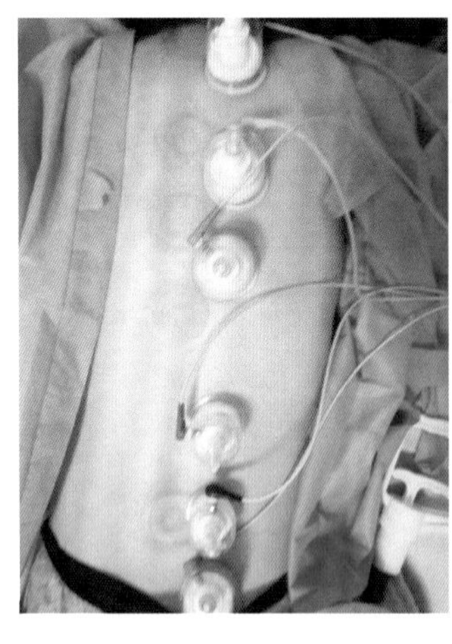 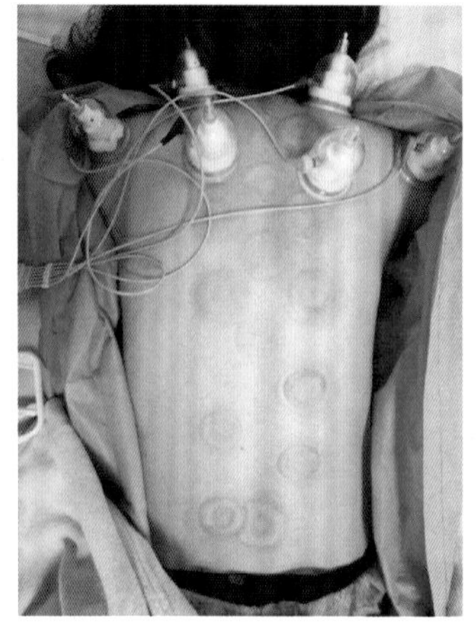 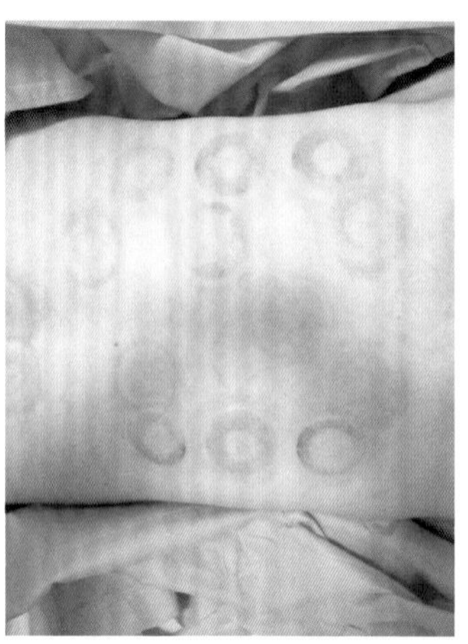

治疗效果：患者自感下腹部疼痛感减轻，全身轻松，面色红润有光泽。

第二次治疗（2017 年 10 月 30 日）：

治疗方案基本同前。

治疗效果：患者下腹部及双乳部疼痛感减轻，睡眠质量好，近日疲劳感减轻。罐印较之前有明显改善。治疗三次后患者自诉双侧乳房疼痛感明显减轻。

案例二十：月经不调

王女士，35 岁，因“月经不调 3 年”就诊。

首诊时间：2017 年 11 月 23 日。

病史：有三年月经稀少史。每次月经都是两三天就结束。经常性腹泻，吃得多就泻得多，手有汗，脚底冰凉。口服中药、针灸调理，效果不稳定，时好时坏，无法怀孕。

查体：患者体寒，血气很差，面无血色，体形消瘦，无肌肉。

调理方案：以调脾胃入手，调理脾胃，改善代谢，改善肝的造血功能，改善整体气血循环。

三得技术治疗方案：

（1）电磁吸附罐疗，督脉、两侧膀胱经、腰肾部，取穴：委中、殷门、承山、三阴交、足三里、血海。

（2）无创针灸，取穴：关元、心俞、神门、天枢、合谷、肾俞、合谷、太溪、内关、膻中，剂量 10V，每个穴位 3 分钟，涌泉穴 20V，5 分钟。

（3）电磁药物导入背部，剂量 35V。

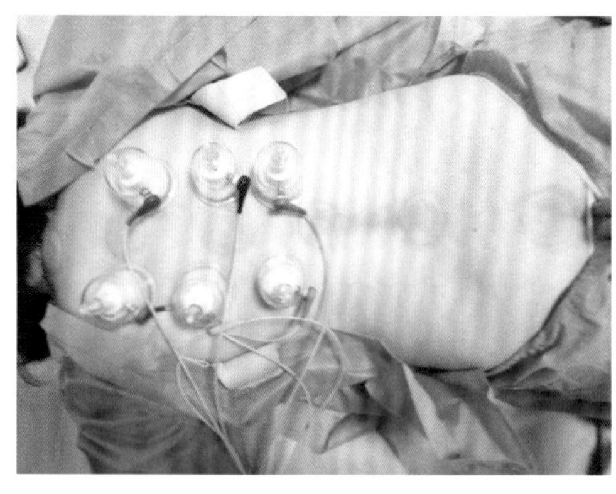
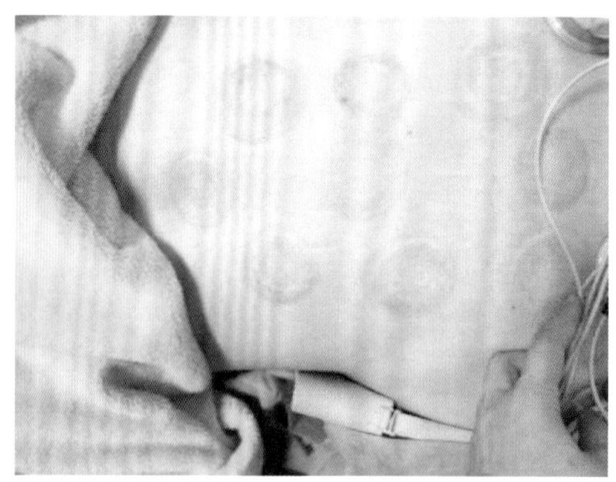

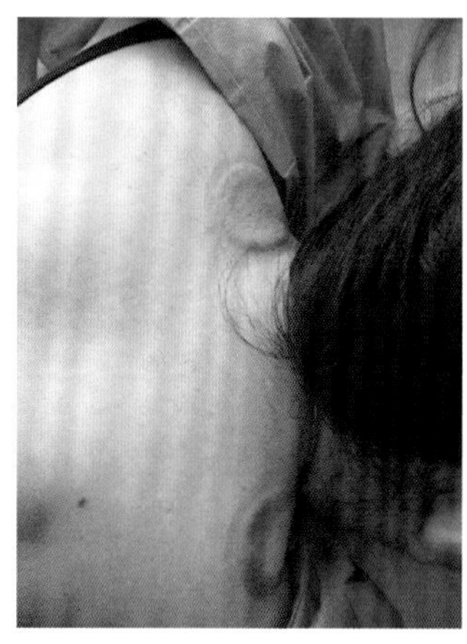
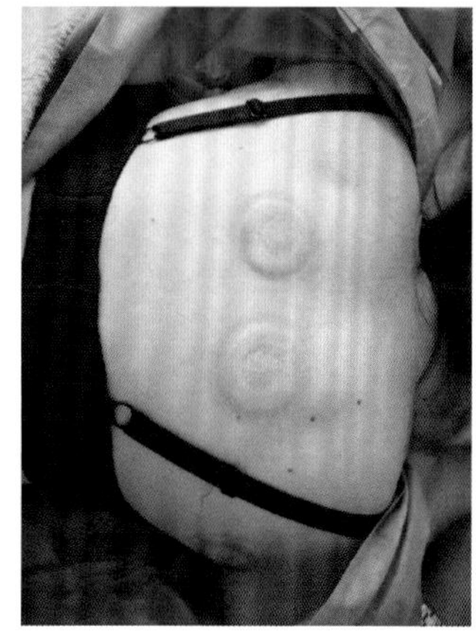
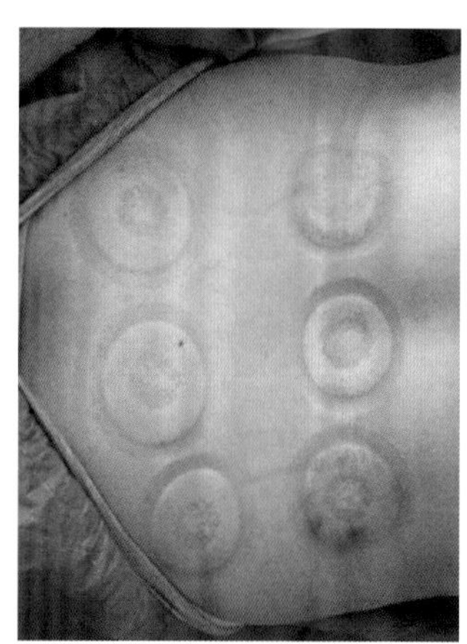

治疗效果：下肢末端明显变暖，手汗止，自觉全身舒服。连续治疗 7 次，至月经来潮。经量增大至正常量，来经五天。腹泻有改善，在复检中发现腋下有较大的黑色淋巴结结节以及多粒状淋巴结结节。再经过 1 次调理，大淋巴结已减少一大半。

案例二十一：子宫肌瘤

姜女士，加拿大人，42 岁，因“子宫肌瘤 2 年余”就诊。

首诊时间：2018 年 3 月 21 日。

病史：有痛经和月经不调史 18 年，于 2016 年检查患有子宫肌瘤，一直治疗，但疗效不佳。2018 年 3 月 19 日在医院做 B 超复检，发现子宫肌瘤增大、增多，医院建议行子宫切除术。平时腹部、手脚冰冷，腰腹部经常疼痛，遇寒加重，体温减轻，月经期疼痛加重，腹部有硬结且有沉重下坠感，睡眠质量极差。

查体：触诊下腹部可触及硬结，有多个压痛点，面色无华，有大片黄褐斑，四肢微冷。

辅助检查：加拿大医院示（2018－2－24）：子宫大小为10.3cm×5.7cm×6.5cm；有多个肌瘤，较大的有：3.0cm×2.7cm×2.6cm（后部），2.1cm×2.0cm×1.2cm（前部），2.4cm×2.5cm×2.1cm（宫底）。某省中医院B超示（2018－3－19）：子宫增大，前后壁可见多个大小不等的低回声结节，较大者位于宫底，大小约为33mm×25mm，内膜为5～7mm。

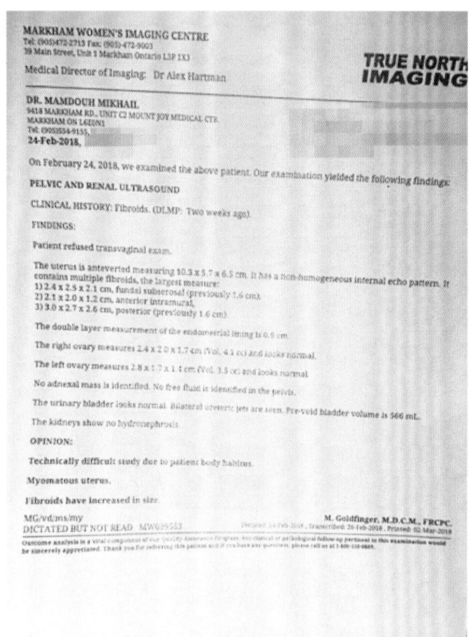

MARKHAM WOMEN'S IMAGING CENTRE
Tel: (905)472-2713 Fax: (905)-472-9003
39 Main Street, Unit 1 Markham Ontario L3P 1X3
Medical Director of Imaging: Dr Alex Hartman

TRUE NORTH IMAGING

DR. MAMDOUH MIKHAIL
9418 MARKHAM RD., UNIT C2 MOUNT JOY MEDICAL CTR.
MARKHAM ON L6E0N1
Tel: (905)554-9155,
24-Feb-2018,

On February 24, 2018, we examined the above patient. Our examination yielded the following findings:

PELVIC AND RENAL ULTRASOUND

CLINICAL HISTORY: Fibroids. (DLMP: Two weeks ago).

FINDINGS:

Patient refused transvaginal exam.

The uterus is anteverted measuring 10.3 x 5.7 x 6.5 cm. It has a non-homogeneous internal echo pattern. It contains multiple fibroids, the largest measure:
1) 2.4 x 2.5 x 2.1 cm, fundal subserosal (previously 1.6 cm).
2) 2.1 x 2.0 x 1.2 cm, anterior intramural,
3) 3.0 x 2.7 x 2.6 cm, posterior (previously 1.6 cm).

The double layer measurement of the endometrial lining is 0.9 cm.

The right ovary measures 2.4 x 2.0 x 1.7 cm (Vol. 4.1 cc) and looks normal.

The left ovary measures 2.8 x 1.7 x 1.4 cm (Vol. 3.5 cc) and looks normal.

No adnexal mass is identified. No free fluid is identified in the pelvis.

The urinary bladder looks normal. Bilateral ureteric jets are seen. Pre-void bladder volume is 566 mL.

The kidneys show no hydronephrosis.

OPINION:

Technically difficult study due to patient body habitus.

Myomatous uterus.

Fibroids have increased in size.

MG/vd/ms/my
DICTATED BUT NOT READ

M. Goldfinger, M.D.C.M., FRCPC.

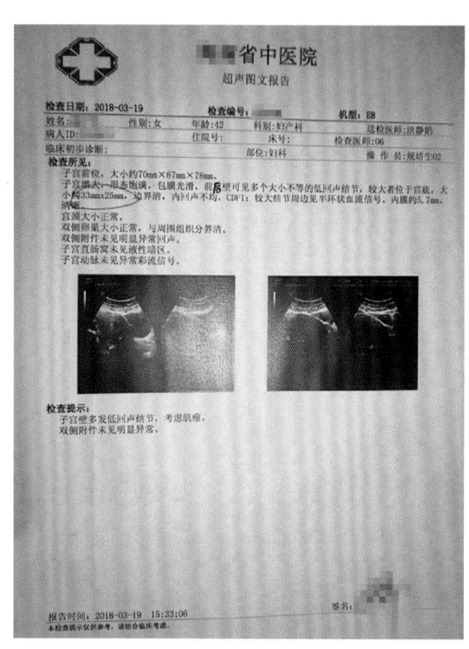

省中医院
超声图文报告

检查日期：2018-03-19　检查编号：　机型：E8
姓名：　性别：女　年龄：42　科别：妇产科　送检医师：
病人ID：　住院号：　床号：　检查医师：06
临床初步诊断：　部位：妇科　操作员：规培生02

检查所见：
子宫前位，大小约70mm×67mm×78mm。
子宫增大，形态饱满，包膜光滑，前后壁可见多个大小不等的低回声结节，较大者位于宫底，大小约33mm×25mm，边界清，内回声不均，CDFI：较大结节周边见半环状血流信号，内膜约5.7mm，清晰。
宫颈大小正常。
双侧卵巢大小正常，与周围组织分界清。
双侧附件未见明显异常回声。
子宫直肠窝未见液性暗区。
子宫动脉未见异常彩流信号。

检查提示：
子宫壁多发低回声结节，考虑肌瘤。
双侧附件未见明显异常。

签名：
报告时间：2018-03-19　15:33:06
本检查提示仅供参考，请结合临床考虑。

三得技术治疗方案：

10次为一疗程，月经干净3天后开始治疗，隔天1次，直到月经来潮停止治疗，1个月为一疗程。调理整体体质与子宫肌瘤专项治疗交替。

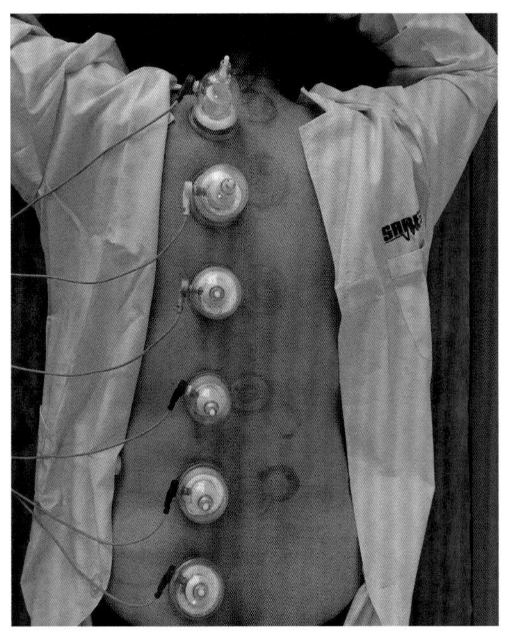

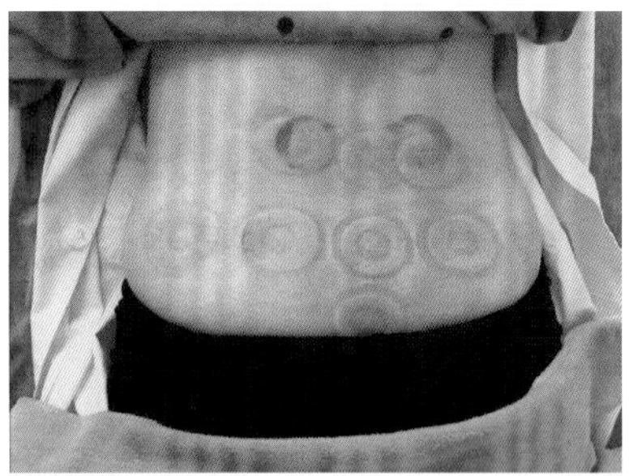

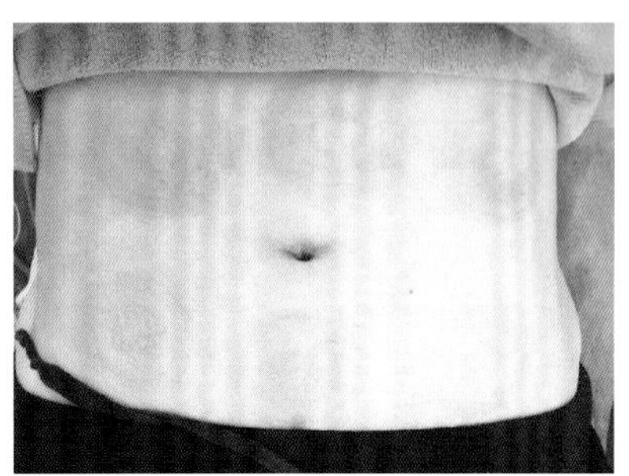

治疗效果：经过5次治疗后，患者反映夜间腹部疼痛感减轻，疼痛时用热水袋热敷之后就缓解许多。冰凉的手脚开始变暖，腰腹部轻轻按压时痛感和沉重感减轻，睡眠明显改善，面部有红润感，黄褐斑变淡。8次治疗后，患者反映月经来潮时疼痛感明显减轻，现每晚都睡足8小时，面色红润，腹部无明显疼痛和下坠感。

一个疗程至医院复查结果：加拿大医院检查示（2018－4－25）：子宫大小：9.4cm×5.6cm；后部肌瘤：2.5cm×2.3cm×2.1cm（较之前缩小0.5cm）；宫底肌瘤：2.0cm×2.0cm×1.6cm（较之前缩小0.4cm）。

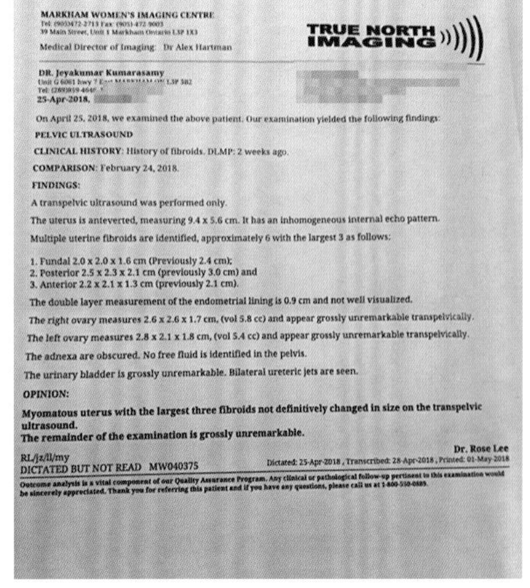

MARKHAM WOMEN'S IMAGING CENTRE
Tel: (905)472-2713 Fax: (905)-472-9003
39 Main Street, Unit 1 Markham Ontario L3P 1X3

Medical Director of Imaging: Dr Alex Hartman

TRUE NORTH IMAGING

DR. Jeyakumar Kumarasamy

25-Apr-2018,

On April 25, 2018, we examined the above patient. Our examination yielded the following findings:

PELVIC ULTRASOUND

CLINICAL HISTORY: History of fibroids. DLMP: 2 weeks ago.

COMPARISON: February 24, 2018.

FINDINGS:

A transpelvic ultrasound was performed only.

The uterus is anteverted, measuring 9.4 x 5.6 cm. It has an inhomogeneous internal echo pattern.

Multiple uterine fibroids are identified, approximately 6 with the largest 3 as follows:

1. Fundal 2.0 x 2.0 x 1.6 cm (Previously 2.4 cm);
2. Posterior 2.5 x 2.3 x 2.1 cm (previously 3.0 cm) and
3. Anterior 2.2 x 2.1 x 1.3 cm (previously 2.1 cm).

The double layer measurement of the endometrial lining is 0.9 cm and not well visualized.

The right ovary measures 2.6 x 2.6 x 1.7 cm, (vol 5.8 cc) and appear grossly unremarkable transpelvically.

The left ovary measures 2.8 x 2.1 x 1.8 cm, (vol 5.4 cc) and appear grossly unremarkable transpelvically.

The adnexa are obscured. No free fluid is identified in the pelvis.

The urinary bladder is grossly unremarkable. Bilateral ureteric jets are seen.

OPINION:

Myomatous uterus with the largest three fibroids not definitively changed in size on the transpelvic ultrasound.
The remainder of the examination is grossly unremarkable.

Dr. Rose Lee

RL/jz/ll/my
DICTATED BUT NOT READ MW040375 Dictated: 25-Apr-2018, Transcribed: 28-Apr-2018, Printed: 01-May-2018

Outcome analysis is a vital component of our Quality Assurance Program. Any clinical or pathological follow-up pertinent to this examination would be sincerely appreciated. Thank you for referring this patient and if you have any questions, please call us at 1-800-550-0689.

案例二十二：子宫肌瘤

钟女士，43岁，因“月经期小腹胀痛不适1年余”就诊。

首诊时间：2018年4月8日。

病史：患者自诉月经期小腹有胀痛感，月经期间常感右侧头痛，睡眠质量偏差，经常多梦，有时晨起口苦，常觉体乏无力，已婚，育有一子，有痔疮史。

查体：触诊下腹部有轻压痛，颈部有压痛点，面色微黄，有大片黑斑，眼底部微红，其余未见明显异常。

辅助检查：健康体检报告示（2016－6－17）：阴道清洁度Ⅲ度，宫颈轻炎症，血压偏低。B超示（2016－6－17）：附件未见明显异常，小型子宫肌瘤，子宫内膜增厚，合并宫内液区，子宫后壁回声光团10mm×8mm，内膜厚17mm，内见液区7mm×5mm。多普勒彩超示（2016－6－12）：甲状腺结节，右侧叶的上极见一大小约7.2mm×3.4mm的混合性结节。B超示（2018－1－18）：子宫肌瘤、左侧卵巢小囊性结构，合并宫内液区，子宫后壁回声光团15mm×13mm，内膜厚7mm，内见液区14mm×10mm。

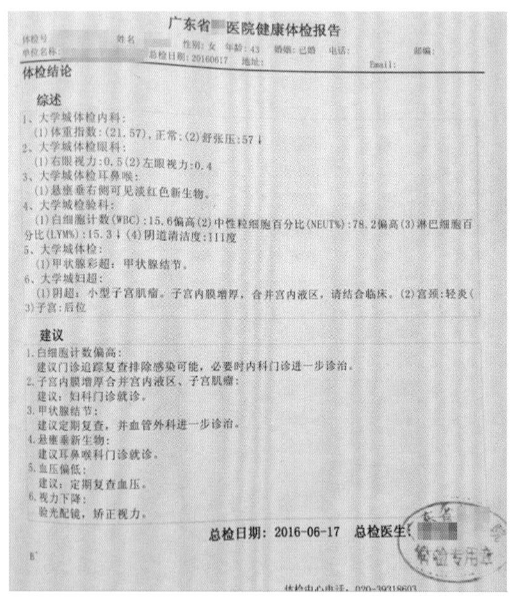

广东省医院健康体检报告

体检号　姓名　性别：女　年龄：43　婚姻：已婚　电话：　邮编：
单位名称：　总检日期：20160617　地址：　Email：

体检结论

综述

1、大学城体检内科：
(1)体重指数：(21.57)，正常；(2)舒张压：57↓
2、大学城体检眼科：
(1)右眼视力：0.5(2)左眼视力：0.4
3、大学城体检耳鼻喉：
(1)悬雍垂右侧可见淡红色新生物。
4、大学城检验科：
(1)白细胞计数(WBC)：15.6偏高(2)中性粒细胞百分比(NEUT%)：78.2偏高(3)淋巴细胞百分比(LYM%)：15.3↓(4)阴道清洁度：Ⅲ度
5、大学城体检：
(1)甲状腺彩超：甲状腺结节。
6、大学城妇超：
(1)阴超：小型子宫肌瘤。子宫内膜增厚，合并宫内液区，请结合临床。(2)宫颈：轻炎(3)子宫：后位

建议

1.白细胞计数偏高：
建议门诊追踪复查排除感染可能，必要时内科门诊进一步诊治。
2.子宫内膜增厚合并宫内液区、子宫肌瘤：
建议：妇科门诊就诊。
3.甲状腺结节：
建议定期复查，并血管外科进一步诊治。
4.悬雍垂新生物：
建议耳鼻喉科门诊就诊。
5.血压偏低：
建议：定期复查血压。
6.视力下降：
验光配镜，矫正视力。

总检日期：2016-06-17　总检医生：

体检专用章

体检中心电话：020-39318603

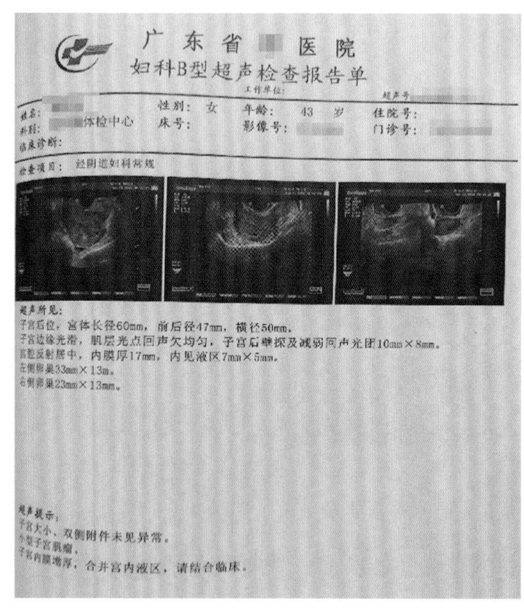

广东省医院
妇科B型超声检查报告单

工作单位：　超声号：

姓名：　性别：女　年龄：43岁　住院号：
科别：体检中心　床号：　影像号：　门诊号：
临床诊断：

检查项目：经阴道妇科常规

超声所见：
子宫后位，宫体长径60mm，前后径47mm，横径50mm。
子宫边缘光滑，肌层光点回声欠均匀，子宫后壁探及减弱回声光团10mm×8mm。
宫腔反射居中，内膜厚17mm，内见液区7mm×5mm。
左侧卵巢33mm×13m。
右侧卵巢23mm×13mm。

超声提示：
子宫大小、双侧附件未见异常。
小型子宫肌瘤。
子宫内膜增厚，合并宫内液区，请结合临床。

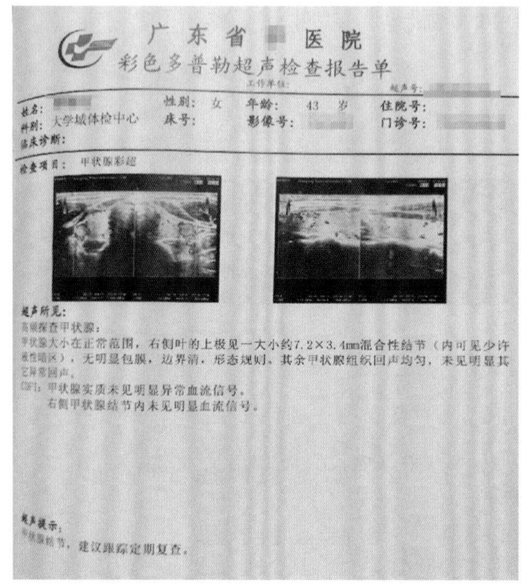

广东省医院
彩色多普勒超声检查报告单

工作单位：　超声号：

姓名：　性别：女　年龄：43岁　住院号：
科别：大学城体检中心　床号：　影像号：　门诊号：
临床诊断：

检查项目：甲状腺彩超

超声所见：
常规探查甲状腺：
甲状腺大小在正常范围，右侧叶的上极见一大小约7.2×3.4mm混合性结节（内可见少许液性暗区），无明显包膜，边界清，形态规则。其余甲状腺组织回声均匀，未见明显其它异常回声。
CDFI：甲状腺实质未见明显异常血流信号。
右侧甲状腺结节内未见明显血流信号。

超声提示：
甲状腺结节，建议跟踪定期复查。

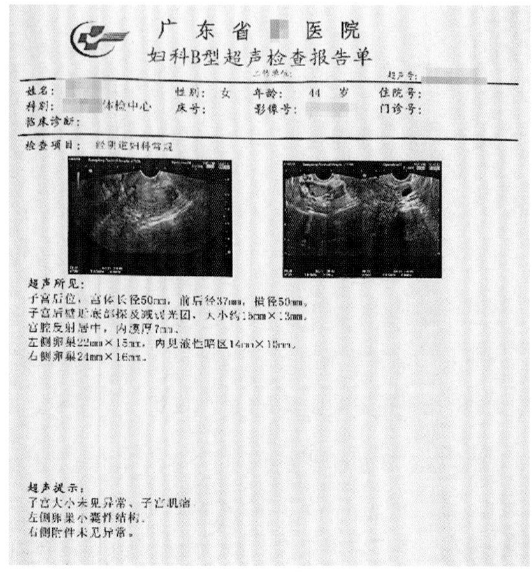

广东省医院
妇科B型超声检查报告单

工作单位：　超声号：

姓名：　性别：女　年龄：44岁　住院号：
科别：体检中心　床号：　影像号：　门诊号：
临床诊断：

检查项目：经阴道妇科常规

超声所见：
子宫后位，宫体长径50mm，前后径37mm，横径50mm。
子宫后壁近底部探及减弱光团，大小约15mm×13mm。
宫腔反射居中，内膜厚7mm。
左侧卵巢22mm×15mm，内见液性暗区14mm×15mm。
右侧卵巢24mm×16mm。

超声提示：
了宫大小未见异常、子宫肌瘤
左侧卵巢小囊性结构。
右侧附件未见异常。

三得技术治疗方案：

严格按照子宫肌瘤专项治疗方案进行治疗。10 次为一疗程，月经干净 3 天后开始治疗，隔天 1 次，直到月经来潮停止治疗，1 个月为一疗程。调理整体体质与子宫肌瘤专项治疗交替进行。

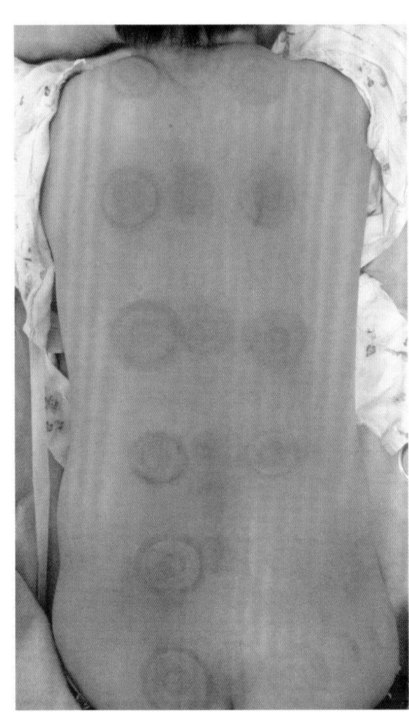

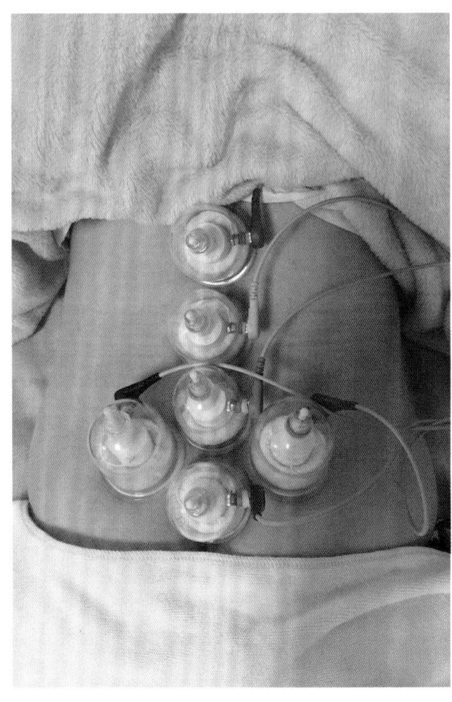

治疗效果：

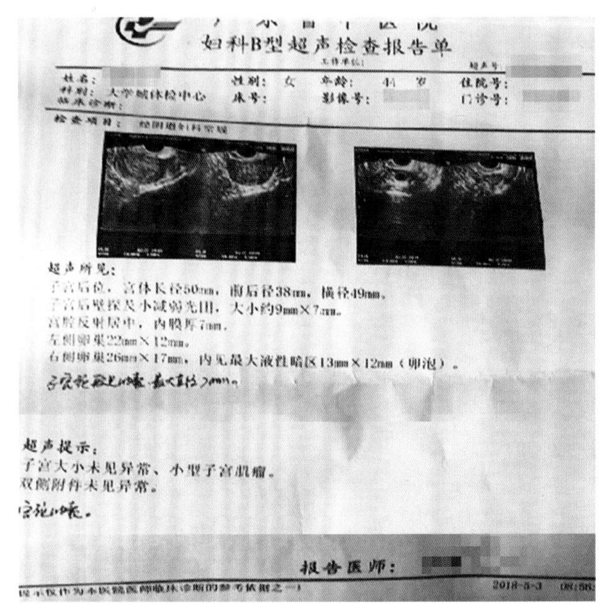

妇科B型超声检查报告单

姓名：　　性别：女　年龄：44 岁　住院号：
科别：大学城体检中心　床号：　影像号：　门诊号：
临床诊断：

超声所见：
子宫后位，宫体长径50mm，前后径38mm，横径49mm。
子宫后壁探及小低弱光团，大小约9mm×7mm。
宫腔反射居中，内膜厚7mm。
左侧卵巢22mm×12mm。
右侧卵巢26mm×17mm，内见最大液性暗区13mm×12mm（卵泡）。

超声提示：
子宫大小未见异常、小型子宫肌瘤。
双侧附件未见异常。

报告医师：

（1）前 2 次治疗，痔疮有少量出血，2 天后消失。

（2）第 3 ~ 4 次治疗后，肠道排气增多，气味偏臭，第 5 次治疗时肠鸣现象消失，口苦眼红症状得到缓解。

（3）第 5 次治疗后感觉身体有点累，尿量增多，利湿效果明显，居家调理次数增加，每天早上艾灸肚脐 20 分钟。第 6 次，肠鸣又出现，肠道排气量增大，体乏感觉减轻。

（4）第 8 次治疗后感觉月经将来，以前每月月经期会提前 4 ~ 5 天，这一次仅仅提前2天。4月28日来治疗后第1次月经，经期有肉质块状物质剥落现象，头痛症状减轻一半。

第8次治疗后月经干净后复查，B超示（2018－5－3）：子宫大小未见异常，小型子宫肌瘤，双侧附件未见异常；子宫后壁回声光团9mm×7mm，内膜厚7mm，内见液区13mm×12mm（卵泡）。结论：内膜较好，盆腔干净，子宫后壁回声光团较3个月前明显变小。

案例二十三：老年斑

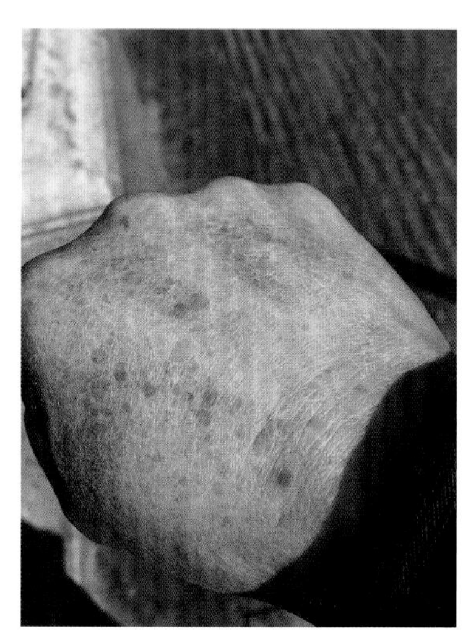

吴先生，63岁，因“双手背突发大面积色斑2周”就诊。

首诊时间：2018年1月26日。

病史：患者为南方人，因出差去北方，因北方天气干燥而难以适应，出差期间感觉皮肤干燥易痒，无烟酒史。

查体：患者双手背可见大面积色斑，皮肤干燥、多皮屑，可见大面积细纹，未见其他异常。

三得技术治疗方案：

在三得医师的指导下，使用家庭机，每天坚持将双手平放在电磁垫上调理20分钟，建议调理3周。

治疗效果：患者手上的老年斑彻底消失，双手红润有光泽，手指末端暖，指甲盖颜色偏粉。

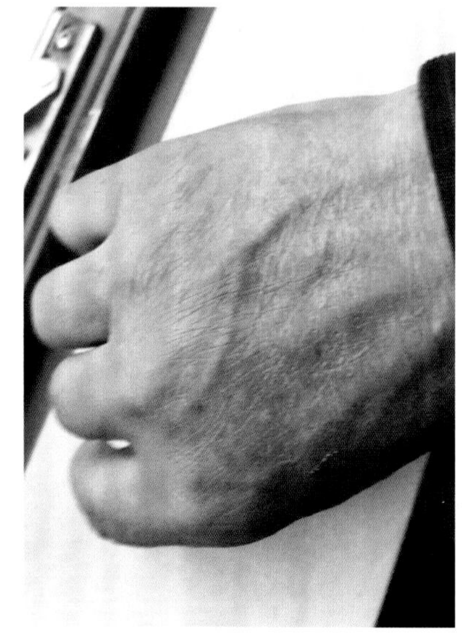

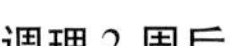

调理2周后

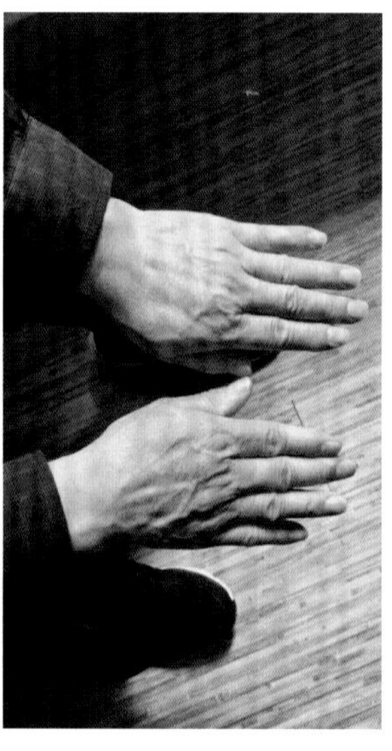

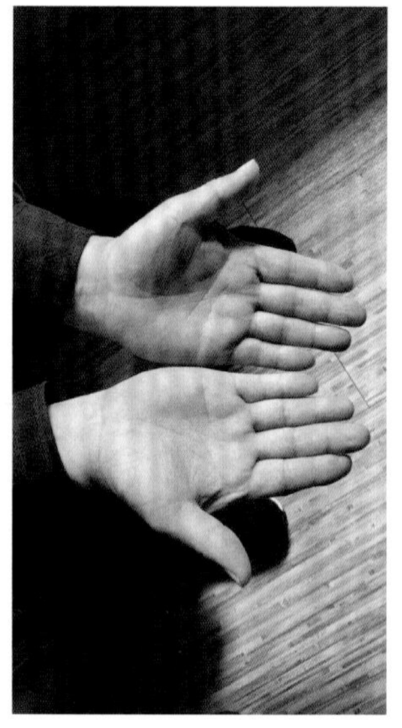

调理3周后

案例二十四：关节囊肿手术后遗症

简女士，57 岁，因“右手环指近端指间关节肿胀，活动受限 3 个月”就诊。

首诊时间：2017 年 8 月 3 日。

病史：患者右手环指近端指间关节肿胀，活动受限 3 月余，2017 年 5 月曾于医院行右手环指关节囊肿切除术，成功将囊肿切除。术后手指僵硬，不能弯曲，无力。曾到多家医院进行中医治疗，如采用抹药水、敷中草药、按摩等多种治疗手法，未见明显好转。

查体：患者右手环指近端指间关节处可见明显肿胀，肤色较暗，弯曲范围为 30 ~ 40 度，活动受限，有轻压痛，屈指试验（ + ），末端感觉较差；余指未见明显异常。

三得技术治疗方案：

用三得独创的无创针灸进行治疗，对右手环指关节处进行针对性治疗。预计治疗需要三个疗程。

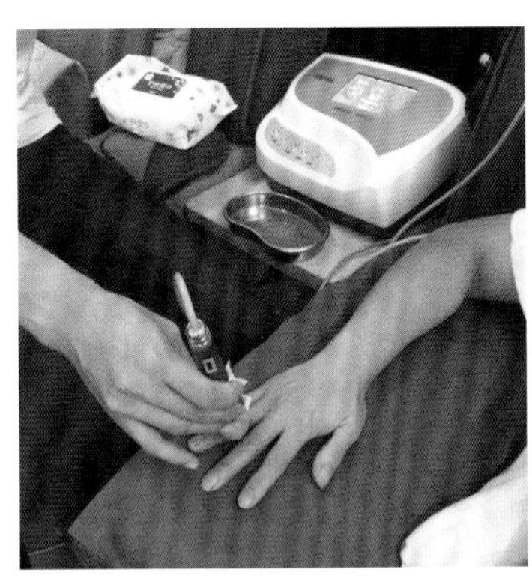

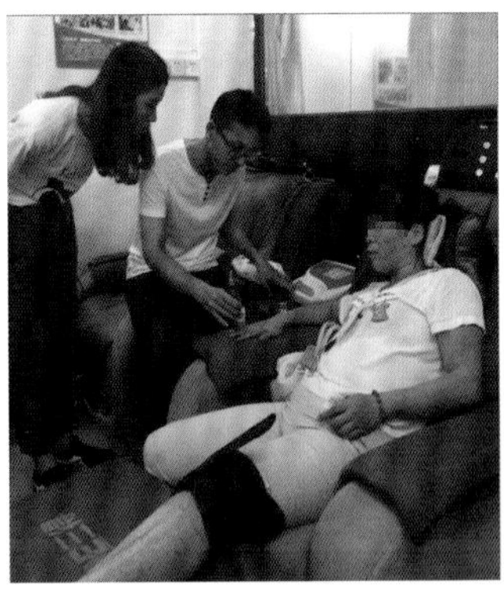

治疗效果：治疗一个疗程后，手指可弯至 90 度。两个疗程后，右手环指基本能轻触掌心，指间关节可活动，未见明显肿胀。医师嘱患者坚持治疗，巩固疗效。现患者右手环指可活动，屈指试验（ - ），可用手指力量。

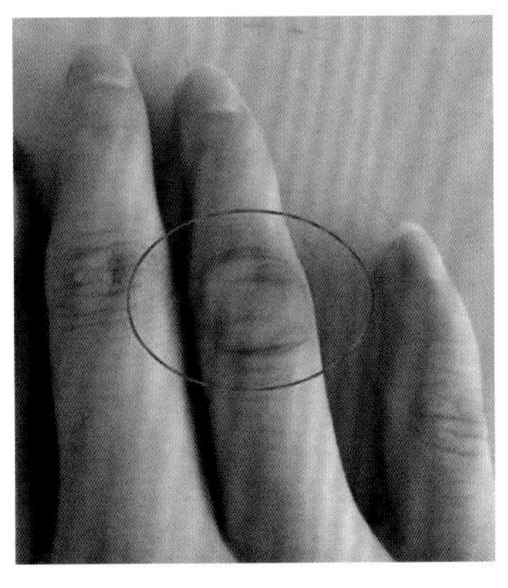

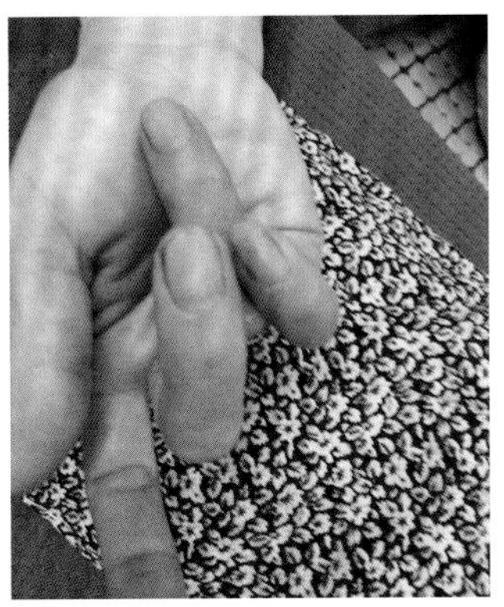

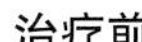

治疗前　　治疗后

案例二十五：肋间神经痛

陈女士，70 多岁，因“胸部疼痛 10 余年，加重 2 个月”就诊。

首诊时间：2017 年 7 月 28 日。

病史：患者近 2 个月频感胸痛难忍，发作时难以确定具体位置，稍微活动便有触电感，未进行系统治疗，疑为冠心病。后坚持口服偏方，但数月来胸痛症状不仅加重，还出现头痛、胃痛、反酸等不适状况。经常彻夜辗转难眠，心情烦躁，精神萎靡，疼痛时猛捶痛处亦无改善。

查体：患者胸骨、肋骨等部位有轻压痛，未见明显肿胀，面色萎黄，形体消瘦。

三得技术治疗方案：

用三得独创的无创针灸进行治疗，针对痛点和胸部相关穴位逐个刺激。预计至少一个疗程。

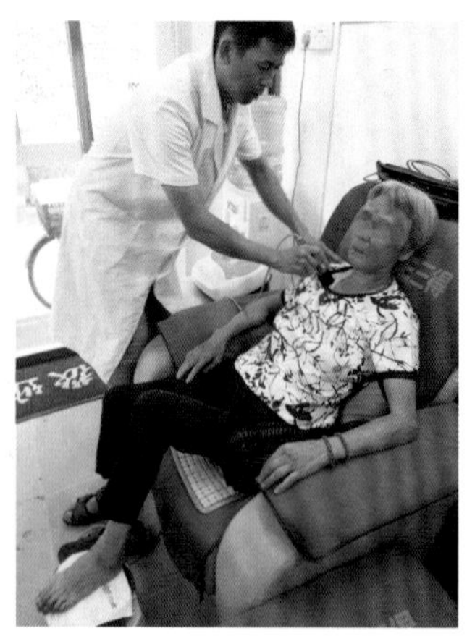

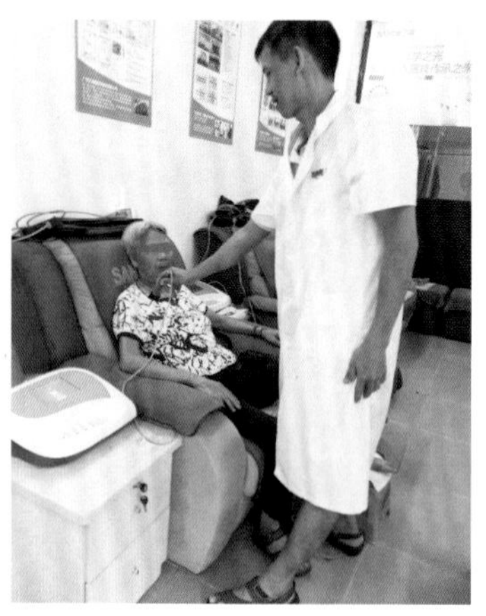

治疗效果：治疗两次后，患者自感胸部疼痛感基本消失。医生嘱患者再做几次治疗，巩固疗效。现两个多月过去了，胸痛症状再也没有出现过。

案例二十六：痛风（一）

李老先生，86 岁，因“左外踝红肿热痛，两天无法行走”就诊。

首诊时间：2017 年 6 月 18 日。

病史：患者于两天前聚餐，后半夜突然感觉左踝剧烈疼痛，难以入眠，无法行走，对症服用西乐葆、秋水仙碱治疗，效果欠佳，造成生活上的极大困扰，由家人搀扶着过来治疗。有高尿酸、高血压、高血脂等病史。

查体：患者左外踝可见明显红肿，有多个压痛点，局部皮肤干瘪，无光泽；右足无明显异常。

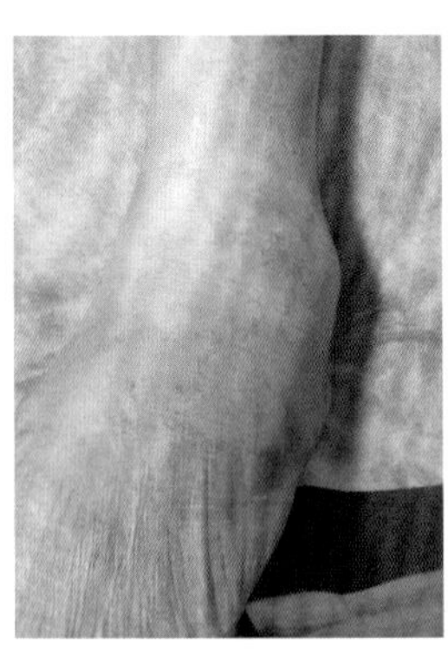

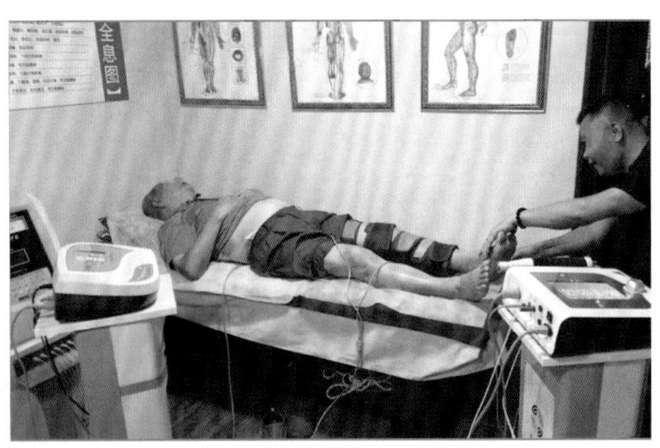

三得技术治疗方案：

治疗原则：下肢疏通减压，利水消肿，消炎止痛。左足微循环差，气血运行不畅，尿酸排泄不良致血中尿酸升高而痛风，因微循环差致局部皮肤缺乏营养，无法滋养皮肤，皮肤干瘪无光泽。

（1）使用E6自助机将双关节垫放于左下肢上下包扎，按膀胱经运行方向以同步振幅疏通，观察病人下肢感知度，从感觉微弱到治疗部位有较强的传导后，电流由6mA加大到12mA，此时病人疼痛感减轻。

（2）使用E1弹道式冲击机作用于左足肿胀部位，速度50ms，小剂量治疗，由初始的2mA慢慢加大至6mA，在病灶范围内移动刺激20分钟，在涌泉穴上刺激5分钟。

（3）治疗完毕后在足部涂抹艾油。

治疗效果：治疗后左踝肿痛明显缓解，能独立行走，无须搀扶，左足皮肤有光泽、有弹性。

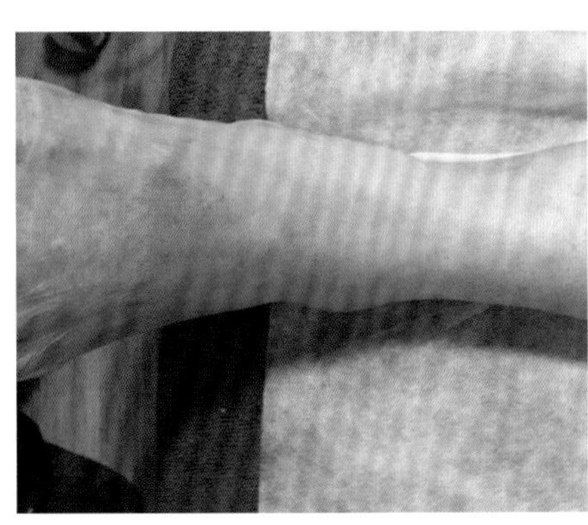

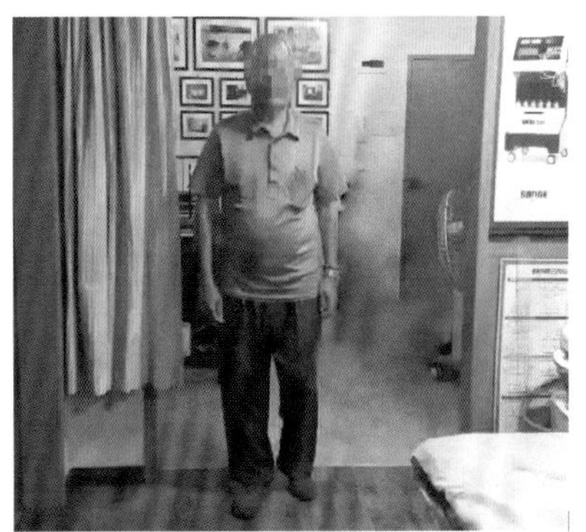

案例二十六：痛风（二）

梁先生，72岁，因“右足第一跖趾关节红肿，疼痛不适1日”就诊。

首诊时间：2018年4月23日。

病史：患者于1天前去公园游玩，行走时突感右足跖趾关节处如火烧般灼痛，无法继续行走，脱掉袜子后查看，发现右足跖趾关节处稍红肿，一触即剧痛，由家人搀扶回家。现自诉屈伸时足部皮肤紧绷明显，疼痛不适，无法独立行走。患者有风湿性关节炎、痛风、“三高”症、糖尿病等病史。

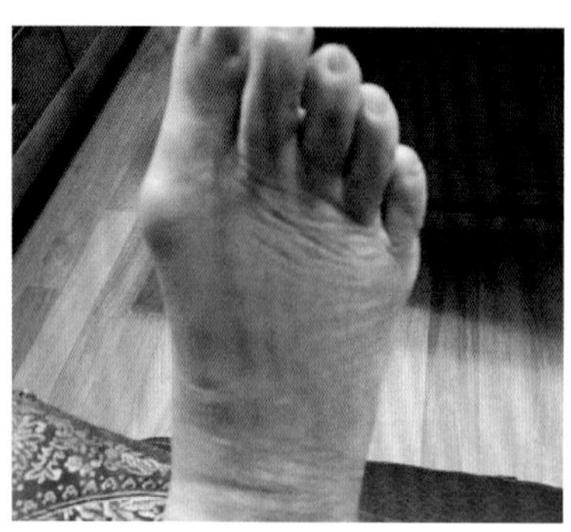
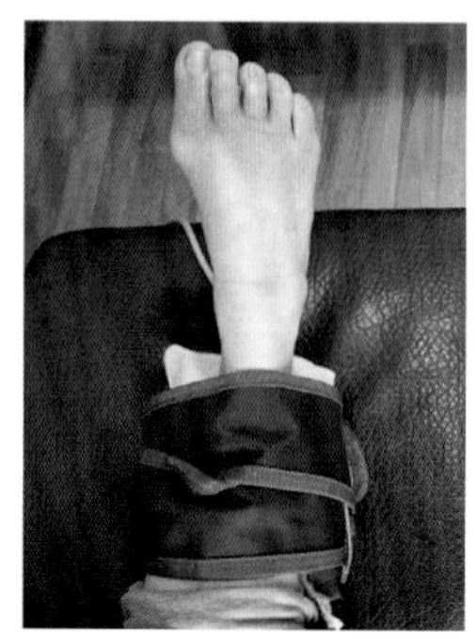

查体：患者面容痛苦，无法直立行走，双足第一跖趾关节变形，右第一跖趾关节稍红肿，触之剧痛，患处皮肤发亮，皮肤温度稍高，双足踝关节、趾间关节活动可，感觉可。

三得技术治疗方案：

治疗原则：下肢疏通减压，活血化瘀，消炎止痛。

（1）用E6自助机双关节垫将右下肢上下包扎，按膀胱经运行方以同步振幅疏通，观察病人下肢被动运动情况，从治疗部位到跖趾疼痛部位的传导引起跖趾关节肌腱有节奏地收缩，电流由5mA加大到10mA，治疗20分钟。

（2）右足第一跖趾脚肿胀部位用E6自助机的电磁探头，从右踝部向足趾方向直线扫抹，由小剂量25V开始治疗，由初始的2mA慢慢加大至6mA，在病灶范围内移动刺激20分钟，在涌泉穴上刺激5分钟。

（3）治疗完毕后在右足部涂抹艾油。

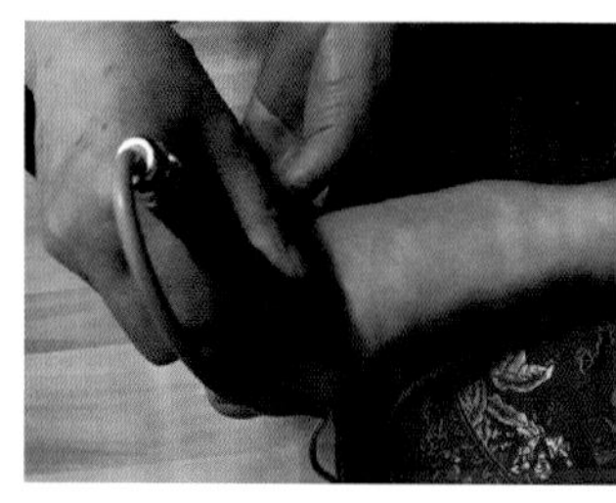
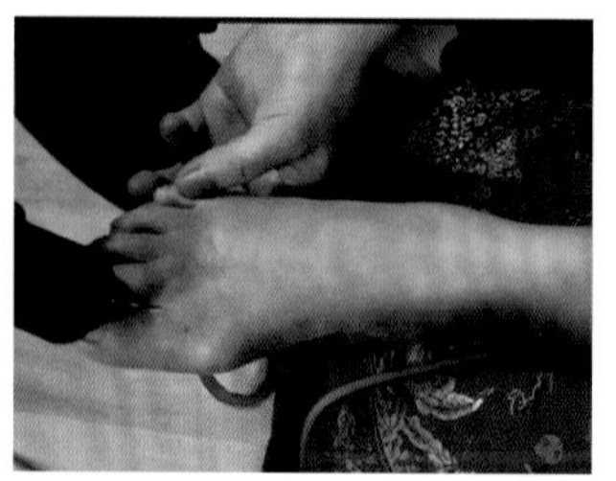

治疗效果：两次治疗后，患者右足第一跖趾关节红肿消退大半，疼痛感明显缓解，触疼感较前两日明显减轻，能独立行走。

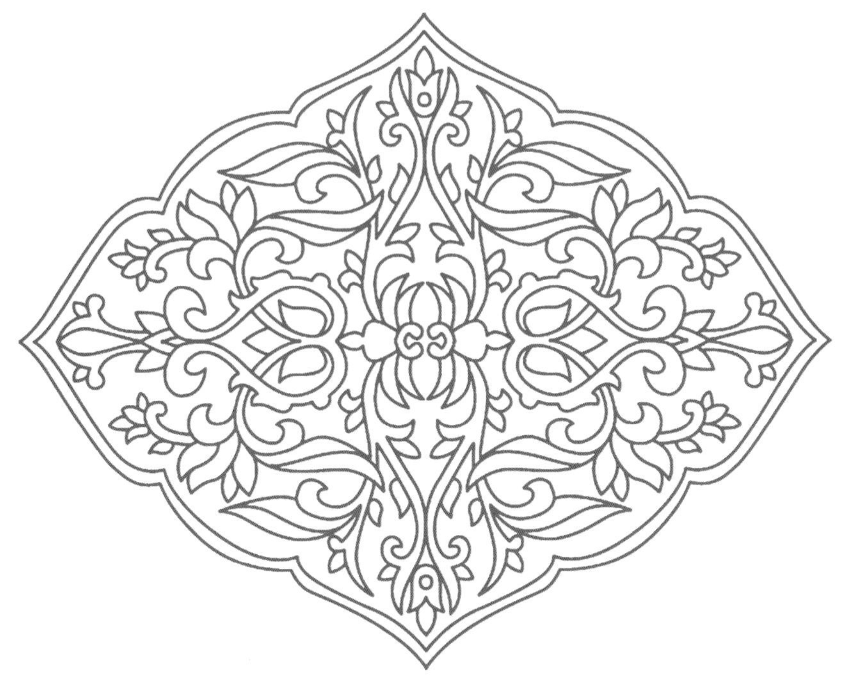

第十一章

三得电磁治疗仪临床应用指引手册

第一节 弹道式电磁止痛冲击枪临床应用指引手册

SD－J－E1 型三得电磁治疗仪

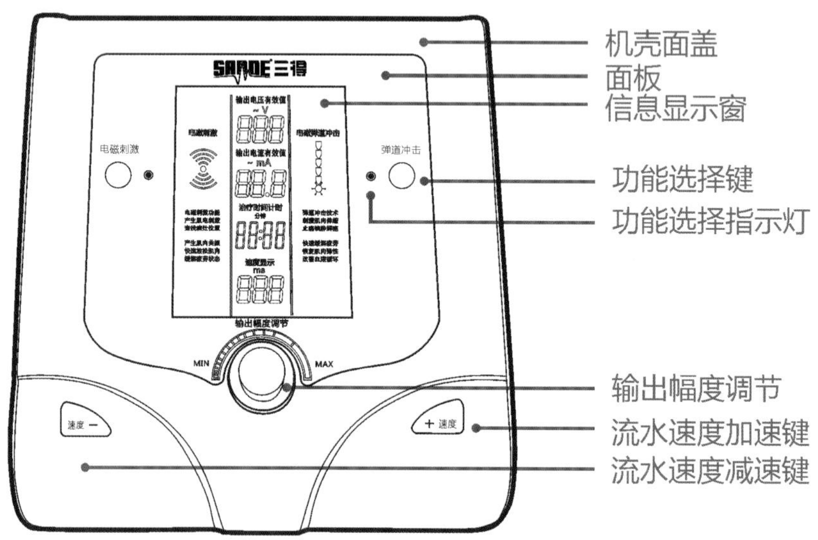

一、SD－J－E1 弹道式电磁止痛冲击枪介绍

1. 机型

独创电磁能弹道冲击波和精准查找痛点技术，配有功能强大的电磁能冲击枪，拥有电磁能与低频电的叠加效应输出功能，并具有快速解除疼痛的显著功效。配备 7.8 寸液晶屏，可清晰显示实时治疗参数。

2. 主要功效

以仿生电磁能冲击技术取代单纯物理撞击，是弹道冲击技术的升级版，能够精准查找痛点，快速解决疼痛，松解深层肌体组织粘连，促进局部血液循环，加速组织新陈代谢，促进损伤组织的愈合。

3. 适用场所

各级医院中医针灸科、疼痛科、骨科、康复医学科，体育健康中心，社区卫生服务中心，中医馆等。

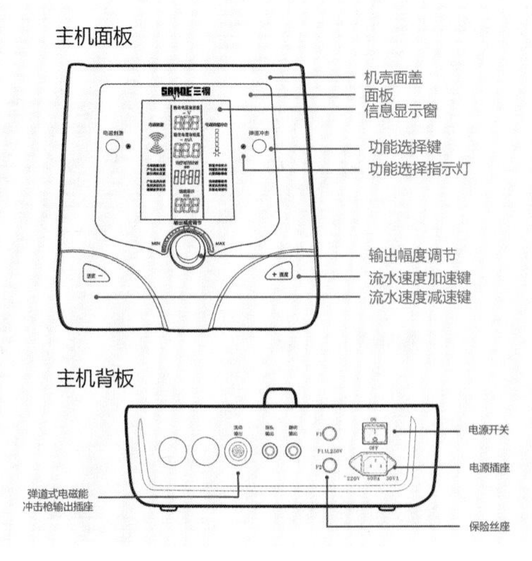

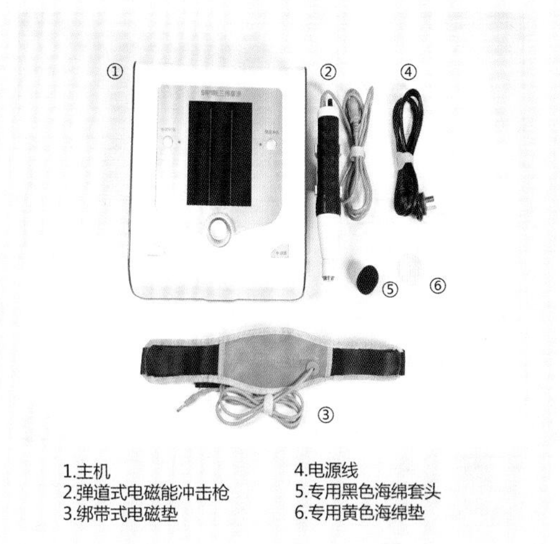

二、SD－J－E1 弹道式电磁止痛冲击枪两大治疗模式

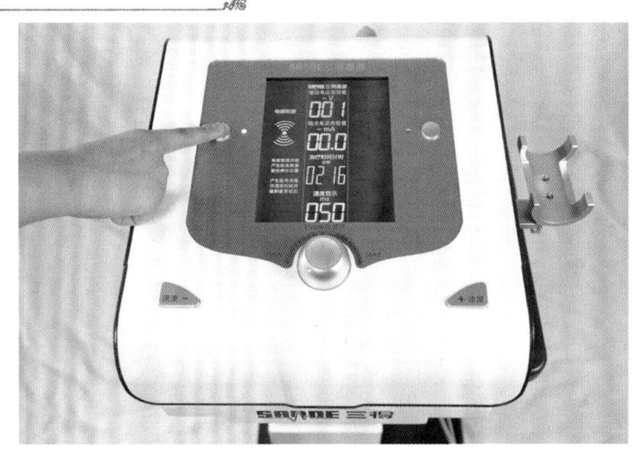

1. 电磁刺激

由一高一低固定频率的仿生电磁冲击波组成，类似推拿手法中的点按法，一紧一松有节奏地刺激组织，由轻到重，稳而持续，着力深透。能促进组织代谢，改善组织微循环，促进气血循环，消除炎性水肿。

适合范围：肌肉、肌腱、软骨组织、器官病变结缔组织和穴位。

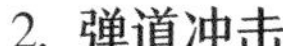

2. 弹道冲击

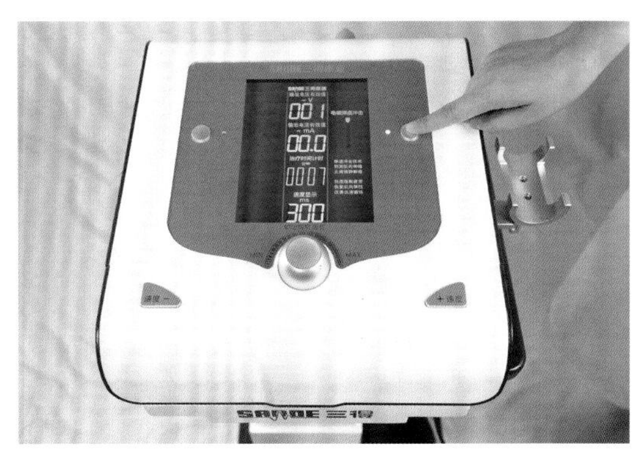

电磁能量冲击病灶点，类似推拿手法中的颤振法，有 50～800ms 的调整范围，连续快速小幅度振动，蓄能叠加向病灶深透，同时又不过多牵扯到周边的肌腱纤维组织。电磁能在人体从外向内渗透的过程中，会经过皮肤、筋膜多层不同方向的肌肉，同时病变劳损点、增生点电阻比正常组织高，通过高频率的电磁波才能针对性作用于病灶点。常用于止痛、镇静、解痉。

适合范围：肌肉劳损点、筋结、良性纤维瘤、病变结缔组织。

三、SD－J－E1 弹道式电磁止痛冲击枪治疗前准备

操作步骤①

接好电源线

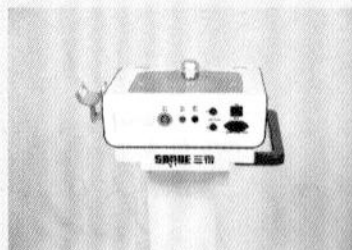
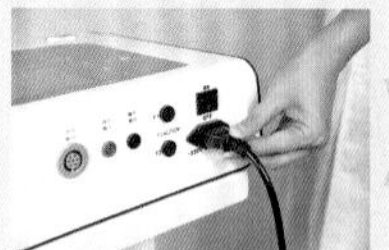
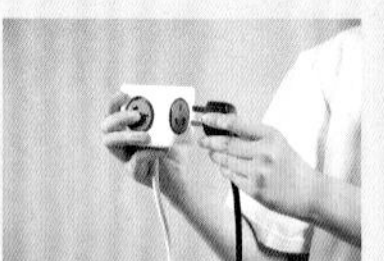

操作步骤②

●将弹道式电磁止痛冲击枪的插头，插入主机背板的流动输出插孔，并将已浸湿的黑色海绵套头，套于冲击枪的头部。

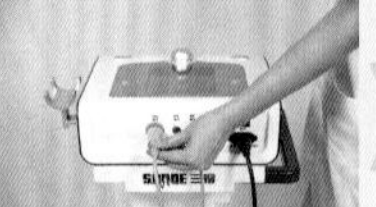
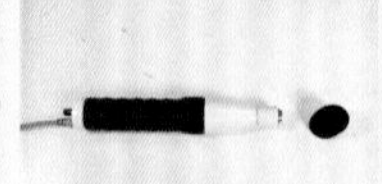
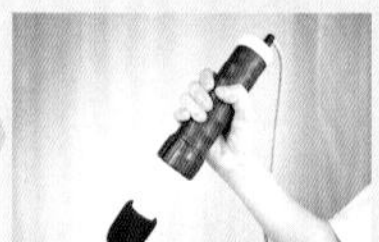

操作步骤③

●将绑带式电磁垫的插头，插入主机背板的脚夹输出插孔上，将已浸湿的黄色海绵垫覆盖于扣带式电磁垫的磁极点，绑缚患者腰椎部或腹部位置。

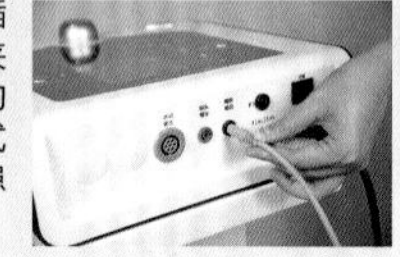
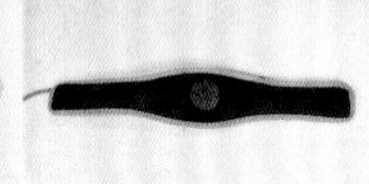
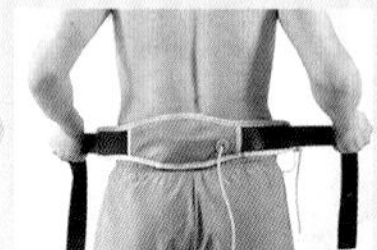

操作步骤④

开机

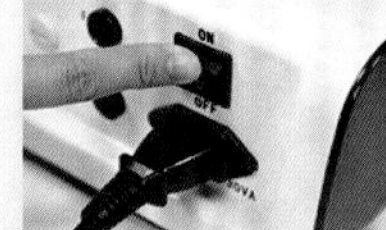
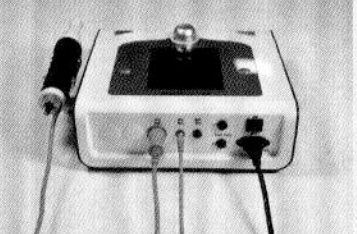
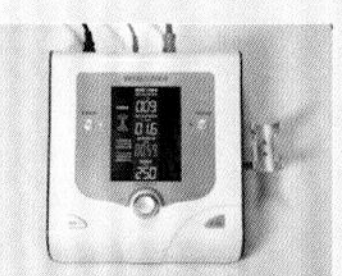

操作步骤⑤

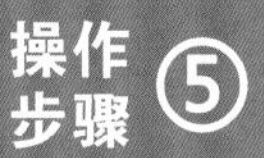
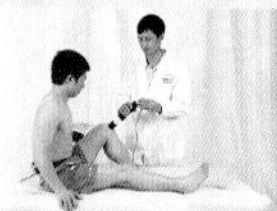
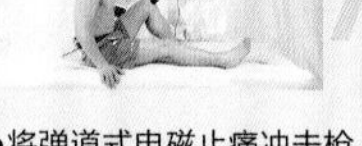
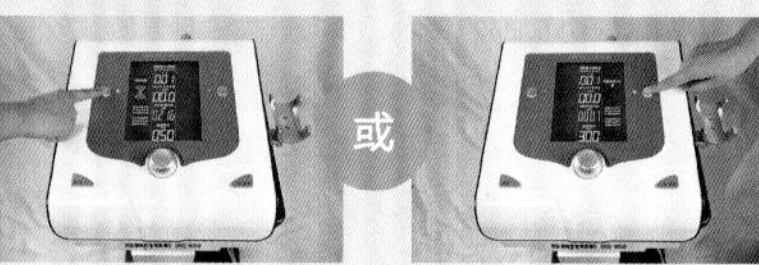

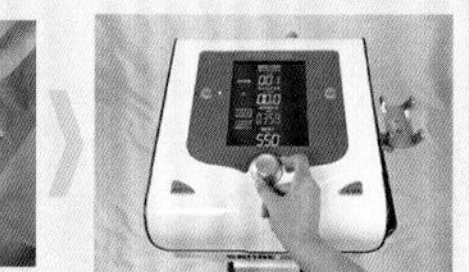

●将弹道式电磁止痛冲击枪，对准相关疼痛部位压紧。

●根据治疗需要，选择“电磁刺激”或“弹道冲击”模式（+相关说明在下页）根据患者病况，调节输出幅度至适当强度，进入治疗过程。（备注：弹道冲击不适用于头面部）

（注：在治疗时，冲击枪尾部也有一个便捷输出幅度键，可随时调整输出幅度）

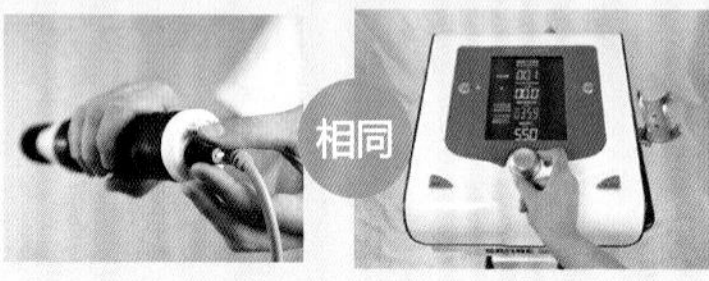

●应用“弹道冲击”模式治疗，可根据治疗需要调节速度（+/-）按钮。

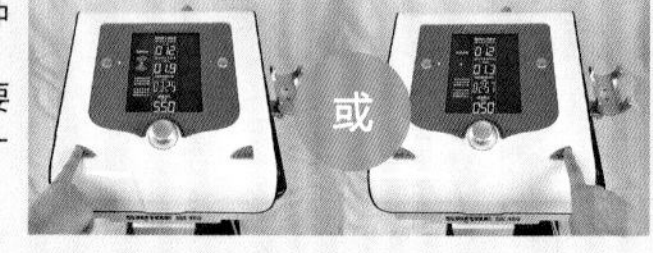

操作步骤⑥

●多部位逐次治疗，每个部位治疗时间以3～5分钟为宜。

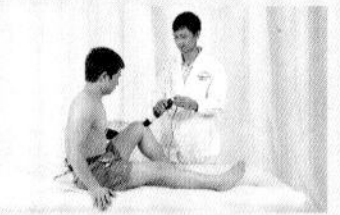
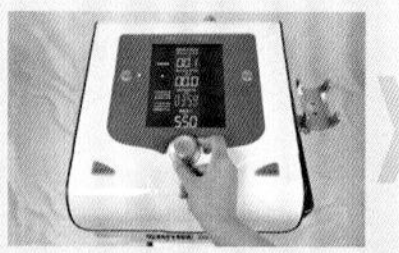
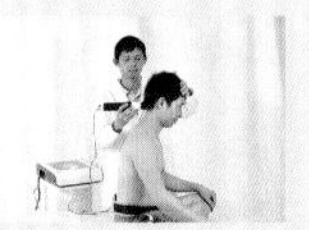

（注意：在治疗过程中转移治疗穴位时，先将刺激强度回调至零，待探头移动后再重新调升，以减小患者产生的不适感）

操作步骤⑦

●治疗结束时，取下工具，关闭电源。

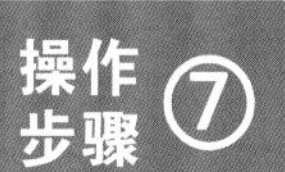
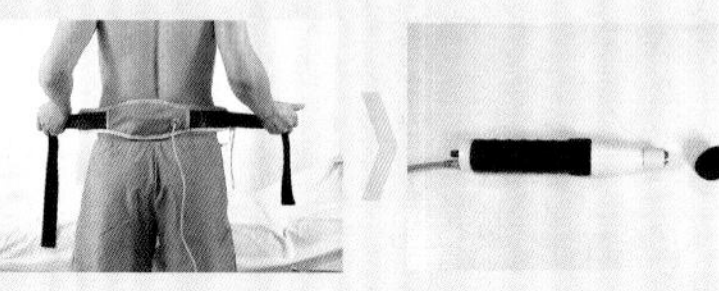
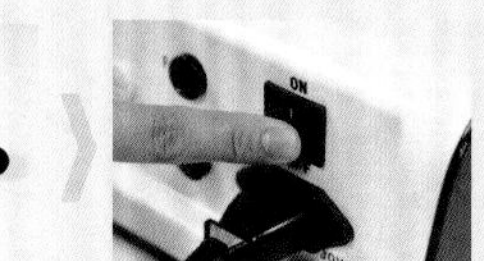

（注意：取下的黑色海绵套头和黄色海绵垫，需要在治疗结束后，及时清洗）

四、SD－J－E1 弹道式电磁止痛冲击枪治疗示意图

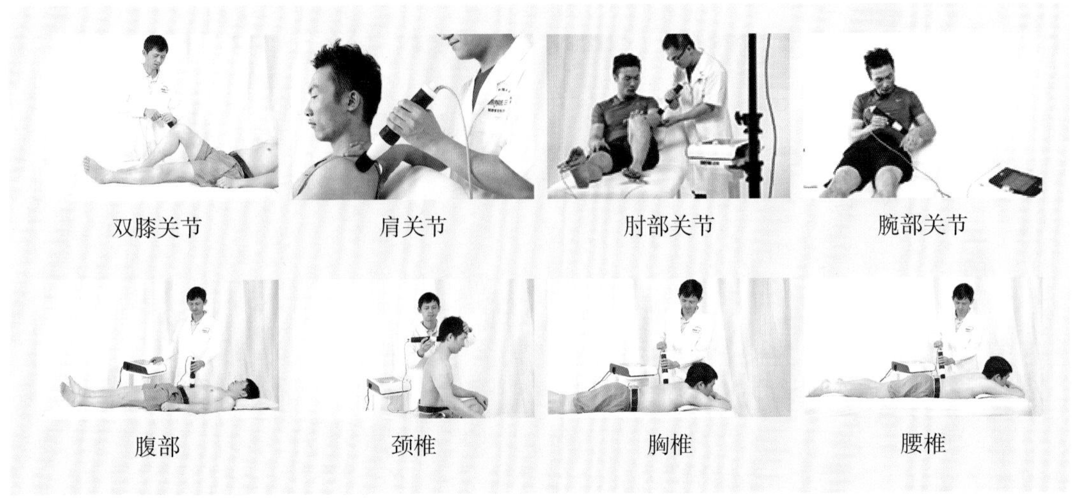
双膝关节　肩关节　肘部关节　腕部关节

腹部　颈椎　胸椎　腰椎

五、SD－J－E1 弹道式电磁止痛冲击枪治疗部位与剂量

1. 治疗部位

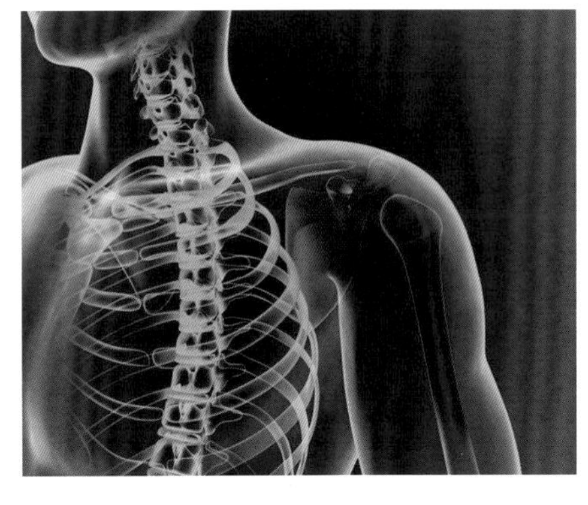

正确地选择治疗部位，与治疗效果有极为密切的关系。治疗部位可以是全身的，也可以是局部的，或者是全身和局部两者结合。

局部主要指病变部位，如局限性炎症、损伤等。局部治疗应注意将病变部位置于物理能作用场内，但是，对于疼痛综合征、某些内脏或功能性疾病，则不限于进行局部治疗，有时还应用全身治疗、上病下治、下病上治、左病右治、右病左治的原则，这样往往能取得较好的治疗效果。

2. 治疗剂量

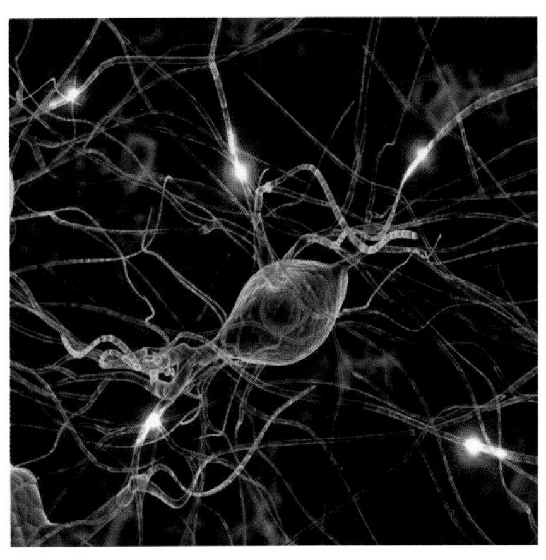

治疗剂量包括物理因子刺激强度和作用时间两个因素。剂量不同，治疗效果大不一样。大剂量抑制，小剂量兴奋。

小剂量可使网状内皮系统细胞吞噬能力增强，提高免疫能力，防止炎症发展，作用于血管系统，能扩张血管，改善血液循环，加速渗出吸收。但超过大剂量则可能使血管内皮肿胀，体内产生过多热量，则抑制机体某些生理调节机制。只有合适的剂量才能充分

发挥物理因子的特异性作用，激发人体生理调节机制。

应用剂量要恰到好处，以能产生治疗作用为限；应用大剂量要根据治疗需要，千万不要误认为剂量越大越好，时间越长越好，感觉越强烈越好，否则会事与愿违。

六、SD－J－E1 弹道式电磁止痛冲击枪治疗疗程

在低频电磁能量治疗过程中，有些疼痛疾病很难一次达到理想效果，需要每日或隔日一次连续治疗，这就是治疗疗程。

因为低频电磁能量物理因子作用于人体之后，相关部位会产生记忆反应，经过多次积累或叠加产生效应，产生持续疗效。疗程有长有短，这是根据病情、治疗目的决定的。

一般来说，急性病疗程短（2～4 次），慢性病疗程长，一般多达数个疗程（10 次为一疗程），需设置一个间歇期，以利于患者机体重新调整恢复。疗程间歇期一般为3 天，累积作用强者疗程短、弱者疗程长。用于治疗者疗程短。对于需要进行多个疗程的慢性病患者，间歇期应当在两个疗程之间，长者可达到1～2 个月。用于预防、保健者疗程长，可每周调理2 次。

七、SD－J－E1 弹道式电磁止痛冲击枪禁忌证

（1）不适宜和谨慎使用人群：恶性肿瘤患者；月经期、怀孕妇女等；严重高血压症状者；严重脑血栓急性发作患者；急腹症、大出血、活动性肺结核等；高热、急性、热性病出现红肿热痛患者；有传染性疾患、严重皮肤病患者；心脏病、急性心肌梗死、内置心脏起搏器或支架术后者；扭挫伤严重者在24 小时内不宜使用。

（2）治疗过程注意事项：①治疗过程中出现对药酒过敏者或出现红肿、局部疼痛、头晕等不适时，应立即停止治疗；老幼体质弱者可适当调整治疗次数、剂量、时间；有皮肤知觉障碍者慎用。②因头面部神经、血管丰富，缺少丰厚的肌肉层保护，临床治疗时出现下颞颌关节功能障碍的情况时，头面部禁用弹道冲击功能，宜选择刺激功能治疗。

温馨提示：

电磁能刺激或电磁能药物导入治疗后，治疗部位会有发热的感觉。这是在电磁能及药物的作用下，细胞分子剧烈运动后的现象，是电磁能转换为热能促进体内血液循环改善的生物反应。血液循环加快，促进了细胞的新陈代谢，而病灶的修复需要营养和体液的补充，因此治疗后需注意休息并及时补充营养液体［汤水、蜜糖水（糖尿病患者可选用葡萄糖水）、淡盐水均可］。

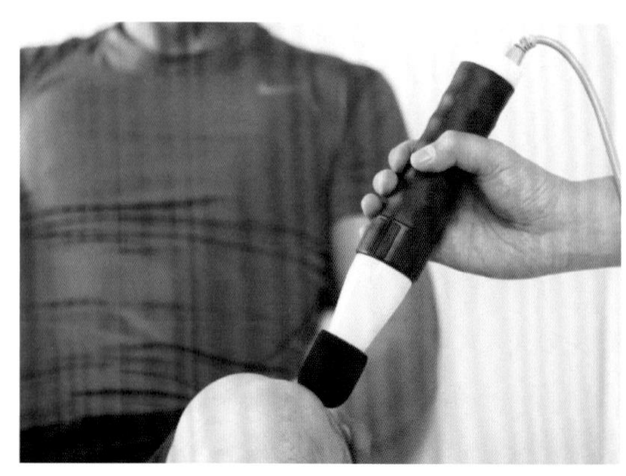

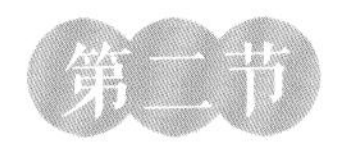 通用电磁能罐疗（组）机型临床应用指引手册

SD－J－E2 型三得电磁治疗仪

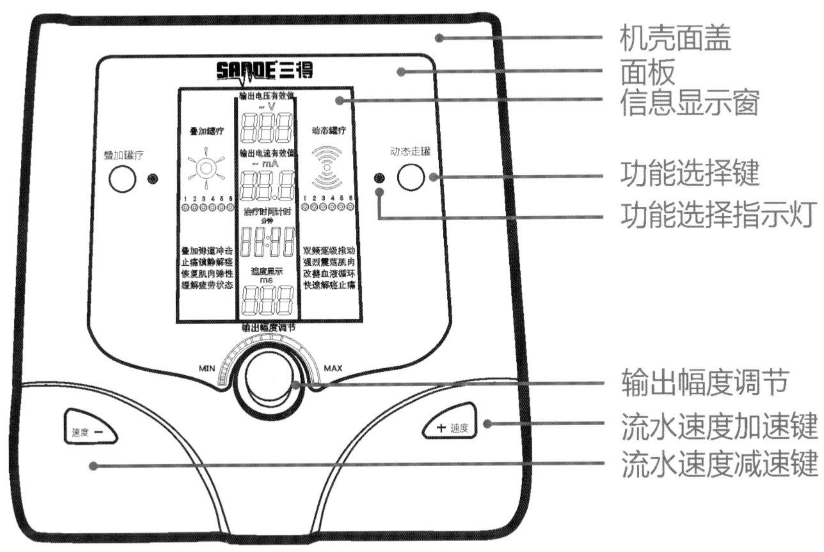

一、SD－J－E2 通用电磁能罐疗（组）机型介绍

1. 机型

实现传统吸附罐和电磁能传导双效叠加，拥有叠加罐疗模式和动态走罐模式。在叠加罐疗模式下有双重冲击技术，能刺激深层肌肉；在动态走罐模式下有能量逐级传导的功能，可以根据个人肌肉状况设定个性频率。

2. 主要功效

电磁能吸附罐具有传统吸附罐功能和电磁刺激叠加增效作用，能够使细胞组织产生强烈振荡，血液循环加速，达到舒经活血、镇痛行痹、祛瘀消肿等目的。

3. 适用场所

各级医院中医针灸科、疼痛科、骨科、康复医学科，体育健康中心，社区卫生服务中心，中医馆等。

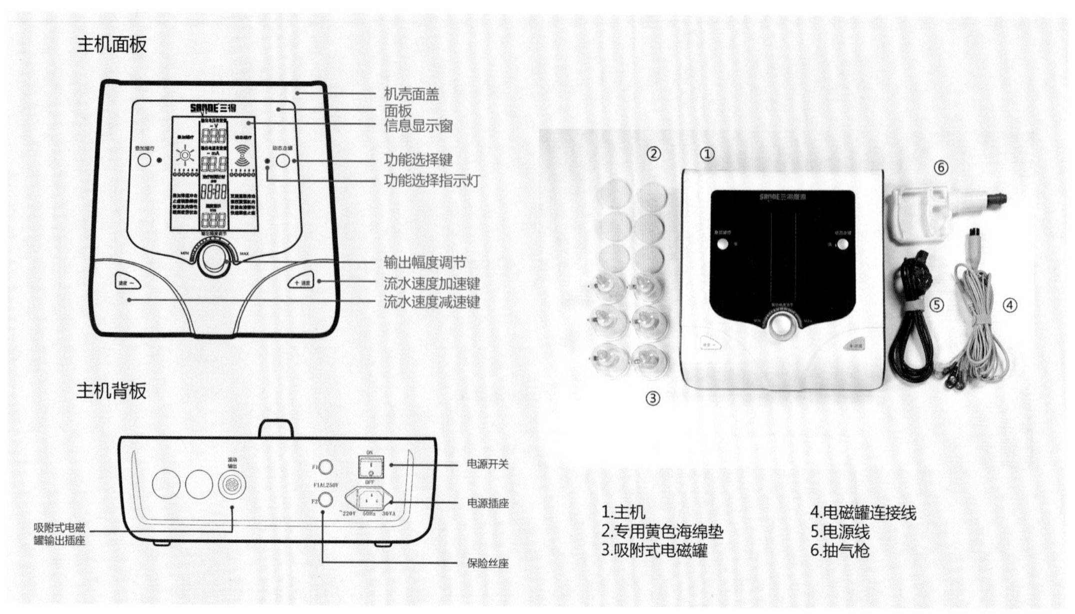

二、SD－J－E2 通用电磁能罐疗（组）机型治疗模式

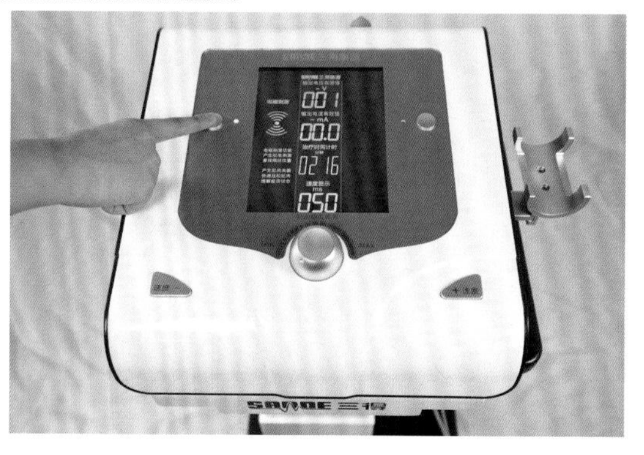

1. 叠加罐疗

使用电磁罐刺激时，刺激部位的细胞组织产生强烈振荡，血液流动加速，促进血管的扩张和收缩，从而达到舒筋活血、祛瘀行滞、通痹镇痛、解痉消肿的目的。以能量叠加的方式，使电磁能深入深层肌肉，解痉消炎，松解粘连，对机体功能恢复效果更加明显。此功能以双重冲击为特色，刺激深度及力度更大。

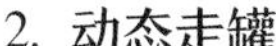

2. 动态走罐

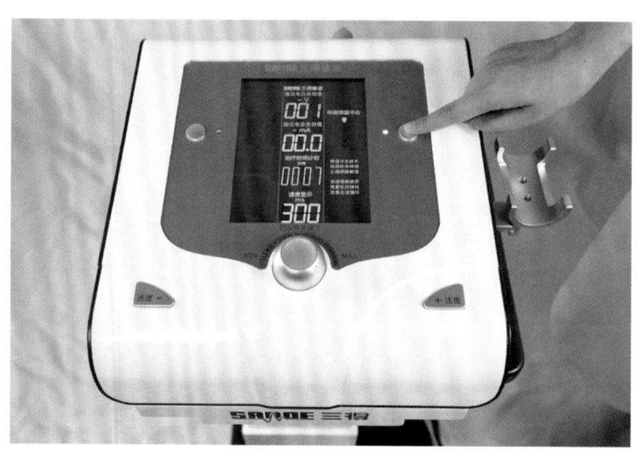

动态走罐利用能量逐级输送的原理，以流动走罐的方式，循经络逐级推动，实现整体的治疗。运用中医“气”的理念，针对关键俞穴布罐，实现整条经络的疏通，同时通过电磁能及肌肉的收缩效应加快血液循环，松解粘连，疏通瘀阻，高效完成经络疏通。同时，电磁能的镇静镇痛作用对神经修复也有较好的效果。

三、SD－J－E2 通用电磁能罐疗（组）机型治疗前准备

操作步骤①

接好电源线

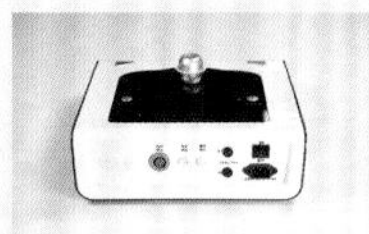
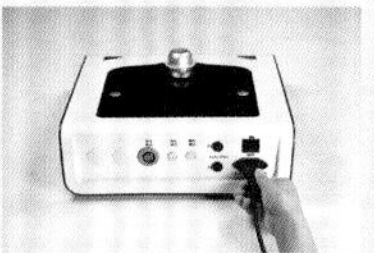
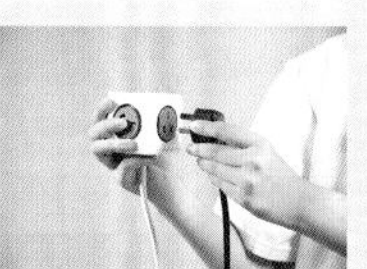

操作步骤②

●将吸附式电磁罐的6芯插头，插入主机背面的流动输出插孔，并把浸湿的黄色海绵垫覆盖于电磁罐之中。

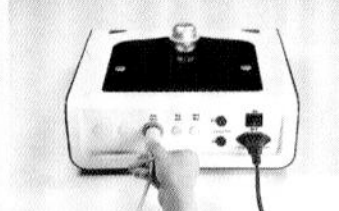
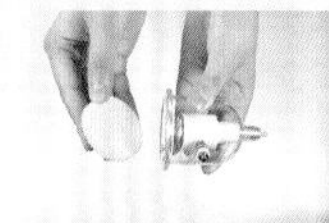
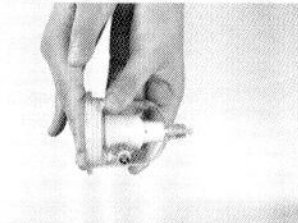

操作步骤③

●按照治疗部位的相关穴位，用抽气枪辅助进行布罐，并根据电磁能传导顺序连接好导联线。

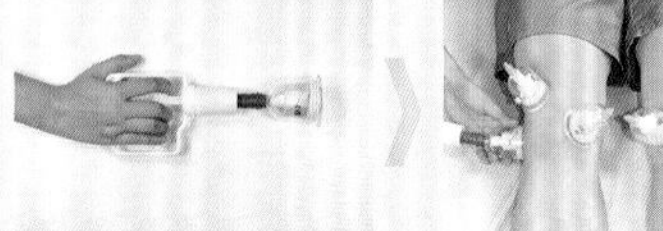
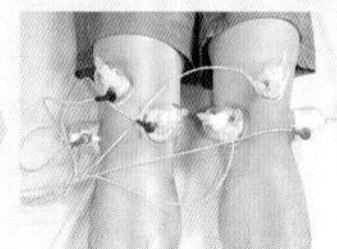

电磁能传导顺序：C1→ →C3→C4→C5→C6

操作步骤④

开机

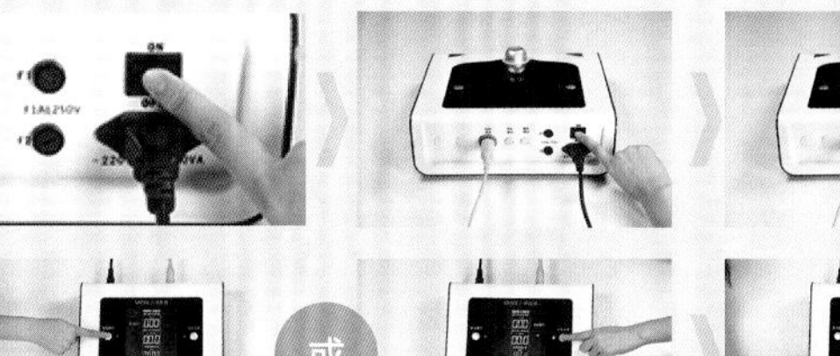

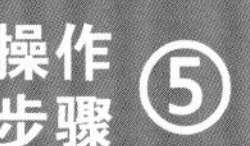

●根据治疗需要，选择“叠加罐疗”或“动态走罐”模式（+相关说明）。

●根据患者病况，调节输出幅度键至适当强度，进入治疗过程。

●治疗中，可根据治疗需要调节速度（+/-）按钮。

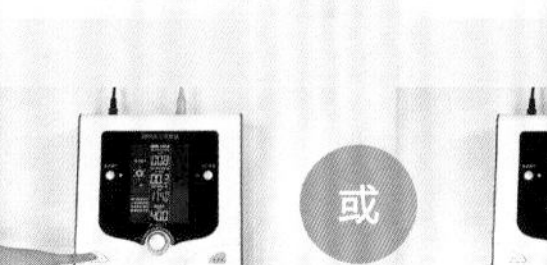

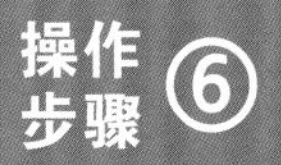

●多部位逐次治疗，每个部位治疗时间以5～10分钟为宜。

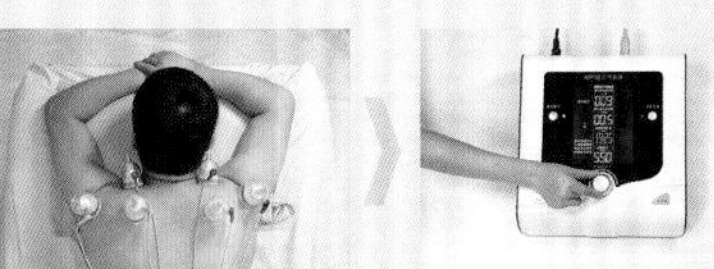
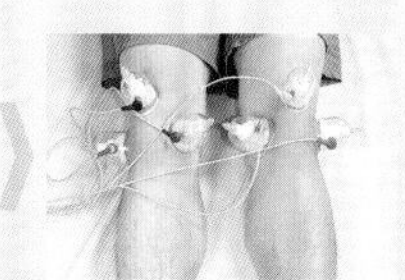

（注意：在治疗过程中转移治疗部位时，先将刺激剂量调至零，并断开导联线，然后按照操作步骤3重新布罐，再调升剂量，以减小患者产生的不适感）

操作步骤⑦

●治疗结束时，取下工具，关闭电源。

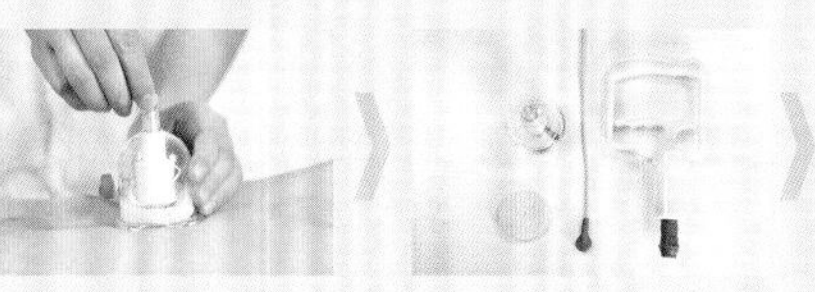
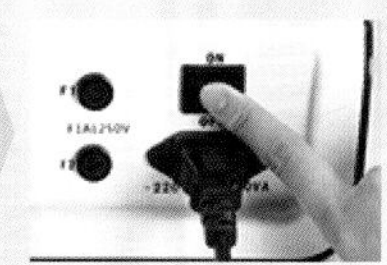

（注意：取下的黄色海绵垫，需要在治疗结束后，及时清洗。罐体边缘用酒精抹擦）

四、SD－J－E2 通用电磁能罐疗（组）机型治疗示意图

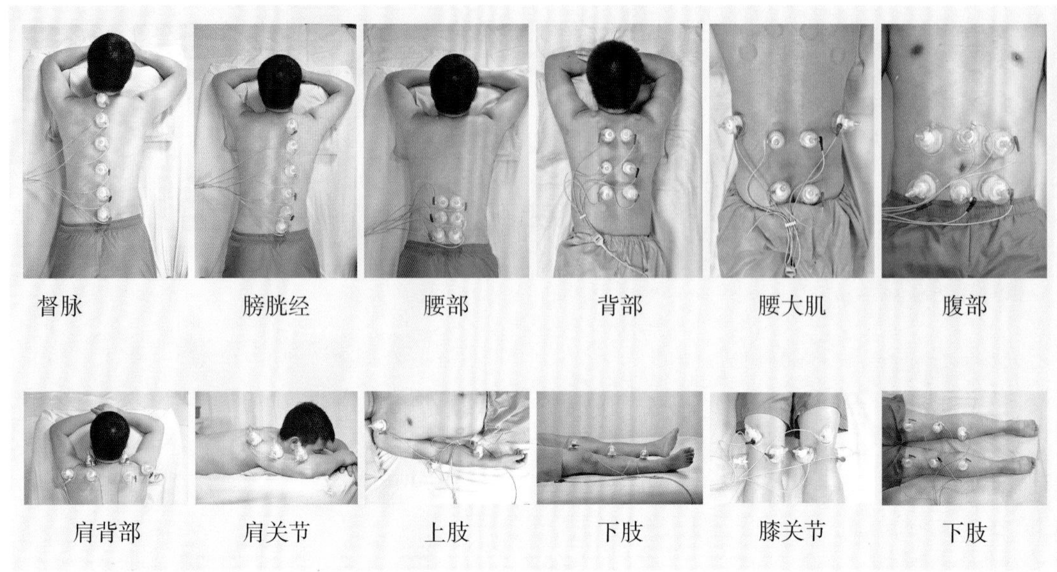

五、SD－J－E2 通用电磁能罐疗（组）机型治疗部位和剂量

1. **治疗部位**

正确地选择治疗部位，与治疗效果有极为密切的关系。治疗部位可以是全身的，也可以是局部的，或者是全身和局部两者结合。

局部主要指病变部位，如局限性炎症、损伤等。局部治疗应注意将病变部位置于物理能作用场内，但是，对于疼痛综合征、某些内脏或功能性疾病，则不限于进行局部治疗，有时还应用全身治疗、上病下治、下病上治、左病右治、右病左治的原则，这样往往能取得较好的治疗效果。

2. **治疗剂量**

治疗剂量包括物理因子刺激强度和作用时间两个因素。剂量不同，治疗效果大不一样。大剂量抑制，小剂量兴奋。

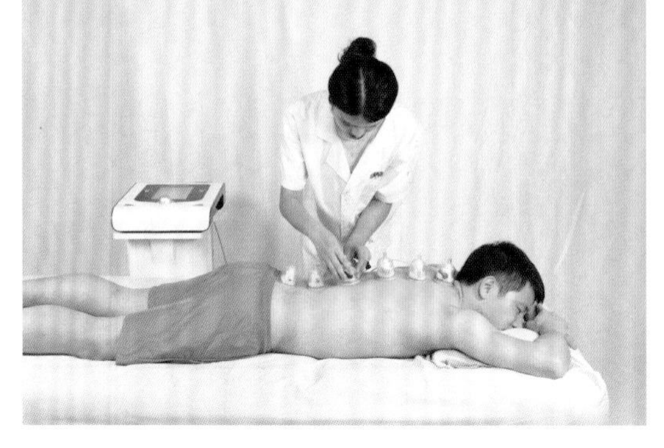

小剂量可使网状内皮系统细胞吞噬能力增强，提高免疫能力，防止炎症发展，作用于血管系统，能扩张血管，改善血液循环，加速渗出吸收。但超过大剂量则可能使血管内皮肿胀，体内产生过多热量，则抑制机体某些生理调节机制。只有合适的剂量才能充分发挥物理因子的特异性作用，激发人体生理调节机制。

应用剂量要恰到好处，以能产生治疗作用为限；应用大剂量要根据治疗需要，千万不要误认为剂量越大越好，时间越长越好，感觉越强烈越好，否则会事与愿违。

六、SD－J－E2 通用电磁能罐疗（组）机型治疗疗程

在低频电磁能量治疗过程中，有些疼痛疾病很难一次达到理想效果，需要每日或隔日一次连续治疗，这就是治疗疗程。

因为低频电磁能量物理因子作用于人体之后，相关部位会产生记忆反应，经过多次积累或叠加产生效应，产生持续疗效。疗程有长有短，这是根据病情、治疗目的决定的。

一般来说，急性病疗程短（2～4 次），慢性病疗程长，一般多达数个疗程（10 次为一疗程），需设置一个间歇期，以利于患者机体重新调整恢复。疗程间歇期一般为 3 天，累积作用强者疗程短，累积作用弱者疗程长。用于治疗者疗程短。对于需要进行多个疗程的慢性病患者，间歇期应当在两个疗程之间，长者可达到 1～2 个月。用于预防、保健者疗程长，可每周调理 2 次。

七、SD－J－E2 通用电磁能罐疗（组）机型禁忌证

（1）不适宜和谨慎使用人群：恶性肿瘤患者；月经期、怀孕妇女等；严重高血压症状者；严重脑血栓急性发作患者；急腹症、大出血、活动性肺结核等；高热、急性、热性病出现红肿热痛患者；有传染性疾患、严重皮肤病患者；心脏病、急性心肌梗死、内置心脏起搏器或支架术后者；扭挫伤严重者在 24 小时内不宜使用。

（2）治疗过程注意事项：治疗过程中出现对药酒过敏者或出现红肿、局部疼痛、头晕等不适时，应立即停止治疗；老幼体质弱者可适当调整治疗次数与时间；有皮肤知觉障碍者慎用。

温馨提示：

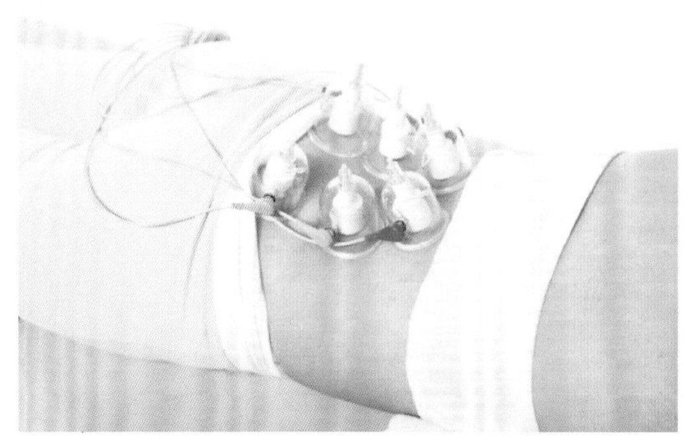

电磁能刺激或药物导入治疗后，治疗部位会有发热的感觉。这是在电磁能及药物的作用下，细胞分子剧烈运动后的现象，是电磁能转换为热能促进体内血液循环改善的生物反应。血液循环加快，促进了细胞的新陈代谢，而病灶的修复需要营养和体液的补充，因此治疗后需注意休息并及时补充营养液体［汤水、蜜糖水（糖尿病患者可选用葡萄糖水）、淡盐水均可］。

第三节 全覆盖电磁垫脊柱矫健型临床应用指引手册

SD－J－E3 型三得电磁治疗仪

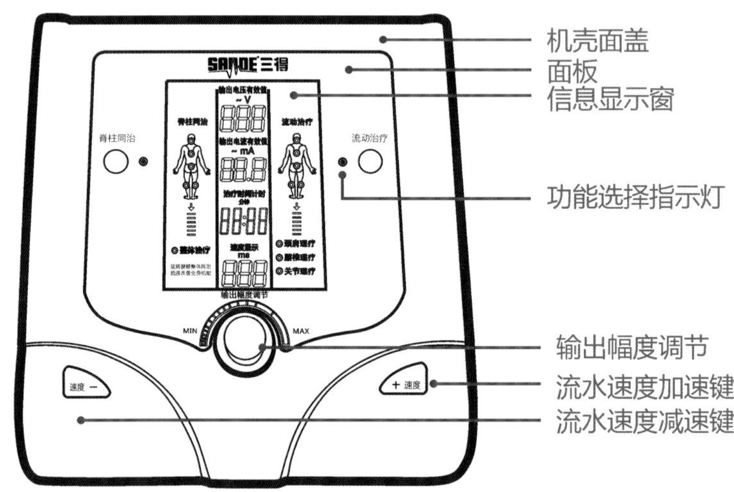

一、SD－J－E3 全覆盖电磁垫脊柱矫健型介绍

1. 机型

该机的独特功能是能够进行脊柱同治和流动理疗，打破了颈椎、肩周、腰椎、膝关节独立分治的局限性，能够进行颈、肩、腰和腿同步治疗，使治疗部位得到整体改善。该机型配有关节电磁理疗垫和全覆盖式电磁理疗垫，其中全覆盖式电磁理疗垫是专为住院病人或长期卧床患者设计的，能有效改善患者背部血液循环，使整体治疗效果更佳。

2. 主要功效

配合脊柱矫健型机进行脊柱区低频电磁疗法，通过对颈膨大或腰膨大进行低频电磁能刺激，能够有效解除上运动神经元损伤所致的四肢肌张力增高等病症和脊髓损伤所致的自主神经症状等。此外，该垫亦可对躯干肌肉进行低频电磁能刺激，防治躯干肌肉萎缩、肌营养不良和防止血栓形成。

3. 适用场所

各级医院中医针灸科、疼痛科、骨科、康复医学科，体育健康中心，社区卫生服务中心，中医馆等。

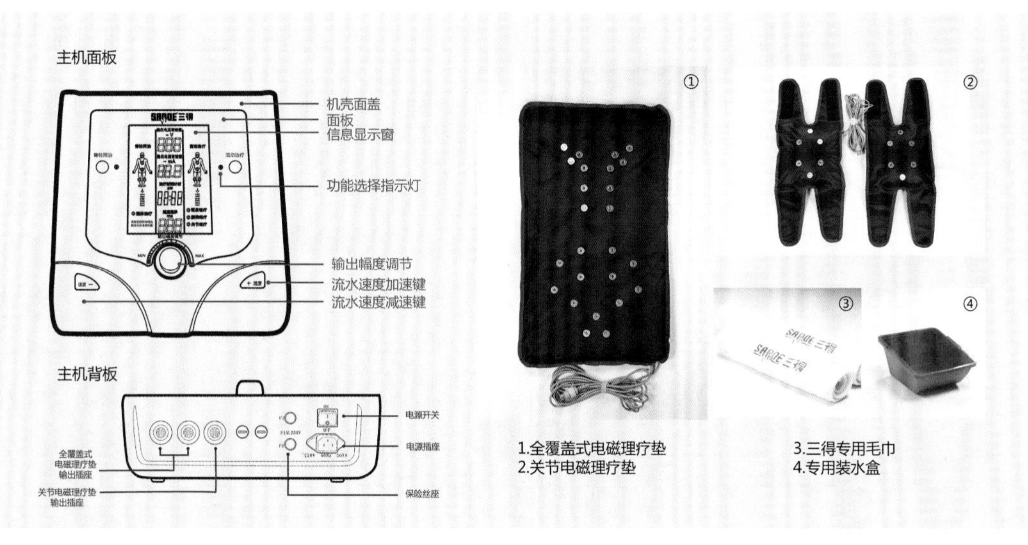

二、SD－J－E3 全覆盖电磁垫脊柱矫健型治疗模式

1. 脊柱同治

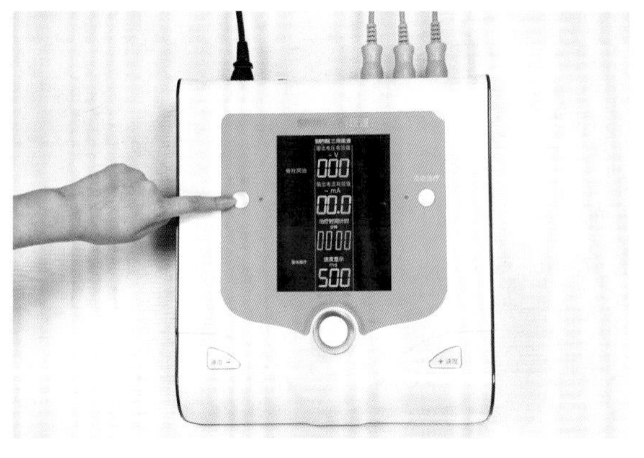

整体理疗应用于督脉经络走向的电磁（可药物）导入理疗。按下颈椎同治键，对应指示灯亮，表示工作状态。输出循环程序控制依次按颈肩、腰椎、关节三个部位轮流工作。开机流水速度固定值为100ms（推拿按摩时间），随后从100～800ms自动交替递进式调节，如需临时改变推拿按摩时间，按流水速度键“＋”或“－”改变流水速度。显示屏显示整体理疗时间为40分钟，理疗结束后会“嘀”一声并闪烁提示。

（注：如不需要治疗关节可以不连接关节垫，治疗仪会自动识别，关闭关节垫输出并减少10分钟治疗时间）

2. 流动治疗

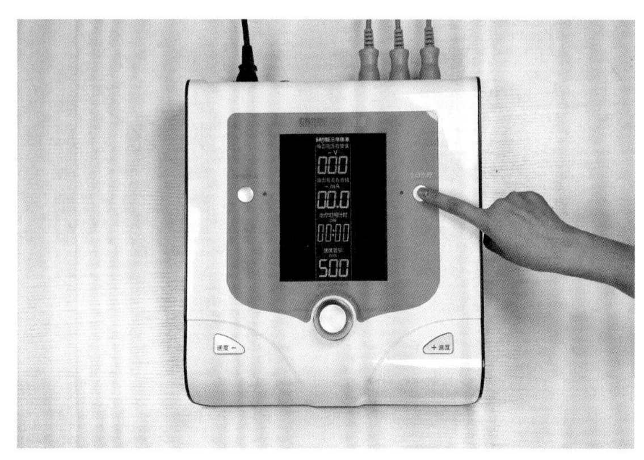

按流动治疗键时，可任意选择使用颈肩、腰椎、关节电磁垫各自独立1组对应部位治疗，对应的功能在显示屏显示出来。

显示屏显示流动治疗，定时20分钟。如不需要时再按一下此键，该功能将停止工作。

三、SD－J－E3全覆盖电磁垫脊柱矫健型治疗前准备

操作步骤①

接好电源线

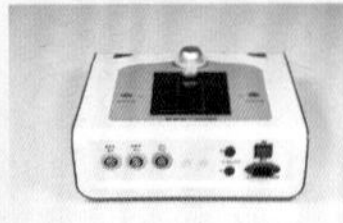
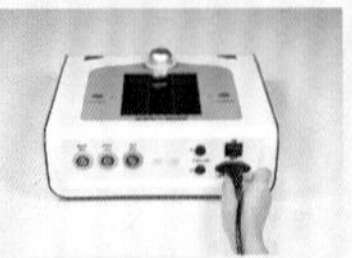
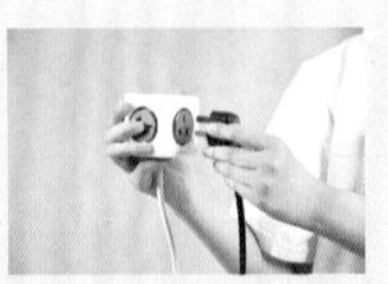

操作步骤②

●先将关节电磁理疗垫插头插入主机背面的流动输出孔。

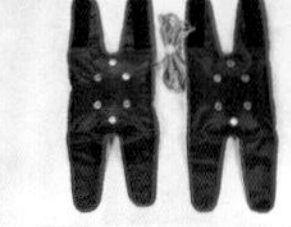
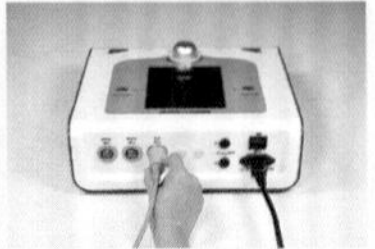
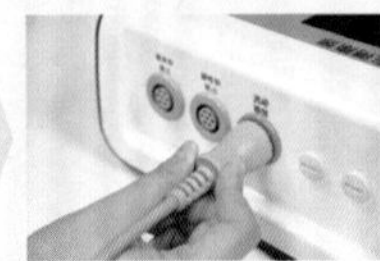

●将全覆盖式电磁理疗垫颈肩垫、腰椎垫插头分别插入主机背面相应输出孔。

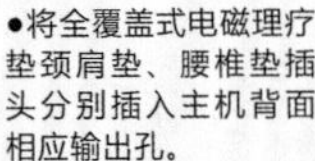
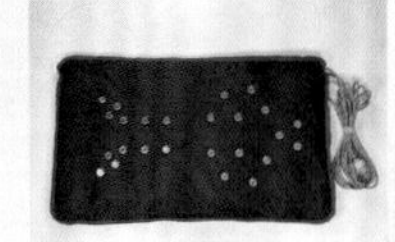
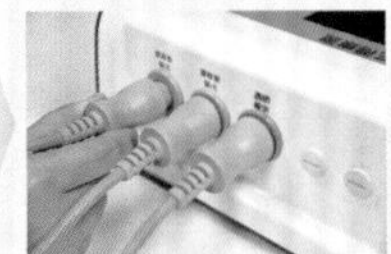
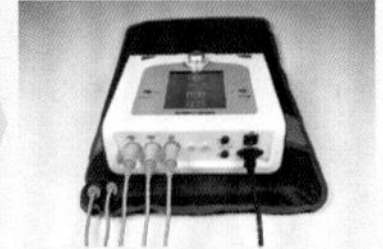

操作步骤③

●将全覆盖式电磁理疗垫和关节电磁理疗垫平放在理疗床上。

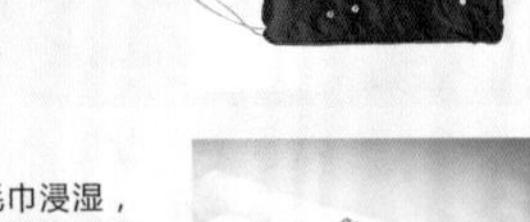
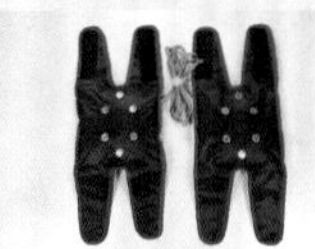
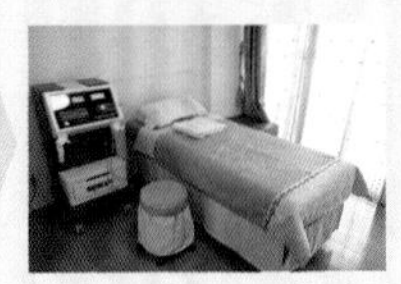

●将三得专用毛巾浸湿，并拧至半干，再根据理疗要求选用不同规格的湿巾覆盖于理疗垫上。

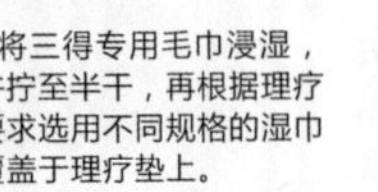

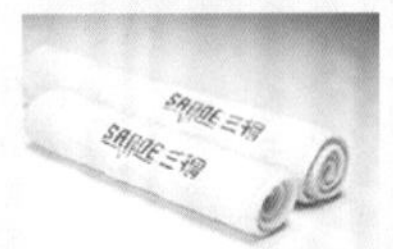
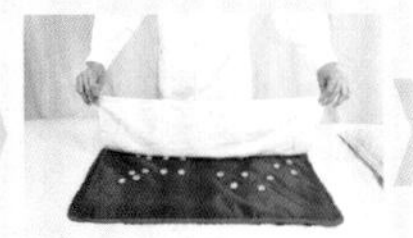
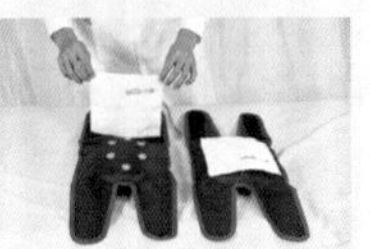

将关节电磁理疗垫捆绑好，并平躺在全覆盖式电磁理疗垫上。（注意：覆盖在理疗垫上的毛巾一定要打湿，然后拧至半干）

操作步骤④

开机

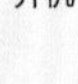
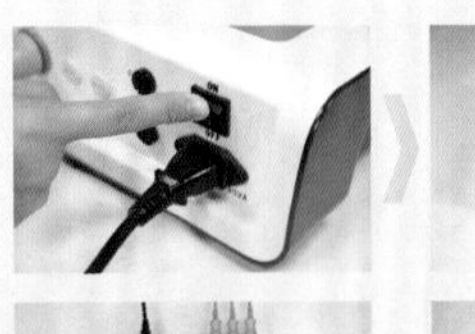
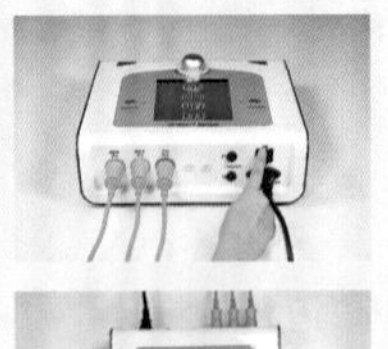

操作步骤⑤

●根据治疗需要，选择“脊柱同治”或“流动治疗”模式。
根据患者病况，调节输出幅度键至适当强度，进入治疗过程。

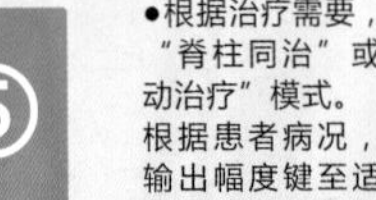

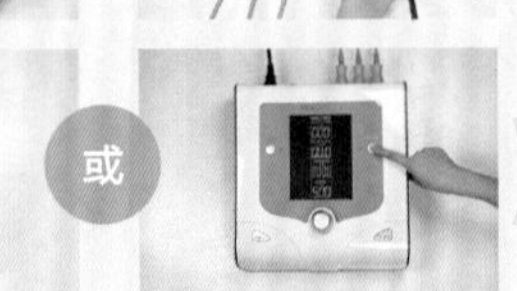

●治疗中，可根据治疗需要调节速度（+/-）按钮。

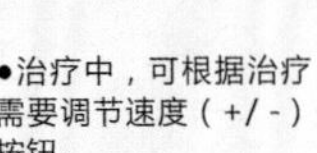
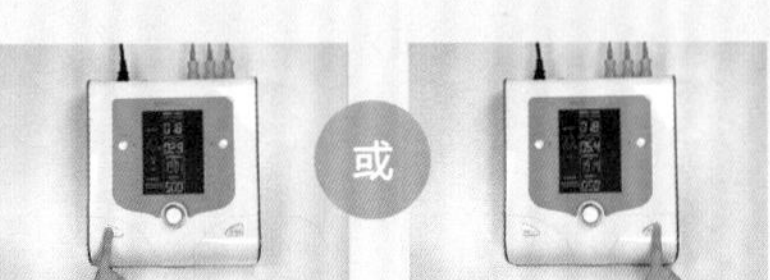

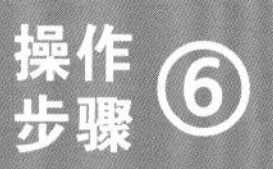

●全覆盖式电磁理疗与关节电磁理疗可同步进行，也可单独进行。

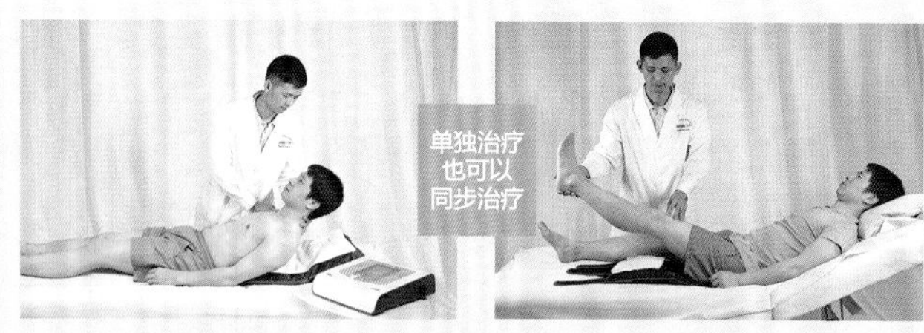

操作
步骤⑦

●治疗结束时，取下工具，关闭电源。

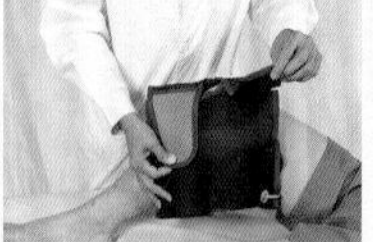
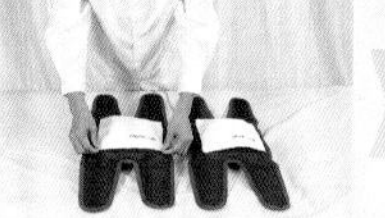
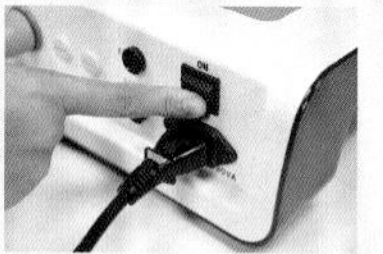

（注意：取下的三得专用毛巾，需要在治疗结束后，及时清洗消毒）

四、SD－J－E3 全覆盖电磁垫脊柱矫健型治疗示意图

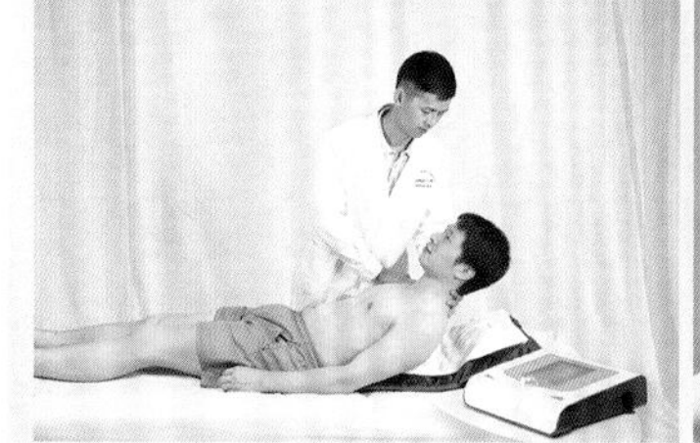

颈部、肩部、腰部、臀部治疗

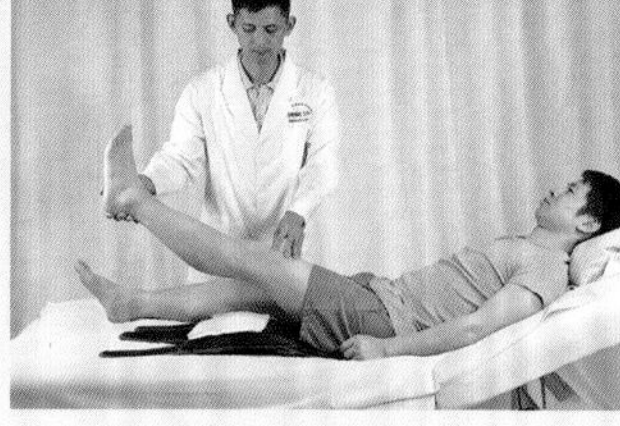

腿部治疗

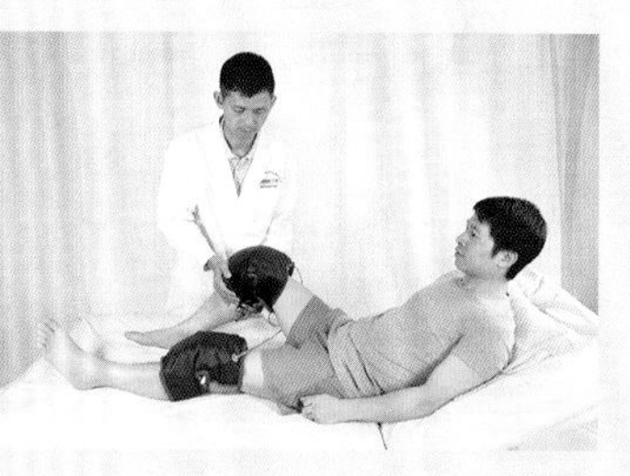

膝关节治疗

五、SD－J－E3 全覆盖电磁垫脊柱矫健型治疗部位与剂量

1. 治疗部位

准确地选择治疗部位，与治疗效果有极为密切的关系，治疗部位可以是全身的，也可以是局部的，或者是全身和局部两者结合。

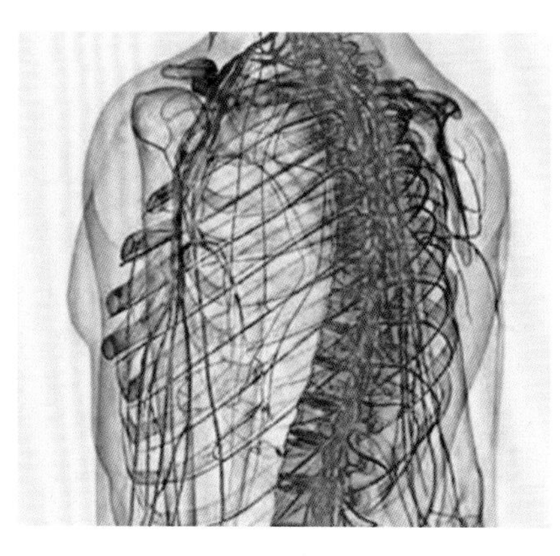

局部主要指病变部位，如局限性炎症、损伤等。局部治疗应注意将病变部位置于物理能作用场内，但是，对于疼痛综合征、某些内脏或功能性疾病，则不限于进行局部治疗，有时还应用全身治疗、上病下治、下病上治、左病右治、右病左治的原则，这样往往能取得较好的治疗效果。

2. 治疗剂量

治疗剂量是包括物理因子刺激强度和作用时间两个因素。剂量不同，治疗效果大不一样。大剂量抑制，小剂量兴奋。

小剂量可使网状内皮系统细胞吞噬能力增强，提高免疫能力，防止炎症发展，作用于血管系统，能扩张血管，改善血液循环，加速渗出吸收。但超过大剂量则可能使血管内皮肿胀，体内产生过多热量，则抑制机体某些生理调节机制。只有合适的剂量才能充分发挥物理因子的特异性作用，激发人体生理调节机制。

应用剂量要恰到好处，以能产生治疗作用为限；应用大剂量要根据治疗需要，千万不要误认为剂量越大越好，时间越长越好，感觉越强烈越好，否则会事与愿违。

六、SD－J－E3 全覆盖电磁垫脊柱矫健型治疗疗程

在低频电磁能量治疗过程中，有些疼痛疾病很难一次达到理想效果，需要每日或隔日一次连续治疗，这就是治疗疗程。

因为低频电磁能量物理因子作用于人体之后，相关部位会产生记忆反应，经过多次积累或叠加产生效应，产生持续疗效。疗程有长有短，这是根据病情、治疗目的决定的。

一般来说，急性病疗程短（2～4 次），慢性病疗程长，一般多达数个疗程（10 次为一疗程），需设置一个间歇期，以利于患者机体重新调整恢复。疗程间歇期一般为 3 天，累积作用强者疗程短，累积作用弱者疗程长。用于治疗者疗程短。对于需要进行多个疗程的慢性病患者，间歇期应当在两个疗程之间，长者可达到 1～2 个月。用于预防、保健者疗程长，可每周调理 2 次。

七、SD－J－E3 全覆盖电磁垫脊柱矫健型禁忌证

（1）不适宜和谨慎使用人群：恶性肿瘤患者；月经期、怀孕妇女等；严重高血压症状者；严重脑血栓急性发作患者；急腹症、大出血、活动性肺结核等；高热、急性、热性病出现红肿热痛患者；有传染性疾患、严重皮肤病患者；心脏病、急性心肌梗死、内置心脏起搏器或支架术后者；扭挫伤严重者在 24 小时内不宜使用。

（2）治疗过程注意事项：治疗过程中出现对药酒过敏者或出现红肿、局部疼痛、头晕等不适时，应立即停止治疗；老幼体质弱者可适当调整治疗次数与时间；有皮肤知觉障碍者慎用。

温馨提示：

电磁能刺激或药物导入治疗后，治疗部位会有发热的感觉。这是在电磁能及药物的作用下，细胞分子剧烈运动后的现象，是电磁能转换为热能促进体内血液循环改善的生物反应。血液循环加快，促进了细胞的新陈代谢，而病灶的修复需要营养和体液的补充，因此治疗后需注意休息并及时补充营养液体［汤水、蜜糖水（糖尿病患者可选用葡萄糖水）、淡盐水均可］。

第四节 个人自助穿戴机型临床应用指引手册

SD－J－F 型/三得电磁治疗仪

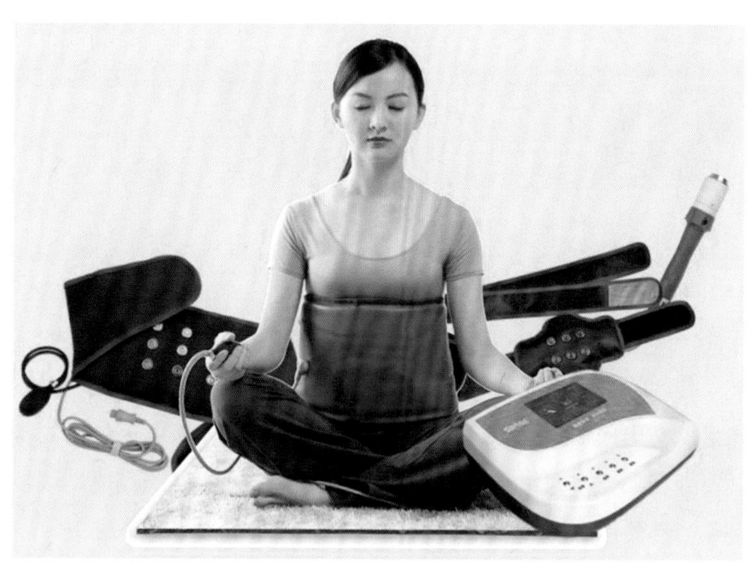

一、大循环调理与治疗理念

将中医学“治未病、治欲病、治已病”三个层次的医学主张，落实到三得技术的调理治疗功能上。三得技术遵循中医疏通与平衡的整体治疗理念，通过疏通经络，加速血液循环，促进新陈代谢和身体功能的自我修复、自我痊愈。

二、颈椎调理与治疗

颈椎位于脊椎上段，共有七节，它是整个脊椎活动中最大的部分，是头部供血和神经信息传递的必经之地。当颈部的神经和血管受到挤压时，会出现头痛、眩晕、高血压、中风、肩痛、鼻炎、失眠、记忆力衰退、肩颈酸痛、上肢麻木无力、冰凉等亚健康状况和疾病。

治疗症状：颈椎病、颈肌劳损、失眠多梦、视力模糊、记忆力衰退、头痛头晕、偏头痛。

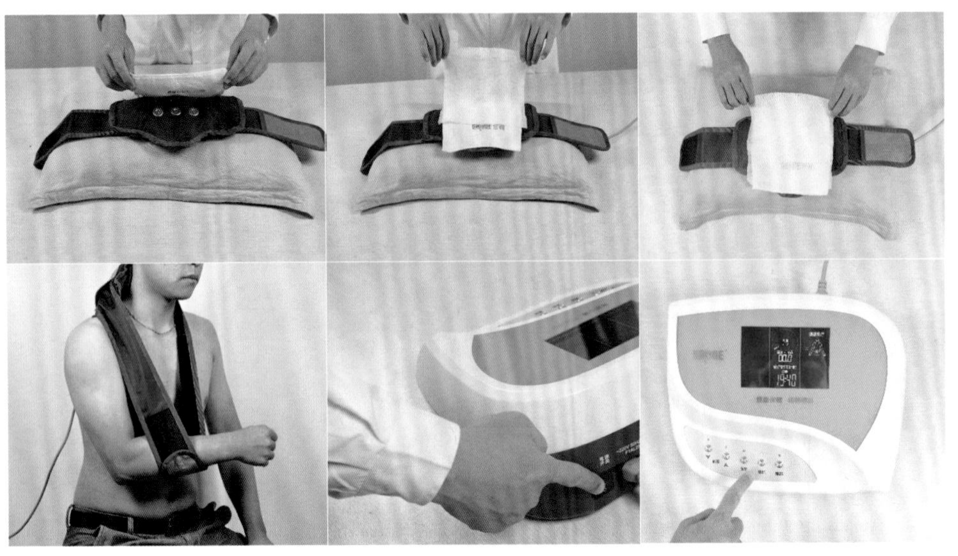

三、手部调理与治疗

手部是手少阴心经、手厥阴心包经、手太阴肺经的通行之所，分布着曲池、曲泽、尺泽等穴位。当血液中代谢物过多时，血液黏稠度增加，经脉气血易滞留在肘关节，经络不通，引起心火肺热亢盛，会出现咽喉肿痛、咳嗽痰黄、心烦失眠等症。手掌的穴位可疏通经络气血，清热祛湿，安神利咽。将四指并拢，力度由轻到重，再由重到轻地连续按压，调理时要注意节奏，以感觉肘部微微发热、酸胀为宜。

治疗症状：各种急慢性气管炎、上肢关节屈伸不利、心肌缺血、冠心病、心动过缓或过速、神经衰弱、失眠健忘等心肺系统疾病。

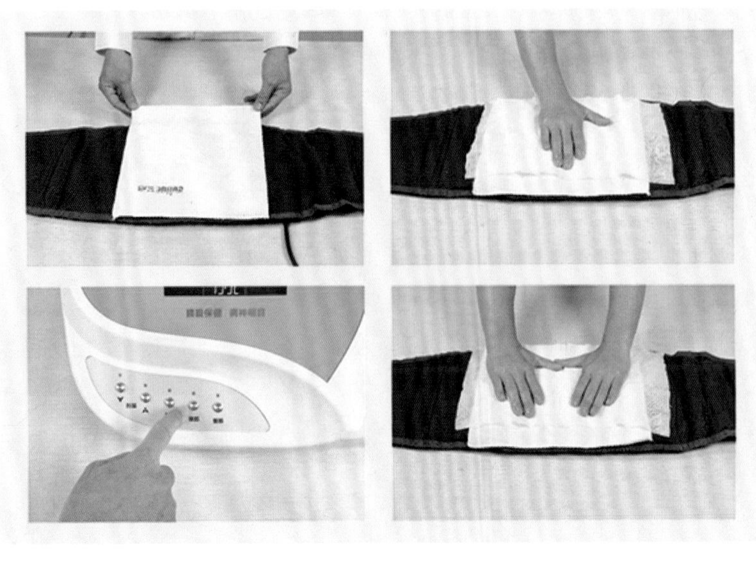

四、腰部调理与治疗

腰窝部就是腰部脊柱左右凹陷处，两侧分布夹脊穴和背俞穴。夹脊穴属于经外奇穴，背俞穴属于足太阳膀胱经穴，是脏腑之气输注之处。常调理腰窝可协调经络气血，调和脏腑。调理腰窝以沿着脊柱走向从上至下为宜。

治疗症状：腰背痛、坐骨神经痛、肾虚、月经不调、痛经、腰肌劳损、阳痿早泄、下肢痹痛、脑卒中后遗症。

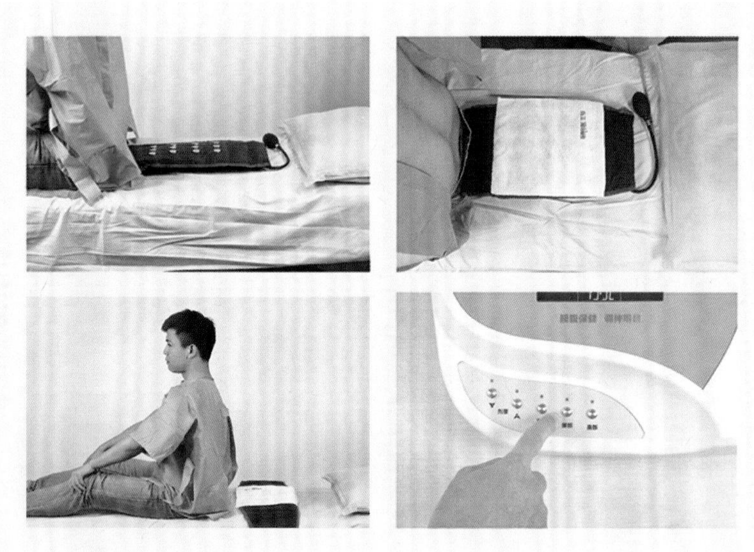

五、腹部调理与治疗

腹部保健能够消解脂肪堆积，改善脏腑功能，缓解“三高”症状。对胃、小肠、大肠进行治疗时，将电磁垫沿生理方向按顺序将磁能导入，并将导入的时间周期从 100～800ms 分段设定，此时作用于胃肠的能量波形就是起伏波，是对平滑肌伸缩功能和促进胃肠蠕动功能最为有效的接收波。在这种起伏波上加载磁能，可迅速地改善肠胃气血虚弱无力的状况和肠胃功能紊乱状况，增强其吸收功能和排泄功能。这种波形还对由平滑肌组成的膀胱、子宫、膈及部分肺的功能有同样的作用。用三得电磁治疗仪治疗胃肠系统不仅能延缓肠胃衰老，而且能促进该系统的血液循环，促进肠胃蠕动、伸缩，对疼痛病症起到良好的治疗效果。

治疗症状：胃痛胃胀、胃下垂、消化不良、食欲不振、脂肪肝、痛风、便秘、泄泻、痛经、月经不调、盆腔炎、肥胖。

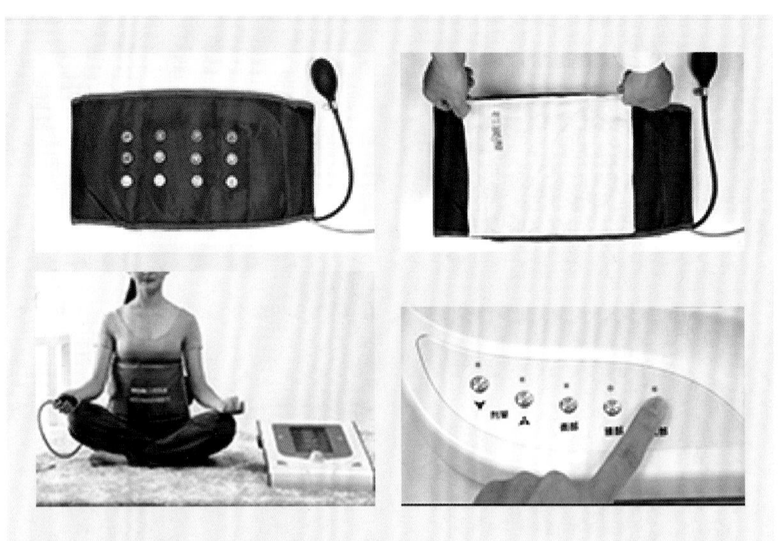

六、小腿部调理与治疗

小腿部为十二正经中肝经、肾经、膀胱经循行区域，调理得当不但可缓解腰背下肢关节疼痛、屈伸不利的状况，还可加强人体的护卫作用，增强免疫力。

治疗症状：风湿性膝关节炎、静脉曲张、下肢痹痛、酸软乏力、坐骨神经痛、夜尿多、水肿、高血压、跟骨痛、手脚冰凉。

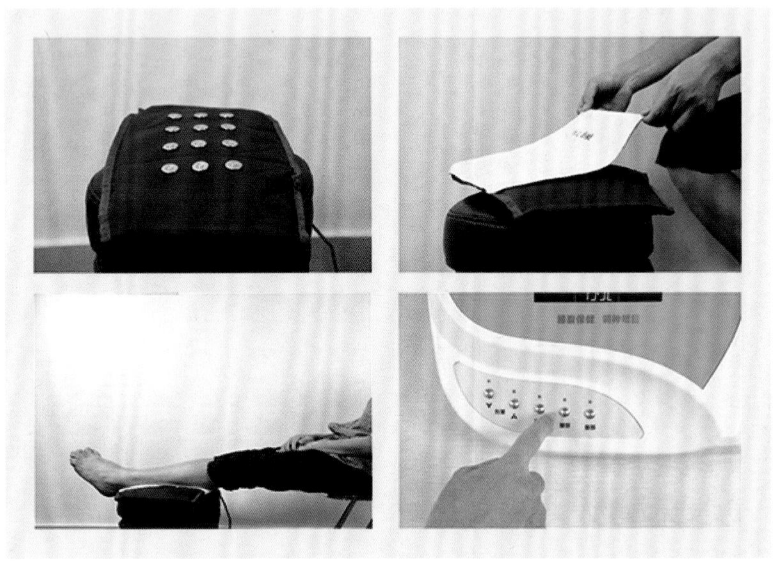

七、足部调理与治疗

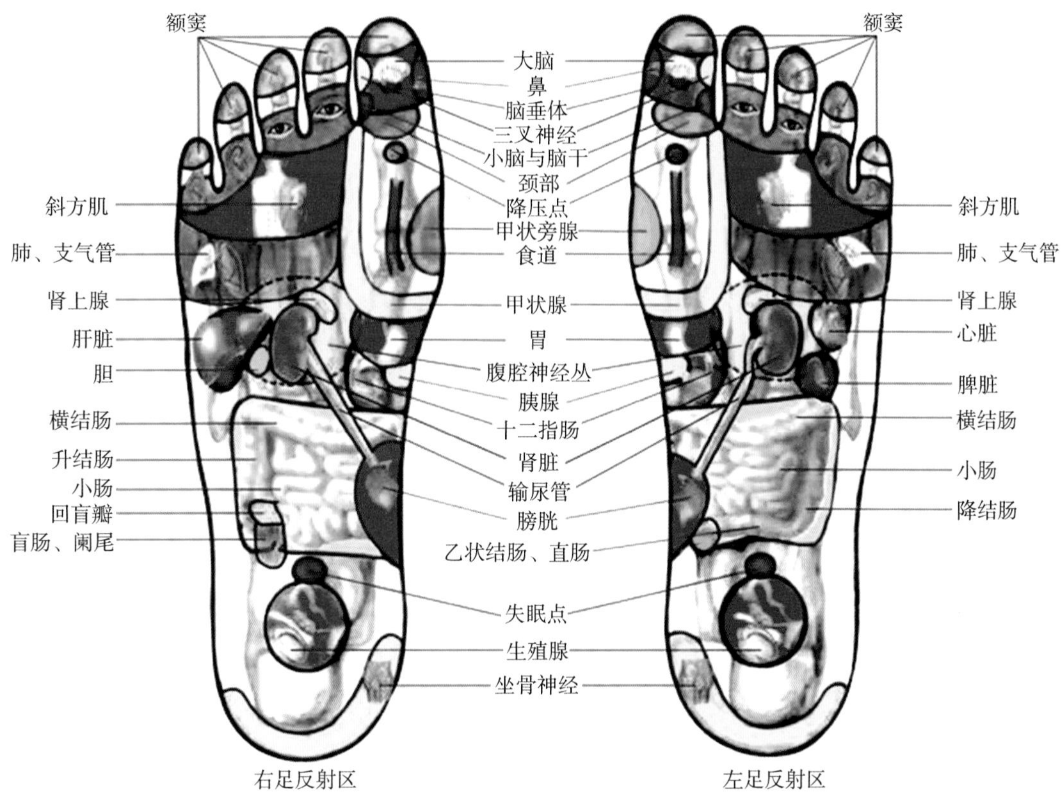

“人老脚先老”“寒从脚下起”。足部有无数神经末梢，与大脑紧紧相连，同时又密布众多的血管，故有人的“第二心脏”之称。《黄帝内经》载：“肾出于涌泉，涌泉者足心也。”脚窝里藏着人体保健要穴——涌泉穴，位于足底部。涌泉穴为肾经的第一穴，在养生、防病、治病、保健方面均有重要作用。调理足部可使人精力旺盛，体质增强，防病能力增强。

作用：促使血脉流通，调理脏腑，平衡阴阳，舒通经脉，强身健体，推迟衰老，祛病延年。

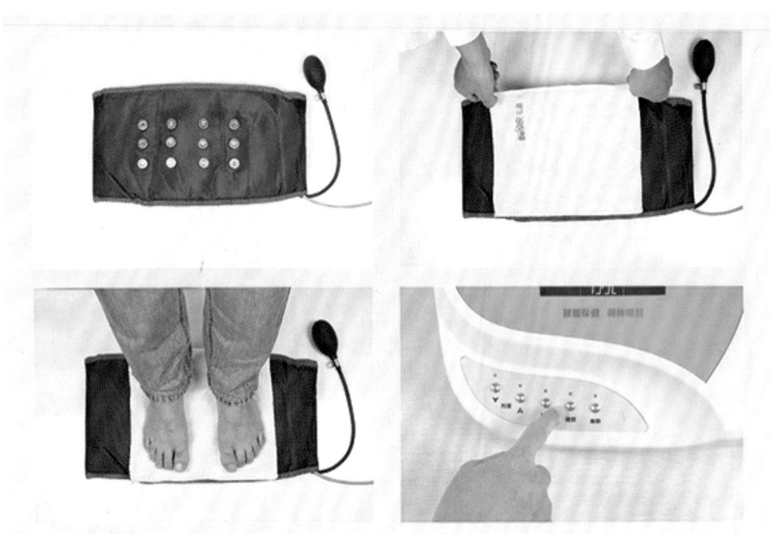

八、面部调理与治疗

眼窝处有睛明、攒竹、四白、承泣、丝竹空等诸多穴位，通过无创探头按摩可降低眼压，缓解眼部疲劳，提高眼部机能，对近视眼、老花眼及用眼过度等引起的目赤昏花、视物不明有明显改善作用。按摩这些穴位还能镇静安神、改善头痛状况，也可延缓眼周皮肤衰老，预防皱纹出现。轻闭双目，用无创探头分别顺时针与逆时针缓慢旋转，按摩眼皮 5～10 次，也可在相应穴位处轻轻按压约 1 分钟，安神止痛的效果更佳。

治疗症状：运用独创的高效双频电磁能探头，以“扫穴”手法刺激脸部经络，可促进细胞新陈代谢、加快血液循环、恢复脸部弹性、减轻色素沉着、缓解眼周疲劳、有效改善视力、快速通窍、缓解伤风感冒等。

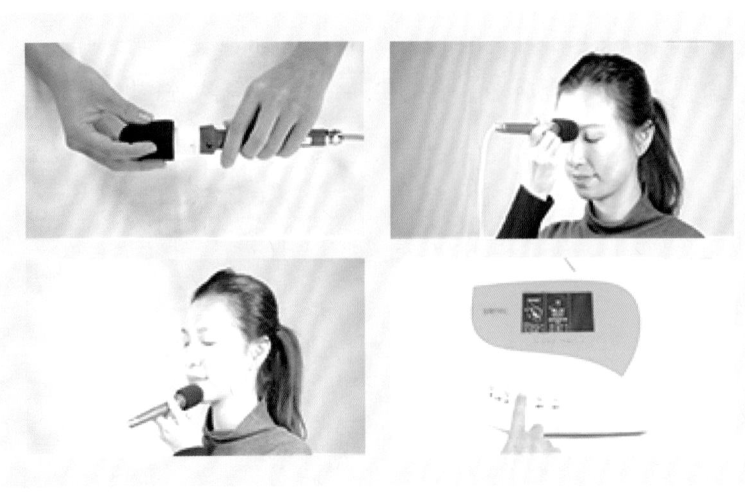

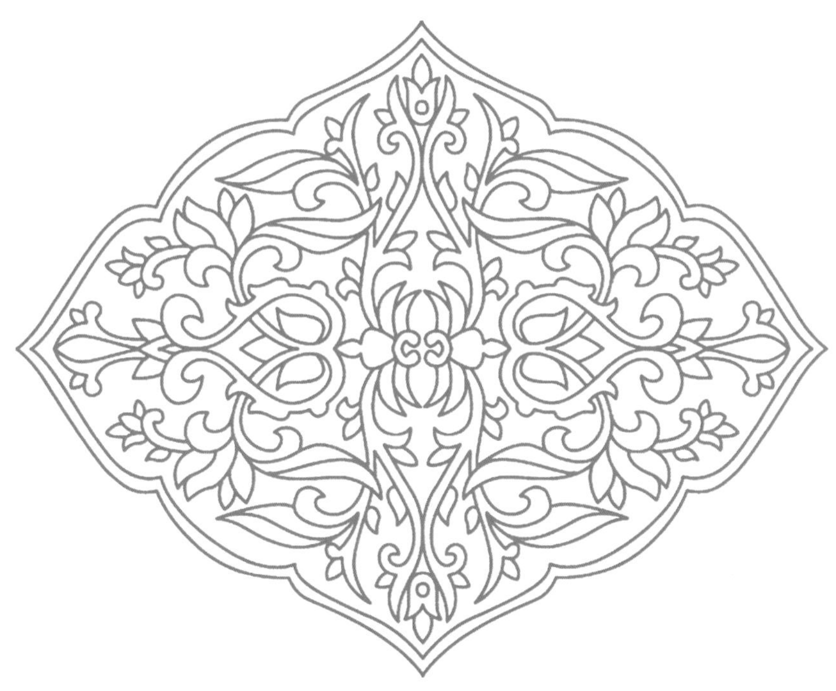

附录一

三得技术应用心得

三得技术经过十多年的沉淀和发展，已成为疼痛治疗领域的新生力量，正一步步走进千家万户，受到患者的好评，也得到了众多权威专家的认可，口碑日盛。

关于 “痛风” 的有趣现象

（暨南大学教授　王一飞）

居住于沿海的很多老年人都需坐轮椅或拄拐杖，这个与当地饮食有关。沿海地区的人们主要以海产品为主流食物，因此很多人会得痛风疾病。在北方地区，也有很多中老年人腰椎和关节会出问题，这与居住环境有关，因为这些地区非常寒冷。

对于痛风疾病，到现在为止都无良策可施。而随着现代经济的高速发展，现在的人们物质生活富足，因吃过量海鲜、喝过量啤酒而患痛风的人逐年增多。患者年龄从十几岁到五六十岁，呈现出年轻化趋势，触目惊心！

很多时候对付痛风的方法是：患者出现了疼痛就吃消炎药，尿酸高就吃降尿酸的药，结果，这些药物的副作用比本身疾病的副作用还要大。

对此，我们认为，痛风的治疗方案应该注重分期而治、个体化治疗。即根据疾病所处的不同阶段以及是否合并其他代谢性疾病而定，急性期以抗炎镇痛、缓解症状为主，发作间歇期和慢性期则以控制血尿酸水平、预防反复发作为主，治疗合并其他代谢性疾病应选择不影响尿酸排泄甚至有利于排泄的药物，同时需注意药物之间的相互影响。措施如：

（1）尽快控制痛风性关节炎的急性发作。一旦痛风急性发作，应该立即消炎、止痛并降低尿酸值，努力减少复发的次数，防止慢性痛风性关节炎和并发症的形成。

（2）稳定尿酸值。应该注意调节饮食、控制总热量摄入、限制高嘌呤饮食、控制饮酒量，多运动及降低体重，多饮水以增加尿酸排泄，尽量避免使用可能使血尿酸值升高的药物，使血尿酸浓度保持在正常范围内，理想尿酸值为300μmol/L。

（3）控制或纠正其他并存的代谢紊乱和疾病状态。痛风合并肥胖、高血压、冠心病、动脉粥样硬化等代谢综合征的情况非常常见，那时病情更加严重，危害更大，应该注意及时地控制和改善。

（4）稳定患者的健康状况。增强体质，控制病情的发展，使患者能正常地工作与生活。

三得技术医学研究团队非常关注痛风疾病的防治，要想在痛风治疗上有突破，需要解决三个难题：第一要快速安全地降低尿酸值；第二要稳定尿酸值，溶解痛风石；第三是降尿酸过程中不伤肝、不伤肾。

三得技术医学研究团队经过查阅大量文献，不断求证和分析，逐步确定了科研主体方向和攻坚课题。

为此，三得技术医学研究团队组织了一个专门的科研攻关治疗小组，对使用三得技术治疗痛风这个课题进行深度的研究和论证，重点解决循环和代谢问题，其机理是：改善循环、消除炎症、消肿止痛。运用中医理念，通过调整身体平衡及整体治疗来解决痛风疾病治疗过程中待定西药给患者带来的副作用，用无创的三得技术快速解决痛风患者最纠结症状——痛和关节红肿。

其实，痛风患者是最纠结的一类病患人群，因为这个疾病会让患者非常痛苦。现在的治疗方案基本采用西药，但是副作用较大，会给患者造成很大的心理负担，目前，医疗界也没有一个很好的治疗手段和方法。现在患者大多数都是忌口，然后就是能挺就挺，形成痛风石的话，就选择手术来进行治疗。那么，这样就进入了一个治疗的恶性循环。

痛风是由于嘌呤生物合成代谢增加，尿酸产生过多或尿酸排泄不良导致血中尿酸值升高，尿酸盐结晶沉淀在关节滑膜，滑膜软骨及其他组织中形成痛风石，引起反复发作的炎性疾病。它是由于单钠尿酸盐结晶或尿酸在细胞外液形成超饱和状态，使晶体在组织中沉积而造成的异原性疾病。

临床特征为：高尿酸血症及尿酸盐结晶沉积所致的特征性急性关节炎、间质性肾炎。严重者见关节畸形及功能障碍，常伴有尿酸性尿路结石。

目前利用西药尚无法根治。秋水仙碱（副作用太大）和非甾体类消炎药、别嘌呤醇等药物虽可减轻症状，降低血尿酸，但其作用单一，很难从根本上治疗痛风，长期服用此类药物对身体造成的伤害更大。

传统中医药治疗痛风，还存在辨证分型较难统一、固定剂型少等问题，直到现在尚未有很好的治疗痛风的中成药。很多患者长期服用降尿酸药和止痛药，有的把肝脏吃坏了，得了药物性肝炎，最后导致肝癌，也有的把肾脏吃坏了，最后导致肾衰竭、股骨头坏死。这些药物存在极大的副作用，对患者而言比痛风本身带来的伤害还要大。

所以要有一个安全又没有副作用的治疗方法，即不伤肝，不伤肾。对身体没有伤害，必须要有一个安全的降尿酸过程，并且一定能够修复肝肾细胞而且能够长期调理并作用于身体。

三得技术——仿生低频电磁生物传导技术在创新中医治疗痛风方面，安全、高效、无副作用，易被患者接受，治疗过程中无痛无创。

在中成药治疗痛风剂型定型的课题研究和实施方面，由暨南大学生物工程研究基地的王一飞教授（笔者）带领大批博士研究生（他们中很多人获得了相关的国家级奖项和相关发明），为此专门组建了研究团队，有药物研究专业的，有细胞生物学专业的，有分子生物学专业的，进行多学科交叉研究，经过长达十五年在生物科学方面的研究和临床验证，解决了痛风石溶解的世界难题，获得成功。现虎贞痛风胶囊已经过三期临床的验证，不久将正式投产应用于临床，给痛风患者带来福音，可通过长疗程治疗最终根治疾病。

三得技术应用治疗与虎贞痛风胶囊结合运用，对痛风有较好效果。虎贞痛风胶囊的特色和创新点是：

①为民间经验方经现代技术提炼而得，具有组方简单、药材来源广泛等特点，使得其大规模生产具有可能性。

②适应证明确，效果显著，无毒副作用，是具有显著特色的复方中药品种。用现代临床研究方法客观评价其疗效，对虎贞痛风胶囊的产业化开发具有推进作用。

③是具有自主知识产权的国家中药中的六类新药之一。药物临床试验批件文号：2008L02043；国家发明专利：一种治疗痛风性关节炎的药物及其加工方法和应用（专利号：ZL 200610037537.0）。

④市场定位准确，针对目前市场上痛风治疗药物毒副作用大、缺乏新品种的特点而开发，具有广阔的市场前景，对打造特色中成药品种、提高中成药产品的市场竞争力具有促进作用。

在西药治疗痛风方面，人们多使用秋水仙碱和吲哚美辛、双氯芬酸钠等非甾体类消炎药（NSAIDs），这两类药没有配伍禁忌，但是还是要少用秋水仙碱，副作用太大。秋水仙碱的主要作用和反应如：

①使中枢神经抑制药和拟交感神经药的作用增强。

②可引起可逆性维生素 B_{12} 吸收不良。

③胃肠道反应通常是对本品不能耐受或中毒的前驱症状，应及时减量或停药。

④与高血压药合用，可降低后者的抗高血压疗效。

⑤噻嗪类利尿药与秋水仙碱同时应用，会影响其抗痛风疗效。

⑥有文献报道，本品通过免疫抑制作用，治疗慢性、活动性肝炎有效。

⑦孕妇可致畸胎，老年人易发生积蓄中毒，应慎用。

⑧干扰尿 17－羟皮质酮测定值，使血清 ALT 及 AST 增高，尿血红蛋白试验出现假阳性。

非甾体类消炎药最常见的损害是胃肠道不适及引起溃疡。这种情况可能突然出现，对 65 岁以上的患者风险更大。随着使用剂量及时间的增加，风险也随之增加。患者应该要知道胃肠道出血的警示。过敏反应罕见，但一旦发生则非常严重。若是有阿司匹林过敏史，则不应该再使用非甾体类消炎药物进行治疗。由于非甾体类消炎药是在肾脏代谢排除，因此应该考虑到其肾毒性。在使用非甾体类消炎药之前以及治疗过程中，临床医生应当监测肾功能。非甾体类消炎药中被划定为妊娠 B 类的药物包括酮洛芬，萘普生、甲芬那酸、美洛昔康、萘 T 普酮、恶丙嗪、甲苯酰吡啶乙酸、吡罗昔康、罗非考昔及塞来考昔被划分为 C 类。在使用非甾体类消炎药时不推荐母乳喂养。非甾体类消炎药还有许多其他的罕见但潜在的严重不良反应，患者使用前应该咨询医生。

荷兰 Van Durm 博士曾在《美国医学会杂志》（*The Joumal of the American Medical Association*，*JAMA*）上发文，讨论了非甾体类消炎药、环氧合酶抑制剂、糖皮质激素、IL－1 抑制剂与安慰剂治疗急性痛风效果的差别、副反应发生率的差别、相应的支持证据级别以及结论的局限性与常用指南结论的不同之处和今后需要进一步研究的领域。

治疗急性痛风时，非甾体类消炎药的治疗结果是否优于环氧合酶抑制剂、糖皮质激素、IL－1抑制剂或是安慰剂？

非甾体类消炎药常用于治疗痛风，但对有心血管疾病、肾功能不全或胃溃疡、胃肠道出血病史的患者则不适合使用。环氧合酶抑制剂也是非甾体类消炎药，选择性抑制环氧合酶2，与非甾体类消炎药相比较少引起胃肠道毒性。

临床结果显示：

①中等质量证据显示在减少疼痛方面，非甾体类消炎药并不比环氧合酶抑制剂更优，而且常常会因为副作用导致过早停药的案例。

②中等质量证据显示在减少疼痛方面，非甾体类消炎药并不比糖皮质激素更优，二者在副反应发生率上也没有差别。

③低质量证据显示在减少疼痛方面，非甾体类消炎药优于IL－1抑制剂，也没有因为副作用导致过多的过早停药的案例。

④低质量证据显示非甾体类消炎药治疗后24小时，与安慰剂相比，可使更多患者的疼痛感减少≥50%，没有因副反应事件而停药现象。非甾体类消炎药与安慰剂相比，副反应没有明显增多。

治疗急性痛风，非甾体类消炎药在减少疼痛方面，并不比环氧合酶抑制剂和糖皮质激素更优，但优于IL－1抑制剂。非甾体类消炎药因为副反应导致更多的停药现象，且副反应发生率超过环氧合酶抑制剂。

其临床试验的局限性在于，具有心血管疾病或其他并发症的患者没有纳入试验，这降低了结果的外在效度。试验随访时间过短，可能妨碍对副反应的甄别。

欧洲抗风湿联盟和美国风湿学会指南推荐使用秋水仙碱、非甾体类消炎药、环氧合酶抑制剂或糖皮质激素急性应对痛风发作，还说明需依据并发症进行治疗选择。本文所报道的结果则说明环氧合酶抑制剂可能优于非甾体类消炎药，主要因为其毒副作用较小。然而尚缺乏直接比较非甾体类消炎药和秋水仙碱、环氧合酶抑制剂与糖皮质激素的试验。

目前，需要更多数据比较非甾体类消炎药、环氧合酶抑制剂与秋水仙碱或关节内糖皮质激素治疗痛风的有效性和安全性，而且直接比较环氧合酶抑制剂与糖皮质激素很重要，因为环氧合酶抑制剂看起来比非甾体类消炎药的耐受性更好。

读《低频电磁生物传导技术与疼痛治疗》有感

（前中山大学附属第一医院惠亚医院康复疼痛中心主任　张德喜*）

我是一名中西医结合治疗方向的疼痛科医生，尝试了很多治疗疼痛的方法，从神经阻滞和中医中药针灸的运用，到现在流行的中西医微创治疗方法，基本全都用过，确实推动了疼痛科的发展，对于难治的慢性疼痛，目前流行的小针刀、内热针、银质针也取得了良好的治疗效果。现代医学中的消融术和靶向治疗的射频、臭氧、低温等离子以及椎间孔镜的应用也解决了临床的很多难题，很受疼痛科医生的推崇。但都有不足之处：一是治疗有创伤，病人治疗时痛苦，很多人不愿接受；二是容易复发，其根本是没有解决好肌肉力平衡问题且没有按照中医整体观念的思路去治疗。

软组织外科学的创始人宣蛰人教授推崇银质针密集布针的治疗方法，在治疗椎管外软组织疼痛方面取得了很好的临床效果，但他自己也认为在扎针治疗时病人太痛苦。因此，寻找一个既能治疗疾病又不痛苦的方法，是他一生的追求，遗憾的是在他有生之年都未能实现。

现在暨南大学王一飞教授、吴国宪教授用低频电磁生物传导技术治疗疼痛疾病和内科、外科、妇科、儿科慢性疾病，实现了人们用无创无痛的方法治疗疾病的梦想。

现在疼痛界盛行筋膜学理论，把它看成是解决疼痛疾病的妙药，其实运用的就是中医的经络学说。经络系统将人体的组织器官、四肢百骸联络成一个整体，并通过经气的活动，调动全身各部的机能，运行气血，协调阴阳，从而使整个机体保持相对平衡。人体机体平衡才能健康长寿。根据筋膜学的理论治疗疼痛，目前流行的小针刀、银质针、内热针，确实也起到了很好的治疗效果，但治疗时还是有创，患者仍很痛苦，而王一飞、吴国宪教授的低频电磁生物传导技术，能够从中医的整体观念出发，通过打通经络来调理紊乱的生物电和促进、改善血液循环，从而达到治疗疾病的目的，且有健康养生的效果，临床应用广泛，而且治疗时无痛苦，效果很好。

西医近几年疼痛界的新成果是发现了导致慢性疼痛的原因——人体出现了栓子（血栓）。中医早就有“痛则不通，通则不痛”的理论，而用低频生物传导技术打通人体的督

---

* 张德喜，主任医师，从事骨伤与疼痛临床工作30余年，现任全国颈肩腰腿痛研究会常务理事，华夏基金全国软组织外科学会副主任委员，中国针灸学会微创针刀专业委员会会员，中国针刀医师学会会员，世界中医药联合会疼痛康复专业委员会理事，中华针刀医师学会华南分会常务理事，广东省中西医结合康复学会理事，广东省中西医结合学会微创骨科专业委员会委员，广东省康复学会疼痛专业委员会常务理事。长期从事颈肩腰腿痛的诊断及微创治疗，特别是利用小针刀、射频、臭氧、低温等离子、椎间孔镜等现代微创技术对复杂骨骼与关节的各种疼痛疾病进行治疗，取得了良好的临床效果。

脉，体现了中医整体观念的疾病治疗思路，督脉主一身之阳，督脉不通则阳气虚弱，而诸病滋生。低频电磁生物传导技术能够通督脉，升阳气，调理人体紊乱的生物电，达到治疗疾病、防治百病的目的。很多慢性疾病及癌症，中医认为是阳气虚弱、气血循环障碍导致的，用低频电磁生物传导技术能够通督脉，调理人体的生物电，升阳补气，可治疗很多慢性疾病，甚至使癌症患者康复，从而避免服药、打针和手术的痛苦，这真是创新中医的伟大实践。

三得技术比目前流行的内热针、银质针、臭氧、射频、低温等离子、椎间孔镜技术更有推广价值，应用领域更广泛。与王一飞教授的中药精制技术结合起来，将是中医治疗技术的一次极大创新，会得到广大患者的热烈欢迎。

三得技术——电磁无创针灸医技应用心得

（广东三得生物医疗技术研究院医学部顾问　叶德宣）

以气御针术，相传是一种绝传的针灸技术，医生用内功将身体内的纯正阳气通过金针刺激的穴位注入病情严重的患者体内。善导引者，针灸者也；导引之法，御气也。普通针灸师通过一定手法使穴位的针感加强，配合一定手法导引行气，使气流循经络去疏通阻滞的经脉。

随着生物传导技术的应用，电针应用于临床，使针感明显增强，治疗效果也明显优于普通的针灸，达到了以气御针的治疗效果，但同样有针刺的禁区，对施针者的行针技术有很高的要求。三得电磁治疗仪的无创针灸和电磁能药物导入，集合了现有的各种医学理疗设备的精华，针对人体的骨骼、神经、肌肉、血管循环系统以及脏腑功能组织，选择了相应有益的传导电波和频率，并加载了电磁能量，以电磁罐组群吸附方式，循序作用于治疗部位。治疗时可感觉到一股气流在经脉上流通，随着治疗时间的延长，气流不断流向经脉，同时热感会逐步出现，疼痛感逐步消失。这就是古人所谓的以气御针的治疗效果。

三得电磁罐组可以在身体的任何部位、任何系统循序排放。在经络疏导上，它可循经不循穴；在神经传导的疏导上，它可按神经走向排放；在肌肉走向上，它可按肌肉的运动方向和筋膜链走向排放。在脊柱上排放，它可解决脊柱的相关病痛，同时还能振奋中枢神经和交感神经；在脏腑上排放，可调节失调的脏腑功能。这种疗法，比传统的针灸术以及现在的电针更方便，更有效，更安全。它在施治过程中，没有针刺限定的穴位禁区，可把复杂、高深的问题简单化，把治疗的效果做到最优化，让传说中的针灸绝技在现代医疗中得到普及和推广。针灸的目的是使气可行、血可通、邪可泄，起到扶正祛邪的治疗效果。三得电磁治疗仪在这方面效果尤为明显。

案例1

一位腰部有疾、遇寒更甚的患者，用三得技术独创的电磁罐疗法循足太阳膀胱经和督脉布罐，感觉经络不但有气流通过，腰部还有一丝丝寒气从电磁罐中流出。这就是古代先贤描述的以气御针术中的得气、驱邪的针灸效果。治疗后，腰部轻松，寒凉感消失。以气御针的说法，在三得技术独创的电磁罐疗法中得到重现。

三得技术是一种全新的养生、保健、治疗方法，是一种有异于其他电刺激治疗设备的治疗方法，是一种能促进全身血液循环、改善神经传导障碍、促进运动功能、使脏腑功能逐步恢复正常的生物传导技术，是一种不依靠药物就能使身体功能失调症状逐步恢复正常的自然疗法。这种疗法是循着人体的经络走向、神经走向、肌肉走向以及脏腑生理功能走向，以双频交流电产生的电磁能加载各种针对身体病痛、循环障碍、运动神经元损伤的电磁能量进行生物传导治疗，是一种符合生命法则的疗法。气血虚弱、气血瘀阻，可致脏腑养营缺失，进而功能失调，病邪入侵，致使百病丛生。如能找到一种能量，注入经脉，改善病态的循环，恢复其生理功能，岂不快哉?

三得技术选择电磁能作为能量，按整体治疗的方法，按循环的规律，用六组电磁罐循序导入，用磁能将阻滞的经络疏通，使身体各组织的气血充盈，从而达到了养生、保健、治疗的目的。

三得技术的出现，给现代中医医技的发展创造了一个平台，凝聚针灸、推拿、按摩、罐疗、药敷五大技法，让中医医技应对各类慢性病时起到事半功倍的效果。

案例2

医者的最高境界——无药而医。无药而医是指通过特殊的方法，采用对人体无任何毒副作用但又能防病、治病的非药物疗法。不用吃药就能将患者的疾病治好，这是医者的最高境界。医界将这种治疗方法称为自然疗法。自然疗法是用各种特殊方法去激发机体的自愈能力，在其治疗过程中尽量避免使用任何削弱机体自愈能力的医疗手段。这是一种尊重生命，激发生命潜能，促进机体失调功能恢复自愈能力的一种治疗方法。

我对刺激脏腑俞穴的奥秘并没有深刻的理解，对物理治疗和生物传导的应用也只限于颈、肩、腰腿痛的范畴。曾经有位朋友颈肩酸痛，而且还胸闷、心悸、气短，偶尔会出现心区隐痛的现象，找我治疗时只是想先解决肩背酸痛的问题。由于斜方肌和菱状肌持紧，肺俞、心俞区域有压痛感。我在这些穴位上用电磁罐组治疗，开始刺痛感很强，我想将输入的能量调小。他不乐意，说很舒服，还要求刺激剂量逐步加大，并延长刺激时间。在这几个穴位上用10mA强度的电流刺激了20分钟，所有不适之感都消除了。这实际上就是冠心病的症状，治疗时以埋针的方式激活了他心肺的自愈功能，他进行了几次电磁刺激治疗和电磁药物导入后就好了。自此之后，我对脏腑功能失调的患者都在相应穴位采用长效刺激的方法来激活其自愈功能。

案例3

有位Ⅰ型糖尿病患者，胰岛素的分泌量检测只有0.27个单位/小时，我对其脾俞、小肠俞及背部所对应的胰腺部位进行了四次调理。这些部位的刺痛感全部消失后，我让他再去检测。效果出奇的好，胰岛素分泌量明显上升。因此，用三得电磁治疗来调整脏腑失调功能，激活其脏腑自愈能力，在临床治疗和生命科学研究中都有十分广泛的前景。

三得电磁药物导入技术活血祛瘀，改善循环

（广东三得生物医疗技术研究院医学部顾问　叶德宣）

“三得技术”治疗设备具有疏通经络、扩张血管、改善循环的功能，这是电磁能和能量束传递双重作用叠加于经络和循环系统产生的效果。

电磁治疗能促进血管的扩张和收缩。人体含有丰富的血管，血管中的血液含有水分及铁、钾、钠、钙、镁等多种物质，是一种导体。在心脏的搏动下，血液循血管流动，在电磁力的作用下，一方面可推动血液的循环，同时，由于血液中的阻力和血管所具有的弹性，在反作用力的条件下，使血管扩张；另一方面，磁场力向前沿展后，具有弹性的血管收缩，从而产生血管的扩张和收缩运动，不仅加快了血液的流动，而且在血管的扩张和收缩运动过程中还能逐步清除血管的污垢，疏通阻塞的血管，改善血管和微循环的血瘀状况，使身体气血旺盛、冲和有力、充盈调达，脏腑及其他组织器官血液灌注充沛的理想状态。

在治疗上可根据情况，采用不同的三得电磁垫排布法：循肌肉走向、经络走向、神经走向、脊柱走向、脏腑生理功能走向、循环系统走向。这种循序布垫的治疗，在治疗中如同一股气流在体内进行一次次的推动，有如推宫过血。在电磁能束一波波的冲击推动下，血管得到扩张，循环得到改善，治疗部位的功能得到了恢复。

前几年，朋友在北京开了家会所，邀我去给北京的朋友做养生保健。有位朋友近90岁高龄的母亲因高血压、心脏病在海军总医院住院，治疗效果不理想。老人血压一直为170/120mmHg，不思饮食，浑身乏力。朋友征得该住院医生同意后，强烈要求我为他母亲治疗。我带着三得治疗设备到了医院住院部病房，发现老人家气短懒言，说话有气无力，没有胃口和食欲，头晕，血压高。通过诊断，发现六脉沉虚，舌淡苔白，下肢水肿，这是老人家气血两虚、脏腑功能虚弱、水湿停留，以致循环障碍而造成诸病症。从病症和下肢水肿情况分析，下肢循环出现障碍，血液回流阻力增加。根据血流动力学原理，血管的阻力增加，在保证维持身体各器官正常供血量的前提下，就必须提高供血的压力。这是老人家高血压的主要原因。考虑到她年纪大、身体虚，又不思饮食，这种情况让她吃中药，她未必乐意。所以，我采用了三得技术电磁药物导入法治疗。按血管回流走向，也就是中医经络学中足少阴、足太阴、足厥阴的走向，从脚到腹到胸，用三组流动式电磁垫将具有温经、活血、祛瘀、除湿功能的中药酒导入。十几分钟后，老人家说：“热了，好舒服。”看到老人精神好转，我认为循环会有改善，于是让护士给她测测血压。收缩压从半小时前的

170mmHg 降到 140mmHg。老人家知道后，非常高兴，安然入睡。我为她治疗了一小时，醒来后，老人精神好转，腿部水肿明显消退，同时说想吃东西。这是生气回归的迹象，我让人给她买了份小米粥，又让其亲属去买些淮山、瘦肉、当归和西洋参去熬粥作主食，通过吃药膳来调理。同时，每天做电磁药物导入治疗。一个疗程（10 次）之后，老人家病症消除。此症主要是年老体虚、脏腑及下肢气血失养所致，中医认为，气虚则无力推动血液运行，而致血流迟缓、运行涩滞、脉络瘀痹而形成血瘀。而血虚又使血粘不荣，脉道枯涩，血行不利，久而成瘀。脏腑器官因气血灌注量减少，以致运行无力，功能失调。痰、湿、毒等病理产物无法排出，积留体内，形成血瘀，血管阻力增加而使血压上升。给老人家做的电磁药物导入，疏通了足三阴经，激活了肝、脾、肾的生理功能，三组流动式电磁垫，沿血管循环方向，对肝、脾、胃、肠、心、肾、肺及膝关节进行覆盖式的治疗。电磁治疗使血管扩张，血流运行顺畅有力，脏腑细胞组织的血灌注不良情况得到改善，达到不药而医、自我修复、自我痊愈的治疗效果。

通则不痛，荣则痛愈的治疗体系

（广东三得生物医疗技术研究院医学部顾问　叶德宣）

生活中，经常会听到人们说身体不适。身体的疼痛是怎么引起的？中医就其病因分为几大类：有外因，即风、寒、暑、湿、燥、火等外邪入侵机体而引起的疼痛；有内因，即喜、怒、忧、思、悲、恐、惊引起的疼痛；有气血虚弱、脏腑功能失调所引起的疼痛；有非内外因即跌打损伤、刀伤虫咬等引起的疼痛。其疼痛的病因、病机，可概括为八个字：不通则痛，不荣则痛。不通，是指邪滞经络和脏腑，使气血阻滞而引发病痛，多为实证；不荣，是指气血虚弱，脏腑功能亏虚，使四肢百骸中的经络、血脉、关节、骨骼、肌肉等因气血失养而造成的病痛，多为虚证。

因此，在疼痛症上的治疗法则，也是八个字：通则不痛，荣则痛愈。历代医家在这八个字上总结了无数的经验和治疗方法，留下了宝贵的经方和针灸法则。但对疼痛症，大多都是以药疗为主。

当前，环境受到污染，自然环境下生长的中草药已是极品，大都是人工栽培的，有益的药用成分降低，治疗效果大打折扣，同时还要面对毒副成分对人体产生的副作用。人们在寻找新的治疗方法。

三得技术所有治疗设备是依照循经络走向，疏导经络，扩张血管，改善循环的原则。同时，根据病因、病机及治疗法则，在“通”和“荣”二字上下功夫。疼痛可以在身体任何部位出现，针对那些疼痛症，应根据不同的部位和不同的病症去舒筋活血、改善循环、祛瘀止痛，实现“通”和“荣”的治疗目的。

病例一：痛经

几年前，有位小姑娘找我看病，说她痛经，而且痛经是从第一次经期就开始出现，有六七年了。其经色黑，有血块，经量偏少。每次经期来临她都十分痛苦，近两年痛得更严重，如刀绞般难忍，吃止痛药都不能止痛，甚至有两次痛得叫 120 急救车送到医院治疗。为此，她找了不少医生，吃了不少药，但是疼痛依旧伴随她，苦不堪言。来诊时，脉沉紧，面色青黄，舌边有瘀，质淡，苔薄而白；腹、背部发凉；少腹很硬，压痛；足肝肾经循行经穴均有压痛点和结节。诊断为：寒凝经脉，气血瘀阻，子宫虚寒。治疗方法：温经通督，疏通肝肾经脉，温宫散寒，祛瘀活血。

用三得技术疗法如下：

①用电磁罐编组布罐法，先给她疏导足太阳膀胱经的脊柱段，包含有五脏六腑的俞

穴，激活这些俞穴，就能激活其脏腑自愈能力，起到扶正的作用，同时可以祛除经络中的风寒之邪。

②刺激和疏导督脉。督脉乃一身阳经之首，统督十二经脉。督脉位于脊柱之中，从会阴穴往头部循行，是统管五脏六腑和四肢的自主神经、交感神经和副交感神经。督脉疏通可振奋一身阳气，寒邪可去。

③疏导肝肾二经。由于月经初潮时就痛经，此为先天肾水不足（女子经期先天在肾）。肝经循行路线由足循阴器而上少腹，痛经日久，经必阻滞。故而此二经应加以疏导。

④温宫散寒，活血化瘀。对子宫的神经传导系统和子宫体进行刺激。腰骶刺激：以电磁罐组刺激八髎穴。少腹刺激：对子宫顶、子宫体、子宫颈部用手动电磁头刺激，探头对子宫穴位进行刺激时要压下，并以子宫为中心呈 15 ~ 30 度角进行，以避开膀胱位置，直达病所。取穴为：关元、石门、水道、归来、曲骨、横骨。

⑤药物导入。药物导入部位：腰、骶、少腹、足三阴经（以膝盖为中心）。导入药物有温经散寒、舒筋活血、除痹止痛的作用。此症使用药物导入，最为妥帖。照此治疗方案疏导，刚开始时，治疗部位均有不同程度的刺痛感，特别是子宫部位，她感觉有好多针往里刺，很痛。在第四次治疗时，疼痛感减轻，宫内振动感明显，感觉舒服，这是循环得到改善的信号，当刺疼感消失，振动感强烈，振幅放射区域增大，就达到“通”的目的了。少腹从有寒凉感转为有温热感，子宫触诊从硬转为柔软，所有治疗的经脉已基本疏通。考虑到身体自我修复和细胞再生所需的时间，让她每星期来进行一次保健治疗，连续治疗一个月，前后治疗了八次。第二个月经期到来时，疼痛全消，经量正常。后来随访得知她再没痛过。

痛经的病因、病机各有不同，有气虚、血虚引起的，有气滞血瘀引起的，有寒凝经脉引起的，也有血热引起的，治疗时宜辨别施治，应特别指出的是血热型痛经，这种类型的疼痛是刺痛，早期治疗不宜采用此法，应以清热凉血之法治之。

病例二：顽固性偏头痛

有位患者，年有六旬，偏头痛十余年，而且每天下午和晚上疼痛会加重，到过很多医院住院治疗，也找过很多专家。针灸、推拿、电针、吃药都试过，但都只能缓解，停药后，疼痛复来。检查结果是什么异常都没有，医生也没办法，只能吃止痛药镇痛。我看到他时，根本看不出他像有病痛的人，面色红润，声音洪亮，思路敏捷，谈吐幽默。我笑他：“老杨，你这样子也说有病，鬼才信！”他说这病是到一定时间才冒出来折腾，平时基本没事，就是有疼痛感也是很轻，可以忍受，对工作和生活没有影响；一到傍晚，头就开始抽扯，然后就开始疼痛，一直抽痛到晚上两点左右，他才能入睡。他除了脉象稍快点，舌象略为红瘦，也看不出有太大的毛病。他当过兵，在部队时，头部曾受过伤。但检查头部时，没有异样，医生说是神经性头痛。我跟他说他这很可能是经络阻滞、气滞血瘀引起的头痛。痛的时间段在十二经气血流注的酉时和子时，即 17：00—19：00 和 23：00—01：00。这是肾经和胆经气血流注的时辰，经络阻滞，必有反应，和疼痛时间相吻合，虽此时脉象没有显现肝肾二经病象，但从症状看，经络阻滞引发疼痛的可能性极大。于是我给他疏通这三条经络。治疗三经时都有刺痛，特别是头部胆经循行穴位，刺激时痛得直冒汗。以后，每次都给他疏通这三条经脉，治疗近二十次（包括后续的保健治疗）。未曾用药，彻底痊愈。后来与我聊天喝茶，问及偏头痛一事，他高兴地说："再没痛过。"

病例三：太阳经受寒而痹

我治疗过一位记者，他说自己从头到脚都不舒服，颈、肩、腰、腿、肚子、肠胃都有问题，遇寒则痛，不耐劳累，动则气短，吃药也无效，这症状有两年了。当时他腰背痛，主要来治腰，所以没有脉诊和舌诊。他面显青黑之色，当做腰背触诊时，我十分惊愕，他背上有两条约二指宽的黑带沿足太阳膀胱经直下，如同二条黑气和经脉融合，从颈往足，直侵入体，透体而传。这就是古人描述的寒气入体，侵袭太阳症状。医院开的是感冒药、止痛药，而他是气血虚，复遭寒邪从颈而入，沿太阳直下，出现头痛、颈肩疼痛的症状。本应以辛温解表、扶正散寒之法，驱除风寒。可能药不对症，致使寒气滞留太阳经脉。中医的五行学说认为，寒主水，水色黑。膀胱和肾相表里，经脉相连，寒水滞留，所以背呈黑色，从背贯足直透肾经而去。寒主收引，故黑色沿线部位肌肉痉挛，筋骨酸痛。因此应疏通太阳，温经散寒。以电磁罐编组循经而治，再刺激督脉，振奋阳气。然后做颈、肩、腰、腿部的药物导入。一次，痛减、黑淡。三次，痛愈、黑去，寒邪尽除。后来他又进行两次脊柱养生保健，调理气血和脏腑功能，身体得以康复。

以上三个病例都是疼痛症，有痛在肌表，有痛在脏腑，有神经痛，也有经络痛。病因、病机不同，痛的程度也不同。但治疗时，都是采用三得技术的电磁刺激法和电磁药物导入法治疗，没有吃药、打针，是真正无药而医的自然疗法。在治疗的功能上可以看出，在治疗疼痛症方面，这些方法可以调理脏腑功能，促进脏腑功能自愈，可以做到通则不痛、荣则痛愈的治疗效果。因此，在这个意义上说，三得技术在物理治疗上开创了一个新的里程碑，开创了一个全新的治疗方法——无创无痛治疗模式，一个不吃药而病愈的方法。

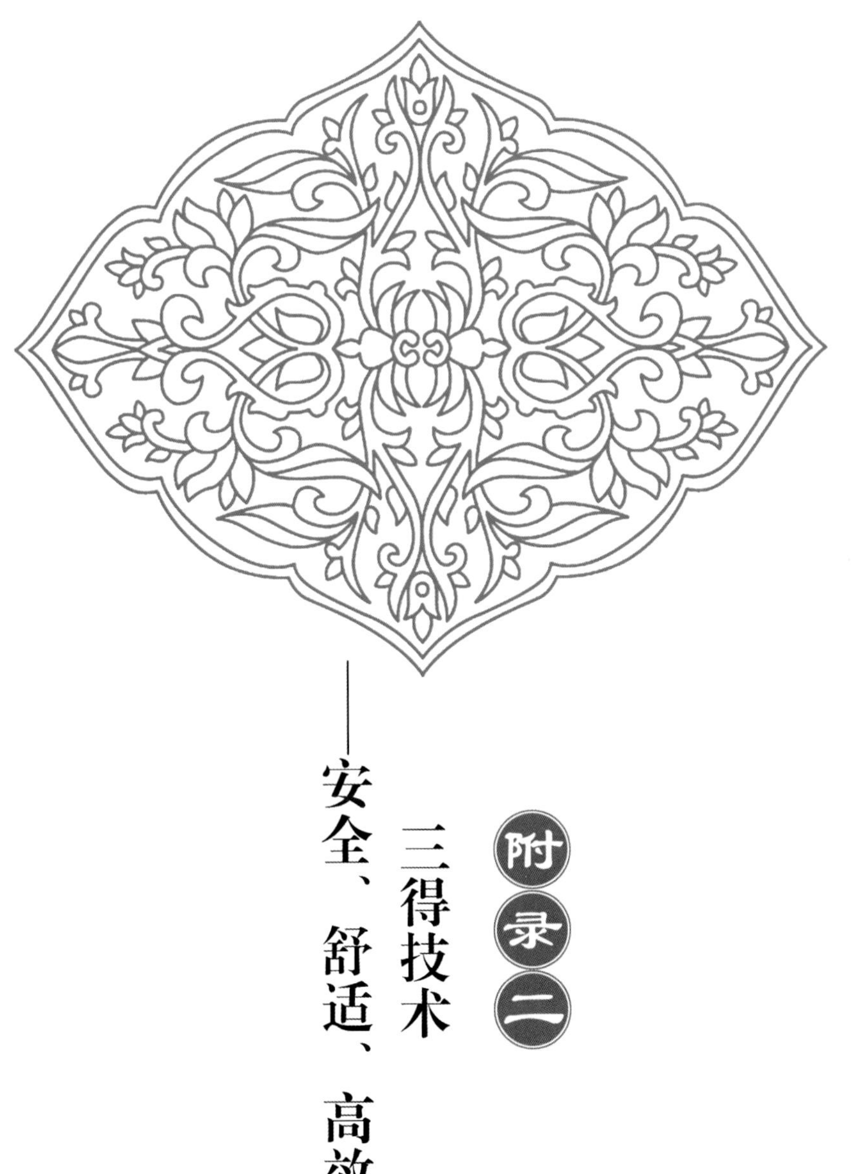

附录二

三得技术

——安全、舒适、高效

从体温计、一次性输液器到监护仪、呼吸机，从心脏起搏器、人工血管到血管内支架、人工关节，显而易见，医院大部分的医疗工作都需要医疗器械的辅助。不单如此，众多医疗器械还会临时或长期被植入人体。对医务人员来说，医疗器械的安全性是不能忽视的，这对病患的身体康复和治疗效果起到举足轻重的作用，更可能长期给使用者带来影响。

医疗器械的安全性关乎医疗质量。三得企业一直秉承“工匠精神，精益求精”的理念，每台电磁治疗仪都需要经过重重检测和严苛的质量把控，只有检验达标后，才能投放于市场。此外，三得企业所有产品都获得了广东省药监局颁发的“中华人民共和国医疗器械注册认证书”和国际安全认证机构颁发的“欧盟 CE 安全标准认证书”，标志着安全、有效、成熟、可靠的三得技术已获得进入任何一家医疗机构临床应用的资格。同时，也为三得技术步入国际化奠定里程碑式的关键一步。

三得技术的特点就是以仿生低频电磁传导技术作为治疗的机理，用创新的中医医技作为治疗手段，这就是三得技术与其他疗法的不同之处。

一、安全性

1. 技术安全保证

三得技术在电气安全方面采用了多次感应隔离技术和多级熔断技术、自熔自恢复技术，过流、过压保护措施，实现多重电气安全保护。

2. 输出安全保证

三得技术经过多级电源过滤，成为绿色无污染纯净电源，经变频后，可选出最适合人体的频段和符合人体需要的、有益处的电磁能量治疗源。

3. 治疗安全保证

三得技术的电磁能量发生装置只有在接触人体表层时才产生电磁能量，离开人体表层时自动断开。产生电磁能量而非发射电磁波，无辐射，不会对其他电子仪器产生干扰及伤害人体，该能量是一种非常安全且符合人体需要的低频电磁能量。

以上各项安全技术指标均经过国家药监医械检测部门和临床验证的严格检验。

二、舒适性（耐受性）

1. 耐受性的定义

病人连续多次用药后，机体对药物的反应性降低，或者连续多次物理治疗后，机体对物理治疗的反应性降低。

2. 根据病灶反应给定剂量，无法捕捉规律

三得技术给予人体病灶组织部位的仿生低频电磁能量，是根据病灶反应精准输出的，并且病灶生物电阻改善条件给定剂量不同，无法捕捉其中的规律，从而避免人体的耐受性。

3. 治疗模式和手段多样化，无法记忆治疗信息

三得技术遵从中医“痛则不通，通则不痛”的治疗原理，通过人工智能的创新，实现了中医医技治疗模式和手段的多样化，使病灶部位无法记忆治疗信息，从而提高了机体对物理治疗的反应，解决了耐受性的问题。

三、高效性

1. 解密人体电磁生命密码，实现同频共振

三得技术突破各种技术瓶颈，找到了适合人体的电磁频段，并实现了同频共振，使其能效获得多级倍增，从而将人体杂乱无章的生物电磁信息调谐修复，使其变得井然有序，为脏腑功能快速改善恢复提供科学的调控条件，将疾病治愈。

2. 靶向精准定位，痛点诊测技术

三得技术基于中医“痛则不通，通则不痛”的理论，通过观察经络穴位或身体相关脏腑部位在施加电磁能刺激时的痛感表现，以及三得技术独创的电磁罐印图谱，可以做出精准的病灶诊测，为医务人员后续诊断作出科学的依据。

3. 独创储能叠加技术，实现低频高能效果

三得电磁治疗仪采用仿生低频电磁生物传导技术，弹道冲击更强、消炎活血更快、解除疼痛更灵、疏通循环更有效，特别是其独创的储能叠加技术，能实现低频高能的治疗效果。

关于电磁性质，人们对其性质认识不足。其是否产生辐射，长期调理身体是否会对身体健康产生副作用呢？答案是否定的。三得技术经过严格执行国家和国际标准的检测手段及多层过滤技术所提取的纯正的微量正弦电磁能量，不仅可以治疗疾病，而且还是人体必需的生物电磁能量。当人体缺少了正常的生物电磁能量，会引起身体的失衡。在正常情况，人体生物电磁场保持正常的动态平衡，但是在异常情况下，动态平衡被打破而引发疾病，此时如果应用适当的电磁场对体内的生物电磁场进行调节，就可以使体内的生物电磁场趋向正常、平衡，这是低频电磁治疗方法的重要作用原理。

根据大量的数据显示和临床应用研究表明，低频电磁能量具备了十大作用，分别是：止痛、镇静、消炎、消肿、降压、止泻、促进创面愈合、软化瘢痕、促进骨折愈合、对良性肿物发生作用。

后 记

中医药凝聚着深邃的哲学智慧和中华民族几千年的健康养生与实践经验，是打开中华文明宝库的钥匙。传承是中医药的生命之根，是其发展的基础和动力。能够为中医传承做点事，一直是我的梦想！《三得技术临床实用技能实训教程》能够成功出版，离不开多年以来一直关心“三得”成长和发展的老朋友，在此表示衷心的感谢！

2015 年 1 月，广东省第二人民医院田军章院长和广东省传统医学与运动伤害康复研究所黎程所长用了足足一个月的时间对三得技术进行调研，期间将所要研究的疑难病例送到“三得工作室”验证，其中本书就是医学专家顾问胡丹丹博士那时送来的案例。双方经过不断深入交流，在广东省生物医学工程学会王一飞理事长的大力支持下，在 2015 年 7 月 1 日签署科研合作协议：同意在仿生低频电磁生物传导技术的研究和应用领域上，建立长期、紧密、有实效的全面合作关系。合作主要内容有：

（1）开展三得技术在传统医学创新应用上的研究。

传统的针灸、拔罐、推拿、按摩、药敷技术用仿生低频电磁生物传导技术进行创新，使中医医技可复制、标准可量化。其目的是在掌握这项技术后，使普通医生成为高级医生，高级医生成为专家。

（2）开展三得技术对临床疾病诊治应用上的研究，累积成功病例，创新治疗手段。

“三得电磁罐诊疗病谱技术”项目研究历时十五年，近三年与研究所立项，已有上万例病谱被收集，为实现中医诊疗标准化做好了充分准备，例如组建软硬件开发团队，争取国家立项扶持该项课题研发，包括开展广东省第二人民医院医护人员健康管理项目实施计划。通过这个关爱医护人员健康项目的立项申报，使其成为标准化体系实施办法，推广到全省医疗单位。

（3）开展三得技术在生物传导与人体疾病治疗方面的机理研究。

三得技术团队与暨南大学生物医药研究基地组成了联合试验室，王一飞教授带领一批博士研究生，专门组建了研究团队，在细胞生物学领域、分子生物学领域进行了多学科交叉的研究，硕果累累。其中，王一飞教授团队研发的艾草精油提纯技术与三得技术在治疗中形成生物药剂与物理治疗手段高效结合，效果十分显著和理想。

（4）开展三得技术系列产品的研发、更新换代的产学相关研究。

便携式可充电 SD－J－G 型医生助手经过三年的研究开发及临床验证，2018 年 5 月获准中华人民共和国二类医疗注册证，主要用于在紧急医学救援中改善广大医务人员的疲劳综合征，填补应急医学救援中“预防医护人员疲劳”的空白。目前，全系列产品 7 个型号均获批中华人民共和国二类医疗注册证，为基层医疗提供了一套崭新的实用型治疗手段。

在三得技术发展过程中，在原广州医科大学副校长刘义海的推动下，早在 2012 年与广州医科大学签订了产学研合作项目，成立“健康管理教学基地”，申报、获批广东省社区卫生适宜技术重点推广项目，并开始实施。2013 年，全国 250 位社区卫生服务中心主任及技术骨干齐聚广州医科大学，参加“全国社区卫生服务团队建设高研班”课程，三得技术是唯一的实用临床技术课程。

2013 年至 2015 年，广州市越秀区光塔街社区卫生服务中心等四个社区卫生服务中心成功引进三得技术，将其作为特色门诊，三年间积累了众多成功案例，获得良好经济效益，赢得了好口碑。

从 2015 年开始，每年三得技术多次应邀参与广东省第二人民医院的大型义诊活动。在义诊活动中真正了解了基层群众对慢病疼痛治疗的需求，也切实印证了三得技术的功效。

从 2003 年启动研发，经过十五年各方专家的不断积累和治疗经验总结，如今的《三得技术临床实用技能实训教程》，用于网络医院基层医生的实用技能培训课程是非常丰富和接地气的。

《三得技术实用临床技能实训教程》，是以培养有扎实中医基础理论及有一般临床技能的医学生为目的的三得技术全科医疗技能培训教材。

本书以三得技术医学科研专家组十多年来行之有效的临床科研实践为依据，通过对各种典型病症的诊治，以病理联系实际为基本原则而编写的。与此同时，以中医学整体观和辨证论治为理论依据，邀请相关专业医疗机构的部分医疗专家，根据其临床运用经验、案例进行相关中医医技创新的传授与指导，帮助大家深入理解三得技术并在较短时间内掌握更多治疗技能，从而切实发挥三得技术对提高医学生实践能力及综合素质的作用，并在投身医疗事业后尽快掌握一门为广大群众解除病痛的真本领，是本书的核心目的。

本书实用性极强。我们将外科调理、内科调理、妇科调理、亚健康调理、中医健康美容、电磁罐诊疗技术、罐印图谱分析、治疗案例、应用心得、经络图解说明、三得机型临床应用、中医术语简释、安全应用解释等内容，按照三得技术的独特应用手法进行重新组合。

全书内容独特新颖，图文并茂，文字深入浅出，便于记忆和掌握，对于医学本科生、专科生毕业实习及从事临床工作的医生、护士，尤其对社区医疗体系的全科医生等，都有很强的指导作用，也适用于民营医疗机构作为上岗规范培训用书，是一本实用的指导教材。

三得技术不是我个人的，而是属于全人类！

最后，祝您和您的家人健康、快乐、幸福！

吴国宪

2018 年 8 月于广州国际生物岛